國醫典藏影印系列

國醫典藏影印系列

黃帝内經素問

人民衛生出版社
·北京·

圖書在版編目（CIP）數據

黄帝内經素問 / 人民衛生出版社整理 . —北京：人民衛生出版社，2022.11
（國醫典藏影印系列）
ISBN 978-7-117-34064-9

Ⅰ. ①黄… Ⅱ. ①人… Ⅲ. ①《素問》 Ⅳ. ①B221.1

中國版本圖書館 CIP 數據核字（2022）第 214141 號

人衛智網	www.ipmph.com	醫學教育、學術、考試、健康，購書智慧智能綜合服務平臺
人衛官網	www.pmph.com	人衛官方資訊發布平臺

國醫典藏影印系列
黄帝内經素問
Guoyi Diancang Yingyin Xilie
Huangdi Neijing Suwen

整　　理：人民衛生出版社
出版發行：人民衛生出版社（中繼綫 010-59780011）
地　　址：北京市朝陽區潘家園南里 19 號
郵　　編：100021
E - mail：pmph @ pmph.com
購書熱綫：010-59787592　010-59787584　010-65264830
印　　刷：北京華聯印刷有限公司
經　　銷：新華書店
開　　本：787 × 1092　1/16　印張：50.5　插頁：1
字　　數：1076 千字
版　　次：2022 年 11 月第 1 版
印　　次：2022 年 11 月第 1 次印刷
標準書號：ISBN 978-7-117-34064-9
定　　價：258.00 元
打擊盜版舉報電話：010-59787491　E-mail：WQ @ pmph.com
質量問題聯系電話：010-59787234　E-mail：zhiliang @ pmph.com
數字融合服務電話：4001118166　E-mail：zengzhi @ pmph.com

中國的傳世古籍浩如烟海，汗牛充棟，其中中醫藥古典醫籍占有重要的地位。據不完全統計，存世的中醫藥古籍超過一萬種，若包括不同版本在内，數量更多。中醫藥古籍是傳承中華優秀文化的重要載體，是中醫文化寶庫中之瑰寶。這些珍貴的中醫文化遺産是當代中醫藥學繼承和創新的源泉，藴藏着精深的無可替代的學術價值和實用價值。保護和利用好中醫藥古籍，是弘揚中華優秀傳統文化、傳承中醫學術的必由之路。大凡古今醫家，無不是諳熟中醫藥古籍，并在繼承前人經驗的基礎上而成爲一代宗師。步入新時代，中醫的發展創新仍然離不開繼承，而繼承的第一步必須是學習古籍，奠定基礎，在此基礎上創立新説，真正做到傳承精華，守正創新。

人民衛生出版社自一九五三年成立以來即開始承擔中醫古籍出版工作。先後出版了影印本、點校本、校注本、校釋本等數百種古籍著作。通過近七十年的積澱，人衛社形成了中醫古籍整理規範，爲中醫藥教材、專著建設做了大量基礎性工作；并通過古籍整理，培養了一大批中醫古籍整理人才；同時，造就了一批治學嚴謹，并具有中醫古籍編輯職業素養的專業編輯隊伍，形成了編輯、排版、校對、印製各環節成熟的質量保證體系。多個項目獲得國家古籍整理出版資助，榮獲中國出版政府獎、國家科技進步獎等殊榮，并且形成了「品牌權威、名家雲集」「版本精良、校勘精準」「讀者認可、歷久彌新」的特點，贏得了讀者和行業内的一致認可與高度評價。

讀經典、跟名師、做臨床、成大醫是中醫人才成長的重要路徑。中醫古籍的影印最忠實於原著，也是中醫古籍整理的重要方法之一，具有較高的學術價值和文獻價值。爲了更好地貫徹落實中共中央辦公廳、國務院辦公廳於二〇二二年四月印發的《關於推進新時代古籍工作的意見》精神，滿足讀者學習和研究中醫古籍需要，我們精選了十種曾在我社二十世紀六十年代先後影印出版，頗受廣大讀者歡迎的中醫經典古籍影印本，作爲《國醫典藏影印系列》出版。其内容涉及中醫理論、中醫臨床、中藥等；所選版本，均爲傳世之本，部分品種現已成爲市場稀有的收藏之作。爲便於讀者研習和收藏，本次影印在版式上進行了擴印，對於影印本中不清楚的字進行描修等，并以精裝版面世。本次影印出版不僅具有實用價值，更具有珍貴的版本價值與文獻價值，期待本系列的出版，能真正起到讀古籍、築根基、做臨床、提療效的作用，爲推動我國中醫藥事業的發展與創新做出貢獻。

《國醫典藏影印系列》（十種）

《黄帝内經素問》
《黄帝内經靈樞》
《黄帝内經太素》
《注解傷寒論》
《金匱玉函經》
《神農本草經》
《本草綱目》（全二册）
《備急千金要方》
《千金翼方》
《外臺秘要》（全三册）

人民衛生出版社
二〇二二年八月

重廣補注黃帝內經素問序

臣聞安不忘危。存不忘亡者。往聖之先務。求民之瘼恤民之隱者。上主之深仁。在昔黃帝之御極也。以理身緒餘治天下。坐於明堂之上。臨觀八極。考建五常。以謂人之生也。負陰而抱陽。食味而被色。外有寒暑之相盪。內有喜怒之交侵。夭昏札瘥。國家代有。將欲斂時五福。以敷錫厥庶民。乃與岐伯上窮天紀。下極地理。遠取諸物。近取諸身。更相問難。垂法以福萬世。於是雷公之倫。授業傳之。而內經作矣。歷代寶之。未有失墜。蒼周之興。秦和述六氣之論。具明於左史。厥後越人得其一二。演而述難經。西漢倉公傳其舊學。東漢仲景撰其遺論。晉皇甫謐剌而爲甲乙。及隋楊上善纂而爲太素。時則有全元起者。始爲之訓解。闕第七一通。迄唐寶應中。太僕王冰篤好之。得先師所藏之卷。大爲次註。猶是三皇遺文。爛然可觀。惜乎唐令列之醫學。付之執技之流。而薦紳先生罕言之。去聖已遠。其術晻昧。是以文注紛錯。義理混淆。殊不知三墳之餘。帝王之高致。聖賢之能事。唐堯之授四時。虞舜之齊七政。神禹修六府以興帝功。文王推六子以叙卦氣。伊尹調五味以致君。箕子陳五行以佐世。

其致一也奈何以至精至微之道傳之以至下至淺
之人其不廢絕爲已幸矣頃在嘉祐中
仁宗念
聖祖之遺事將墜于地迺
詔通知其學者俾之是正臣等承乏典校伏念旬歲
遂乃搜訪中外裒集衆本寖尋其義正其訛舛十得
其三四餘不能具竊謂未足以稱
明詔副
聖意而又採漢唐書録古醫經之存於世者得數十
家敘而考正焉貫穿錯綜磅礴會通或端本以尋支

或泝流而討源。定其可知。次以舊目。正繆誤者六千餘字。增注義者二千餘條。一言去取。必有稽考。舛文疑義。於是詳明。以之治身。可以消患於未兆。施於有政。可以廣生於無窮。恭惟

皇帝撫大同之運。擁無疆之休。述先志以奉成。興微學而永正。則和氣可召。災害不生。陶一世之民。同躋于壽域矣。

國子博士臣高保衡　光祿卿直秘閣臣林億等謹上

重廣補註黃帝内經素問序

啓玄子王冰撰　新校正云：按唐人物志，冰仕唐爲太僕令，年八十餘以壽終。

夫釋縛脫艱。全眞導氣。拯黎元於仁壽。濟羸劣以獲安者。非三聖道則不能致之矣。孔安國序尚書曰。伏羲神農黃帝之書。謂之三墳。言大道也。班固漢書藝文志曰。黃帝内經十八卷。素問即其經之九卷也。兼靈樞九卷。迺其數焉。新校正云：詳王氏此說，蓋本皇甫士安甲乙經之序，彼云七略藝文志黃帝内經十八卷，今有鍼經九卷，素問九卷，共十八卷，即内經也。故王氏遵而用之。又素問外九卷，漢張仲景及西晉王叔和脈經只爲之九卷，皇甫士安名爲鍼經，亦專名九卷。楊玄操云：黃帝内經二帙，帙各九卷。按隋書經籍志謂之九靈，王冰名爲靈樞。雖復年移代革。而授學猶存。懼非其人。而時有所隱。故第七一卷。師氏藏之。今之奉行惟八卷爾然而其文簡其意博其理奧其趣深天地之象分陰陽之候列變化之由表死生之兆彰不謀而遐邇自同勿約而幽明斯契稽其言有徵驗之事不忒誠可謂至道之宗奉生之始矣假若天機迅發妙識玄通蕆謀雖屬乎生知標格亦資於詁訓未嘗有行不由逕出不由戶者也然刻意研精探微索隱或識契真要則目牛無全故動則有成猶鬼神幽贊而命世奇傑時時間出焉則周有秦公（新校正云按別本一作和緩）漢有淳于公魏有張公華公皆得斯妙道者也咸日新其用大濟蒸人華葉遞榮聲實相副蓋教之

著矣。亦天之假也。冰弱齡慕道，夙好養生，幸遇真經，式爲龜鏡。而世本紕繆，篇目重疊，前後不倫，文義懸隔，施行不易，披會亦難，歲月既淹，襲以成弊。或一篇重出，而別立二名；或兩論併吞，而都爲一目；或問荅未已，別樹篇題；或脱簡不書，而云世闕。重合經而冠鍼服，併方宜而爲欬篇，隔虛實而爲逆從，合經絡而爲論要，節皮部爲經絡，退至教以先鍼，諸如此流，不可勝數。且將升岱嶽，非逕奚爲，欲詣扶桑，無舟莫適。乃精勤博訪，而并有其人，歷十二年，方臻理要，詢謀得失，深遂夙心。時於先生郭子齋堂，受得先師張公秘本文字昭晰。義理環周。一以參詳。群疑冰釋。恐散於末學。絕彼師資。因而撰註。用傳不朽。兼舊藏之卷。合八十一篇二十四卷。勒成一部。新校正云詳素問第七卷亡已久矣按皇甫士安晉人也序甲乙經云亦有亡失隋書經籍志載梁七録亦云止存八卷全元起隋人所注本乃無第七王冰唐寶應中人上至晉皇甫謐甘露中巳六百餘年而冰自爲得舊藏之卷今竊疑之仍觀天元紀大論五運行論六微旨論氣交變論五常政論六元正紀論至真要論七篇居今素問四卷篇卷浩大不與素問前後篇卷等又且所載之事與素問餘篇略不相通竊疑此七篇乃陰陽大論之文王氏取以補所亡之卷猶周官亡冬官以考功記補之之類也又按漢張仲景傷寒論序云撰用素問九卷八十一難經陰陽大論是素問與陰陽大論兩書甚明乃王氏并陰陽大論於素問中也要之陰陽大論亦古醫經終非素問第七矣冀乎究尾明首。尋註會經。開發童蒙。宣揚至理而已。

其中簡脫文斷。義不相接者。搜求經論所有。遷移以補其處。篇目墜缺。指事不明者。量其意趣。加字以昭其義。篇論吞并。義不相涉。闕漏名目者。區分事類。別目以冠篇首。君臣請問。禮儀乖失者。考校尊卑。增益以光其意。錯簡碎文。前後重疊者。詳其指趣。削去繁雜。以存其要。辭理秘密。難粗論述者。別撰玄珠。以陳其道。新校正云詳王氏玄珠世無傳者今有玄珠十卷昭明隱旨三卷蓋後人附託之文也雖非王氏之書亦於素問第十九卷至二十二四卷頗有發明其隱旨三卷與今世所謂天元玉冊者正相表裏而與王冰之義多不同 凡所加字。皆朱書其文。使今古必分。字不雜糅。庶厥昭彰聖旨。敷暢玄言。有如列宿高懸。奎張不亂。深泉淨瀅。鱗介咸分。君臣無夭枉之期。夷夏有延齡之望。俾工徒勿誤。學者惟明。至道流行。徽音累屬。千載之後。方

知大聖之慈惠無窮。時大唐寶應元年歲次壬寅序

將仕郎守殿中丞孫兆重改誤

朝奉郎守國子博士同校正醫書上騎都尉賜緋魚袋高保衡

朝奉郎守尚書屯田郎中同校正醫書騎都尉賜緋魚袋孫奇

朝散大夫守光祿卿直秘閣判登聞檢院上護軍林億

黃帝内經目録

第一卷

第二卷

第三卷

第四卷

第五卷

第六卷

第七卷

第十四卷

第十五卷

第十六卷

第十七卷

第二十二卷

第二十三卷

第二十四卷

重廣補註黄帝内經素問卷第一

新校正云：按王氏不解所以名素問之義，及素問之名起於何代。按隋書經籍志始有素問之名，甲乙經序晉皇甫謐之文巳云素問論病精辨，王叔和西晉人撰脉經云出素問鍼經，漢張仲景撰傷寒卒病論集云撰用素問，是則素問之名著於隋志，上見於漢代也。自仲景巳前，無文可見，莫得而知。據今世所存之書，則素問之名起漢世也。所以名素問之義，全元起有説云：素者本也，問者黄帝問岐伯也。方陳性情之源，五行之本，故曰素問。元起雖有此解，義未甚明。按乾鑿度云：夫有形者生於無形，故有太易，有太初，有太始，有太素。太易者未見氣也，太初者氣之始也，太始者形之始也，太素者質之始也。氣形質具，而痾瘵由是萌生，故黄帝問此太素質之始也。素問之名，義或由此。

啓玄子次註林億孫奇高保衡等奉敕校正孫兆重改誤

上古天真論　四氣調神大論

生氣通天論　金匱真言論

上古天真論篇第一

新校正云：按全元起注本在第九卷，王氏重次篇第，移冠篇首。今注逐篇必具全元起本之卷

第者欲存素問舊第目見今之篇次皆王氏之所移也

昔在黄帝。生而神靈。弱而能言。幼而徇齊。長而敦敏。成而登天。有熊國君少典之子姓公孫徇疾也敦信也敏達也習用干戈以征不享平定天下殄滅蚩尤以土德王都軒轅之丘故號之曰軒轅黄帝後鑄鼎於鼎湖山鼎成而白日升天羣臣葬衣冠於橋山墓今猶在

迺問於天師曰。余聞上古之人。春秋皆度百歲。而動作不衰。今時之人。年半百而動作皆衰者。時世異耶。人將失之耶。天師岐伯也

岐伯對曰。上古之人。其知道者。法於陰陽。和於術數。上古謂玄古也知道謂知修養之道也夫陰陽者天地之常道術數者保生之大倫故修養者必謹先之老子曰萬物負陰而抱陽沖氣以爲和四氣調神大論曰陰陽四時者萬物之終始死生之本逆之則災害生從之則苛疾不起是謂得道此之謂也

食飲有節。起居有常。不妄作勞。食飲者充虚之滋味起居者動止之綱紀故修養者謹而行之痺論曰飲食自倍腸胃乃傷生氣通天論曰起居如驚神氣乃浮是惡妄動也

廣成子曰必靜必清無勞汝形無搖汝精乃可以長生故聖人先之也　新校正云按全元起注本云飲食有常節起居有常度不妄不作太素同楊上善云以理而取聲色芳味不妄視聽也循理而動不爲分外之事　故能形與神俱而盡終其天年。度百歲乃去。形與神俱同臻壽分謹於修養以奉天真故盡得終其天年去謂去離於形骸也靈樞經曰人百歲五藏皆虛神氣皆去形骸獨居而終矣以其知道故年長壽延年度百歲謂至一百二十歲也尚書洪範曰一曰壽百二十歲也　今時之人不然也。動之死地離於道也　以酒爲漿。溺於飲也　以妄爲常。寡於信也　醉以入房。過於色也　以欲竭其精以耗散其真。樂色曰欲輕用曰耗樂色不節則精竭輕用不止則真散是以聖人愛精重施髓滿骨堅老子曰弱其志強其骨河上公曰有欲者亡身曲禮曰欲不可縱　新校正云按甲乙經耗作好　不知持滿不時御神。言輕用而縱欲也老子曰持而盈之不如其已言愛精保神如持盈滿之器不慎而動則傾竭天真真誥曰常不能慎事自致百痾豈可怨咎於神明乎此之謂也　新校正云按別本時作解　務快其心逆於生樂。快於心欲之用則逆養生之樂矣老子曰甚愛必大費此之類歟夫甚愛而不能救議道而以爲未然者伐生之大患也　起居無節故半百而衰也。亦耗散而致是也夫道者不可斯須離於道則壽不能終盡於天年矣老子曰物壯則老謂之不道不道早亡此之謂離道也夫上古聖人之教下也。皆謂之虛邪賊風避之有時。邪乘虛入是謂虛邪竊害中和謂之賊風避之有時謂八節之日及太一入從之於中宮朝八風之日也靈樞經曰邪氣不得其虛不能獨傷人明人虛乃邪勝之也新校正云按全元起注本云上古聖人之教也下皆爲之太素千金同楊上善云上古聖人使人行者身先行之爲不言之教不言之教勝有言之教故下百姓倣行者衆故曰下皆爲之太一入從於中宮朝八風義具天元玉冊中恬惔虛无。眞氣從之。精神內守。病安從來。恬惔虛无靜也法道清淨精氣內持故其氣邪不能爲害是以志閑而少欲。心安而不懼。形勞而不倦。內機息故少欲外紛靜故心安然情欲兩亡是非一貫起居皆適故不倦也氣從以順。各從其欲。皆得所願。志不貪故所欲皆順心易足故所願必從以一不異求故無難得也老子曰知足不辱知止不殆可以長久故美其食。順精麤也新校正云按別本美一作甘任其服。隨美惡也樂其俗。去傾慕也高下不相慕。其民故曰朴。至無求也是所謂心足也老子曰禍莫大於不知足咎莫大於欲得故知足之足常足矣蓋非謂物足者爲知足心足者乃爲知足矣不恣於欲是則朴同故聖人云我無欲而民自朴　新校正云按別本云曰作曰是以嗜欲不能勞其目，淫邪不能惑其心，目不妄視故嗜欲不能勞心與玄同故淫邪不能惑老子曰不見可欲使心不亂又曰聖人爲腹不爲目也愚智賢不肖不懼於物，故合於道。情計兩亡不爲謀府冥心一觀勝負俱捐故心志保安合同於道庚桑楚曰全汝形抱汝生無使汝思慮營營　新校正云按全元起注本云合於道數所以能年皆度百歲而動作不衰者，以其德全不危也。不涉於危故德全也莊子曰執道者德全德全者形全形全者聖人之道也又曰無爲而性命不全者未之有也帝曰：人年老而無子者，材力盡邪？將天數然也？材謂材幹可以立身者岐伯曰：女子七歲，腎氣盛，齒更髮長，老陽之數極於九少陽之數次於七女子爲少陰之氣故以少陽數偶之明陰陽氣和乃能生成其形體故七歲腎氣盛齒更髮長二七而天癸至，任脈通，太衝脈盛，月事以時下，故有子。癸謂壬癸北方水干名也任脈衝脈皆奇經脈也腎氣全盛衝任流通經血漸盈應時而下天眞之氣降與之從事故去天癸也然衝爲血海任主胞胎二者相資故能有子所以謂之月事者平和之氣常以三旬而一見也故愆期者謂之有病　新校正云按全元起注本及太素甲乙經俱作伏衝下太衝同

三七。腎氣平均。故眞牙生而長極。眞牙謂牙之最後生者腎氣平而眞牙生者表牙齒爲骨之餘也

四七。筋骨堅。髮長極。身體盛壯。女子天癸之數七七而終年居四七材力之半故身體盛壯長極於斯

五七。陽明脉衰。面始焦。髮始墮。陽明之脉氣營於面故其衰也髮墮面焦靈樞經曰足陽明之脉起於鼻交頞中下循鼻外入上齒中還出俠口環脣下交承漿却循頤後下廉出大迎循頰車上耳前過客主人循髮際至額顱手陽明之脉上頸貫頰入下齒縫中還出俠口故面焦髮墮也

六七。三陽脉衰於上。面皆焦。髮始白。三陽之脉盡上於頭故三陽衰則面皆焦髮始白所以衰者婦人之生也有餘於氣不足於血以其經月數泄脱之故

七七。任脉虛。太衝脉衰少。天癸竭。地道不通。故形壞而無子也。經水絶止是爲地道不通衝任衰微故云形壞無子

丈夫八歲。腎氣實。髮長齒更。老陰之數極於十少陰之數次於八男子爲少陽之氣故以少陰數合之易繫辭曰天九地十則其

數也

二八腎氣盛，天癸至，精氣溢寫，陰陽和，故能有子。男女有陰陽之質不同，天癸則精血之形亦異，陰靜海滿而去血，陽動應合而泄精，二者通和，故能有子。易繫辭曰：男女構精，萬物化生。此之謂也。

三八腎氣平均，筋骨勁強，故真牙生而長極。以其好用故爾。

四八筋骨隆盛，肌肉滿壯。丈夫天癸八八而終，年居四八，亦材之半也。

五八腎氣衰，髮墮齒槁。腎主於骨，齒爲骨餘，腎氣既衰，精無所養，故令髮墮，齒復乾枯。

六八陽氣衰竭於上，面焦，髮鬢頒白。陽氣，亦陽明之氣也。靈樞經曰：足陽明之脈，起於鼻，交頞中，下循鼻外，入上齒中，還出俠口環脣，下交承漿，却循頤後下廉，出大迎，循頰車，上耳前，過客主人，循髮際，至額顱。故衰於上，則面焦，髮鬢白也。

七八肝氣衰，筋不能動，天癸竭，精少，腎藏衰，形體皆極。肝氣養筋，肝衰故筋不能動；腎氣養骨，腎衰故形體疲極；天癸已竭，故精少也。匪惟材力衰謝，固當天數使然。

八八則齒髮去。陽氣竭，精氣衰，故齒髮不堅，離形骸矣。去，落也。

腎者主水，受五藏六府之精而藏之，故五藏盛，乃能寫。五藏六府精氣淫溢而滲灌於腎腎藏乃受而藏之何以明之靈樞經曰五藏主藏精藏精者不可傷由是則五藏各有精隨用而灌注於腎此乃腎爲都會關司之所非腎一藏而獨有精故曰五藏盛乃能寫也今五藏皆衰筋骨解墮天癸盡矣故髮鬢白身體重行步不正而無子耳所謂物壯則老謂之天道者也帝曰有其年已老而有子者何也言似非天癸之數也岐伯曰此其天壽過度氣脉常通而腎氣有餘也所禀天真之氣本自有餘也此雖有子男不過盡八八女不過盡七七而天地之精氣皆竭矣雖老而生子子壽亦不能過天癸之數帝曰夫道者年皆百數能有子乎岐伯曰夫道者能却老而全形身年雖壽能生子也是所謂得道之人也道成之證如下章云黃帝曰余聞上古有眞人者提挈天地把握陰陽眞人謂成道之人也夫眞人之身隱見莫測其爲小也入於无間其爲大也徧於空境其變化也出入天地内外莫見迹順至眞以表道成之

證凡如此者故能提挈天地把握陰陽也呼吸精氣。獨立守神。肌肉若一。真人心合於氣氣合於神神合於无故呼吸精氣獨立守神肌膚若冰雪綽約如處子　新校正云按全元起注本云身肌宗一太素同楊上善云真人身之肌體與太極同質故云宗一故能壽敝天地。无有終時。此體同於道壽與道同故能无有終時而壽盡天地也敝盡也其道生。惟至道生乃能如是

中古之時。有至人者。淳德全道。全其至道故曰至人然至人以此淳朴之德全彼妙用之道　新校正云詳楊上善云積精全神能至於德故稱至人和於陰陽。調於四時。和謂同和調謂調適言至人動靜必適中於四時生長收藏之令參同於陰陽寒暑升降之宜去世離俗。積精全神。心遠世紛身離俗染故能積精而復全神游行天地之間。視聽八達之外。神全故也庚桑楚曰神全之人不慮而通不謀而當精照无外志凝宇宙若天地然又曰體合於心心合於氣氣合於神神合於无其有介然之有唯然之音雖遠際八荒之外近在眉睫之內來于我者吾必盡知之夫如是者神全故所以能矣此蓋益其壽命而強者也。亦歸於真人。同歸於道也

其次有聖人者。處天地之和。從

八風之理。與天地合德，與日月合明，與四時合其序，與鬼神合其吉凶，故曰聖人所以處天地之淳和，順八風之正理者，欲其養正避彼虛邪

適嗜欲於世俗之間，无恚嗔之心。聖人志深於道，故適於嗜欲，心全廣愛，故不有恚嗔，是以常德不離，歿身不殆

行不欲離於世，被服章。新校正云：詳被服章三字疑衍，此三字上下文不屬

舉不欲觀於俗。聖人舉事行止，雖常在時俗之間，然其見爲則與時俗有異尒。何者？貴法道之清靜也。老子曰：我獨異於人，而貴求食於母。母亦諭道也

外不勞形於事，內无思想之患。聖人爲无爲，事无事，是以内无思想，外不勞形

以恬愉爲務，以自得爲功。恬，靜也。愉，悅也。法道清靜，適性而動，故悅而自得也

形體不敝，精神不散，亦可以百數。外不勞形，内无思想，故形體不敝；精神保全，神守不離，故年登百數。此蓋全性之所致尒。庚桑楚曰：聖人之於聲色滋味也，利於性則取之，害於性則損之，此全性之道也。敝，疲敝也

其次有賢人者，法則天地，象似日月。次聖人者，謂之賢人。然自強不息，精了百端，不慮而通，發謀必當，志同於天地，心燭於洞幽，故云法則天地，象似日月也

辯列星辰，逆從陰陽，分別四時。星，衆星也。辰，北辰也

辯列者謂定内外星官座位之所於天三百六十五度遠近之分次也逆從陰陽者謂以六甲等法逆順數而推步吉凶之徵兆也陰陽書曰人中甲子從甲子起以乙丑爲次順數之地下甲子從甲戌起以癸酉爲次逆數之此之謂逆從也分别四時者謂分其氣序也春温夏暑熱秋清凉冬冰列此四時之氣序也

將從上古合同於道亦可使益壽而有極時。將從上古合同於道謂如上古知道之人法於陰陽和於術數食飲有節起居有常不妄作勞也上古知道之人年度百歲而去故可使益壽而有極時也

四氣調神大論篇第二

新校正云按全元起本在第九卷

春三月此謂發陳。春陽上升氣潛發散生育庶物陳其姿容故曰發陳也所謂春三月者皆因節候而命之夏秋冬亦然

天地俱生萬物以榮。天氣温地氣發温發相合故萬物滋榮

夜卧早起廣步於庭。温氣生寒氣散故夜卧早起廣步於庭

被髮緩形以使志生。法象也春氣發生於萬物之首故被髮緩形以使志意發生也

生而勿殺予而勿奪賞而勿罰。春氣發生施无求報故養生者必順於時也

此春氣之應養生之道也。所謂因時之序也然立春之節初五日東風解凍次五日蟄蟲

始振後五日魚上水次雨水氣初五日獺祭魚次五日鴻鴈來後五日草木萌動次仲春驚蟄之節初五日小桃華　新校正云詳小桃華月令作桃始華次五日倉庚鳴後五日鷹化爲鳩次春分氣初五日玄鳥至次五日雷乃發聲芍藥榮後五日始電次季春清明之節初五日桐始華次五日田鼠化爲鴽牡丹華後五日虹始見次穀雨氣初五日萍始生次五日鳴鳩拂其羽後五日戴勝降于桑凡此六氣一十八候皆春陽布發生之令故養生者必謹奉天時也　新校正云詳芍藥榮牡丹華今月令無

逆之則傷肝。夏爲寒變。奉長者少。逆謂反行秋令也肝象木王於春故行秋令則肝氣傷夏火王而木廢故病生於夏然四時之氣春生夏長逆春傷肝故少氣以奉於夏長之令也

夏三月。此謂蕃秀。陽自春生至夏洪盛物生以長故蕃秀也蕃茂也盛也秀華也美也

天地氣交。萬物華實。舉夏至也脉要精微論曰夏至四十五日陰氣微上陽氣微下由是則天地氣交也然陽氣施化陰氣結成成化相合故萬物華實也陰陽應象大論曰陽化氣陰成形

夜卧早起。無厭於日。使志無怒。使華英成秀。使氣得泄。若所愛在外。緩陽氣則物化寬志意則氣泄物化則華英成秀氣泄則膚腠宣通時令發陽故所愛亦順陽而在外也

此夏氣之應。養長之道也。立夏之節初五日螻蟈鳴次五日蚯蚓出後五日赤箭生　新校正云按月令

作王瓜生次小滿氣初五日吴葵華新校正云按月令作苦菜秀次五日靡草死後五日小暑至次仲夏芒種之節初五日螗蜋生次五日鵙始鳴後五日反舌無聲次夏至氣初五日鹿角解次五日蜩始鳴後五日半夏生木堇榮次季夏小暑之節初五日温風至次五日蟋蟀居壁後五日鷹乃學習次大暑氣初五日腐草化爲螢次五日土潤溽暑後五日大雨時行凡此六氣一十八候皆夏氣揚蕃秀之令故養生者必敬順天時也新校正云詳木堇榮今月令無

逆之則傷心。秋爲痎瘧。奉收者少。冬至重病。逆謂反行冬令也痎痎瘦之瘧也心象火王於夏故行冬令則心氣傷秋金王而火廢故病發於秋而爲痎瘧也然四時之氣秋收冬藏逆夏傷心故少氣以奉於秋收之令也冬水勝火故重病於冬至之時也

秋三月。此謂容平。萬物夏長華實已成容狀至秋平而定也天氣以急。地氣以明。天氣以急風聲切也地氣以明物色變也早卧早起。與雞俱興。懼中寒露故早卧欲使安寧故早起使志安寧。以緩秋刑。志氣躁則不慎其動不慎其動則助秋刑急順殺伐生故使志安寧緩秋刑也收斂神氣。使秋氣平。神蕩則欲熾欲熾則傷和氣和氣既傷則秋氣不平調也故收斂神氣使秋氣平也無外其志。使肺氣清。亦順秋氣之收斂也此秋氣之應養

收之道也。立秋之節初五日涼風至次五日白露降後五日寒蟬鳴次處暑氣初五日鷹乃祭鳥次五日天地始肅後五日禾乃登次仲秋白露之節初五日盲風至鴻鴈來次五日玄鳥歸後五日羣鳥養羞次秋分氣初五日雷乃收聲次五日蟄蟲坏戸景天華後五日水始涸次季秋寒露之節初五日鴻鴈來賓次五日雀入大水爲蛤後五日菊有黄華次霜降氣初五日豺乃祭獸次五日草木黄落後五日蟄蟲咸俯凡此六氣一十八候皆秋氣正收斂之令故養生者必謹奉天時也新校正云詳景天華三字今月令無逆之則傷肺，冬爲飧泄，奉藏者少。逆謂反行夏令也肺象金王於秋故行夏令則氣傷冬水王而金廢故病發於冬飧泄者食不化而泄出也逆秋傷肺故少氣以奉於冬藏之令也冬三月，此謂閉藏。草木凋蟄蟲去地戸閉塞陽氣伏藏水冰地坼，無擾乎陽。陽氣下沈水冰地坼故宜周密不欲煩勞擾謂煩也勞也早臥晚起，必待日光。避於寒也使志若伏若匿，若有私意，若已有得。皆謂不欲妄出於外觸冒寒氣也故下文云去寒就温，無泄皮膚，使氣亟奪。去寒就温言居深室也靈樞經曰冬日在骨蟄蟲周密君子居室無泄皮膚謂勿汗也汗則陽氣發泄陽氣發泄則數爲寒氣所迫奪之亟數也此冬氣之應，養藏之道也。立冬之節初五日水始冰次五日地始凍後五日雉入大水爲蜃次小雪氣初五日虹藏不見次五日天氣上騰地氣下降後五日閉塞而成冬次仲冬大雪之節初五日冰益壯地始折鶡鳥不鳴次五日虎始交後五日芸始生荔挺出次冬至氣初五日蚯蚓結次五日麋角解後五日水泉動次季冬小寒之節初五日鴈北鄉次五日鷙鳥厲疾後五日水澤腹堅凡此六氣一十八候皆冬氣正養藏之令故養生者必謹奉天時也

逆之則傷腎，春爲痿厥，奉生者少。逆謂反行夏令也腎象水王於冬故行夏令則腎氣傷春木王而水廢故病發於春也逆冬傷腎故少氣以奉於春生之令也

天氣清淨光明者也，言天明不竭以清淨故致人之壽延長亦由順動而得故言天氣以示於人也

藏德不止，新校正云按别本止一作上**故不下也。**四時成序七曜周行天不形言是藏德也德隱則應用不屈故不下也老子曰上德不德是以有德也言天至尊高德猶見隱也況全生之道而不順天乎

天明則日月不明，邪害空竅。天所以藏德者爲其欲隱大明故大明見則小明滅故大明之德不可不藏天若自明則日月之明隱矣所諭者何言人之眞氣亦不可泄露當清淨法道以保天眞茍離於道則虚邪入於空竅

陽氣者閉塞，地氣者冒明，陽謂天氣亦風熱也地氣謂濕亦雲霧也風熱之害人則九竅閉塞霧濕之爲病則掩翳精明取類者在天則日月不光在人則兩目藏曜也靈樞經曰天有日月人有眼目易曰喪明于易言非失養正之道邪

雲霧不精，則上

應白露不下。霧者雲之類，露者雨之類。夫陽盛則地不上應，陰虛則天不下交，故雲霧不化精微之氣上應於天而爲白露不下之咎矣。陰陽應象大論曰：地氣上爲雲，天氣下爲雨，雨出地氣，雲出天氣。明二氣交合乃成雨露。方盛衰論曰：至陰虛天氣絶，至陽盛地氣不足。明氣不相召亦不能交合也。交通不表，萬物命故不施，不施則名木多死。夫雲霧不化其精微，雨露不霑於原澤，是爲天氣不降，地氣不騰，變化之道既虧，生育之源斯泯，故萬物之命無稟而生，然其死者則名木先應，故云名木多死也。名謂名果珍木。表謂表陳其狀也。易繫辭曰：天地絪緼，萬物化醇。然不表交通則爲否也。易曰：天地不交，否。惡氣不發，風雨不節。白露不下，則菀槀不榮。惡謂害氣也。發謂散發也。節謂節度也。菀謂蘊積也。槀謂枯槀也。言害氣伏藏而不散發，風雨無度，折傷復多，槀木蘊積，春不榮也。豈惟其物獨遇是而有之哉，人離於道亦有之矣。故下文曰：賊風數至，暴雨數起。天地四時不相保，與道相失，則未央絶滅。不順四時之和，數犯八風之害，與道相失，則天眞之氣未期久遠而致滅亡。央，久也，遠也。唯聖人從之，故身無奇病，萬物不失，生氣不竭。道非遠於人，人心遠於道，惟聖人心合於道，故壽命無窮。從猶順也，謂順四時之令也。然四時之令不可逆之

逆之則五藏內傷而他疾起

逆春氣。則少陽不生。肝氣內變。生謂動出也陽氣不出內鬱於肝則肝氣混糅變而傷矣

逆夏氣。則太陽不長。心氣內洞。長謂外茂也洞謂中空也陽不外茂內薄於心燠熱內消故心中空也

逆秋氣則太陰不收。肺氣焦滿。收謂收斂焦謂上焦也太陰行氣主化上焦故肺氣不收上焦滿也　新校正云按焦滿全元起本作進滿甲乙太素作焦滿

逆冬氣。則少陰不藏。腎氣獨沈。沈謂沈伏也少陰之氣內通於腎故少陰不伏腎氣獨沈　新校正云詳獨沈太素作沈濁

夫四時陰陽者。萬物之根本也。時序運行陰陽變化天地合氣生育萬物故萬物之根悉歸於此

所以聖人春夏養陽。秋冬養陰。以從其根。陽氣根於陰陰氣根於陽無陰則陽無以生無陽則陰無以化全陰則陽氣不極全陽則陰氣不窮春食涼夏食寒以養於陽秋食溫冬食熱以養於陰滋苗者必固其根伐下者必枯其上故以斯調節從順其根二氣常存蓋由根固百刻曉暮食亦宜然

故與萬物沈浮於生長之門。聖人所以身無奇病生氣不竭者以順其根也

逆其根。則伐其本。壞其真矣。是則失四時陰陽之道也

故陰陽四

時者。萬物之終始也。死生之本也。逆之則災害生。從之則苛疾不起。是謂得道。謂得養生之道苛者重也道者。聖人行之。愚者佩之。聖人心合於道故勤而行之愚者性守於迷故佩服而已老子曰道者同於道德者同於德失者同於失同於道者道亦得之同於德者德亦得之同於失者失亦得之愚者未同於道德則可謂失道者也從陰陽則生。逆之則死。從之則治。逆之則亂。反順爲逆。是謂內格。格拒也謂內性格拒於天道也是故聖人不治已病。治未病。不治已亂。治未亂。此之謂也。知之至也夫病已成而後藥之。亂已成而後治之。譬猶渴而穿井。鬭而鑄錐。不亦晚乎。知不及時也備御虛邪事符握虎噬而後藥雖悔何爲

生氣通天論篇第三

新校正云按全元起注本在第四卷

黃帝曰。夫自古通天者。生之本。本於陰陽。天地之間。

六合之内。其氣九州九竅五藏十二節。皆通乎天氣。六合謂四方上下也九州謂兾兖青徐楊荆豫梁雍也外布九州而内應九竅故云九州九竅也五藏謂五神藏也五神藏者肝藏魂心藏神脾藏意肺藏魄腎藏志而此成形矣十二節者十二氣也天之十二節氣人之十二經脉而外應之咸同天紀故云皆通乎天氣也十二經脉者謂手三陰三陽足三陰三陽也　新校正云詳通天者生之本六節藏象注其詳又按鄭康成云九竅者謂陽竅七陰竅二也　其生五。其氣三。數犯此者。則邪氣傷人。此壽命之本也。言人生之所運爲則内依五氣以立然其鎮塞天地之内則氣應三元以成三謂天氣地氣運氣也犯謂邪氣觸犯於生氣也邪氣數犯則生氣傾危故寶養天眞以爲壽命之本也庚桑楚曰聖人之制萬物也以全其天天全則神全矣靈樞經曰血氣者人之神不可不謹養此之謂也　蒼天之氣清淨。則志意治。順之則陽氣固。春爲蒼天發生之主也陽氣者天氣也陰陽應象大論曰清陽爲天則其義也本天全神全之理全則形亦全矣　雖有賊邪。弗能害也。此因時之序。以因天四時之氣序故賊邪之氣弗能害也　故聖人傳精神。服天氣。而通神明。夫精神可傳惟聖人得道者乃能爾久服天眞之氣則妙用自通於神明也失之則內閉九竅。外壅肌肉。衛氣散解。失謂逆蒼天清淨之理也然衛氣者合天之陽氣也上篇曰陽氣者閉塞謂陽氣之病人則竅寫閉塞也靈樞經曰衛氣者所以溫分肉而充皮膚肥腠理而司開闔故失其度則內閉九竅外壅肌肉以衛不營運故言散解也此謂自傷。氣之削也。夫逆蒼天之氣違清淨之理使正真之氣如削去之者非天降之人自爲之爾陽氣者若天與日。失其所則折壽而不彰。此明前陽氣之用也諭人之有陽若天之有日天失其所則日不明人失其所則陽不固日不明則天境瞑昧陽不固則人壽天折故天運當以日光明。言人之生固宜藉其陽氣也是故陽因而上衛外者也。此所以明陽氣運行之部分輔衛人身之正用也因於寒。欲如運樞。起居如驚。神氣乃浮。欲如運樞謂內動也起居如驚謂暴卒也言因天之寒當深居周密如樞紐之內動不當煩擾筋骨使陽氣發泄於皮膚而傷於寒毒也若起居暴卒馳騁荒佚則神氣浮越无所綏寧矣脉要精微論曰冬日在骨蟄蟲周密君子居室四氣調神大論曰冬三月此謂閉藏水冰地坼無擾乎陽又曰使志若伏若匿若有私意若已有得去寒就溫无泄皮膚使氣亟奪此之謂也　新校正云按全元起本作連樞元起云陽氣定如連樞者動繫也因於暑。汗煩則喘喝，靜則多言。此則不能靜慎，傷於寒毒，至夏而變暑病也。煩謂煩躁，靜謂安靜，喝謂大呵出聲也。言病因於暑，則當汗泄，不爲發表，邪熱內攻，中外俱熱，故煩躁喘數，大呵而出其聲也。若不煩躁，內熱外涼，瘀熱攻中，故多言而不次也。喝一爲鳴。體若燔炭，汗出而散。此重明可汗之理也。爲體若燔炭之炎熱者，何以救之？必以汗出，乃熱氣施散。燔一爲燥，非也。因於濕，首如裹，濕熱不攘，大筋緛短，小筋弛長，緛短爲拘，弛長爲痿。表熱爲病，當汗泄之，反濕其首，若濕物裹之，望除其熱，熱氣不釋，兼濕內攻，大筋受熱則縮而短，小筋得濕則引而長。縮短故拘攣而不伸，引長故痿弱而無力。攘，除也。緛，縮也。弛，引也。因於氣，爲腫，四維相代，陽氣乃竭。素常氣疾，濕熱加之，氣濕熱爭，故爲腫也。然邪氣漸盛，正氣浸微，筋骨血肉，互相代負，故云四維相代也。致邪代正，氣不宣通，衛無所從，便至衰竭，故言陽氣乃竭也。衛者，陽氣也。陽氣者，煩勞則張，精絕，辟積於夏，使人煎厥。此又誠起居暴卒，煩擾陽和也。然煩擾陽和，勞疲筋骨，動傷神氣，耗竭天真，則筋脉䐜脹，精氣竭絕，既傷腎氣，又損膀胱，故當於夏時，使人煎厥。以煎迫而氣逆，因以煎厥爲名。厥謂氣逆也。煎厥之狀，當如下說。新校正云：按《脉解》云：所謂少氣善怒者，陽氣不治，陽氣不治，則陽氣不得出，肝氣當治而未得，故善怒。善怒者名曰煎厥。目盲不可以視，耳閉不可以聽，潰潰乎若壞都，汩汩乎不可止。既且傷腎，又竭膀胱，腎經內屬於耳中，膀胱脈生於目眥，故目盲所視，耳閉厥聽，大矣哉！斯乃房之患也。既盲目視，又閉耳聰，則志意心神，筋骨腸胃，潰潰乎若壞都，汩汩乎煩悶而不可止也。

陽氣者，大怒則形氣絕，而血菀於上，使人薄厥。此又誡喜怒不節，過用病生也。然怒則傷腎，甚則氣絕；大怒則氣逆而陽不下行，陽逆故血積於心胷之內矣。上，謂心胷也。然陰陽相薄，氣血奔并，因薄厥生，故名薄厥。擧痛論曰：怒則氣逆，甚則嘔血。靈樞經曰：盛怒而不止則傷志。陰陽應象大論曰：喜怒傷氣。由此則怒甚氣逆，血積於心胷之內矣。菀，積也。

有傷於筋，縱，其若不容。怒而過用，氣或迫筋，筋絡內傷，機關縱緩，形容痿廢，若不維持。

汗出偏沮，使人偏枯。夫人之身，常偏汗出而濕潤者，久久偏枯，半身不隨。新校正云：按沮，千金作祖，全元起本作恒。

汗出見濕，乃生痤疿。陽氣發泄，寒水制之，熱怫內餘，鬱於皮裏，甚為痤癤，微作疿瘡。疿，風癮也。

高梁之變，足生大丁，受如持虛。高，膏也。梁，粱也。不忍之人，汗出淋洗，則結為痤疿；膏粱之人，內多滯熱，皮厚肉密，故內變為丁矣。外濕既侵，中熱相感，如持虛器，受此邪毒，故曰受如持虛。所以丁生於足者，四支為諸陽之本也，以其甚費於下

邪毒襲虛故爾　新校正云按丁生之處不常於足蓋謂膏粱之變饒生大丁非偏著足也

勞汗當風。寒薄爲皶。鬱乃痤。

時月寒涼形勞汗發淒風外薄膚腠居寒脂液遂凝稸於玄府依空滲洄皶刺長於皮中形如米或如針久者上黑長一分餘色白黃而瘦於玄府中俗曰粉刺解表已玄府謂汗空也痤謂色赤瞋憤內蘊血膿形小而大如酸棗或如按豆此皆陽氣內鬱所爲待耎而攻之大甚焫出之

陽氣者。精則養神。柔則養筋。

此又明陽氣之運養也然陽氣者內化精微養於神氣外爲柔耎以固於筋動靜失宜則生諸疾

開闔不得。寒氣從之。乃生大僂。

開謂皮腠發泄闔謂玄府閉封然開闔失宜爲寒所襲內深筋絡結固虛寒則筋絡拘緛形容僂俯矣靈樞經曰寒則筋急此其類也

陷脉爲瘻。留連肉腠。

陷脉謂寒氣陷缺其脉也積寒留舍經血稽凝久瘀內攻結於肉理故發爲瘍瘻肉腠相連

俞氣化薄。傳爲善畏。及爲驚駭。

言若寒中於背俞之氣變化入深而薄於藏府者則善爲恐畏及發爲驚駭也

營氣不從。逆於肉理。乃生癰腫。

營逆則血鬱血鬱則熱聚爲膿故爲癰腫也正理論云熱之所過則爲癰腫

魄汗未盡。形弱而氣爍。穴俞以閉。發爲風瘧。

汗出未止形弱氣消風寒薄之穴俞隨閉熱藏

不出以至於秋秋陽復收兩熱相合故令振慄寒熱相移以所起爲風故名風瘧也金匱眞言論曰夏暑汗不出者秋成風瘧蓋論從風而爲是也故下文曰

故風者百病之始也清靜則肉腠閉拒雖有大風苛毒弗之能害此因時之序也。夫嗜欲不能勞其目淫邪不能惑其心不妄作勞是爲清靜以其清靜故能肉腠閉皮膚密真正內拒虛邪不侵然大風苛毒不必常求於人蓋由人之冒犯爾故清淨則肉腠閉陽氣拒大風苛毒弗能害之清靜者但因循四時氣序養生調節之宜不妄作勞起居有度則生氣不竭永保康寧

故病久則傳化上下不并良醫弗爲。并謂氣交通也然病之深久變化相傳上下不通陰陽否隔雖醫良法妙亦何以爲之陰陽應象大論曰夫善用鍼者從陰引陽從陽引陰以右治左以左治右若是氣相格拒故良醫弗可爲也

故陽畜積病死而陽氣當隔隔者當寫不亟正治粗乃敗之。言三陽畜積怫結不通不急寫之亦病而死何者畜積不已亦上下不并矣何以驗之隔塞不便則其證也若不急寫粗工輕侮必見敗亡也陰陽別論曰三陽結謂之隔又曰剛與剛陽氣破散陰氣乃消亡淖則剛柔不和經氣乃絕

故陽氣者一日而主外。晝則陽氣在外周身行二十五度靈樞經曰目開則氣上行於頭衛氣行於陽二十五度也

平旦人氣生，日中而陽氣隆，日西而陽氣已虚，氣門乃閉。隆猶高也，盛也。夫氣之有者，皆自少而之壯，積暖以成炎，炎極又涼，物之理也。故陽氣平曉生，日中盛，日西而已減虚也。氣門，謂玄府也，所以發泄經脉營衛之氣，故謂之氣門也。是故暮而收拒，無擾筋骨，無見霧露，反此三時，形乃困薄。皆所以順陽氣也。陽出則出，陽藏則藏，暮陽氣衰，内行隂分，故宜收斂以拒虚邪。擾筋骨則逆陽精耗，見霧露則寒濕俱侵，故順此三時，乃天真久遠也。

岐伯曰：新校正云：詳篇首云帝曰，此岐伯曰，非相對問也。隂者，藏精而起亟也；陽者，衛外而爲固也。言在人之用也。亟，數也。隂不勝其陽，則脉流薄疾，并乃狂。薄疾，謂極虚而急數也。并，謂盛實也。狂，謂狂走或妄攀登也。陽并於四支則狂，陽明脉解曰：四支者，諸陽之本也。陽盛則四支實，實則能登高而歌也。熱盛於身，故棄衣欲走也。夫如是者，皆爲隂不勝其陽也。陽不勝其隂，則五藏氣爭，九竅不通。九竅者，内屬於藏，外設爲官，故五藏氣爭，則九竅不通也。言九竅，謂前隂後隂不通，兼言上七竅也。若兼則目爲肝之官，鼻爲肺之官，口爲脾之官，耳爲腎之官，舌爲心之官，舌非通竅也。金匱真言論曰：南方赤色，入通於心，開竅於耳；北方黑色，入通於腎開竅於二陰故也是以聖人陳陰陽，筋脉和同，骨髓堅固，氣血皆從。從順也。言循陰陽法，近養生道，則筋脉骨髓各得其宜，故氣血皆能順時和氣也。如是則内外調和，邪不能害，耳目聰明，氣立如故。邪氣不剋，故眞氣獨立而如常。若失聖人之道，則致疾於身，故下文引曰：風客淫氣，精乃亡，邪傷肝也。自此已下四科，並謂失聖人之道也。風氣應肝，故風淫精亡則傷肝也。陰陽應象大論曰：風氣通於肝也。風薄則熱起，熱盛則水乾，水乾則腎氣不營，故精乃无也。亡，無也。新校正云：按全元起云：淫氣者，陰陽之亂氣，因其相亂而風客之，則傷精，傷精則邪入於肝也。因而飽食，筋脉横解，腸澼爲痔。甚飽則腸胃横滿，腸胃滿則筋脉解而不屬，故腸澼而爲痔也。痺論曰：飲食自倍，腸胃乃傷。此傷之信也。因而大飲則氣逆。飲多則肺布葉舉，故氣逆而上奔也。因而强力，腎氣乃傷，高骨乃壞。强力謂强力入房也。高骨謂腰高之骨也。然强力入房則精耗，精耗則腎傷，腎傷則髓氣内枯，故高骨壞而不用也。聖人交會則不如此，當如下句云。凡陰陽之要，陽密乃固。陰陽交會之要者，正在於陽氣閉密而不妄泄爾。密不妄泄，乃生氣强固而能久長，此聖人之道也。兩者不和，若春無秋若冬無夏。兩謂陰陽和謂和合則交會也若如也言絕陰陽和合之道者如天四時有春無秋有冬無夏也所以然者絕廢於生成也故聖人不絕和合之道但貴於閉密以守固天真法也因而和之。是謂聖度。因陽氣盛發中外相應賈勇有餘乃相交合則聖人交會之制度也故陽強不能密。陰氣乃絕陽自強而不能閉密則陰泄寫而精氣竭絕矣陰平陽祕精神乃治。陰氣和平陽氣閉密則精神之用日益治也陰陽離決精氣乃絕若陰不和平陽不閉密強用施寫損耗天真二氣分離經絡決憊則精氣不化乃絕流通也因於露風乃生寒熱。因於露體觸冒風邪風氣外侵陽氣內拒風陽相薄故寒熱由生是以春傷於風邪氣留連。乃爲洞泄風氣通肝春肝木王木勝脾土故洞泄生也新校正云按陰陽應象大論曰春傷於風夏生飧泄夏傷於暑。秋爲痎瘧夏熱已甚秋陽復收陽熱相攻則爲痎瘧痎老也亦曰瘦也秋傷於濕上逆而欬。濕謂地濕氣也秋濕既勝冬水復王水來乘肺故欬逆病生新校正云按陰陽應象大論云秋傷於濕冬生欬嗽發爲痿厥濕氣內攻於藏府則欬逆外散於筋脈則痿弱也陰陽應象大論曰地之濕氣感則害皮肉筋脈故濕氣之資發爲痿厥厥謂逆氣也冬傷於寒。春必温病。冬寒且凝，春陽氣發，寒不爲釋，陽怫于中，寒怫相持，故爲温病。新校正云：按此與陰陽應象大論重，彼注甚詳。四時之氣，更傷五藏。寒暑温涼，遞相勝負，故四時之氣更傷五藏之和也。陰之所生，本在五味，陰之五宫，傷在五味。所謂陰者，五神藏也。宫者，五神之舍也。言五藏所生，本資於五味，五味宣化，各湊於本宫，雖因五味以生，亦因五味以損，正爲好而過節，乃見傷也。故下文曰：是故味過於酸，肝氣以津，脾氣乃絶。酸多食之，令人癃，小便不利，則肝多津液，津液内溢，則肝葉舉，肝葉舉則脾經之氣絶而不行。何者？木制土也。味過於鹹，大骨氣勞，短肌，心氣抑。鹹多食之，令人肌膚縮短，又令心氣抑滞而不行。何者？鹹走血也。大骨氣勞，鹹歸腎也。味過於甘，心氣喘滿，色黑，腎氣不衡。甘多食之，令人心悶。甘性滞緩，故令氣喘滿而腎不平。何者？土抑水也。衡，平也。味過於苦，脾氣不濡，胃氣乃厚。苦性堅燥，又養脾胃，故脾氣不濡，胃氣强厚。味過於辛，筋脉沮弛，精神乃央。沮，潤也。弛，緩也。央，久也。辛性潤澤，散養於筋，故令筋緩脉潤，精神長久。何者？辛補肝也。藏氣法時論曰：肝欲散，急食辛以散之，用辛補之。新校正云：按此論味過所傷，難作精神長久之解央乃殃也古文通用如膏粱之作高梁草滋之作草兹之類蓋古文簡略字多假借用者也　是故謹和五味，骨正筋柔，氣血以流，湊理以密，如是則骨氣以精，謹道如法，長有天命。是所謂修養天眞之至道也

金匱眞言論篇第四

新校正云：按全元起注本在第四卷

黃帝問曰：天有八風，經有五風，何謂？經謂經脉，所以流通營衛血氣者也　岐伯對曰：八風發邪，以爲經風，觸五藏，邪氣發病。原其所起，則謂八風發邪，經脉受之，則循經而觸於五藏，以邪干正，故發病也　所謂得四時之勝者，春勝長夏，長夏勝冬，冬勝夏，夏勝秋，秋勝春，所謂四時之勝也。春木夏火長夏土秋金冬水，皆以所剋殺而爲勝也。言五時之相勝者，不謂八風中人則病，各謂隨其不勝則發病也。勝謂制剋之也　東風生於春，病在肝，俞在頸項。春氣發榮於萬物之上，故俞在頸項。歷忌日：甲乙不治頸，此之謂也　南風

生於夏。病在心，俞在胷脇。心少陰脉循胷出脇，故俞在焉 西風生於秋。病在肺，俞在肩背。肺處上焦，背爲胷府，肩背相次，故俞在焉 北風生於冬。病在腎，俞在腰股。腰爲腎府，股接次之，以氣相連，故兼言也 中央爲土。病在脾，俞在脊。以脊應土，言居中爾 故春氣者病在頭。春氣謂肝氣也。各隨其藏氣之所應。新校正云：按周禮云：春時有痟首疾 夏氣者病在藏。心之應也 秋氣者病在肩背。肺之應也 冬氣者病在四支。四支氣少，寒毒善傷，隨所受邪，則爲病處 故春善病鼽衄。以氣在頭也。禮記月令曰：季秋行夏令，則民多鼽嚏 仲夏善病胷脇。心之脉循胷脇故也 長夏善病洞泄寒中。土主於中，是爲倉廩，糟粕水穀，故爲洞泄寒中也 秋善病風瘧。以凉折暑，乃爲是病。生氣通天論曰：魄汗未盡，形弱而氣爍，穴俞以閉，發爲風瘧。此謂以凉折暑之義也。禮記月令曰：孟秋行夏令，則民多瘧疾也 冬善病痺厥。血象於水，寒則水凝，以氣薄流，故爲痺厥 故冬不按蹻，春不鼽衄。按謂按摩，蹻謂如蹻捷者之舉動手足，是所謂導引也。然擾動筋骨，則陽氣不藏，春陽氣上升，重熱熏肺，肺通於鼻，病則形之，故冬不按蹻，春不鼽衄。鼽謂鼻中水出衄謂鼻中血出春不病頸項仲夏不病胷脇長夏不病洞泄寒中。秋不病風瘧。冬不病痺厥飧泄。而汗出也。此上五句並爲冬不按蹻之所致也　新校正云詳飧泄而汗出也六字上文疑剩夫精者身之本也。故藏於精者春不病温。此正謂冬不按蹻則精氣伏藏以陽不妄升故春无温病夏暑汗不出者。秋成風瘧。此正謂以風凉之氣折暑汗也　新校正云詳此下義與上文不相接此平人脉法也。謂平病人之脉法也故曰陰中有陰。陽中有陽。言其初起與其王也平旦至日中。天之陽。陽中之陽也。日中至黄昏。天之陽。陽中之陰也。日中陽盛故曰陽中之陽黄昏陰盛故曰陽中之陰陽氣主晝故平旦至黄昏皆爲天之陽而中復有陰陽之殊耳合夜至雞鳴。天之陰。陰中之陰也。雞鳴至平旦。天之陰。陰中之陽也。雞鳴陽氣未出故也天之陰平旦陽氣已升故曰陰中之陽故人亦應之。夫言人之陰陽。則外爲陽。内爲陰。言人身之陰陽。則背爲陽。腹爲陰。言人身之藏府中陰陽。則藏者爲陰。府者爲陽。藏謂五神藏，府謂六化府。肝心脾肺腎五藏。皆爲陰。膽胃大腸小腸膀胱三焦六府。皆爲陽。靈樞經曰三焦者上合於手心主又曰足三焦者太陽之別名也正理論曰三焦者有名无形上合於手心主下合右腎主謁道諸氣名爲使者也所以欲知陰中之陰陽中之陽者何也爲冬病在陰。夏病在陽。春病在陰。秋病在陽。皆視其所在爲施鍼石也。故背爲陽。陽中之陽。心也。心爲陽藏位處上焦以陽居陽故爲陽中之陽也靈樞經曰心爲牡藏牡陽也背爲陽。陽中之陰。肺也。肺爲陰藏位處上焦以陰居陽故謂陽中之陰也靈樞經曰肺爲牝藏牝陰也腹爲陰。陰中之陰。腎也。腎爲陰藏位處下焦以陰居陰故謂陰中之陰也靈樞經曰腎爲牝藏牝陰也腹爲陰。陰中之陽。肝也。肝爲陽藏位處中焦以陽居陰故謂陰中之陽也靈樞經曰肝爲牡藏牡陽也腹爲陰陰中之至陰脾也脾爲陰藏位處中焦以太陰居陰故謂陰中之至陰也靈樞經曰脾爲牝藏牝陰也此皆陰陽表裏內外雌雄相輸應也故以應天之陰陽也以其氣象參合故能上應於天帝曰五藏應四時各有收受乎岐伯曰有東方青色入通於肝開竅於目藏精於肝精謂精氣也木精之氣其神魂陽升之方以目爲用故開竅於目其病發驚駭象木屈伸有摇動也　新校正云詳東方云病發驚駭餘方各闕者按五常政大論委和之紀其發驚駭疑此文爲衍其味酸其類草木性柔脆而曲直其畜雞以雞爲畜取巽言之易曰巽爲雞其穀麥五穀之長者麥故東方用之本草曰麥爲五穀之長　新校正云按五常政大論云其畜犬其穀麻其應四時上爲歲星木之精氣上爲歲星十二年一周天是以春氣在頭也萬物發榮於上故春氣在頭　新校正云詳東方言春氣在頭不言故病在頭餘方言故病在某不言某氣在某者互文也其音角角木聲也孟春之月律中太蔟林鍾所生三分益一管率長八寸仲春之月律中夾鍾夷則所生三分益一管率長七寸五分　新校正云按

鄭康成云七寸二千一百八十七分寸之千七十五　季春之月律中姑洗南呂所生三分益一管率長七寸又二十分寸之一　新校正云按鄭康成云九分寸之一　凡是三管皆木氣應之其數八。木生數三成數八尚書洪範曰三曰木是以知病之在筋也。木之堅柔類筋氣故其臭臊。凡氣因木變則爲臊　新校正云詳臊月令作羶南方赤色。入通於心。開竅於耳。藏精於心。火精之氣其神神舌爲心之官當言於舌舌用非竅故云耳也繆刺論曰手少陰之絡會於耳中義取此也故病在五藏。以夏氣在藏也其味苦。其類火。性炎上而燔灼其畜羊。以羊爲畜言其未也以土同王故通而言之　新校正云按五常政大論云其畜馬其穀黍。黍色赤其應四時。上爲熒惑星。火之精氣上爲熒惑星七百四十日一周天是以知病之在脈也。火之躁動類於脈氣其音徵。徵火聲也孟夏之月律中仲呂无射所生三分益一管率長六寸七分　新校正云按鄭康成云六寸萬九千六百八十三分寸之萬二千九百七十四　仲夏之月律中蕤賓應鍾所生三分益一管率長六寸三分　新校正云按鄭康成云六寸八十一分寸之二十六　季夏之月律中林鍾黃鍾所生三分減一管率長六寸凡是三管皆火氣應之其數七。火生數二成數七尚書洪範曰二曰火其臭焦。凡氣因火變則爲焦中央黃色。入通於脾。開竅於口。藏精於脾。土精之氣其神意脾爲化穀口主迎糧故開竅於口故病在舌本。脾脈上連於舌本故病氣居之其味甘。其類土。性安靜而化造其畜牛。土王四季故畜取丑牛又以牛色黃也其穀稷。色黃而味甘也其應四時。上爲鎮星。土之精氣上爲鎮星二十八年一周天是以知病之在肉也。土之柔厚類肉氣故其音宮。宮土聲也律書以黃鍾爲濁宮林鍾爲清宮蓋以林鍾當六月管也五音以宮爲主律呂初起於黃鍾爲濁宮林鍾爲清宮也其數五。土數五尚書洪範曰五曰土其臭香。凡氣因土變則爲香西方白色。入通於肺。開竅於鼻。藏精於肺。金精之氣其神魄肺藏氣鼻通息故開竅於鼻故病在背。以肺在胷中背爲胷中之府也其味辛。其類金。性音聲而堅勁其畜馬。畜馬者取乾也易曰乾爲馬新校正云按五常政大論云其畜雞其穀稻。稻堅白其應四時。上爲太白星。金之精氣上爲太白星三百六十五日一周天是以知病之在皮毛也。金之堅密類皮毛也其音商。商金聲也孟秋之月律中夷則大呂所生三分減一管率長五寸七分仲秋之月律中南吕太簇所生三分減一管率長五寸三分季秋之月律中无射夾鍾所生三分減一管率長五寸凡是三管皆金氣應之其數九。金生數四成數九尚書洪範曰四曰金其臭腥。凡氣因金變則爲腥羶之氣也北方黑色。入通於腎。開竅於二陰。藏精於腎。水精之氣其神志腎藏精陰泄注故開竅於二陰也故病在谿。谿謂肉之小會也氣穴論曰肉之大會爲谷肉之小會爲谿其味鹹。其類水。性潤下而滲灌其畜彘。彘豕也其穀豆。豆黑色其應四時。上爲辰星。水之精氣上爲辰星三百六十五日一周天是以知病之在骨也。腎主幽暗骨體内藏以類相同故病居骨也其音羽。羽水聲也孟冬之月律中應鍾沽洗所生三分減一管率長四寸七分半仲冬之月律中黄鍾仲吕所生三分益一管率長九寸季冬之月律中太吕蕤賓所生三分益一管率長八寸四分凡是三管皆水氣應之其數六。水生數一成數六尚書洪範曰一曰水其臭腐。凡氣因水變則爲腐朽之氣也故善爲脉者。謹察五藏六府。一逆一從。陰陽表裏。雌雄之紀。藏之心意。合心於精。心合精微則深知通變非其人勿教。非其眞勿授。是謂得道。隨其所能而與之是謂得師資教授之道也靈樞經曰明目者可使視色耳聰者可使聽音捷疾辭語者可使論語徐而安靜手巧而心審諦者可使行針艾理血氣而調諸逆順察陰陽而兼諸方論緩節柔筋而心和調者可使導引行氣痛毒言語輕人者可使唾癰呪病爪苦手毒爲事善傷者可使按積抑痺由是則各得其能方乃可行其名乃彰故曰非其人勿教非其真勿授也

重廣補註黃帝內經素問卷第一

序 迺其上音乃

葳蕤勑葦切 糅女救切雜也 瀅音瑩

上古天真論

徇徐閏切疾也 痺必至切 更齒上古行切下齒更同 恬憺上啼廉切下音淡 頞於葛切 佽口胡夾切下同 額顱落胡切 滲灌上所禁切 解墯上上聲 壽敝毗祭切 眉睫音接 恚嗔上於桂切 愉音俞

四氣調神大論

予而上音與 獺他達切 鴽音如鶉也 蕃秀上音煩 螻蟈上音樓下古獲切蛙也 蚯蚓上音丘下以志切 鵙古闃切搏勞鳥也 蜩音條 溽暑上音辱 痎音皆痩瘧也 欲熾尺志切 坏戶

上步回切始涸胡各切豺音柴亟奪上去吏切鶡苦割切荔挺上力計切下大頂切鄉音向

雊古豆切雉鳴爲否符鄙切下不交否同燠熱上於六切生氣通天論分上聲暴

卒倉没切荒佚音逸躁則到切喝呼葛切瘀衣倨切裹攘汝陽切緛音軟

縮也潰潰古没切煩悶不止也眥在計切又前計切奔併下去聲偏沮子魚切潤也痤昨禾

切疿方味切怫符弗切皶織加切稸許竹切瘈尺制切焫而劣切大僂

力主切瘻力鬭切癰瘻瘍音陽下竝同俞音庶否隔符鄙切塞也粗千胡切淖奴教

切下竝同腸澼普擊切決憊蒲拜切癃音隆金匱眞言論鼽音求按

蹻音脚燔灼上音煩彘直利切

重廣補注黄帝内經素問卷第二

啓玄子次注林億孫奇高保衡等奉敕校正孫兆重改誤

陰陽應象大論篇第五 新校正云按全元起本在第九卷

黄帝曰：陰陽者，天地之道也，謂變化生成之道也。老子曰：萬物負陰而抱陽，沖氣以爲和。易繫辭曰：一陰一陽之謂道。此之謂也。萬物之綱紀，滋生之用也。陽與之正氣以生，陰爲之主持以立，故爲萬物之綱紀也。陰陽離合論曰：陽與之正，陰爲之主。則謂此也。變化之父母，異類之用也。何者？然鷹化爲鳩，田鼠化爲鴽，腐草化爲螢，雀入大水爲蛤，雉入大水爲蜃，如此皆異類因變化而成有也。生殺之本始，寒暑之用也。萬物假陽氣溫而生，因陰氣寒而死，故知生殺本始，是陰陽之所運爲也。神明之府也。府，宮府也。言所以生殺變化之多端者何哉？以神明居其中也。下文曰：天地之動靜，神明爲之綱紀。故易繫辭曰：陰

陽不測之謂神亦謂居其中也　新校正云詳陰陽至神明之府與天元紀大論同注頗異

治病必求於本。陰陽與萬類生殺變化猶然在於人身同相參合故治病之道必先求之

故積陽爲天。積陰爲地。言陰陽爲天地之道者何以此

陰靜陽躁。言應物類運用之標格也

陽生陰長。陽殺陰藏。明前天地殺生之殊用也神農曰天以陽生陰長地以陽殺陰藏　新校正云詳陰長陽殺之義或者疑之按周易八卦布四方之義則可見矣坤者陰也位西南隅時在六月七月之交萬物之所盛長也安謂陰無長之理乾者陽也位戌亥之分時在九月十月之交萬物之所收殺也孰謂陽無殺之理以是明之陰長陽殺之理可見矣此語又見天元紀大論其說自異

陽化氣。陰成形。明前萬物滋生之綱紀也

寒極生熱。熱極生寒。明前之大體也

寒氣生濁。熱氣生清。言正氣也

清氣在下。則生飱泄。濁氣在上。則生䐜脹。熱氣在下則穀不化故飱泄寒氣在上則氣不散故䐜脹何者以陰靜而陽躁也

此陰陽反作。病之逆從也。反謂反覆作謂作務反覆作務則病如是

故清陽爲天。濁陰爲地。地氣上爲雲。天氣下爲雨。雨出地氣。雲出天

氣。陰凝上結則合以成雲陽散下流則注而爲雨雨從雲以施化故言雨出地雲憑氣以交合故言雲出天天地之理且然人身清濁亦如是也

故清陽出上竅濁陰出下竅。氣本乎天者親上氣本乎地者親下各從其類也上竅謂耳目鼻口下竅謂前陰後陰

清陽發腠理濁陰走五藏。腠理謂滲泄之門故清陽可以散發五藏爲包藏之所故濁陰可以走之

清陽實四支濁陰歸六府。四支外動故清陽實之六府內化故濁陰歸之

水爲陰火爲陽。水寒而靜故爲陰火熱而躁故爲陽

陽爲氣陰爲味。氣惟散布故陽爲之味曰從形故陰爲之

味歸形形歸氣氣歸精精歸化。形食味故味歸形氣養形故形歸氣精食氣故氣歸精化生精故精歸化故下文曰

精食氣形食味。氣化則精生味和則形長故云食之也

化生精氣生形。精微之液惟血化而成形質之有資氣行營立故斯二者各奉生乎

味傷形氣傷精。過其節也

精化爲氣氣傷於味。精承化養則食氣精若化生則不食氣精血內結鬱爲穢腐攻胃則五味倨然不得入也女人重身精化百日皆傷於味也

陰味出下竅陽氣出上竅。味有質故下流於便寫之竅氣無形故上出於呼吸之門

味厚者

爲陰。薄爲陰之陽。氣厚者爲陽。薄爲陽之陰。陽爲氣氣厚者爲純陽陰爲味味厚者爲純陰故味薄者爲陰中之陽氣薄者爲陽中之陰味厚則泄。薄則通。氣薄則發泄。厚則發熱。陰氣潤下故味厚則泄利陽氣炎上故氣厚則發熱味薄爲陰少故通泄氣薄爲陽少故汗出發泄謂汗出也壯火之氣衰。少火之氣壯。火之壯者壯已必衰火之少者少已則壯壯火食氣。氣食少火。壯火散氣。少火生氣。氣生壯火故云壯火食氣少火滋氣故云氣食少火以壯火食氣故氣得壯火則耗散以少火益氣故氣得少火則生長人之陽氣壯少亦然氣味辛甘發散爲陽。酸苦涌泄爲陰。非惟氣味分正陰陽然辛甘酸苦之中復有陰陽之殊氣爾何者辛散甘緩故發散爲陽酸收苦泄故涌泄爲陰陰勝則陽病。陽勝則陰病。勝則不病不勝則病陽勝則熱。陰勝則寒。是則太過而致也　新校正云按甲乙經作陰病則熱陽病則寒文異意同重寒則熱。重熱則寒。物極則反亦猶壯火之氣衰少火之氣壯也寒傷形。熱傷氣。寒則衛氣不利故傷形熱則榮氣內消故傷氣雖陰成形陽化氣一過其節則形氣被傷氣傷痛，形傷腫。氣傷則熱結於肉分，故痛；形傷則寒薄於皮腠，故腫。故先痛而後腫者，氣傷形也；先腫而後痛者，形傷氣也。先氣證而病形，故曰氣傷形；先形證而病氣，故曰形傷氣。風勝則動。風勝則庶物皆搖，故爲動。新校正云：按左傳曰風淫末疾，即此義也。熱勝則腫。熱勝則陽氣內鬱，故洪腫暴作，甚則榮氣逆於肉理，聚爲癰膿之腫。燥勝則乾。燥勝則津液竭涸，故皮膚乾燥。寒勝則浮。寒勝則陰氣結於玄府，玄府閉密，陽氣內攻，故爲浮。濕勝則濡寫。濕勝則內攻於脾胃，脾胃受濕則水穀不分，水穀相和，故大腸傳道而注寫也。以濕內盛而寫，故謂之濡寫。新校正云：按左傳曰雨淫腹疾，則其義也。風勝則動至此五句，與天元紀大論文重，彼注頗詳矣。天有四時五行，以生長收藏，以生寒暑燥濕風。春生、夏長、秋收、冬藏，謂四時之生長收藏。冬水寒，夏火暑，秋金燥，春木風，長夏土濕，謂五行之寒暑濕燥風也。然四時之氣，土雖寄王，原其所主，則濕屬中央，故云五行以生寒暑燥濕風五氣也。人有五藏化五氣，以生喜怒悲憂恐。五藏，謂肝心脾肺腎；五氣，謂喜怒悲憂恐。然是五氣更傷五藏之和氣矣。新校正云：按天元紀大論悲作思，又本篇下文肝在志爲怒，心在志爲喜，脾在志爲思，肺在志爲憂，腎在志爲恐。玉機真藏論作悲諸論不同皇甫士安甲乙經精神五藏篇具有其說蓋言悲者以悲能勝怒取五志迭相勝而爲言也舉思者以思爲脾之志也各舉一則義俱不足兩見之則互相成義也

故喜怒傷氣。寒暑傷形。喜怒之所生皆生於氣故云喜怒傷氣寒暑之所勝皆勝於形故云寒暑傷形近取舉凡則如斯矣細而言者則熱傷於氣寒傷於形

暴怒傷陰。暴喜傷陽。怒則氣上喜則氣下故暴卒氣上則傷陰暴卒氣下則傷陽

厥氣上行。滿脈去形。厥氣逆也逆氣上行滿於經絡則神氣浮越去離形骸矣

喜怒不節。寒暑過度。生乃不固。靈樞經曰智者之養生也必順四時而適寒暑和喜怒而安居處然喜怒不恒寒暑過度天真之氣何可久長

故重陰必陽。重陽必陰。言傷寒傷暑亦如是

故曰冬傷於寒。春必温病。夫傷於四時之氣皆能爲病以傷寒爲毒者最爲殺厲之氣中而即病故曰傷寒不即病者寒毒藏於肌膚至春變爲温病至夏變爲暑病故養生者必慎傷於邪也

春傷於風。夏生飧泄。風中於表則內應於肝肝氣乘脾故飧泄　新校正云按生氣通天論云春傷於風邪氣留連乃爲洞泄

夏傷於暑。秋必痎瘧。夏暑已甚秋熱復壯兩熱相攻故爲痎瘧痎瘦也

秋傷於濕。冬生欬嗽。秋濕既多冬水復王水濕相得肺氣又衰故冬寒甚則爲嗽　新校正云

按生氣通天論云秋傷於濕上逆而欬發爲痿厥

帝曰。余聞上古聖人論理人形。列别藏府。端絡經脉。會通六合。各從其經。氣穴所發。各有處名。谿谷屬骨。皆有所起。分部逆從。各有條理。四時陰陽。盡有經紀。外内之應。皆有表裏。其信然乎。六合謂十二經脉之合也靈樞經曰太陰陽明爲一合少陰太陽爲一合厥陰少陽爲一合手足之脉各三則爲六合也手厥陰則心包胳脉也氣穴論曰肉之大會爲谷肉之小會爲谿肉分之間谿谷之會以行榮衛以會大氣屬骨者爲骨相連屬處表裏者諸陽經脉皆爲表諸陰經脉皆爲裏 新校正云詳帝曰至信其然乎全元起本及太素在上古聖人之教也上

岐伯對曰。東方生風。陽氣上騰散爲風也風者天之號令風爲教始故生自東方風生木。風鼓木榮則風生木也木生酸。凡物之味酸者皆木氣之所生也尚書洪範曰曲直作酸酸生肝。生謂生長也凡味之酸者皆先生長於肝肝生筋。肝之精氣生養筋也筋生心。陰陽書曰木生火然肝之木氣内養筋已乃生心也肝主目。目見曰明類齊同也其在天爲玄。玄謂玄冥言天色高遠尚未盛明也在人爲

道。道謂道化以道而化人則歸從在地爲化。化謂造化也庶類時育皆造化者也化生五味。萬物生五味具皆變化爲毋而使生成也道生智。智從正化而有故曰道生智玄生神。玄冥之内神處其中故曰玄生神神在天爲風。飛揚鼓坼風之用也然發而周遠无所不通信乎神化而能爾在地爲木。柔軟曲直木之性也　新校正云詳其在天至爲木與天元紀大論同往頗異在體爲筋。束絡連綴而爲力也在藏爲肝。其神魂也道經義曰魂居肝魂靜則至道不亂在色爲蒼。蒼謂薄青色象木色也在音爲角。角謂木音調而直也樂記曰角亂則憂其民怨在聲爲呼。呼謂叫呼亦謂之嘯在變動爲握。握所以牽就也　新校正云按楊上善云握憂噦欬慄五者改志而有名曰變動也在竅爲目。目所以司見形色在味爲酸。酸可用收斂也在志爲怒。怒所以禁非也怒傷肝。雖志爲怒甚則自傷悲勝怒。悲則肺金并於肝木故勝怒也宣明五藏篇曰精氣并於肺則悲　新校正云詳五志云怒喜思憂恐悲當云憂今變憂爲悲者蓋以恚憂而不解則傷意悲哀而動中則傷魂故不云憂也風傷筋。風勝則筋絡拘急　新校正云按五運行大論曰風傷肝燥勝風。燥爲金氣故勝木風酸傷筋。過節也辛勝酸。辛金味故勝木酸南方生熱。陽氣炎燥故生熱　熱生火。鑽燧改火惟熱是生　火生苦。凡物之味苦者皆火氣之所生也尚書洪範曰炎上作苦　苦生心。凡味之苦者皆先生長於心　心生血。心之精氣生養血也　血生脾。陰陽書曰火生土然心火之氣内養血已乃生脾土　新校正云按太素血作脈　心主舌。心別是非舌以言事故主舌　其在天爲熱。暄暑熾燠熱之用也　在地爲火。炎上翕赩火之性也　在體爲脈。通行榮衛而養血也　在藏爲心。其神心也道經義曰神處心神守則血氣流通　在色爲赤。象火色　在音爲徵。徵謂火音和而美也樂記曰徵亂則哀其事勤　在聲爲笑。笑喜聲也　在變動爲憂。憂可以成務　新校正云按楊上善云心之憂在心變動肺之憂在肺之志是則肺主於秋憂爲正也心主於夏變而生憂也　在竅爲舌。舌所以司辨五味也金匱真言論曰南方赤色入通於心開竅於耳尋其爲竅則舌義便乖以其主味故云舌也　在味爲苦。苦可用燥泄也　在志爲喜。喜所以和樂也　喜傷心。雖志爲喜甚則自傷　恐勝喜。恐則腎水并於心火故勝喜也宣明五藏篇曰精氣并於腎則恐　熱傷氣。熱勝則喘息促急　寒勝熱。寒爲水氣故勝火熱　苦傷氣。以火生也　新校正云詳此篇論所傷之旨其例有三東方云風傷筋酸傷筋中央云濕傷肉甘傷肉是自傷者也南方云熱傷氣苦傷氣比方云寒傷血鹹傷血是傷巳所勝西方云熱傷皮毛是被勝傷巳辛傷皮毛是自傷者也凡此五方所傷有此三例不同太素則俱云自傷

鹹勝苦。鹹水味故勝火苦

中央生濕。陽氣盛薄陰氣固升升薄相合故生濕也易義曰陽上薄陰陰能固之然後蒸而爲雨明濕生於固陰之氣也　新校正云按楊上善云六月四陽二陰合蒸以生濕氣也

濕生土。土濕則固明濕生也　新校正云按楊上善云四陽二陰合而爲濕蒸腐萬物成土也

土生甘。凡物之味甘者皆土氣之所生也尚書洪範曰稼穡作甘

甘生脾。凡味之甘者皆先生長於脾

脾生肉。脾之精氣生養肉也

肉生肺。陰陽書曰土生金然脾土之氣內養肉巳乃生肺金

脾主口。脾受水穀口納五味故主口

其在天爲濕。霧露雲雨濕之用也

在地爲土。安靜稼穡土之德也

在體爲肉。覆裹筋骨充其形也

在藏爲脾。其神意也道經義曰意託脾意寧則智无散越

在色爲黃。象土色也

在音爲宮。宮謂土音大而和也樂記曰宮亂則荒其君驕

在聲爲歌。歌嘆聲也

在變動爲噦。噦謂噦噫胃寒所生　新校正云詳王謂噦爲噦噫噫非噦也按楊上善云噦氣忤也

在竅爲口。口所以司納水穀

在味爲甘。甘可用寬緩也

在志爲思。思所以知遠也

思傷脾。雖志爲思甚則自傷

怒勝思。怒則不思

勝可知矣濕傷肉。脾主肉而惡濕故濕勝則肉傷風勝濕。風為木氣故勝土濕甘傷肉。亦過節也新校正云按五運行大論云甘傷脾酸勝甘。酸木味故勝土甘西方生燥。天氣急切故生燥燥生金。金燥有聲則生金也金生辛。凡物之味辛者皆金氣之所生也尚書洪範曰從革作辛辛生肺。凡味之辛者皆先生長於肺肺生皮毛。肺之精氣生養皮毛皮毛生腎。陰陽書曰金生水然肺金之氣養皮毛已乃生腎水肺主鼻。肺藏氣鼻通息故主鼻其在天為燥。輕急勁強燥之用也在地為金。堅勁從革金之性也在體為皮毛。包藏膚腠扞其邪也在藏為肺。其神魄也道經義曰魄在肺魄安則德修壽延在色為白。象金色在音為商。商謂金聲輕而勁也樂記曰商亂則陂其官壞在聲為哭。哭哀聲也在變動為欬。欬謂欬嗽所以利咽喉也在竅為鼻。鼻所以司嗅呼吸在味為辛。辛可用散潤也在志為憂。憂深慮也憂傷肺。雖志為憂過則損也喜勝憂。喜則心火并於肺金故勝憂也宣明五氣篇曰精氣并於心則喜熱傷皮毛。熱從火生耗津液故寒勝熱。陰制陽也新校正云按太素作燥傷皮毛熱勝燥又按王注五運行大論云火有二別故此

再舉熱傷之形證辛傷皮毛。過而招損苦勝辛。苦火味故勝金辛北方生寒。陰氣凝冽故生寒也

寒生水。寒氣盛凝變爲水水生鹹。凡物之味鹹者皆水氣之所生也尚書洪範曰潤下作鹹鹹生腎。凡味之鹹者皆

生長於腎腎生骨髓。腎之精氣生養骨髓髓生肝。陰陽書曰水生木然腎水之氣養骨髓巳乃生肝木腎主耳。腎屬

北方位居幽暗聲入故主耳其在天爲寒。凝清慘冽寒之用也在地爲水。清潔潤下水之用也在體爲骨。

端直貞幹以立身也在藏爲腎。其神志也道經義曰志藏腎志營則骨髓滿實在色爲黑。象水色在音爲

羽。羽謂水音沈而深也樂記曰羽亂則危其財匱在聲爲呻。呻吟聲也在變動爲慄。慄謂戰慄甚寒大恐

而恐有之在竅爲耳。耳所以司聽五音　新校正云按金匱真言論云開竅於二陰蓋以心寄竅於耳故與此不同在味爲

鹹。鹹可用柔耎也在志爲恐。恐所以懼惡也恐傷腎。恐而不巳則內感於腎故傷也靈樞經曰恐懼而不解則傷精

明感腎也思勝恐。思深慮遠則見事源故勝恐也寒傷血。寒則血凝傷可知也　新校正云按太素血作骨燥勝寒。

燥從熱生故勝寒也　新校正云按太素燥作濕鹹傷血。食鹹而渴傷血可知　新校正云按太素血作骨甘勝鹹。甘土味故

勝水鹹　新校正云詳自前岐伯對曰至此與五運行論同兩注頗異當並用之 故曰。天地者。萬物之上下也。觀其覆載而萬物之上下可見矣 陰陽者。血氣之男女也。陰主血陽主氣陰生女陽生男 左右者。陰陽之道路也。陰陽間氣左右循環故左右爲陰陽之道路也　新校正云詳間氣之說具六微旨大論中楊上善云陰氣右行陽氣左行 水火者。陰陽之徵兆也。觀水火之氣則陰陽徵兆可明矣 陰陽者。萬物之能始也。謂能爲變化之生成之元始　新校正云詳天地者至萬物之能始與天元紀大論同注頗異彼无陰陽者血氣之男女一句又以金木者生成之終始代陰陽者萬物之能始 故曰。陰在内。陽之守也。陽在外。陰之使也。陰靜故爲陽之鎮守陽動故爲陰之役使 帝曰。法陰陽柰何。岐伯曰。陽勝則身熱。腠理閉。喘麤爲之俛仰。汗不出而熱。齒乾以煩寃。腹滿。死。能冬不能夏。陽勝故能冬熱甚故不能夏 陰勝則身寒。汗出。身常清。數慄而寒。寒則厥。厥則腹滿。死。厥謂氣逆 能夏不能冬。陰勝故能夏寒甚故不能冬此陰陽更勝之變病之形能也。帝曰。調此二者奈何。調謂順天癸性而治身之血氣精氣也岐伯曰。能知七損八益。則二者可調。不知用此。則早衰之節也。用謂房色也女子以七七爲天癸之終丈夫以八八爲天癸之極然知八可益知七可損則各隨氣分脩養天眞終其天年以度百歲上古天眞論曰女子二七天癸至月事以時下丈夫二八天癸至精氣溢瀉然陰七可損則海滿而血自下陽八宜益交會而泄精由此則七損八益理可知矣年四十。而陰氣自半也。起居衰矣。內耗故陰減中乾故氣力始衰靈樞經曰人年四十腠理始疎榮華稍落髮班白由此之節言之亦起居衰之次也年五十。體重耳目不聰明矣。衰之漸也年六十。陰痿。氣大衰。九竅不利。下虛上實。涕泣俱出矣。衰之甚矣故曰。知之則強。不知則老。知謂知七損八益全形保性之道也故同出而名異耳。同謂同於好欲異謂異其老壯之名智者察同。愚者察異。智者察同欲之閒而能性道愚者見形容別異方乃効之自性則道益有餘放効則治生不足故下文曰愚者不足。智者有餘。先行故有餘後學故不足有餘則耳目聰明。身體輕強。老者復壯。壯者益治。夫保性全形蓋由知道之所致也故曰道者不可斯須離可離非道此之謂也是以聖人爲無爲之事。樂恬憺之能。從欲快志於虛无之守。故壽命无窮。與天地終。此聖人之治身也。聖人不爲无益以害有益不爲害性而順性故壽命長遠與天地終庚桑楚曰聖人之於聲色嗞味也利於性則取之害於性則損之此全性之道也書曰不作无益害有益也

天不足西北。故西北方陰也。而人右耳目不如左明也。在上故法天地不滿東南。故東南方陽也。而人左手足不如右強也。在下故法地

帝曰。何以然。岐伯曰。東方陽也。陽者其精并於上。并於上則上明而下虛。故使耳目聰明而手足不便也。西方陰也。陰者其精并於下。并於下則

下盛而上虛。故其耳目不聰明。而手足便也。故俱感於邪。其在上則右甚。在下則左甚。此天地陰陽所不能全也。故邪居之。夫陰陽之應天地，猶水之在器也。器圓則水圓，器曲則水曲。人之血氣亦如是，故隨不足則邪氣留居之。故天有精。地有形。天有八紀。地有五里。陽爲天降精氣以施化，陰爲地布和氣以成形。五行爲生育之井里，八風爲變化之綱紀。八紀謂八節之紀，五里謂五行化育之里。故能爲萬物之父母。陽天化氣，陰地成形，五里運行，八風鼓折，收藏生長，先替時宜。夫如是，故能爲萬物變化之父母也。清陽上天。濁陰歸地。所以能爲萬物之父母者何？以有是之升降也。是故天地之動靜。神明爲之綱紀。清陽上天，濁陰歸地，然其動靜誰所主司？蓋由神明之綱紀爾。上文曰神明之府，此之謂也。故能以生長收藏。終而復始。神明之運爲，乃能如是。惟賢人上配天以養頭。下象地以養足。頭圓故配天，足方故象地。人事更易，五藏遞遷，故從而養也。中傍人事以養五藏。天氣通於肺。居高故地氣通於嗌。次下故風氣通於肝。風生木故雷氣通於心。雷象火之有聲故谷氣通於脾。谷空虛脾受納故雨氣通於腎。腎主水故　新校正云按千金方云風氣應於肝雷氣動於心穀氣感於脾雨氣潤於腎六經爲川。流注不息故腸胃爲海。以皆受納也　靈樞經曰胃爲水穀之海九竅爲水注之氣。清明者象水之内明流注者象水之流注以天地爲之陰陽。以人事配象則近指天地以爲陰陽陽之汗。以天地之雨名之。夫人汗泄於皮腠者是陽氣之發泄爾然其取類於天地之間則雲騰雨降而相似也故曰陽之汗以天地之雨名之陽之氣以天地之疾風名之。陽氣散發疾風飛揚故以應之舊經无名之二字尋前類例故加之暴氣象雷。暴氣鼓擊鳴轉有聲故逆氣象陽。逆氣陵上陽氣亦然故治不法天之紀。不用地之理。則災害至矣。背天之紀違地之理則六經反作五氣更傷眞氣既傷則災害之至可知矣　新校正云按上文天有八紀地有五里此文注中理字當作里故邪風之至。疾如風雨。至謂至於身形故善治者治皮毛。止於萌也其次治肌膚。救其已生其次治筋脉。攻其已病其次治六府。治其已甚其次治五藏。治五藏者。半死半生也。治其已成神農氏曰病勢已成可得半愈然初成者獲愈固久者伐形故治五藏者半生半死也故天之邪氣。感則害人五藏。四時之氣八正之風皆天邪也金匱真言論曰八風發邪以爲經風觸五藏邪氣發病故天之邪氣感則害人五藏水穀之寒熱。感則害於六府。熱傷胃及膀胱寒傷腸及膽氣地之濕氣。感則害皮肉筋脉。濕氣勝則榮衛之氣不行故感則害於皮肉筋脉故善用鍼者。從陰引陽。從陽引陰。以右治左。以左治右。以我知彼。以表知裏。以觀過與不及之理。見微得過。用之不殆。深明故也善診者。察色按脉。先別陰陽。別於陽者則知病處別於陰者則知死生之期審清濁。而知部分。謂察色之青赤黄白黑也部分謂藏府之位可占候處視喘息。聽音聲。而知所苦。謂聽聲之宫商角徵羽也視喘息謂候呼吸之長短也觀權衡規矩。而知病所主。

權謂秤權衡謂星衡規謂圓形矩謂方象然權也者所以察中外衡也者所以定高卑規也者所以表柔虛矩也者所以明強盛脉要精微論曰以春應中規言陽氣柔軟以夏應中矩言陽氣盛強以秋應中衡言陰升陽降氣有高下以冬應中權言陽氣居下也故善診之用必備見焉所主者謂應四時之氣所主生病之在高下中外也

按尺寸。觀浮沈滑濇。而知病所生以治。浮沈滑濇皆脉象也浮脉者浮於手下也沈脉者按之乃得也滑脉者往來易濇脉者往來難故審尺寸觀浮沈而知病之所生以治之也　新校正云按甲乙經作知病所在以治則无過下无過二字續此爲句

無過以診。則不失矣。有過无過皆以診知則所主治无誤失也

故曰。病之始起也。可刺而已。以輕微也 其盛。可待衰而已。病盛取之毀傷眞氣故其盛者必可待衰 故因其輕而揚之。輕者發揚則邪去 因其重而減之。重者節減去之 因其衰而彰之。因病氣衰攻令邪去則眞氣堅固血色彰明 形不足者。溫之以氣。精不足者。補之以味。氣謂衛氣味謂五藏之味也靈樞經曰衛氣者所以溫分肉而充皮膚肥腠理而司開闔故衛氣溫則形分足矣上古天眞論曰腎者主水受五藏六府之精而藏之故五藏盛乃能寫由此則精不足者補五藏之味也 其高者。因而越

之。越謂越揚也　其下者。引而竭之。引謂泄引也　中滿者。寫之於內。內謂腹內　其有邪者。漬形以爲汗。邪謂風邪之氣風中於表則汗而發之　其在皮者。汗而發之。在外故汗發泄也　其慓悍者。按而收之。慓疾也悍利也氣候疾利則按之以收斂也　其實者。散而寫之。陽實則發散陰實則宣寫故下文　審其陰陽。以別柔剛。陰曰柔陽曰剛　陽病治陰。陰病治陽。所謂從陰引陽從陽引陰以右治左以左治右者也　定其血氣。各守其鄉。鄉謂本經之氣位　血實宜決之。決謂決破其血　氣虛宜掣引之。掣讀爲導導引則氣行條暢　新校正云按甲乙經掣作制

陰陽離合論篇第六　新校正云按全元起本在第三卷

黃帝問曰。余聞天爲陽。地爲陰。日爲陽。月爲陰。大小月三百六十日成一歲。人亦應之。以四時五行運用於內故人亦應之　新校正云詳

天爲陽至成一歲與六節藏象篇重今三陰三陽。不應陰陽。其故何也。岐伯對曰。陰陽者。數之可十。推之可百。數之可千。推之可萬。萬之大不可勝數。然其要一也。一謂離合也雖不可勝數然其要妙以離合推步悉可知之

天覆地載。萬物方生。未出地者。命曰陰處。名曰陰中之陰。處陰之中故曰陰處形未動出亦是爲陰以陰居陰故曰陰中之陰則出地者。命曰陰中之陽。形動出者是則爲陽以陽居陰故曰陰中之陽陽予之正。陰爲之主。陽施正氣萬物方生陰爲主持群形乃立故生因春。長因夏。收因秋。藏因冬。失常則天地四塞。春夏爲陽故生長也秋冬爲陰故收藏也若失其常道則春不生夏不長秋不收冬不藏夫如是則四時之氣閉塞陰陽之氣无所運行矣陰陽之變。其在人者。亦數之可數。天地陰陽雖不可勝數在於人形之用者則數可知之

帝曰。願聞三陰三陽之離合也。岐伯曰。聖人南面而立。前曰

廣明後曰太衝。廣大也南方丙丁火位主之陽氣盛明故曰大明也嚮明治物故聖人南面而立易曰相見乎離蓋謂此也然在人身中則心藏在南故謂前曰廣明衝脉在北故謂後曰太衝然太衝者腎脉與衝脉合而盛大故曰太衝是以下文云 太衝之地。名曰少陰。此正明兩脉相合而爲表裏也 少陰之上。名曰太陽。腎藏爲陰膀胱府爲陽陰氣在下陽氣在上此爲一合之經氣也靈樞經曰足少陰之脉者腎脉也起於小指之下邪趣足心又曰足太陽之脉者膀胱脉也循京骨至小指外側由此故少陰之上名太陽也是以下文曰 太陽根起於至陰。結於命門。名曰陰中之陽。至陰穴名在足小指外側命門者藏精光照之所則兩目也太陽之脉起於目而下至於足故根於指端結於目也靈樞經曰命門者目也此與靈樞義合以太陽居少陰之地故曰陰中之陽　新校正云按素問太陽言根結餘經不言結甲乙今具 中身而上。名曰廣明。廣明之下。名曰太陰。靈樞經曰天爲陽地爲陰腰以上爲天腰以下爲地分身之旨則中身之上屬於廣明廣明之下屬太陰也又心廣明藏下則太陰脾藏也 太陰之前。名曰陽明。人身之中胃爲陽明脉行在脾脉之前脾爲太陰脉行於胃脉之後靈樞經曰足太陰之脉者脾脉也起於大指之端循指内則白肉際過核骨後上内踝前廉上腨内循胻骨之後足陽明之脉者胃脉也下腧三寸而別以下入中指外間由此故太陰之前名陽明也是以下文曰　陽明根起於厲兌名曰陰中之陽。厲兌穴名在足大指次指之端以陽明居太陰之前故曰陰中之陽　厥陰之表名曰少陽。人身之中膽少陽脉行肝脉之分外肝厥陰脉行膽脉之位內靈樞經曰足厥陰之脉者肝脉也起於足大指聚毛之際上循足跗上廉足少陽之脉者膽脉也循足跗上出小指次指之端由此則厥陰之表名少陽也故下文曰　少陽根起於竅陰名曰陰中之少陽。竅陰穴名在足小指次指之端以少陽居厥陰之表故曰陰中之少陽　是故三陽之離合也太陽爲開陽明爲闔少陽爲樞。離謂別離應用合謂配合於陰別離則正位於三陽配合則表裏而爲藏府矣開闔樞者言三陽之氣多少不等動用殊也夫開者所以司動靜之基闔者所以執禁固之權樞者所以主動轉之微由斯殊氣之用故此三變之也　新校正云按九墟太陽爲關陽明爲闔少陽爲樞故關折則肉節潰緩而暴病起矣故候暴病者取之太陽闔折則氣无所止息悸病起故悸者皆取之陽明樞折則骨搖而不能安於地故骨搖者取之少陽甲乙經同　三經者不得相失也搏而勿浮命曰一陽。三經之至搏擊於手而无輕重之異則正可謂一陽之氣无復有三陽差降之爲用也　帝曰願聞三陰。岐伯曰。外者爲陽。內者爲陰。言三陽爲外運之離合三陰爲內用之離合也然則中爲陰。其衝在下。名曰太陰。衝脉在脾之下故言其衝在下也靈樞經曰衝脉者與足少陰之絡皆起於腎下上行者過於胞中由此則其衝之上太陰位也太陰根起於隱白。名曰陰中之陰。隱白穴名在足大指端以太陰居陰故曰陰中之陰太陰之後。名曰少陰。藏位及經脉之次也太陰脾也少陰腎也脾藏之下近後則腎之位也靈樞經曰足太陰之脉起於大指之端循指內側及上內踝前廉上腨內循䯒骨後足少陰之脉起於小指之下斜趣足心出於然骨之下循內踝之後以上腨內由此則太陰之下名少陰也少陰根起於涌泉。名曰陰中之少陰。涌泉穴名在足心下踡指宛宛中少陰之前。名曰厥陰。亦藏位及經脉之次也少陰腎也厥陰肝也腎藏之前近上則肝之位也靈樞經曰足少陰脉循內踝之後上腨內廉足厥陰脉循足跗上廉去內踝一寸上踝八寸交出太陰之後上膕內由此故少陰之前名厥陰也厥陰根起於大敦。陰之絶陽。名曰陰之絶陰。大敦穴名在足大指之端三毛之中也兩陰相合故曰陰之絶陽厥盡也陰氣至此而盡故名曰陰之絶陰是故三陰之離合也。太陰爲開。厥陰爲闔。少陰爲樞。亦氣之不等也新校正云按九墟云關折則倉廩無所輸膈洞者取之太陰闔折則氣弛而善悲悲者取之厥陰樞折則脈有所結而不通不通者取之少陰甲乙經同三經者。不得相失也。搏而勿沈。名曰一陰。沈言殊見也陽浮亦然若經氣應至無沈浮之異則悉可謂一陰之氣非復有三陰差降之殊用也陰陽䨏䨏。積傳爲一周。氣裏形表。而爲相成也。䨏䨏言氣之往來也積謂積脈之動也傳謂陰陽之氣流傳也夫脈氣往來動而不止積其所動氣血循環應水下二刻而一周於身故曰積傳爲一周也然榮衛之氣因息遊布周流形表拒捍虛邪中外主司互相成立故言氣裏形表而爲相成也 新校正云按別本䨏䨏作衝衝

陰陽別論篇第七

新校正云按全元起本在第四卷

黃帝問曰。人有四經十二從。何謂。經謂經脈從謂順從岐伯對曰。四經應四時。十二從應十二月。十二月應十二脈。春脈弦夏脈洪秋脈浮冬脈沈謂四時之經脈也從謂天氣順行十二辰之分故應十二月也十二月謂春建寅卯辰夏建巳午未秋建申酉戌冬建亥子丑之月也十二脈謂手三陰

三陽足三陰三陽之脉也以氣數相應故參合之脉有陰陽。知陽者知陰。知陰者知陽。深知則備識其變易凡陽有五。五五二十五陽。五陽謂五藏之陽氣也五藏應時各形一脉一脉之内包揔五藏之陽五五相乘故二十五陽也新校正云按玉機眞藏論云故病有五變五五二十五變義與此通所謂陰者。眞藏也。見則爲敗。敗必死也。五藏爲陰故曰陰者眞藏也然見者謂肝脉至中外急如循刀刃責責然如按琴瑟弦心脉至堅而搏如循薏苡子累累然肺脉至大而虛如以毛羽中人膚腎脉至搏而絶如以指彈石辟辟然脾脉至弱而乍數乍踈夫如是脉見者皆爲藏敗神去故必死也所謂陽者。胃脘之陽也。胃脘之陽謂人迎之氣也察其氣脉動靜小大與脉口應否也胃爲水穀之海故候其氣而知病處人迎在結喉兩傍脉動應手其脉之動常左小而右大左小常以候藏右大常以候府一云胃胞之陽非也別於陽者。知病處也。別於陰者。知死生之期。陽者衛外而爲固然外邪所中別於陽則知病處陰者藏神而内守若考眞正成敗別於陰則知病者死生之期新校正云按玉機眞藏論云別於陽者知病從來別於陰者知死生之期三陽在頭。三陰在手。所謂一也。頭謂人迎手謂氣口兩者相應俱往俱來若引繩小大齊等者名曰平人故言所謂一也氣口在手魚際之後一寸人迎在結喉兩傍一寸五分皆可以候藏府之氣別於陽者。知病忌時。別於陰者。知死生之期。識氣定期故知病忌審明成敗故知死生之期謹熟陰陽。無與衆謀。謹量氣候精熟陰陽病忌之準可知生死之疑自決正行無惑何用衆謀議也所謂陰陽者。去者爲陰。至者爲陽。靜者爲陰。動者爲陽。遲者爲陰。數者爲陽。言脉動之中也凡持眞脉之藏脉者。肝至懸絕急。十八日死。心至懸絕。九日死。肺至懸絕。十二日死。腎至懸絕。七日死。脾至懸絕。四日死。眞脉之藏脉者謂眞藏之脉也十八日者金木成數之餘也九日者水火生成數之餘也十二日者金火生成數之餘也七日者水土生數之餘也四日者木生數之餘也故平人氣象論曰肝見庚辛死心見壬癸死肺見丙丁死腎見戊巳死脾見甲乙死者以此如是者皆至所期不勝而死也何者以不勝剋賊之氣也曰。二陽之病發心脾。有不得隱曲。女子不月。二陽謂陽明大腸及胃之脉也隱曲謂隱蔽委曲之事也夫腸胃發病心脾受之心受之則血不流脾受之則味不化血不流故女子不月味不化則男子少精是以隱蔽委曲之事不能爲也陰陽應象大論曰精不足者補之以味由是則味不化而精氣少也奇病論曰胞胎者繫於腎又評熱病論曰月事不來者胞脉閉胞脉者屬於心而絡於胞中今氣上迫肺心氣不得下通故月事不來則其義也又上古天真論曰女子二七天癸至任脉通太衝脉盛月事以時下丈夫二八天癸至精氣溢寫由此則在女子爲不月在男子爲少精其傳爲風消。其傳爲息賁者死不治。言其深久者也胃病深久傳入於脾故爲風熱以消削大腸病甚傳入於肺爲喘息而上賁然腸胃脾肺兼及於心三藏二府互相尅薄故死不治曰。三陽爲病。發寒熱。下爲癰腫。及爲痿厥腨痟。三陽謂太陽小腸及膀胱之脉也小腸之脉起於手循臂繞肩髆上頭膀胱之脉從頭别下背貫臀入膕中循腨故在上爲病則發寒熱在下爲病則爲癰腫腨痟及爲痿厥痟痠疼也痿無力也厥足冷即氣逆也其傳爲索澤。其傳爲頹疝。熱甚則精血枯涸故皮膚潤澤之氣皆散盡也然陽氣下墜陰脉上爭上爭則寒多下墜則筋緩故睾垂縱緩內作頹疝曰。一陽發病。少氣。善欬。善泄。一陽謂少陽膽及三焦之脉也膽氣乘胃故善泄三焦內病故少氣陽上熏肺故善欬何故心火內應也其傳爲心掣。其傳爲隔。隔氣乘心心熱故陽氣內掣三焦內結中熱故隔塞不便二陽一陰發病。主驚駭背痛。善噫善欠。名曰風厥。一陰謂厥陰心主及肝之脉也心主之脉起於胷中出屬心經云心病膺背肩胛間痛又在氣爲噫故背痛善噫心氣不足則腎氣乘之肝主驚駭故驚駭善欠夫肝氣爲風腎氣陵逆既風又厥故名風厥二陰一陽發病。善脹心滿善氣。二陰謂少陰心腎之脉也腎膽同逆三焦不行氣稸於上故心滿下虛上盛故氣泄出也三陽三陰發病。爲偏枯痿易。四支不舉。三陰不足則發偏枯三陽有餘則爲痿易易謂變易常用而痿弱無力也鼓一陽曰鉤。鼓一陰曰毛。鼓陽勝急曰弦。鼓陽至而絶曰石。陰陽相過曰溜。言何以知陰陽之病脉邪一陽鼓動脉見鉤也何以然一陽謂三焦心脉之府然一陽鼓動者則鉤脉當之鉤脉則心脉也此言正見者也一陰厥陰肝木氣也毛肺金脉也金來鼓木其脉則毛金氣内乘木陽尚勝急而内見脉則爲弦也若陽氣至而急脉名曰弦屬肝陽氣至而或如斷絶脉名曰石屬腎陰陽之氣相過无能勝負則脉如水溜也陰爭於内。陽擾於外。魄汗未藏。四逆而起。起則熏肺。使人喘鳴。若金鼓不已陽氣大勝兩氣相持内爭外擾則流汗不止手足反寒甚則陽氣内燔流汗不藏則熱攻於肺故起則熏肺使人喘鳴也陰之所生和本曰和。陰謂五神藏也言五藏之所以能生而全天真和氣者以各得自從其和性而安靜爾若乖所適則爲他氣所乘百端之病由斯而起奉生之道可不愼哉是故剛與剛陽氣破散陰氣乃消亡。剛謂陽也言陽氣內蒸外爲流汗灼而不已則陽勝又陽故盛不久存而陽氣自散陽已破敗陰不獨存故陽氣破散陰氣亦消亡此乃爭勝招敗矣淖則剛柔不和經氣乃絕。血淖者陽常勝視人之血淖者宜謹和其氣常使流通若不能深思寡欲使氣序乖衰陽爲重陽內燔藏府則死且可待生其能久乎死陰之屬不過三日而死。火乘金也生陽之屬不過四日而死。木乘火也　新校正云按別本作四日而生全元起注本作四日而已俱通詳上下文義作死者非所謂生陽死陰者肝之心謂之生陽。母來親子故曰生陽匪惟以木生火亦自陽氣主生爾心之肺謂之死陰。陰主刑殺火復乘金金得火亡故云死肺之腎謂之重陰。亦毋子也以俱爲陰氣故曰重陰腎之脾謂之辟陰死不治。上氣辟併水乃可升土辟水升故云辟陰結陽者腫四支。以四支爲諸陽之本故結陰者便血一升。陰主血故再結二升。三結三升。二盛謂之再結三盛謂之三結陰陽結斜。多陰少陽曰石水。少腹腫。所謂失法二陽結謂之消。二陽結謂胃及大腸俱熱結也腸胃藏熱則喜消水穀新校正云詳此少二陰結三陽結謂之隔。三陽結謂小腸膀胱熱結也小腸結熱則血脉燥膀胱熱則津液涸故膈塞而不便寫三陰結謂之水。三陰結謂脾肺之脉俱寒結也脾肺寒結則氣化爲水一陰一陽結謂之喉痺。一陰謂心主之脉一陽謂三焦之脉也三焦心主脉並絡喉氣熱内結故爲喉痺陰搏陽別謂之有子。陰謂尺中也搏謂搏觸於手也尺脉搏擊與寸口殊別陽氣挺然則爲有妊之兆何者陰中有別陽故陰陽虚腸辟死。辟陰也然胃氣不留腸開勿禁陰中不廩是眞氣竭絶故死新校正云按全元起本辟作澼陽加於陰謂之汗。陽在下陰在上陽氣上搏陰能固之則蒸而爲汗陰虚陽搏謂之崩。陰脉不足陽脉盛搏則内崩而血流下三陰俱搏。二十日夜半死。脾肺成數之餘也搏謂伏鼓異於常候也陰氣盛極故夜半死二陰俱搏。十三日夕時死。心腎之成數也陰氣未極故死在夕時一陰俱搏。十日死。肝心生成之數也三陽俱搏且鼓。三日死。陽氣速急故　三陰三陽俱搏。心腹滿。發盡不得隱曲。五日死。兼陰氣也。隱曲謂便寫也　二陽俱搏。其病温死不治。不過十日死。腸胃之王數也　新校正云詳此闕一陽搏

重廣補注黄帝内經素問卷第二

陰陽應象大論　䐜脹上昌真切肉脹起也　滲泄上所禁切　翕艴下許極切　噦噫上乙劣切下烏界切　能冬上奴代切下能夏形能並同　放效上妃兩切　弃於上去聲　嗌伊者切　滑濇下音色　漬即賜切

陰陽離合論　予猶與也

陰陽別論　腨音喘腸也　痟音淵疼也　淖音淘水朝宗于海

重廣補注黄帝内經素問卷第三

啓玄子次注林億孫奇高保衡等奉敕校正孫兆重改誤

靈蘭秘典論　六節藏象論

五藏生成篇　五藏别論

靈蘭秘典論篇第八

新校正云：按全元起本名十二藏相使，在第三卷。

黄帝問曰：願聞十二藏之相使，貴賤何如。藏，藏也。言腹中之所藏者，非復有十二形神之藏也。岐伯對曰：悉乎哉問也。請遂言之。心者，君主之官也，神明出焉。任治於物，故爲君主之官。清靜栖靈，故曰神明出焉。肺者，相傳之官，治節出焉。位高非君，故官爲相傳。主行榮衛，故治節由之。肝者，將軍之官，謀慮出焉。勇而能斷，故曰將軍。潛發未萌，故謀慮出焉。膽者，中正之官，決斷出焉。剛正果決，故官爲中正。直而不疑，故決斷出焉。

膻中者。臣使之官。喜樂出焉。膻中者在胷中兩乳間爲氣之海然心主爲君以敷宣教令膻中主氣以氣布陰陽氣和志適則喜樂由生分布陰陽故官爲臣使也脾胃者。倉廩之官。五味出焉。包容五穀是爲倉廩之官營養四傍故云五味出焉大腸者。傳道之官。變化出焉。傳道謂傳不潔之道變化謂變化物之形故云傳道之官變化出焉小腸者。受盛之官。化物出焉。承奉胃司受盛糟粕受已復化傳入大腸故云受盛之官化物出焉腎者。作強之官。伎巧出焉。強於作用故曰作強造化形容故云伎巧在女則當其伎巧在男則正曰作強三焦者。決瀆之官。水道出焉。引導陰陽開通閉塞故官司決瀆水道出焉膀胱者。州都之官。津液藏焉。氣化則能出矣。位當孤府故謂都官居下内空故藏津液若得氣海之氣施化則溲便注泄氣海之氣不及則閟隱不通故曰氣化則能出矣靈樞經曰腎上連肺故將兩藏膀胱是孤府則此之謂也凡此十二官者。不得相失也。失則災害至故不得相失新校正云詳此乃十一官脾胃二藏共一官故也故主明則下安。以此養生則壽。歿世不殆。以爲天下則大昌。主謂君主心之官也夫主賢明則刑賞一刑賞一則吏奉法吏奉法則民不獲罪於枉濫矣故主明則天下安也夫心內明則銓善惡銓善惡則察安危察安危則身不夭傷於非道矣故以此養生則壽沒世不至於危殆矣然施之於養生沒世不殆施之於君主天下獲安以其爲天下主則國祚昌盛矣

主不明則十二官危使道閉塞而不通形乃大傷以此養生則殃以爲天下者其宗大危戒之戒之。使道謂神氣行使之道也夫心不明則邪正一邪正一則損益不分損益不分則動之凶咎陷身於羸瘠矣故形乃大傷以此養生則殃也夫主不明則委於左右委於左右則權勢妄行權勢妄行則吏不得奉法吏不得奉法則人民失所而皆受枉曲矣且人惟邦本本固邦寧本不獲安國將何有宗廟之立安可不至於傾危乎故曰戒之戒之者言深慎也

至道在微變化無窮孰知其原孰誰也言至道之用也小之則微妙而細無不入大之則廣遠而變化無窮然其淵源誰所知察

窘乎哉消者瞿瞿新校正云按太素作肖者濯濯孰知其要閔閔之當孰者爲良。窘要也瞿瞿勤勤也人身之要者道也然以消息異同求諸物理而欲以此知變化之原本者雖瞿瞿勤勤以求明悟然其要妙誰得知乎既未得知轉成深遠閔閔玄妙復不知誰者爲善知要

妙哉玄妙深遠固不以理求而可得近取諸身則十二官粗可探尋而爲治身之道爾閔閔深遠也良善也 新校正云詳此四句與氣交變大論文重彼消字作肖

恍惚之數。生於毫氂。恍惚者謂似有似無也忽亦數也似無似有而毫氂之數生其中老子曰恍恍惚惚其中有物此之謂也筭書曰似有似無爲忽 毫氂之數。起於度量。千之萬之。可以益大。推之大之。其形乃制。毫氂雖小積而不已命數乘之則起至於尺度斗量之繩準千之萬之亦可增益而至載之大數推引其大則應通人形之制度也 黄帝曰。善哉。余聞精光之道。大聖之業。而宣明大道。非齋戒擇吉日。不敢受也。深敬故也韓康伯曰洗心曰齋防患曰戒 黄帝乃擇吉日良兆。而藏靈蘭之室。以傳保焉。秘之至也

六節藏象論篇第九

新校正云按全元起注本在第三卷

黄帝問曰。余聞天以六六之節。以成一歲。人以九九制會。新校正云詳下文云地以九九制會 計人亦有三百六十五節。以爲天地

久矣不知其所謂也。六六之節謂六竟於六甲之日以成一歲之節限九九制會謂九周於九野之數以制人形之會通也言人之三百六十五節以應天之六六之節久矣若復以九九爲紀法則兩歲太半乃曰一周不知其法眞原安謂也　新校正云詳王注云兩歲太半乃曰一周按九九制會當云兩歲四分歲之一乃曰一周也岐伯對曰。昭乎哉問也。請遂言之。夫六六之節、九九制會者。所以正天之度。氣之數也。六六之節天之度也九九制會氣之數也所謂氣數者生成之氣也周天之分凡三百六十五度四分度之一　以十二節氣均之則歲有三百六十日而終兼之小月日又不足其數矣是以六十四氣而常置閏焉何者以其積差分故也天地之生育本阯於陰陽人神之運爲始終於九氣然九之爲用豈不大哉律書曰黃鍾之律管長九寸冬至之日氣應灰飛由此則萬物之生咸因於九氣矣古之九寸即今之七寸三分大小不同以其先秬黍之制而有異也新校正云按別本三分作二分天度者。所以制日月之行也。氣數者。所以紀化生之用也。制謂準度紀謂綱紀準日月之行度者所以明日月之行遲速也紀化生之爲用者所以彰氣至而斯應也氣應无差則生成之理不替遲速以度而大小之月生焉故曰異長短月移寒暑收藏生長無失時宜也天爲陽。地爲陰。日爲陽月爲陰。行有分紀周有道理日行一度月行十三度而有奇焉故大小月三百六十五日而成歲積氣餘而盈閏矣。日行遲故晝夜行天之一度而三百六十五日一周天而猶有度之奇分矣月行速故晝夜行天之十三度餘而二十九日一周天也言有奇者謂十三度外復行十九分度之七故云月行十三度而有奇也禮義及漢律曆志云二十八宿及諸星皆從東而循天西行日月及五星皆從西而循天東行今太史説云並循天而東行從東而西轉也諸曆家説月一日至四日月行最疾日夜行十四度餘自五日至八日行次疾日夜行十三度餘自九日至十九日其行遲日夜行十二度餘二十日至二十三日行又小疾日夜行十三度餘二十四日至晦日行又大疾日夜行十四度餘今太史説月行之率不如此矣月行有十五日前疾有十五日後遲者有十五日前遲有十五日後疾者大率一月四分之而皆有遲疾遲速之度固無常準矣雖爾終以二十七日月行一周天凡行三百六十一度二十九日日行二十九度月行三百八十七度少七度而不及日也至三十日日復遷計率至十三分日之八月方及日矣此大盡之月也大率其計率至十三分日之半者亦大盡法也其計率至十三分日之五之六而及日者小盡之月也故云大小月三百六十五日而成歲也正言之者三百六十五日四分日之一乃一歲法以奇不成日故舉大以言之若通以六小爲法則歲止有三百五十四日歲少十一日餘矣，取月所少之辰，加歲外餘之日，故從閏後三十二日而盈閏焉。尚書曰：朞三百有六旬有六日，以閏月定四時成歲。則其義也。積餘盈閏者，盖以月之大小不盡天度故也。**立端於始，表正於中，推餘於終，而天度畢矣。**端，首也。始，初也。表，彰示也。正，斗建也。中，月半也。推，退位也。言立首氣於初節之日，示斗建於月半之辰，退餘閏於相望之後。是以閏之前，則氣不及月；閏之後，則月不及氣。故常月之制，建初立中；閏月之紀，無初無中。縱曆有之，皆他節氣也。故曆无云某候閏某月節、閏某月中也。推終之義，斷可知乎。故曰立端於始，表正於中，推餘於終也。由斯推日成閏，故能令天度畢焉。**帝曰：余已聞天度矣，願聞氣數何以合之。岐伯曰：天以六六為節，地以九九制會。**新校正云：詳篇首云人以九九制會。**天有十日，日六竟而周甲，甲六復而終歲，三百六十日法也。**十日，謂甲乙丙丁戊己庚辛壬癸之日也。十者，天地之至數也。易繫辭曰：天九地十。則其義也。六十日而周甲子之數，甲子六周而復始，則終一歲之日，是三百六十日之歲法，非天度之數也。此盖十二月各三十日者，若除小月，其日又差也。**夫自古通天者，生之本，本於陰陽，其氣九州、九竅，皆通乎天氣。**通天謂元氣即天眞也然形假地生命惟天賦故奉生之氣通繫於天禀於陰陽而爲根本也寶命全形論曰人生於地懸命於天天地合氣命之曰人四氣調神大論曰陰陽四時者萬物之終始也死生之本也又曰逆其根則伐其本壞其眞矣此其義也九州謂冀兖青徐楊荆豫梁雍也然地列九州人施九竅精神往復氣與參同故曰九州九竅也靈樞經曰地有九州人有九竅則其義也先言其氣者謂天眞之氣常繫屬於中也天氣不絶眞靈内屬行藏動靜悉與天通故曰皆通乎天氣也**故其生五其氣三**形之所存假五行而運用徵其本始從三氣以生成故云其生五其氣三也氣之三者亦副三元故下文曰新校正云詳夫自古通天者至此與生氣通天論同注頗異當兩觀之**三而成天三而成地三而成人**非唯人獨由三氣以生天地之道亦如是矣故易乾坤諸卦皆必三矣**三而三之合則爲九九分爲九野九野爲九藏**九野者應九藏而爲義也爾雅曰邑外爲郊郊外爲甸甸外爲牧牧外爲林林外爲坰坰外爲野則此之謂也　新校正云按今爾雅云邑外謂之郊郊外謂之牧牧外謂之野野外謂之林林外謂之坰與王氏所引有異**故形藏四神藏五合爲九藏以應之也**形藏四者一頭角二耳目三口齒四胷中也形分爲藏故以名焉神藏五者一肝二心三脾四肺五腎也神藏於内故以名焉所謂神藏者肝藏魂心藏神脾藏意肺藏魄腎藏志也故此二别爾　新校正

云詳此乃宣明五氣篇文與生氣通天注重又與三部九候論注重所以名神藏形藏之說具三部九候論注

帝曰：余已聞六六九九之會也，夫子言積氣盈閏，願聞何謂氣？請夫子發蒙解惑焉。請宣揚旨要，啓所未開，解疑惑者之心，開蒙昧者之耳，令其曉達，咸使深明。

岐伯曰：此上帝所秘，先師傳之也。上帝謂上古帝君也。先師，岐伯祖之師僦貸季，上古之理色脉者也。移精變氣論曰：上古使僦貸季理色脉而通神明。八素經序云：天師對黄帝曰：我於僦貸季理色脉已三世矣。言可知乎。新校正云：詳素一作索，或以八爲太，按今太素無此文。

帝曰：請遂聞之。遂，盡也。

岐伯曰：五日謂之候，三候謂之氣，六氣謂之時，四時謂之歲，而各從其主治焉。日行天之五度，則五日也。三候，正十五日也。六氣凡九十日，正三月也。設其多之矣，故十八候爲六氣，六氣謂之時也。四時凡三百六十日，故曰四時謂之歲也。各從主治，謂一歲之日，各歸從五行之一氣而爲之主以王也。故下文曰：

五運相襲而皆治之，終朞之日，周而復始，時立氣布，如環無端，候亦同法。故曰：不知年之所加氣之盛衰虛實之所起不可以爲工矣。五運謂五行之氣應天之運而主化者也襲謂承襲如嫡之承襲也言五行之氣父子相承主統一周之日常如是無已周而復始也時謂立春之前當至時也氣謂當王之脉氣也春前氣至脉氣亦至故曰時立氣布也候謂日行五度之候也言一候之日亦五氣相生而直之差則病矣移精變氣論曰上古使僦貸季理色脉而通神明合之金木水火土四時八風六合不離其常此之謂也工謂工於脩養者也言必明於此乃可横行天下矣　新校正云詳王注時立氣布謂立春前當至時當王之脉氣也按此正謂歲立四時時布六氣如環之無端故又曰候亦同法

帝曰五運之始如環無端其太過不及何如岐伯曰五氣更立各有所勝盛虛之變此其常也言盛虛之變見此乃天之常道爾

帝曰平氣何如岐伯曰無過者也不從常候則無過也

帝曰太過不及奈何岐伯曰在經有也言玉機眞藏論篇已具言五氣平和太過不及之旨也　新校正云詳王注言玉機眞藏論已具按本篇言脉之太過不及即不論運氣之太過不及與平氣當云氣交變大論五常政大論篇已具言也

帝曰何謂所勝岐伯曰春勝長

夏長夏勝冬。冬勝夏。夏勝秋。秋勝春。所謂得五行時之勝。各以氣命其藏。春應木木勝土長夏應土土勝水冬應水水勝火夏應火火勝金秋應金金勝木常如是矣四時之中加之長夏故謂得五行時之勝也所謂長夏者六月也土生於火長在夏中既長而王故云長夏也以氣命藏者春之木內合肝長夏土內合脾冬之水內合腎夏之火內合心秋之金內合肺故曰各以氣命其藏也命名也帝曰。何以知其勝。岐伯曰。求其至也皆歸始春。始春謂立春之日也春為四時之長故候氣皆歸於立春前之日也未至而至。此謂太過。則薄所不勝。而乘所勝也。命曰氣淫。不分邪僻內生工不能禁。此上十字文義不倫應古人錯簡次後五治下乃其義也今朱書之至而不至。此謂不及。則所勝妄行。而所生受病。所不勝薄之也。命曰氣迫。所謂求其至者。氣至之時也。凡氣之至皆謂立春前十五日乃候之初也未至而至謂所直之氣未應至而先期至也先期而至是氣有餘故曰太過至而不至謂所直之氣應至不至而後期至後期而至是氣不足故曰不及太過則薄所不勝而乘所勝不及則所勝妄行而所生受病所不勝薄之者凡五行之氣我剋者爲所勝剋我者爲所不勝生我者爲所生假令肝木有餘是肺金不足金不制木故木太過木氣既餘則反薄肺金而乘於脾土矣故曰太過則薄所不勝而乘所勝也此皆五藏之氣内相淫併爲疾故命曰氣淫也餘太過例同之又如肝木氣少不能制土土氣無畏而遂妄行木被土凌故云所勝妄行而所生受病也肝木之氣不平肺金之氣自薄故曰所不勝薄之然木氣不平土金交薄相迫爲疾故曰氣迫也餘不及例皆同

謹候其時，氣可與期，失時反候，五治不分，邪僻内生，工不能禁也。時謂氣至時也候其年則始於立春之日候其氣則始於四氣定期候其日則隨於候日故曰謹候其時氣可與期也反謂反背也五治謂五行所治主統一歲之氣也然不分五治謬引八邪天眞氣運尚未該通人病之由安能精達故曰工不能禁也

帝曰：有不襲乎？言五行之氣有不相承襲者乎

岐伯曰：蒼天之氣，不得無常也。氣之不襲，是謂非常，非常則變矣。變謂變易天常也

帝曰：非常而變柰何？岐伯曰：變至則病，所勝則微，所不勝則甚，因而重感於邪則死矣。故非其時則微，當

其時則甚也。言蒼天布氣尚不越於五行人在氣中豈不應於天道夫人之氣亂不順天常故有病死之徵矣左傳曰違天不祥此其類也假令木直之年有火氣至後二歲病矣土氣至後三歲病矣金氣至後四歲病矣水氣至後五歲病矣眞氣不足復重感邪眞氣內微故重感於邪則死也假令非主直年而氣相干者且爲微病不必內傷於神藏故非其時則微而且持也若當所直之歲則易中邪氣故當其直時則病疾甚也諸氣當其王者皆必受邪故曰非其時則微當其時則甚也通評虛實論曰非其時則生當其時則死當謂正直之年也 帝曰善。余聞氣合而有形。因變以正名。天地之運。陰陽之化。其於萬物。孰少孰多。可得聞乎。新校正云詳從前岐伯曰昭乎哉問也至此全元起注本及太素並無疑王氏之所補也 岐伯曰悉哉問也。天至廣不可度。地至大不可量。大神靈問。請陳其方。言天地廣大不可度量而得之造化玄微豈可以人心而徧悉大神靈問讚聖深明舉大說凡粗言綱紀故曰請陳其方 草生五色。五色之變。不可勝視。草生五味。五味之美。不可勝極。言物生之衆禀化各殊目視口味尚無能盡之況於人心乃能包括耶 嗜欲不同。各有所通。言色味之衆雖不可徧盡所由然人所嗜所欲則自隨已心之所愛耳故曰嗜欲不同各有所通天食人以五氣。地食人以五味。天以五氣食人者臊氣湊肝焦氣湊心香氣湊脾腥氣湊肺腐氣湊腎也地以五味食人者酸味入肝苦味入心甘味入脾辛味入肺鹹味入腎也清陽化氣而上爲天濁陰成味而下爲地故天食人以氣地食人以味也陰陽應象大論曰清陽爲天濁陰爲地又曰陽爲氣陰爲味五氣入鼻。藏於心肺。上使五色脩明。音聲能彰。五味入口。藏於腸胃。味有所藏。以養五氣。氣和而生。津液相成。神乃自生。心榮面色肺主音聲故氣藏於心肺上使五色脩潔分明音聲彰著氣爲水母故味藏於腸胃內養五氣五氣和化津液方生津液與氣相副化成神氣乃能生而宣化也帝曰。藏象何如。象謂所見於外可閱者也岐伯曰。心者。生之本。神之變也。其華在面。其充在血脈。爲陽中之太陽。通於夏氣。心者君主之官神明出焉然君主者萬物繫之以興亡故曰心者生之本神之變也火氣炎上故華在面也心養血其主脈故充在血脈也心主於夏氣合太陽以太陽居夏火之中故曰陽中之太陽通於夏氣也金匱真言論曰平旦至日中天之陽陽中之陽也　新校正云詳神之變全元起本并太素作神之處肺者氣之本魄之處也其華在毛其充在皮為陽中之太陰通於秋氣肺藏氣其神魄其養皮毛故曰肺者氣之本魄之處華在毛充在皮也肺藏為太陰之氣主王於秋晝日為陽氣所行位非陰處以太陰居於陽分故曰陽中之太陰通於秋氣也金匱眞言論曰日中至黃昏天之陽陽中之陰也　新校正云按太陰甲乙經并太素作少陰當作少陰肺在十二經雖為太陰然在陽分之中當為少陰也腎者主蟄封藏之本精之處也其華在髮其充在骨為陰中之少陰通於冬氣地戶封閉蟄蟲深藏腎又主水受五藏六府之精而藏之故曰腎者主蟄封藏之本精之處也腦者髓之海腎主骨髓髮者腦之所養故華在髮充在骨也以盛陰居冬陰之分故曰陰中之少陰通於冬氣也金匱眞言論曰合夜至雞鳴天之陰陰中之陰也　新校正云按全元起本并甲乙經太素少陰作太陰當作太陰腎在十二經雖為少陰然在陰分之中當為太陰肝者罷極之本魂之居也其華在爪其充在筋以生血氣其味酸其色蒼新校正云詳此六字當去按太素心其味苦其色赤肺其味辛其色白腎其味鹹其色黑今惟肝脾二藏載其味其

色據陰陽應象大論已著色味詳矣此不當出之今更不添心肺腎三藏之色味只去肝脾二藏之色味可矣其注中所引陰陽應象大論文四十一字亦當去

此爲陽中之少陽。通於春氣。夫人之運動者皆筋力之所爲也肝主筋其神魂故曰肝者罷極之本魂之居也爪者筋之餘筋者肝之養故華在爪充在筋也東方爲發生之始故以生血氣也陰陽應象大論曰東方生風風生木木生酸肝合木故其味酸也又曰神在藏爲肝在色爲蒼故其色蒼也以少陽居於陽位而王於春故曰陽中之少陽通於春氣也金匱眞言論曰平旦至日中天之陽陽中之陽也新校正云按全元起本幷甲乙經太素作陰中之少陽當作陰中之少陽詳王氏引金匱眞言論云平旦至日中天之陽陽中之陽也以爲證則王意以爲陽中之少陽也再詳上文心藏爲陽中之太陽王氏以引平旦至日中之說爲證今肝藏又引爲證反不引雞鳴至平旦天之陰陰中之陽爲證則王注之失可見當從全元起本及甲乙經太素作陰中之少陽爲得

脾胃大腸小腸三焦膀胱者。倉廩之本。營之居也。名曰器。能化糟粕。轉味而入出者也。皆可受盛轉運不息故爲倉廩之本名曰器也營起於中焦中焦爲脾胃之位故云營之居也然水穀滋味入於脾胃脾胃糟粕轉化其味出於三焦膀胱故曰轉味而入出者也

其華在脣四白。其充在肌。其味甘。其色黃。新校正云詳此

六字當去并注中引陰陽應象大論文四十字亦當去已解在前條

此至陰之類通於土氣。

口爲脾官脾主肌肉故曰華在脣四白充在肌也四白謂脣四際之白色肉也陰陽應象大論曰中央生濕濕生土土生甘脾合土故其味甘也又曰在藏爲脾在色爲黃故其色黃也脾藏土氣土合至陰故曰此至陰之類通於土氣也金匱眞言論曰陰中之至陰脾也

凡十一藏取決於膽也。

上從心藏下至於膽爲十一也然膽者中正剛斷無私偏故十一藏取決於膽也

故人迎一盛病在少陽。二盛病在太陽。三盛病在陽明。四盛已上爲格陽。

陽脈法也少陽膽脈也太陽膀胱脈也陽明胃脈也靈樞經曰一盛而躁在手少陽二盛而躁在手太陽三盛而躁在手陽明手少陽三焦脈手太陽小腸脈手陽明大腸脈一盛者謂人迎之脈大於寸口一倍也餘盛同法四倍已上陽盛之極故格拒而食不得入也正理論曰格則吐逆

寸口一盛病在厥陰。二盛病在少陰。三盛病在太陰。四盛已上爲關陰。

陰脈法也厥陰肝脈也少陰腎脈也太陰脾脈也靈樞經曰一盛而躁在手厥陰二盛而躁在手少陰三盛而躁在手太陰手厥陰心包脈也手少陰心脈也手太陰肺脈也盛法同陽四倍已上陰盛之極故關閉而溲不得通也正理論曰閉則不得溺

人迎與寸口俱盛四倍

巳上爲關格。關格之脉羸不能極於天地之精氣則死矣。俱盛謂俱大於平常之脉四倍也物不可以久盛極則衰敗故不能極於天地之精氣則死矣靈樞經曰陰陽俱盛不得相營故曰關格關格者不得盡期而死矣此之謂也　新校正云詳羸當作盈脉盛四倍巳上非羸也乃盛極也古文羸與盈通用

五藏生成篇第十

新校正云詳全元起本在第九卷按此篇云五藏生成篇而不云論者蓋此篇直記五藏生成之事而無問荅論議之辭故不云論後不言論者義皆倣此

心之合脉也火氣動躁脉類齊同心藏應火故合脉也其榮色也火炎上而色赤故榮美於面而赤色　新校正云詳王以赤色爲面榮美未通大抵發見於面之色皆心之榮也豈專爲赤哉其主腎也主謂主與腎相畏也火畏於水水與爲官故畏於腎

肺之合皮也金氣堅定皮象亦然肺藏應金故合皮也其榮毛也毛附皮革故外榮其主心也。金畏於火火與爲官故主畏於心也

肝之合筋也木性曲直筋體亦然肝藏應木故合筋也其榮爪也爪者筋之餘故外榮也其主肺也木畏於金金與爲官故主畏於肺也

脾之合肉也土性柔厚肉體亦然脾藏應土故合肉也其

榮脣也口爲脾之官故榮於脣脣謂四際白色之處非赤色也其主肝也土畏於木木與爲官故主畏於肝也腎之合骨也水性流濕精氣亦然骨通精髓故合骨也其榮髮也腦爲髓海腎氣主之故外榮髮也其主脾也水畏於土土與爲官故主畏於脾也是故多食鹹則脈凝泣而變色心合脈其榮色鹹益腎勝於心心不勝故脈凝泣而顏色變易也多食苦則皮槁而毛拔肺合皮其榮毛苦益心勝於肺肺不勝故皮枯槁而毛拔去也多食辛則筋急而爪枯肝合筋其榮爪辛益肺勝於肝肝不勝故筋急而爪乾枯也多食酸則肉胝䐢而脣揭脾合肉其榮脣酸益肝勝於脾脾不勝故肉胝䐢而脣皮揭舉也多食甘則骨痛而髮落腎合骨其榮髮甘益脾勝於腎腎不勝故骨痛而髮墮落此五味之所傷也五味入口輸於腸胃而內養五藏各有所養有所欲欲則互有所傷故下文曰故心欲苦合火故也肺欲辛合金故也肝欲酸合木故也脾欲甘合土故也腎欲鹹合水故也此五味之所合也各隨其欲而歸湊之五藏之氣新校正云按全元起本云此五味之合五藏之氣也連上文太素同故色見

青如草茲者死〔茲滋也言如草初生之青色也〕黄如枳實者死〔色青黄也〕黑如炲者死〔炲謂炲煤也〕赤如衃血者死〔衃血謂敗惡凝聚之血色赤黑也〕白如枯骨者死〔白而枯槁如乾骨之白也〕此五色之見死也〔藏敗故見死色也三部九候論曰五藏已敗其色必夭夭必死矣此之謂也〕青如翠羽者生赤如雞冠者生黄如蟹腹者生白如豕膏者生黑如烏羽者生此五色之見生也〔此謂光潤也色雖可愛若見朦朧尤善矣故下文曰〕生於心如以縞裹朱生於肺如以縞裹紅生於肝如以縞裹紺生於脾如以縞裹栝樓實生於腎如以縞裹紫〔是乃眞見生色也縞白色紺薄青色〕此五藏所生之外榮也〔榮美色也〕色味當五藏白當肺辛赤當心苦青當肝酸黄當脾甘黑當腎鹹〔各當其所應而爲色味也〕故白當皮赤當脈青當筋

黄當肉。黑當骨。各歸其所養之藏氣也諸脉者皆屬於目。脉者血之府宣明五氣篇曰久視傷血由此明諸脉皆屬於目也新校正云按皇甫士安云九卷曰心藏脉脉舍神神明通體故云屬目諸髓者皆屬於腦。腦爲髓海故諸髓屬之諸筋者皆屬於節。筋氣之堅結者皆絡於骨節之間也宣明五氣篇曰久行傷筋由此明諸筋皆屬於節也諸血者皆屬於心。血居脉內屬於心也八正神明論曰血氣者人之神然神者心之主由此故諸血皆屬於心也諸氣者皆屬於肺。肺藏主氣故也此四支八谿之朝夕也。谿者肉之小會名也八谿謂肘膝腕也如是氣血筋脉互有盛衰故爲朝夕矣故人卧。血歸於肝。肝藏血心行之人動則血運於諸經人靜則血歸於肝藏何者肝主血海故也肝受血而能視。言其用也目爲肝之官故肝受血而能視足受血而能步。氣行乃血流故足受血而能行步也掌受血而能握。以當把握之用指受血而能攝。以當攝受之用也血氣者人之神故所以受血者皆能運用卧出而風吹之。血凝於膚者爲痺。謂𤸷痺也凝於脉者爲泣。泣謂血行不利凝於足者爲厥。厥謂足逆冷也此三者。血行而不得反其空。故爲痺厥也。空者血流之道大經隧也人有大谷十二分大經所會謂之大谷也十二分者謂十二經脉之部分小谿三百五十四名少十二俞。小絡所會謂之小谿也然以三百六十五小絡言之者除十二俞外則當三百五十三名經言三百五十四者傳寫行書誤以三爲四也新校正云按别本及全元起本太素俞作關此皆衛氣之所留止邪氣之所客也衛氣滿塡以行邪氣不得居止衛氣虧缺留止則爲邪氣所客故言邪氣所客鍼石緣而去之。緣謂夤緣行去之貌言邪氣所客衛氣留止鍼其谿谷則邪氣夤緣隨脉而行去也診病之始五決爲紀。五決謂以五藏之脉爲決生死之綱紀也欲知其始先建其母。建立也母謂應時之王氣也先立應時王氣而後乃求邪正之氣也所謂五決者五脉也。謂五藏脉也是以頭痛巓疾。下虚上實。過在足少陰巨陽。甚則入腎。足少陰腎脉巨陽膀胱脉膀胱之脉者起於目内眥上額交巓上其支别者從巓至耳上角其直行者從巓入絡腦還出别下項循肩髆内俠脊抵腰中入循膂絡腎屬膀胱然腎虚而不能引巨陽之氣故頭痛而爲上巓之疾也經病甚已則入於藏矣徇蒙招尤目瞑耳聾。下實上虛。過在足少陽厥陰。甚則入肝。徇疾也蒙不明也言目暴疾而不明招謂掉也摇掉不定也尤甚也目疾不明首掉尤甚謂暴病也目瞑耳聾謂漸病也足少陽膽脉厥陰肝脉也厥陰之脉從少腹上俠胃屬肝絡膽貫鬲布脅肋循喉嚨之後入頏顙上出額與督脉會於巔其支别者從目系下頰裏足少陽之脉起於目鋭眥上抵頭角下耳後循頸入缺盆其支别者從耳後入耳中又支别者别目鋭眥下顴加頰車下頸合缺盆以下胷中貫鬲絡肝屬膽今氣不足故爲是病　新校正云按王注徇蒙言目暴疾而不明義未甚顯徇蒙者葢謂目瞼瞤動疾數而蒙暗也又少陽之脉下顴甲乙經作下頔腹滿䐜脹。支鬲胠脇。下厥上冒。過在足太陰陽明。胠謂脇上也下厥上冒者謂氣從下逆上而冒於目也足太陰脾脉陽明胃脉也足太陰脉自股内前廉入腹屬脾絡胃上鬲足陽明脉起於鼻交於頞下循鼻外下絡頤頷從喉嚨入缺盆屬胃絡脾其直行者從缺盆下乳内廉下俠齊入氣街中其支别者起胃下口循腹裏至氣街中而合以下髀故爲是病欬嗽上氣。厥在胷中。過在手陽明太陰。手陽明大腸脉太陰肺脉也手陽明脉自肩髃前廉上出於柱骨之會上下入缺盆絡肺下鬲屬大腸手太陰脉起於中焦下絡大腸還循胃口上鬲屬肺從肺系横出掖下故爲欬嗽上氣厥在胷中也　新校正云按甲乙經厥作病心煩頭痛病在鬲中。過在手巨陽。少陰。手巨陽小腸脉少陰心脉也巨陽之脉從肩上入缺盆絡心循咽下鬲抵胃屬小腸其支別者從缺盆循頸上頰至目銳眥手少陰之脉起於心中出屬心系下鬲絡小腸故心煩頭痛病在鬲中也　新校正云按甲乙經云胷中痛支滿腰背相引而痛過在手少陰太陽也

夫脉之小大滑濇浮沈。可以指別。夫脉小者細小大者滿大滑者往來流利濇者往來蹇難浮者浮於手下沈者按之乃得也如是雖衆狀不同然手巧心諦而指可分別也

五藏之象。可以類推。象謂氣象也言五藏雖隱而不見然其氣象性用猶可以物類推之何者肝象木而曲直心象火而炎上脾象土而安靜肺象金而剛決腎象水而潤下夫如是皆大舉宗兆其中隨事變化象法傍通者可以同類而推之尒

五藏相音。可以意識。音謂五音也夫肝音角心音徵脾音宮肺音商腎音羽此其常應也然其互相勝負聲見否臧則耳聰心敏者猶可以意識而知之

五色微診。可以目察。色謂顏色也夫肝色青心色赤脾色黃肺色白腎色黑此其常色也然其氣象交互微見吉凶則目明智遠者可以占視而知之

能合脉色。可以萬全。色青者其脉弦色赤者其脉鉤色黃者其脉代色白者其脉毛色黑者其脉堅此其常色脉也然其參校異同斷言成敗則審而不惑萬舉萬全色脉之病例如下說

赤脉之至也喘而堅。診曰有

積氣在中。時害於食。名曰心痺。喘謂脉至如卒喘狀也。藏居高病則脉爲喘狀。故心肺二藏而獨言之爾。喘爲心氣不足。堅則病氣有餘。心脉起於心胷之中。故積氣在中。時害於食也。積謂病氣積聚。痺謂藏氣不宣行也。得之外疾。思慮而心虚。故邪從之。思慮心虚。故外邪因之而居止矣。白脉之至也。喘而浮。上虚下實。驚。有積氣在胷中。喘而虚。名曰肺痺。寒熱。喘爲不足。浮者肺虚。肺不足。是謂心虚。上虚則下當滿實矣。以其不足。故善驚而氣積胷中矣。然脉喘而浮。是肺自不足。喘而虚者。是心氣上乘。肺受熱而氣不得營。故名肺痺。而外爲寒熱也。得之醉而使内也。酒味苦燥。内益於心。醉甚入房。故心氣上勝於肺矣。青脉之至也。長而左右彈。有積氣在心下支胠。名曰肝痺。脉長而彈。是爲弦緊。緊爲寒氣。中濕乃弦。肝主胠。脇近於心。故氣積心下。又支胠也。正理論脉名例曰。緊脉者如切繩狀。言左右彈人手也。得之寒濕。與疝同法。腰痛足清頭痛。脉緊爲寒。脉長爲濕。疝之爲病亦寒濕所生。故言與疝同法也。寒濕在下。故腰痛也。肝脉者起於足。上行至頭。出額。與督脉會於巔。故病則足冷而頭痛也。清亦冷也。黄脉之至也。大而虛。有積氣在腹中。有厥氣。名曰厥疝。脉大爲氣，脉虛爲虛，既氣又虛，故脾氣積於腹中也。若腎氣逆上，則是厥疝；腎氣不上，則但虛而脾氣積也。女子同法。得之疾使四支汗出當風。女子同法，言同其候也。風氣通於肝，故汗出當風，則脾氣積滿於腹中。黑脉之至也上堅而大。有積氣在小腹與陰。名曰腎痺。上謂寸口也。腎主下焦，故氣積聚於小腹與陰也。得之沐浴清水而卧。濕氣傷下，自歸於腎，況沐浴而卧，得無病乎？靈樞經曰：身半以下，濕之中也。凡相五色之奇脉。面黃目青。面黃目赤。面黃目白。面黃目黑者。皆不死也。奇脉，謂與色不相偶合也。凡色見黃，皆爲有胃氣，故不死也。新校正云：按甲乙經無之奇脉三字。面青目赤。面赤目白。面青目黑。面黑目白。面赤目青。皆死也。無黃色而皆死者，以無胃氣也。五藏以胃氣爲本，故無黃色，皆曰死焉。

五藏別論篇第十一

新校正云：按全元起本在第五卷

黄帝問曰。余聞方士或以腦髓爲藏。或以腸胃爲藏。或以爲府。敢問更相反。皆自謂是。不知其道。願聞其說。方士謂明悟方術之士也言互爲藏府之差異者經中猶有之矣靈蘭秘典論以腸胃爲十二藏相使之次六節藏象論云十一藏取决於膽五藏生成篇云五藏之象可以類推五藏相音可以意識此則互相矛楯爾腦髓爲藏應在別經岐伯對曰。腦髓骨脉膽女子胞。此六者地氣之所生也。皆藏於陰而象於地。故藏而不寫。名曰奇恒之府。腦髓骨脉雖名爲府不正與神藏爲表裏膽與肝合而不同六府之傳寫胞雖出納納則受納精氣出則化出形容形容之出謂化極而生然出納之用有殊於六府故言藏而不寫名曰奇恒之府也夫胃大腸小腸三焦膀胱。此五者天氣之所生也。其氣象天。故寫而不藏。此受五藏濁氣。名曰傳化之府。此不能久留輸寫者也。言水穀入已糟粕變化而泄出不能久久留住於中但當化已輸寫令去而已傳寫諸化故曰傳化之府也魄門亦爲五藏使，水穀不得久藏。謂肛之門也。内通於肺，故曰魄門。受已化物，則爲五藏行使，然水穀亦不得久藏於中。所謂五藏者，藏精氣而不寫也，故滿而不能實。精氣爲滿，水穀爲實，但藏精氣，故滿而不能實。新校正云：按全元起本及甲乙經、太素，精氣作精神。六府者，傳化物而不藏，故實而不能滿也。以不藏精氣，但受水穀故也。所以然者，水穀入口，則胃實而腸虚，以未下也。食下，則腸實而胃虚。水穀下也。故曰實而不滿，滿而不實也。帝曰：氣口何以獨爲五藏主？氣口則寸口也，亦謂脉口。以寸口可候氣之盛衰，故云氣口；可以切脉之動靜，故云脉口。皆同取於手魚際之後同身寸之一寸，是則寸口也。岐伯曰：胃者水穀之海，六府之大源也。人有四海，水穀之海則其一也。受水穀已，榮養四傍，以其當運化之源，故爲六府之大源也。五味入口，藏於胃以養五藏氣，氣口亦太陰也。氣口在手魚際之後同身寸之一寸，氣口之所候脉動者，是手太陰脉氣所行，故言氣口亦太陰也。是以五藏六府之氣味。皆出於胃。變見於氣口。榮氣之道內穀爲寶新校正云詳此注出靈樞寶作實穀入於胃氣傳與肺精專者循肺氣行於氣口故云變見於氣口也　新校正云按全元起本出作入故五氣入鼻。藏於心肺。心肺有病。而鼻爲之不利也。凡治病必察其下。適其脉。觀其志意。與其病也。下謂目下所見可否也調適其脉之盈虛觀量志意之邪正及病深淺成敗之宜乃守法以治之也　新校正云按太素作必察其上下適其脉候觀其志意與其病能拘於鬼神者。不可與言至德。志意邪則好祈禱言至德則事必違故不可與言至德也惡於鍼石者。不可與言至巧。惡於鍼石則巧不得施故不可與言至巧病不許治者。病必不治。治之無功矣。心不許人治之是其必死強爲治者功亦不成故曰治之無功矣

重廣補注黃帝內經素問卷第三

靈蘭秘典論　膻徒旱切　廩力稔切　瘠音籍　瞿音劬　六節藏象論

僦即就切　溲所鳩切小便也　五藏生成論　胝䐢上丁尼切下側救切　炲音苔　衃芳杯切　㾓音頑又音君

隧音遂　頏胡浪切　顙蘇朗切　系奚帝切　顴音權　胠去魚切　髃音虞　五藏別論

楯音巡　惡音汚

重廣補注黄帝内經素問卷第四

啓玄子次注林億孫奇高保衡等奉 勅校正孫兆重改誤

異法方宜論篇第十二 新校正云按全元起本在第九卷

黄帝問曰：醫之治病也，一病而治各不同，皆愈，何也？不同謂鍼石灸焫毒藥導引按蹻也 岐伯對曰：地勢使然也。謂法天地生長收藏及高下燥濕之勢 故東方之域，天地之所始生也。法春氣也 魚鹽之地，海濱傍水，魚鹽之地海之利也濵水際也隨業近之 其民食魚而嗜鹹，皆安其處，美其食。豐其利故居安遂其味故食美魚者使人熱中。鹽者勝血。魚發瘡則熱中之信鹽發渴則勝血之徵故其民皆黑色踈理。其病皆爲癰瘍。血弱而熱故喜爲癰瘍其治宜砭石。砭石謂以石爲鍼也山海經曰高氏之山有石如玉可以爲鍼則砭石也　新校正云按氏一作伐故砭石者亦從東方來。東人今用之

西方者。金玉之域。沙石之處。天地之所收引也。法秋氣也引謂牽引使收斂也其民陵居而多風。水土剛強。居室如陵故曰陵居金氣肅殺故水土剛強也　新校正云詳大抵西方地高民居高陵故多風也不必室如陵矣其民不衣而褐薦。其民華食而脂肥。不衣絲綿故曰不衣褐謂毛布也薦謂細草也華謂鮮美酥酪骨肉之類也以食鮮美故人體脂肥故邪不能傷其形體。其病生於内。水土剛強飲食脂肥膚腠閉封血氣充實故邪不能傷也内謂喜怒悲憂恐及飲食男女之過甚也　新校正云詳悲一作思當作思已具陰陽應象大論注中其治宜毒藥。能攻其病則謂之毒藥以其血氣盛肌肉堅飲食華水土強故病宜毒藥方制御之藥謂草木蟲魚鳥獸之類皆能除病者也故毒藥者亦從西方來。西人方術今奉之

北方者。天

地所閉藏之域也。其地高陵居，風寒冰冽。法冬氣也。其民樂野處而乳食，藏寒生滿病。水寒冰冽，故生病於藏寒也。新校正云：按甲乙經无滿字。其治宜灸焫。火艾燒灼，謂之灸焫。故灸焫者，亦從北方來。北人正行其法。

南方者，天地所長養，陽之所盛處也。其地下，水土弱，霧露之所聚也。法夏氣也。地下則水流歸之，水多故土弱而霧露聚。其民嗜酸而食胕。言其所食不芬香。新校正云：按全元起云：食魚也。故其民皆緻理而赤色，其病攣痹。酸味收斂，故人皆肉理密緻；陽盛之處，故色赤；濕氣內滿，熱氣內薄，故筋攣脉痹也。其治宜微鍼。微，細小也。細小之鍼，調脉衰盛也。故九鍼者，亦從南方來。南人盛崇之。

中央者，其地平以濕，天地所以生萬物也衆。法土德之用，故生物衆。然東方海，南方下，西方北方高，中央之地平以濕，則地形斯異，生病殊焉。其民食雜而不勞。四方輻輳而萬物交歸，故人食紛雜而不勞也。故其病多痿厥寒熱。濕氣在下，故多病痿弱、氣逆及寒熱也。陰陽應象大論曰：地之濕氣感則害皮肉筋脉居近於濕故爾其治宜導引按蹻導引謂搖筋骨動支節按謂抑按皮肉蹻謂捷舉手足故導引按蹻者亦從中央出也中人用爲養神調氣之正道也故聖人雜合以治各得其所宜隨方而用各得其宜唯聖人法乃能然矣故治所以異而病皆愈者得病之情知治之大體也達性懷故然

移精變氣論篇第十三

新校正云按全元起本在第二卷

黃帝問曰余聞古之治病惟其移精變氣可祝由而已今世治病毒藥治其內鍼石治其外或愈或不愈何也移謂移易變謂變改皆使邪不傷正精神復強而內守也生氣通天論曰聖人傳精神服天氣上古天眞論曰精神內守病安從來岐伯對曰往古人居禽獸之間動作以避寒陰居以避暑內無眷慕之累外無伸宦之形新校正云按全元起本伸作臾此恬憺

之世邪不能深入也。故毒藥不能治其內，鍼石不能治其外，故可移精祝由而已。古者巢居穴處，夕隱朝游，禽獸之間斷可知矣。然動躁陽盛，故身熱足以禦寒；涼氣生寒，故陰居可以避暑矣。夫志捐思想，則內无眷慕之累；心亡願欲，故外无伸宦之形。靜保天眞，自无邪勝，是以移精變氣，无假毒藥，祝說病由，不勞鍼石而已。新校正：本按全元起云：祝由，南方神。當今之世不然，情慕云爲，遠於道也。憂患緣其內，苦形傷其外，又失四時之從，逆寒暑之宜，賊風數至，虛邪朝夕，內至五藏骨髓，外傷空竅肌膚，所以小病必甚，大病必死，故祝由不能已也。帝曰：善。余欲臨病人，觀死生，決嫌疑，欲知其要，如日月光，可得聞乎？歧伯曰：色脉者，上帝之所貴也，先師之所傳也。上帝謂上古之帝，先師謂歧伯祖世之師僦貸季也。上古使僦貸季理色脉而通神明，合之金木水火土四時八風六合。不離其常。先師以色白脉毛而合金應秋以色青脉弦而合木應春以色黑脉石而合水應冬以色赤脉洪而合火應夏以色黃脉代而合土應長夏及四季然以是色脉下合五行之休王上副四時之往來故六合之間八風鼓坼不離常候盡可與期何者以見其變化而知之也故下文曰變化相移。以觀其妙。以知其要。欲知其要。則色脉是矣。言所以知四時五行之氣變化相移之要妙者何以色脉故也色以應日。脉以應月。常求其要。則其要也。言脉應月色應日者占候之期準也常求色脉之差忒是則平人之診要也夫色之變化。以應四時之脉。此上帝之所貴。以合於神明也。所以遠死而近生。觀色脉之臧否曉死生之徵兆故能常遠於死而近於生也生道以長。命曰聖王。上帝聞道勤而行之生道以長惟聖王乃爾而常用也中古之治病。至而治之。湯液十日。以去八風五痹之病。八風謂八方之風五痹謂皮肉筋骨脉之痹也靈樞經曰風從東方來名曰嬰兒風其傷人也外在筋紐內舍於肝風從東南來者名曰弱風其傷人也外在於肌內舍於胃風從南方來名曰大弱風其傷人也外在於脉内舍於心風從西南來名曰謀風其傷人也外在於肉内舍於脾風從西方來名曰剛風其傷人也外在於皮内舍於肺風從西北來名曰折風其傷人也外在於手太陽之脉内舍於小腸風從北方來名曰大剛風其傷人也外在於骨内舍於腎風從東北來名曰凶風其傷人也外在於掖脇内舍於大腸又痺論曰以春甲乙傷於風者爲筋痺以夏丙丁傷於風者爲脉痺以秋庚辛傷於風者爲皮痺以冬壬癸傷於邪者爲骨痺以至陰遇此者爲肉痺是所謂八風五痺之病也　新校正云按此注引痺論今經中痺論不如此當云風論曰以春甲乙傷於風者爲肝風以夏丙丁傷於風者爲心風季夏戊己傷於邪者爲脾風以秋庚辛中於邪者爲肺風以冬壬癸中於邪者爲腎風痺論曰風寒濕三氣雜至合而爲痺以冬遇此者爲骨痺以春遇此者爲筋痺以夏遇此者爲脉痺以至陰遇此者爲肌痺以秋遇此者爲皮痺

十日不已，治以草蘇草荄之枝，本末爲助，標本已得，邪氣乃服。

草蘇謂藥煎也草荄謂草根也枝謂莖也言以諸藥根苗合成其煎俾相佐助而以服之凡藥有用根者有用莖者有用枝者有用華實者有用根莖枝華實者湯液不去則盡用之故云本末爲助也標本已得邪氣乃服者言工人與病主療相應則邪氣率服而隨時順也湯液醪醴論曰病爲本工爲標標本不得邪氣不服此之謂主療不相應也或謂取標本論末云鍼也　新校正云按全元起本又云得其標本邪氣乃散矣

暮世之治病也則不然，治不本

四時。不知日月。不審逆從。四時之氣各有所在不本其處而即妄攻是反古也四時刺逆從論曰春氣在經脉夏氣在孫絡長夏氣在肌肉秋氣在皮膚冬氣在骨髓工當各隨所在而辟伏其邪爾不知日月者謂日有寒溫明暗月有空滿虧盈也八正神明論曰凡刺之法必候日月星辰四時八正之氣氣定乃刺之是故天溫日明則人血淖液而衞氣浮故血易寫氣易行天寒日陰則人血凝泣而衞氣沈月始生則血氣始精衞氣始行月郭滿則血氣盛肌肉堅月郭空則肌肉減經絡虛衞氣去形獨居是以因天時而調血氣也是故天寒無刺天溫無凝月生無寫月滿無補月郭空無治是謂得時而調之因天之序盛虛之時移光定位正立而待之故曰月生而寫是謂藏虛月滿而補血氣盈溢絡有留血命曰重實月郭空而治是謂亂經陰陽相錯眞邪不別沈以留止外虛内亂淫邪乃起此之謂也不審逆從者謂不審量其病可治與不可治故下文曰病形已成。乃欲微鍼治其外。湯液治其内。言心意粗略不精審也粗工兇兇。以爲可攻。故病未已。新病復起。粗謂粗略也兇兇謂不料事宜之可否也何以言之假令飢人形氣羸劣食令極飽能不霍乎豈其與食而爲惡邪蓋爲失時復過節也非病逆鍼石湯液失時過節則其害反增矣　新校正云按別本霍一作害帝曰。願聞要道。岐伯曰。治之要極。無失色脉。用之不惑。

治之大則惑謂惑亂則謂法則也言色脉之應昭然不欺但順用而不亂紀綱則治病審當之大法也逆從到行標本不得亡神失國逆從到行謂反順爲逆標本不得謂亡病失宜夫以反理到行所爲非順豈唯治人而神氣受害若使之輔佐君主亦令國祚不保康寧矣去故就新乃得眞人標本不得亡病失宜則當去故逆理之人就新明悟之士乃得至眞精曉之人以全已也帝曰余聞其要於夫子矣夫子言不離色脉此余之所知也岐伯曰治之極於一帝曰何謂一岐伯曰一者因得之因問而得之也帝曰奈何岐伯曰閉戶塞牖繫之病者數問其情以從其意問其所欲而察是非也得神者昌失神者亡帝曰善

湯液醪醴論篇第十四新校正云按全元起本在第五卷

黄帝問曰爲五穀湯液及醪醴奈何液謂清液醪醴謂酒之屬也岐伯對

曰。必以稻米。炊之稻薪。稻米者完。稻薪者堅。堅謂資其堅勁完謂取其完全完全則酒清冷堅勁則氣迅疾而効速也帝曰。何以然。言何以能完堅邪岐伯曰。此得天地之和。高下之宜。故能至完。伐取得時。故能至堅也。夫稻者生於陰水之精首戴天陽之氣二者和合然乃化成故云得天地之和而能至完秋氣勁切霜露凝結稻以冬採故云伐取得時而能至堅帝曰。上古聖人。作湯液醪醴。爲而不用。何也。岐伯曰。自古聖人之作湯液醪醴者。以爲備耳。言聖人愍念生靈先防萌漸陳其法制以備不虞耳夫上古作湯液。故爲而弗服也。聖人不治已病治未病故但爲備用而不服也中古之世。道德稍衰。邪氣時至。服之萬全。雖道德稍衰邪氣時至以心猶近道故服用萬全也帝曰。今之世不必已。何也。言不必如中古之世何也岐伯曰。當今之世。必齊毒藥攻其中。鑱石鍼艾治其外也。言法殊於往古也帝曰。形弊血盡而功不立者何歧伯曰神不使也帝曰何謂神不使歧伯曰鍼石道也言神不能使鍼石之妙用也何者志意違背於師示故也精神不進志意不治故病不可愈動離於道耗散天眞故爾　新校正云按全元起本云精神進志意定故病可愈太素云精神越志意散故病不可愈今精壞神去榮衛不可復收何者嗜欲無窮而憂患不止精氣弛壞榮泣衛除故神去之而病不愈也精神者生之源榮衛者氣之主氣主不輔生源復消神不内居病何能愈哉帝曰夫病之始生也極微極精必先入結於皮膚今良工皆稱曰病成名曰逆則鍼石不能治良藥不能及也今良工皆得其法守其數親戚兄弟遠近音聲日聞於耳五色日見於目而病不愈者亦何暇不早乎新校正云按別本暇一作謂歧伯曰

病爲本。工爲標。標本不得。邪氣不服。此之謂也。言醫與病不相得也。然工人或親戚兄弟該明，情疑勿用，工先備識，不謂知方，鍼艾之妙靡容，藥石之攻匪預，如是則道雖昭著，萬舉萬全，病不許治，欲奚爲療。五藏別論曰：拘於鬼神者，不可與言至德；惡於鍼石者，不可與言至巧；病不許治者，病必不治，治之無功。此皆謂工病不相得，邪氣不賔服也。豈惟鍼艾之有惡哉，藥石亦有之矣。　新校正云：按移精變氣論曰：標本已得，邪氣乃服。

帝曰。其有不從毫毛而生。五藏陽以竭也。新校正云：按全元起本及太素陽作傷，義亦通。津液充郭。其魄獨居。孤精於內。氣耗於外。形不可與衣相保。此四極急而動中。是氣拒於內。而形施於外。治之柰何。不從毫毛，言生於內也。陰氣內盛，陽氣竭絕，不得入於腹中，故言五藏陽以竭也。津液者，水也。充，滿也。郭，皮也。陰稸於中，水氣脹滿，上攻於肺，肺氣孤危。魄者，肺神。腎爲水害，子不救母，故云其魄獨居也。夫陰精損削於內，陽氣耗減於外，則三焦閉溢，水道不通，水滿皮膚，身體否腫，故云形不可與衣相保也。凡此之類，皆四支脉數急而內鼓動於肺中也。肺動者，謂氣急而欬也。言如是者，皆水氣格拒於腹膜之內，浮腫施張於身形之外，欲窮標本，其可得乎。四極言四末，則四支也。左傳曰：風淫末疾。靈樞經曰：陽受氣於四末新校正云詳形施於外施字疑誤岐伯曰。平治於權衡。去宛陳莝。新校正云按本素莝作莖微動四極。温衣。繆刺其處。以復其形。開鬼門。潔淨府。精以時服。五陽已布。踈滌五藏。故精自生。形自盛。骨肉相保。巨氣乃平。平治權衡謂察脉浮沈也脉浮爲在表脉沈爲在裏在裏者卹之在外者汗之故下次云開鬼門潔淨府也去宛陳莝謂去積久之水物猶如草莖之不可久留於身中也全本作草莖微動四極謂微動四支令陽氣漸以宣行故又曰温衣也經脉滿則絡脉溢絡脉溢則繆刺之以調其絡脉使形容如舊而不腫故云繆刺其處以復其形也開鬼門是啓玄府遣氣也五陽是五藏之陽氣也潔淨府謂寫膀胱水去也脉和則五精之氣以時賓服於腎藏也然五藏之陽漸而宣布五藏之外氣穢復除也如是故精髓自生形肉自盛藏府既和則骨肉之氣更相保抱大經脉氣然乃平復爾帝曰善。

玉版論要篇第十五 新校正云按全元起本在第二卷

黄帝問曰。余聞揆度奇恒。所指不同。用之柰何。岐伯對曰。揆度者。度病之淺深也。奇恒者。言奇病也。請言道之至數。五色脉變。揆度奇恒。道在於一。一謂色脉之應也知色脉之應則可以揆度奇恒矣　新校正云按全元起本請作謂神轉不回。回則不轉。乃失其機。血氣者神氣也八正神明論曰血氣者人之神不可不謹養也夫血氣應順四時遞遷四王循環五氣無相奪倫是則神轉不回也回謂却行也然血氣隨王不合却行却行則反常反常則回而不轉也回而不轉乃失生氣之機矣何以明之夫木衰則火王火衰則土王土衰則金王金衰則水王水衰則木王終而復始循環此之謂神轉不回也若木衰水王水衰金王金衰土王土衰火王火衰木王此之謂回而不轉也然反天常軌生之何有耶至數之要。迫近以微。言五色五脉變化之要道迫近於天常而又微妙著之玉版。命曰合玉機。玉機篇名也言以此回轉之要旨著之玉版合同於玉機論文也　新校正云詳道之至數至此與玉機眞藏論文相重注頗不同容色見上下左右。各在其要。容色者他氣也如肝木部内見赤黃白黑色皆謂他氣也餘藏率如此例所見皆在明堂上下左右要察候處故云各在其要　新校正云按全元起本容　作容視色之法具甲乙經中其色見淺者。湯液主治。十日已。色淺則病輕故十日乃已其見深者必齊主治。二十一日已。色深則病甚故必終齊乃已其見大深者醪酒主治。百日已。病深甚故曰多色夭面脫不治。色見大深兼之夭惡面肉又脫不可治也百日盡已。色不夭面不脫治之百日盡可已　新校正云詳色夭面脫雖不治然期當百日乃已盡也脉短氣絕死。脉短已虛加之漸絕真氣將竭故必死病溫虛甚死。甚虛而病溫溫氣內涸其精血故死

色見上下左右各在其要。上為逆下為從。色見於下者病生之氣也故從色見於上者傷神之兆也故逆女子右為逆左為從男子左為逆右為從。左為陽故男子右為從而左為逆右為陰故女子右為逆而左為從易重陽死重陰死。女子色見於左男子色見於右是變易也男子色見於左是曰重陽女子色見於右是曰重陰氣極則反故皆死也陰陽反他新校正云按陰陽應象大論云陰陽反作治在權衡相奪。奇恒事也揆度事也。權衡相奪謂陰陽二氣不得高下之宜是奇於恒常之事當揆度其氣隨宜而處療之搏脉痺躄寒熱之交。脉擊搏於手而病瘺痺及攣躄者皆寒熱之氣交合所為非邪

氣虛實之所生也脉孤爲消氣。虛泄爲奪血。夫脉有表無裏有裏無表皆曰孤亡之氣也若有表有裏而氣不足者皆曰虛衰之氣也孤爲逆。虛爲從。孤無所依故曰逆虛衰可復故曰從行奇恒之法。以太陰始。凡揆度奇恒之法先以氣口太陰之脉定四時之正氣然後度量奇恒之氣也行所不勝曰逆。逆則死。木見金脉金見火脉火見水脉水見土脉土見木脉如是皆行所不勝也故曰逆賊勝不已故逆則死焉行所勝曰從。從則活。木見水火土脉火見金土木脉土見金水火脉金見土木水脉水見金火木脉如是者皆可勝之脉故曰從從則無所尅殺傷敗故從則活也八風四時之勝。終而復始。以不越於五行故雖相勝猶循環終而復始也逆行一過。不復可數。論要畢矣。過謂遍也然逆行一過遍於五氣者不復可數爲平和矣

診要經終論篇第十六

新校正云按全元起本在第二卷

黃帝問曰。診要何如。歧伯對曰。正月二月。天氣始方。地氣始發。人氣在肝。方正也言天地氣正發生其萬物也木治東方王七十二日猶當三月節後一十二日是木之

用事以月而取則正月二月人氣在肝三月四月。天氣正方。地氣定發。人氣在脾。天氣正方以陽氣明盛地氣定發爲萬物華而欲實也然季終土寄而王土又生於丙故人氣在脾五月六月。天氣盛。地氣高。人氣在頭。天陽赫盛地焰高升故言天氣盛地氣高火性炎上故人氣在頭也七月八月。陰氣始殺。人氣在肺。七月三陰支生八月陰始肅殺故云陰氣始殺也然陰氣肅殺類合於金肺氣象金故人氣在肺也九月十月。陰氣始冰。地氣始閉。人氣在心。陰氣始凝地氣始閉隨陽而入故人氣在心十一月十二月。冰復。地氣合。人氣在腎。陽氣深復故氣在腎也夫氣之變也故發生於木長茂於土盛高而上肅殺於金避寒於火伏藏於水斯皆隨順陰陽氣之升沉也五藏生成論曰五藏之象可以類推此之謂氣類也故春刺散俞及與分理。血出而止。散俞謂間穴分理謂肌肉分理 新校正云按四時刺逆從論云春氣在經脈此散俞即經脈之俞也又水熱穴論云春取絡脈分肉甚者傳氣。間者環也。辨疾氣之間甚也傳謂相傳環謂循環也相傳則傳所不勝循環則周迴於五氣也 新校正云按太素環也作環已夏刺絡俞。見血而止。盡氣閉環痛病必下。盡氣謂出血而盡鍼下取所病脈盛邪之氣也邪氣盡已穴俞閉塞則經脈循環而痛病之氣必下去矣以陽氣大盛故爲是法刺之　新校正云按四時刺逆從論云夏氣在孫絡此絡俞即孫絡之俞也又水熱穴論云夏取盛經分腠秋刺皮膚循理上下同法。神變而止。循理謂循肌肉之分理也上謂手脈下謂足脈神變謂脈氣變易與未刺時異也脈者神之用故爾言之　新校正云按四時刺逆從論云秋氣在皮膚義與此合又水熱穴論云取俞以寫陰邪取合以虛陽邪皇甫士安云是始秋之治變冬刺俞竅於分理。甚者直下。間者散下。直下謂直爾下之散下謂散布下之　新校正云按四時刺逆從論云冬氣在骨髓此俞竅即骨髓之俞竅也又水熱穴論云冬取井滎皇甫士安云是末冬之治變也春夏秋冬各有所刺法其所在春刺夏分。脈亂氣微。入淫骨髓。病不能愈。令人不嗜食。又且少氣。心主脈故脈亂氣微水受氣於夏腎主骨故入淫於骨髓也心火微則胃土不足故不嗜食而少氣也　新校正云按四時刺逆從論云春刺絡脈血氣外溢令人少氣春刺秋分。筋攣逆氣環。爲欬嗽。病不愈。令人時驚。又且哭。木受氣於秋肝主筋故刺

秋分則筋攣也若氣逆環周則爲欬嗽肝主驚故時驚肺主氣故氣逆又且哭也　新校正云按四時刺逆從論云春刺肌肉血氣環逆令人上氣也

春刺冬分，邪氣著藏，令人脹，病不愈，又且欲言語。冬主陽氣伏藏故邪氣著藏腎實則脹故刺冬分則令人脹也火受氣於冬心主言故欲言語也　新校正云按四時刺逆從論云春刺筋骨血氣內著令人腹脹

夏刺春分，病不愈，令人解墮。肝養筋肝氣不足故筋力解墮　新校正云按四時刺逆從論云夏刺經脉血氣乃竭令人解墮

夏刺秋分，病不愈，令人心中欲無言，惕惕如人將捕之。肝木爲語傷秋分則肝木虛故恐如人將捕之肝不足故欲無言而復恐也　新校正云按四時刺逆從論云夏刺肌肉血氣內卻令人善恐甲乙經作悶

夏刺冬分，病不愈，令人少氣，時欲怒。夏傷於腎肝肺教之志內不足故令人少氣時欲怒也　新校正云按四時刺逆從論云夏刺筋骨血氣上逆令人善怒

秋刺春分，病不已，令人惕然，欲有所爲，起而忘之。肝虛故也刺不當也　新校正云按四時刺逆從論云秋刺經脉血氣上逆令人善忘

秋刺夏分，病不已，令人益嗜臥，又且善夢。心氣少則脾氣孤故令嗜臥心主夢神為之故令善夢　新校正云按四時刺逆從論云秋刺絡脉氣不外行令

人臥不能動。秋刺冬分，病不已，令人洒洒時寒。陰氣上干，故時寒也。洒洒，寒貌。新校正云：按四時刺逆從論云：秋刺筋骨，血氣內，令人寒慄。冬刺春分，病不已，令人欲臥不能眠，眠而有見。肝氣少，故令欲臥不能眠。肝主目，故眠而如見有物之形狀也。新校正云：按四時刺逆從論云：冬刺經脈，血氣皆脫，令人目不明。冬刺夏分，病不愈，氣上，發為諸痺。泄脈氣故也。新校正云：按四時刺逆從論云：冬刺絡脈，內氣外泄，留為大痺。冬刺秋分，病不已，令人善渴。肺氣不足，故發渴。新校正云：按四時刺逆從論云：冬刺肌肉，陽氣竭絕，令人善渴。凡刺胸腹者，必避五藏。心肺在鬲上，腎肝在鬲下，脾象土而居中，故刺胸腹必避之。五藏者，所以藏精神魂魄意志，損之則五神去，神去則死至，故不可不慎也。中心者環死。氣行如環之一周則死也。正謂周十二辰也。新校正云：按刺禁論云：一日死，其動為噫。四時刺逆從論同。此經闕刺中肝死日，刺禁論云：中肝五日死，其動為語。四時刺逆從論同也。中脾者五日死。土數五也。新校正云：按刺禁論云：中脾十日死，其動為吞。四時刺逆從論同。中腎者七日死。水成數六，水數畢，當至七日而死。一云十日死，字之誤也。新校正云：按刺禁論云：中腎六日死，其動為嚏。四時刺逆從論云：中腎六日死，其動為嚏欠。中肺者五日死。金生數四，金數畢，當至五日而死。一云三日死，亦字誤也。新校正云：按刺禁論云中肺三日死其動爲欬四時刺逆從論同王注四時刺逆從論云此三論皆岐伯之言而不同者傳之誤也　中鬲者皆爲傷中。其病雖愈。不過一歲必死。五藏之氣同主一年鬲傷則五藏之氣互相剋伐故不過一歲必死　刺避五藏者。知逆從也。所謂從者。鬲與脾腎之處。不知者反之。腎著於脊脾藏居中鬲連於脇際知者爲順不知者反傷其藏　刺胷腹者。必以布憿著之。乃從單布上刺。形定則不誤中於五藏也新校正云按別本憿一作懒又作撽　刺之不愈。復刺。要以氣至爲効也鍼經曰刺之氣不至无問其數刺之氣至去之勿復鍼此之謂也　刺鍼必肅。肅謂靜肅所以候氣之存亡　刺腫搖鍼。以出大膿血故　經刺勿搖。經氣不欲泄故　此刺之道也。帝曰。願聞十二經脉之終。柰何。終謂盡也　岐伯曰。太陽之脉。其終也戴眼。反折。瘈瘲。其色白。絕汗乃出。出則死矣。戴眼謂睛不轉而仰視也然足太陽脉起於目內眥上額交巔上從巔入絡腦還出別下項循肩髆內俠脊抵膂中其支別者下循足至小指外側手太陽脉起於手小指之端循臂上肩入缺盆其支別者上頰至目内眥抵足太陽　新校正云按甲乙經作斜絡於顴　又其支別者從缺盆循頸上頰至目外眥　新校正云按甲乙經外作兊故戴眼反折瘈瘲色白絶汗乃出也絶汗謂汗暴出如珠而不流旋復乾也太陽極則汗出故出則死

少陽終者。耳聾百節皆縱。目睘絶系。絶系一日半。死其死也。色先青白乃死矣。

足少陽脉起於目鋭眥上抵頭角下耳後其支別者從耳後入耳中出走耳前手少陽脉其支別者從耳後亦入耳中出走耳前故終則耳聾目睘絶系也少陽主骨故氣終則百節縱緩色青白者金木相薄也故見死矣睘謂直視如驚貌

陽明終者。口目動作善驚妄言。色黄。其上下經盛不仁。則終矣。

足陽明脉起於鼻交頞中下循鼻外入上齒縫中還出俠口環脣下交承漿却循頤後下廉出大迎循頰車上耳前過客主人循髮際至額顱其支別者從大迎前下人迎循喉嚨入缺盆下鬲手陽明脉起於手循臂至肩上出於柱骨之會上下入缺盆絡肺其支別者從缺盆上頸貫頰下入齒中還出俠口交人中左之右右之左上俠鼻鼽抵足陽明　新校正云按甲乙經鼽作孔无抵足陽明四字故終則口目動作也口自動作謂目睒睒而鼓頷也胃病則惡人與火聞木音則惕然而驚又罵詈罵詈而不避親踈故善驚妄言也黄者土色上謂手脉下謂足脉也經盛謂面目頸頷足跗腕脛皆躁盛而動也不仁謂不知善惡如

是者皆氣竭之徵也故終矣

少陰終者，面黑齒長而垢，腹脹閉，上下不通而終矣。手少陰氣絕則血不流足少陰氣絕則骨不耎骨硬則齗上宣故齒長而積垢汙血壞則皮色死故面色如漆而不赤也足少陰脉從腎上貫肝鬲入肺中手少陰脉起於心中出屬心系下鬲絡小腸故其終則腹脹閉上下不通也　新校正云詳王注云骨不耎骨硬按難經及甲乙經云骨不濡則肉弗能著當作骨不濡　手少陰脉絡小腸甲乙經作脉絡小腸

太陰終者，腹脹閉不得息，善噫善嘔。足太陰脉行從股內前廉入腹屬脾絡胃上鬲手太陰脉起於中焦下絡大腸還循胃口上鬲屬肺故終則如是也靈樞經曰足太陰之脉動則病食則嘔腹脹善噫也

嘔則逆，逆則面赤。嘔則氣逆故面赤　新校正云按靈樞經作善噫噫則嘔嘔則逆

不逆則上下不通，不通則面黑皮毛焦而終矣。嘔則上通故但面赤不嘔則下已閉上復不通心氣外燔故皮毛焦而終矣何者足太陰脉支別者復從胃別上鬲注心中由是則皮毛焦乃心氣外燔而生也

厥陰終者，中熱嗌乾，善溺心煩，甚則舌卷卵上縮而終矣。足厥陰絡循脛上睾結於莖其正經入毛中下過陰器上抵小腹俠胃上循喉嚨之後入頏顙手厥陰脉起於胸中出屬心包故終則中熱嗌乾善溺心煩矣

靈樞經曰：肝者筋之合也，筋者聚於陰器而脉絡於舌本，故甚則舌卷卵上縮也。又以厥陰之脉過陰器故爾。新校正云：按甲乙經皐作睪，過作環。此十二經之所敗也。手三陰三陽足三陰三陽，則十二經也。敗謂氣終盡而敗壞也。新校正云：詳十二經又出靈樞經，與素問

重廣補注黃帝內經素問卷第四

異法方宜論 蹻巨嬌切 砭普廉切 緻直利切 標必堯切

移精變氣論 荄古哀切，草根也

湯液醪醴論 音勞 莝音剉，斬也 滌音迪 穢音畏

玉版論要 度徒各切 躄必益切

診要經終論 儌古堯切 瘲音縱 睘音瓊 睒音閃 跗音閒

重廣補注黄帝内經素問卷第五

啓玄子次注林億孫奇高保衡等奉敕校正孫兆重改誤

脉要精微論　平人氣象論

脉要精微論篇第十七

新校正云：按全元起本在第六卷

黄帝問曰：診法何如？岐伯對曰：診法常以平旦，陰氣未動，陽氣未散，飲食未進，經脉未盛，絡脉調勻，氣血未亂，故乃可診有過之脉。動謂動而降卑，散謂散布而出也，過謂異於常候也。新校正云：按脉經及千金方，有過之脉作過此，非也。王注陰氣未動謂動而降卑，按金匱真言論云：平旦至日中，天之陽，陽中之陽也。則平旦爲一日之中純陽之時，陰氣未動耳，何有降卑之義。切脉動靜而視精明，察五色，觀五藏有餘不足，六府強弱，形之盛衰，以此參伍，決死生之分。切謂以指切近於脉也。精明穴名也在明堂左右兩目内眥也以近於目故曰精明言以形氣盛衰脉之多少視精明之間氣色觀藏府不足有餘參其類伍以決死生之分**夫脉者。血之府也。**府聚也言血之多少皆聚見於經脉之中也故刺志論曰脉實血實脉虚血虚此其常也反此者病由是故也**長則氣治。短則氣病。數則煩心。大則病進。**夫脉長爲氣和故治短爲不足故病數急爲熱故煩心大爲邪盛故病進也長脉者往來長短脉者往來短數脉者往來急速大脉者往來滿大也**上盛則氣高。**新校正云按全元起本高作鬲**下盛則氣脹。代則氣衰。細則氣少。**新校正云按太素細作滑**濇則心痛。**上謂寸口下謂尺中盛謂盛滿代脉者動而中止不能自還細脉者動如莠蓬濇脉者往來時不利而蹇濇也**渾渾革至如涌泉。病進而色弊。緜緜其去如弦絶死。**渾渾言脉氣濁亂也華至者謂脉來弦而大實而長也如涌泉者言脉汩汩但出而不返也緜緜言微微似有而不甚應手也如弦絶者言脉卒斷如弦之絶去也若病候日進而色弊惡如此之脉皆必死也　新校正云按甲乙經及脉經作渾渾華華至如涌泉病進而色弊弊綽綽其去如弦絶者死**夫精明五色者。氣之華也。**五氣之精華者上見爲五色變化於精明之間也六節藏象論曰天食人以五氣五氣入鼻藏於心肺上使五色脩明此則明察五色也赤欲如白裹朱不欲如赭白欲如鵝羽不欲如鹽新校正云按甲乙經作白欲如白璧之澤不欲如堊太素兩出之青欲如蒼璧之澤不欲如藍黃欲如羅裹雄黃不欲如黃土黑欲如重漆色不欲如地蒼新校正云按甲乙經作炭色五色精微象見矣其壽不久也赭色鹽色藍色黃土色地蒼色見者皆精微之敗象故其壽不久夫精明者所以視萬物別白黑審短長以長爲短以白爲黑如是則精衰矣誣其誤也夫如是者皆精明衰乃誤也五藏者中之守也身形之中五神安守之所也此則明觀五藏也　新校正云按甲乙經及太素守作府中盛藏滿氣勝傷恐者聲如從室中言是中氣之濕也中謂腹中盛謂氣盛藏謂肺藏氣勝謂勝於呼吸而喘息變易也夫腹中氣盛肺藏充滿氣勝息變善傷於恐言聲不發如在室中者皆腹中有濕氣乃爾也言而微終日乃復言者此奪氣也若言音微細聲斷不續甚奪其氣乃如是也衣

被不斂言語善惡不避親踈者此神明之亂也倉廩不藏者是門戶不要也倉廩謂脾胃門戶謂䰟門靈蘭秘典論曰脾胃者倉廩之官也五藏別論曰䰟門亦爲五藏使水穀不得久藏也䰟門則肛門也要謂禁要水泉不止者是膀胱不藏也水泉謂前陰之流注也得守者生失守者死夫如是倉廩不藏氣勝傷恐衣被不斂水泉不止者皆神氣得居而守則生失其所守則死也夫何以知神氣之不守耶衣被不斂言語善惡不避親踈則亂之證也亂甚則不守於藏也夫五藏者身之強也藏安則神守神守則身強故曰身之強也頭者精明之府頭傾視深精神將奪矣背者胷中之府背曲肩隨府將壞矣腰者腎之府轉搖不能腎將憊矣膝者筋之府屈伸不能行則僂附新校正云按別本附一作俯太素作跗筋將憊矣骨者髓之府不能久立行則振掉骨將憊矣皆以所居所由而爲之府也得強則生失強則死強謂中氣強固

以鎮守也岐伯曰。新校正云詳此岐伯曰前无問反四時者。有餘爲精。不足爲消。應太過。不足爲精。應不足。有餘爲消。陰陽不相應。病名曰關格。廣陳其脉應也夫反四時者諸不足皆爲血氣消損諸有餘皆爲邪氣勝精也陰陽之氣不相應合不得相營故曰關格也

帝曰。脉其四時動柰何。知病之所在柰何。知病之所變柰何。知病乍在内柰何。知病乍在外柰何。請問此五者。可得聞乎。言欲順四時及陰陽相應之狀候也岐伯曰。新校正云詳此對與問不甚相應脉四時動病之所在病之所變按文頗對病在内在外之説後文殊不相當請言其與天運轉大也。指可見陰陽之運轉以明陰陽之不可見也萬物之外。六合之内。天地之變。陰陽之應。彼春之暖。爲夏之暑。彼秋之忿。爲冬之怒。四變之動。脉與之上下。六合謂四方上下也春暖爲夏暑言陽生而至盛秋忿而冬怒言陰少而之壯也忿一爲急言秋氣勁急也　新校正云按全元起注本

暖作緩以春應中規。春脉耎弱輕虛而滑如規之象中外皆然故以春應中規夏應中矩。夏脉洪大兼之滑數如矩之象可正平之故以夏應中矩秋應中衡。秋脉浮毛輕濇而散如秤衡之象高下必平故以秋應中衡冬應中權冬脉如石兼沉而滑如秤權之象下遠於衡故以冬應中權也以秋中衡冬中權者言脉之高下異處如此爾此則隨陰陽之氣故有斯四應不同也是故冬至四十五日。陽氣微上。陰氣微下。夏至四十五日。陰氣微上。陽氣微下。陰陽有時。與脉爲期。期而相失。知脉所分。分之有期。故知死時。察陰陽升降之準則知經脉遞遷之象審氣候遞遷之失則知氣血分合之期分期不差故知人死之時節微妙在脉。不可不察。察之有紀。從陰陽始。推陰陽升降精微妙用皆在經脉之氣候是以不可不察故始以陰陽爲察候之綱紀始之有經。從五行生。生之有度。四時爲宜。言始所以知有經脉之察候司應者何哉蓋從五行衰王而爲準度也徵求太過不及之形診皆以應四時者爲生氣所宜也新校正云按太素宜作數補寫勿失。與天地如一。有餘者寫之不足者補之是則應天地之常道也然天地之道損有餘而補不足是法天地之道也寫補之宜工切審之其治氣亦然得一之情。以知死生。曉天地之道補寫不差既得一情亦可知生死之準的是故聲合五音色合五行脉合陰陽。聲表宫商角徵羽故合五音色見青黄赤白黑故合五行脉彰寒暑之休王故合陰陽之氣也是知陰盛則夢涉大水恐懼。陰為水故夢涉水而恐懼也陰陽應象大論曰水為陰陽盛則夢大火燔灼。陽為火故夢大火而燔灼也陰陽應象大論曰火為陽陰陽俱盛則夢相殺毀傷。亦類交爭之氣象也上盛則夢飛下盛則夢墮。氣上則夢上故飛氣下則夢下故墮甚飽則夢予。內有餘故甚飢則夢取。內不足故肝氣盛則夢怒。肝在志為怒肺氣盛則夢哭。肺聲哀故為哭　新校正云詳是知陰盛則夢涉大水恐懼至此乃靈樞之文誤置於斯仍少心脾腎氣盛所夢今具甲乙經中短蟲多則夢聚衆。身中短蟲多則夢聚衆長蟲多則夢相擊毀傷。長蟲動則內不安內不安則神躁擾故夢是矣　新校正云詳此二句亦不當出此應他經脱簡文也是故持脉有道虛靜爲保。前明脉應此舉持脉所由也然持脉之道必虚其心靜其志乃保定盈虚而不失　新校正云按甲乙經保作寶　春日浮如魚之遊在波。雖出猶未全浮　夏日在膚泛泛乎萬物有餘。泛泛平貌陽氣大盛脉氣亦象萬物之有餘易取而洪大也　秋日下膚蟄蟲將去。隨陽氣之漸降故曰下膚何以明陽氣之漸降蟄蟲將欲藏去也　冬日在骨蟄蟲周密君子居室。在骨言脉深沉也蟄蟲周密言陽氣伏藏君子居室此人事也　故曰知内者按而紀之。知内者謂知脉氣也故按而爲之綱紀　知外者終而始之。知外者謂知色象故以五色終而復始　此六者持脉之大法。見是六者然後可以知脉之遷變也　新校正云詳此前對帝問脉其四時動奈何之事　心脉搏堅而長當病舌卷不能言。搏謂搏擊於手也諸脉搏堅而長者皆爲勞心而藏脉氣虚極也心手少陰脉從心系上俠咽喉故令舌卷短而不能言也　其耎而散者當消環自已。諸脉耎散皆爲氣實血虚也消謂消散環謂環周言其經氣如環之周當其火王自消散也　新校正云按甲乙經環作渴　肺脉搏堅而長當病唾血。肺虚極則絡逆絡逆則血泄故唾出也　其耎而散者。

當病灌汗至今不復散發也。汗出玄府津液奔湊寒水灌洗皮密汗藏因灌汗藏故言灌汗至今不復散發也灌謂灌洗盛暑多為此也　新校正云詳下文諸藏各言色而心肺二藏不言色者疑闕文也

肝脉搏堅而長色不青當病墜若搏因血在脅下令人喘逆。諸脉見本經之氣而色不應者皆非病從內生是外病來勝也夫肝藏之脉端直以長故言曰色不青當病墜若搏也肝主兩脇故曰因血在脇下也肝厥陰脉布脇肋循喉嚨之後其支別者復從肝別貫鬲上注肺今血在脇下則血氣上熏於肺故令人喘逆也

其耎而散色澤者當病溢飲溢飲者渴暴多飲而易入肌皮腸胃之外也。面色浮澤是為中濕血虛中濕水液不消故言當病溢飲也以水飲滿溢故滲溢易而入肌皮腸胃之外也　新校正云按甲乙經易作溢

胃脉搏堅而長其色赤當病折髀。胃虛色赤火氣救之心象於火故色赤也胃陽明脉從氣衝下髀抵伏兎故病則髀如折也

其耎而散者當病食痹。痹痛也胃陽明脉其支別者從大迎前下人迎循喉嚨入缺盆下鬲屬胃絡脾故食則痛悶而氣不散也　新校正云詳謂痹為痛義則未通

脾脉搏堅而長其色黃當病少氣。脾虛

則肺無所養肺主氣故少氣也其耎而散色不澤者當病足䯒腫若水狀也。色氣浮澤爲水之候色不潤澤故言若水狀也脾太陰脉自上内踝前廉上踹内循䯒骨後交出厥陰之前上循膝股内前廉入腹故病足䯒腫也腎脉搏堅而長其色黃而赤者當病折腰。色氣黃赤是心脾干腎腎受客陽故腰如折也腰爲腎府故病發於中其耎而散者當病少血至令不復也。腎主水以生化津液今腎氣不化故當病少血至令不復也帝曰。新校正云詳帝曰至以其勝治之愈全元起本在湯液篇診得心脉而急。此爲何病。病形何如。岐伯曰病名心疝。少腹當有形也。心爲牡藏其氣應陽今脉反寒故爲疝也諸脉勁急者皆爲寒形謂病形也帝曰何以言之。岐伯曰心爲牡藏小腸爲之使。故曰少腹當有形也。少腹小腸也靈蘭秘典論曰小腸者受盛之官以其受盛故形居于内也帝曰。診得胃脉。病形何如。岐伯曰胃脉實則脹虚則泄。脉實者氣有餘故脹滿脉虚者氣不足故泄利　新校正云詳此前對帝問知病之所在帝曰病成而變何謂岐伯曰風成爲寒熱生氣通天論曰因於露風乃生寒熱故風成爲寒熱也癉成爲消中癉謂濕熱也熱積於内故變爲消中也消中之證善食而瘦 新校正云詳王注以善食而瘦爲消中按本經多食數溲爲之消中善食而瘦乃是食㑊之證當云善食而溲數厥成爲巔疾厥謂氣逆也氣逆上而不已則變爲上巔之疾也久風爲飧泄久風不變但在胃中則食不化而泄利也以肝氣內合而乘胃故爲是病焉陰陽應象大論曰風氣通於肝故內應於肝也脉風成爲癘經風論曰風寒客於脉而不去名曰癘風又曰癘者有榮氣熱附其氣不清故使其鼻柱壞而色敗皮膚瘍潰然此則癘也夫如是者皆脉風成結變而爲也病之變化不可勝數新校正云詳此前對帝問知病之所變柰何帝曰諸癰腫筋攣骨痛此皆安生安何也言何以生之岐伯曰此寒氣之腫八風之變也八風八方之風也然癰腫者傷東南西南風之變也筋攣骨痛者傷東風北風之變也靈樞經曰風從東方來名曰嬰兒風其傷人也外在筋紐風從東南來名曰弱風其傷人也外在於肌風從西南來名曰謀風其傷人也外在於肉風從北方來名曰大剛風其傷人也外在於骨由此四風之變而三病乃生故下問對是也帝曰治之奈何岐伯曰此四時

之病。以其勝治之愈也。勝謂勝剋也如金勝木木勝土土勝水水勝火火勝金此則相勝也帝曰有故病五藏發動因傷脉色各何以知其久暴至之病乎。重以色氣明前五藏堅長之脉有自病故病及因傷候也岐伯曰悉乎哉問也徵其脉小色不奪者新病也。氣乏而神猶強也徵其脉不奪其色奪者此久病也。神持而邪淩其氣也徵其脉與五色俱奪者此久病也。神與氣俱衰也徵其脉與五色俱不奪者新病也。神與氣俱強也肝與腎脉並至其色蒼赤當病毁傷不見血已見血濕若中水也。肝色蒼心色赤赤色見當脉供腎脉見當色黑今腎脉來反見心色故當因傷而血不見也若已見血則是濕氣及水在腹中也何者以心腎脉色中外之候不相應也尺内兩傍則季脅也。尺内謂尺澤之内也兩傍各謂尺之外側也季脅近腎尺主之故尺内兩傍則季脅也尺外以候腎。尺裏以候腹中。尺外謂尺之外側尺裏謂尺之内側也次尺外下兩傍則季脅之分季脅之上腎之分季脅之內則腹之分也附上左外以候肝內以候鬲肝主賁賁鬲也右外以候胃內以候脾脾居中故以內候之胃爲市故以外候之上附上右外以候肺內以候胷中肺葉垂外故以外候之胷中主氣管故以內候之左外以候心內以候膻中心主鬲中也膻中則氣海也嗌也新校正云詳王氏以膻中爲嗌也疑誤前以候前後以候後上前謂左寸口下前謂胷之前膺及氣海也上後謂右寸口下後謂胷之後背及氣管也上竟上者胷喉中事也下竟下者少腹腰股膝脛足中事也上竟上至魚際也下竟下謂盡尺之脈動處也少腹胞氣海在膀胱腰股膝脛足中之氣動靜皆分其近遠及連接處所名目以候之知其善惡也麤大者陰不足陽有餘爲熱中也麤大謂脈洪大也脈洪爲熱故曰熱中來疾去徐上實下虛爲厥巔疾來徐去疾上虛下實爲惡風也亦脈狀也故中惡風者陽氣受也以上虛故陽氣受也有脈俱沉細數者少陰厥也尺中之有脈沉細數者是腎少陰氣逆也何者

尺脉不當見數有數故言厥也俱沉細數者言左右尺中也正理論曰數爲陽

沉細數散者。寒熱也。陽干於陰陰氣不足故寒熱也

浮而散者爲眴仆。脉浮爲虚散爲不足氣虚而血不足故爲頭眩而仆倒也

諸浮不躁者皆在陽。則爲熱。其有躁者在手。言大法也但浮不躁則病在足陽脉之中躁者病在手陽脉之中也故又曰其有躁者在手也陽爲火氣故爲熱

諸細而沉者皆在陰。則爲骨痛。其有靜者在足。細沉而躁則病生於手陰脉之中靜者病生於足陰脉之中也故又曰其有靜者在足也陰主骨故骨痛

數動一代者。病在陽之脉也。洩及便膿血。代止也數動一代是陽氣之生病故言病在陽之脉所以然者以洩利及膿血脉乃爾

諸過者切之。濇者陽氣有餘也。滑者陰氣有餘也。陽有餘則血少故脉濇陰有餘則氣多故脉滑也新校正云詳氣多疑誤當是血多也

陽氣有餘。爲身熱无汗。陰氣有餘。爲多汗身寒。血少氣多斯可知也

陰陽有餘則无汗而寒。陽餘无汗陰餘身寒若陰陽有餘則當无汗而寒也

推而外之。内而不外。有心

腹積也。脈附臂筋取之不審推筋令遠使脈外行内而不出外者心腹中有積乃爾推而内之外而不内。身有熱也。脈遠臂筋推之令近遠而不近是陽氣有餘故身有熱也推而上之上而不下。腰足清也。推筋按之尋之而上脈上涌盛是陽氣有餘故腰足冷也　新校正云按甲乙經上而不下作下而不上推而下之下而不上。頭項痛也。推筋按之尋之而下脈沉下掣是陽氣有餘故頭項痛也　新校正云按甲乙經下而不上作上而不下按之至骨脈氣少者。腰脊痛而身有痺也。陰氣大過故爾

平人氣象論篇第十八 新校正云按全元起本在第一卷

黄帝問曰。平人何如。平人謂氣候平調之人也岐伯對曰。人一呼脈再動。一吸脈亦再動。呼吸定息脈五動。閏以太息。命曰平人。平人者。不病也。經脈一周於身凡長十六丈二尺呼吸脈各再動定息脈又一動則五動也計二百七十定息氣可環周然盡五十營以一萬三千五百定息則氣都行八百一十丈如是則應天常度脈氣无不及太過氣象平調故曰平人也常以不病

調病人醫不病，故爲病人平息以調之爲法。人一呼脉一動，一吸脉一動，曰少氣。呼吸脉各一動，準候減平人之半，計二百七十定息，氣凡行八丈一尺，以一萬三千五百定息，氣都行四百五丈，少氣之理，從此可知。人一呼脉三動，一吸脉三動而躁，尺熱曰病温，尺不熱脉滑曰病風，脉濇曰痺。呼吸脉各三動，準過平人之半，計二百七十息，氣凡行二十四丈三尺，病生之兆，由斯著矣。夫尺者陰分位也，寸者陽分位也，然陰陽俱熱，是則爲温，陽獨躁盛，則風中陽也。脉要精微論曰：中惡風者，陽氣受也。滑爲陽盛，故病爲風。濇爲无血，故爲痹痺也。躁謂煩躁。新校正云：按甲乙經无脉濇曰痺一句，下文亦重。人一呼脉四動以上曰死，脉絶不至曰死，乍踈乍數曰死。呼吸脉各四動，準候過平人之倍，計二百七十息，氣凡行三十二丈四尺，況其以上邪？脉法曰：脉四至曰脱精，五至曰死。然四至以上，亦近五至也，故死矣。然脉絶不至，天眞之氣已无，乍數乍踈，胃穀之精亦憊，故皆死之候。是以下文曰。新校正云：按别本憊一作敗。平人之常氣禀於胃，胃者平人之常氣也。常平之氣，胃海致之。靈樞經曰：胃爲水穀之海也。正理論曰：穀入於胃，脉道乃行。

人无胃氣曰逆，逆者死。逆謂反平人之候也　新校正云：按甲乙經云：人常稟氣於胃，脉以胃氣爲本，无胃氣曰逆，逆者死。春胃微弦曰平，言微似弦，不謂微而弦也。鉤及耎弱毛石義並同。弦多胃少曰肝病，但弦无胃曰死，謂急而益勁，如新張弓弦也。胃而有毛曰秋病，毛，秋脉，金氣也。毛甚曰今病。木受金邪，故今病。藏眞散於肝，肝藏筋膜之氣也。象陽氣之散發，故藏眞散也。藏氣法時論曰：肝欲散，急食辛以散之，取其順氣。夏胃微鉤曰平，鉤多胃少曰心病，但鉤无胃曰死，謂前曲後居，如操帶鉤也。胃而有石曰冬病，石，冬脉，水氣也。石甚曰今病。火被水侵，故今病。藏眞通於心，心藏血脉之氣也。象陽氣之炎盛也。藏氣法時論曰：心欲耎，急食鹹以耎之，取其順氣。長夏胃微耎弱曰平，弱多胃少曰脾病，但代无胃曰死，謂動而中止，不能自還也。耎弱有石曰冬病，石，冬脉，水氣也。次其勝剋，石當爲弦，長夏土絶，故云石也。弱甚曰今病。弱甚爲土氣不足，故今病。新校正云：按甲乙經弱作石。藏眞濡於脾，脾藏肌肉之氣也。以含藏水穀故藏真濡也 秋胃微毛曰平。毛多胃少曰肺病。但毛无胃曰死。謂如物之浮如風吹毛也 毛而有弦曰春病。弦春脉木氣也次其乘剋弦當爲鉤金氣逼肝則脉弦來見故不鉤而反絃也 弦甚曰今病。木氣逆來乘金則今病 藏真高於肺。以行榮衛陰陽也。肺處上焦故藏真高也靈樞經曰榮氣之道内穀爲實穀入於胃氣傳與肺流溢於中而散於外精專者行於經隧以其自肺宣布故云以行榮衛陰陽也 新校正云按別本實一作寶 冬胃微石曰平。石多胃少曰腎病。但石无胃曰死。謂如奪索辟辟如彈石也 石而有鉤曰夏病。鉤夏脉火兼土氣也次其乘剋鉤當云弱土王長夏不見正形故石而有鉤兼其土也 鉤甚曰今病。水受火土之邪故今病 藏真下於腎。腎藏骨髓之氣也。腎居下焦故云藏真下也腎化骨髓故藏骨髓之氣也 胃之大絡名曰虛里貫鬲絡肺。出於左乳下。其動應衣脉宗氣也。宗尊也主也謂十二經脉之尊主也貫鬲絡肺出於左乳下者自鬲而出於乳下乃絡肺也 盛喘數絶者則病在中。絶謂暫斷絶也結而横有積矣。絶不至曰死。皆左乳下脉動狀也中謂腹中也乳之下其動應衣宗氣泄也。泄謂發泄　新校正云按全元起本无此十一字甲乙經亦无詳上下文義多此十一字當去欲知寸口太過與不及。寸口之脉中手短者。曰頭痛。寸口脉中手長者。曰足脛痛。短爲陽氣不及故病於頭長爲陰氣太過故病於足寸口脉中手促上擊者。曰肩背痛。陽盛於上故肩背痛寸口脉沉而堅者。曰病在中。寸口脉浮而盛者。曰病在外。沉堅爲陰故病在中浮盛爲陽故病在外也寸口脉沉而弱。曰寒熱及疝瘕少腹痛。沉爲寒弱爲熱故曰寒熱也又沉爲陰盛弱爲陽餘餘盛相薄正當寒熱不當爲疝瘕而少腹痛應古之錯簡爾　新校正云按甲乙經无此十五字況下文已有寸口脉沉而喘曰寒熱脉急者曰疝瘕少腹痛此文衍當去寸口脉沉而横。曰脇下有積腹中有横積痛。亦陰氣内結也寸口脉沉而喘。曰寒熱。喘爲陽吸沉爲陰爭爭吸相薄

故寒、熱也。脉盛滑堅者。曰病在外。脉小實而堅者。病在內。盛滑為陽小實為陰陰病病在內陽病病在外也

脉小弱以濇。謂之久病。小為氣虛濇為无血血氣虛弱故云久遠之病也

脉滑浮而疾者。謂之新病。滑浮為陽足脉疾為氣全陽足氣全故云新淺之病也

脉急者。曰疝瘕少腹痛。此覆前疝瘕少腹痛之脉也言沈弱不必為疝瘕沈急乃與診相應

脉滑曰風。脉濇曰痺。滑為陽陽受病則為風濇為陰陰受病則為痺

緩而滑曰熱中。盛而緊曰脹。緩謂縱緩之狀非動之遲緩也陽盛於中故脉滑緩寒氣否滿故脉盛緊也盛緊盛滿也

脉從陰陽。病易已。脉逆陰陽。病難已。脉病相應謂之從脉病相反謂之逆

脉得四時之順。曰病无他。脉反四時及不間藏。曰難已。春得秋脉夏得冬脉秋得夏脉冬得四季脉皆謂反四時氣不相應故難已也

臂多青脉。曰脫血。血少脉空客寒因入寒凝血汁故脉色青也

尺脉緩濇。謂之解㑊。尺為陰部腹腎主之緩為熱中濇為无血熱而无血故解㑊並不可名之然寒不寒、熱不熱弱不弱壯不壯㑊不可名謂之解㑊也脉要精微論曰尺外以候腎尺

裏以候腹中則腹腎主尺之義也安卧脉盛謂之脱血。卧久傷氣氣傷則脉診應微今脉盛而不微則血去而氣无所主乃頸盛謂數急而大鼓也尺濇脉滑謂之多汗。謂尺膚濇而尺脉滑也膚濇者榮血内涸脉滑爲陽氣内餘血涸而陽氣尚餘多汗而脉乃如是也尺寒脉細謂之後泄。尺主下焦診應腸腹故膚寒脉細泄利乃然脉法曰陰微即下言尺氣虚少脉尺麤常熱者謂之熱中。謂下焦中也肝見庚辛死。庚辛爲金伐肝木也心見壬癸死。壬癸爲水滅心火也脾見甲乙死。甲乙爲木剋脾土也肺見丙丁死。丙丁爲火鑠肺金也腎見戊己死。戊己爲土刑腎水也是謂真藏見皆死。此亦通明三部九候論中真藏脉見者勝死也尺麤而藏見亦然頸脉動喘疾欬曰水。水氣上溢則肺被熱熏陽氣上逆故頸脉盛鼓而欬喘也頸脉謂耳下及結喉傍人迎脉者也目裏微腫如卧蠶起之狀曰水。評熱病論曰水者陰也目下亦陰也腹者至陰之所居也故水在腹中者必使目下腫也溺黄赤安卧者黄疸。疸勞也腎勞胞熱故溺黄赤也正理論曰謂之勞癉以女勞得之也　新校正云詳王注以疸爲勞義非若謂女勞得疸則可若以疸爲勞非矣已食如飢者

胃疸。是則胃熱也熱則消穀故食已如飢也　面腫曰風。加之面腫則胃風之診也何者胃陽明脉起於鼻交頞中下循鼻外故爾
足脛腫曰水。是謂下焦有水也腎少陰脉出於足心上循脛過陰股從腎上貫肝鬲故下焦有水足脛腫也目黄者曰
黄疸。陽怫於上熱積胷中陽氣上燔故目黄也靈樞經曰目黄者病在胷婦人手少陰新校正云按全元起本作足少陰
脉動甚者姙子也。手少陰脉謂掌後陷者中當小指動而應手者也靈樞經曰少陰無輸心不病乎岐伯去其外經病而藏
不病故獨取其經於掌後鋭骨之端此之謂也動謂動脉也動脉者大如豆厥
厥動揺也正理論曰脉陰陽相薄名曰動也又經脉別論曰陰薄陽別謂之有
子　新校正云按經脉別論中無此文　脉有逆從四時未有藏形。春夏而脉瘦。
新校正云按玉機眞藏論瘦作沈濇　秋冬而脉浮大命曰逆四時也。春夏脉瘦謂沈細也秋冬浮大
不應時也大法春夏當浮大而反沈細秋冬當沈細而反浮大故曰不應時也　風新校正云按玉機眞藏論風作病熱而脉靜。
泄而脫血脉實。新校正云按玉機眞藏論作泄而脉大脫血而脉實病在中脉虚病在外。
新校正云按玉機眞藏論作脉實堅病在外　脉濇堅者。新校正云按玉機眞藏論作脉不實堅者皆難治。風熱當脉躁而

反靜泄而脫血當脉虛而反實邪氣在內當脉實而反虛病氣在外當脉虛滑而反堅濇故皆難治也命曰反四時也。皆反四時之氣乃如是矣　新校正云詳命曰反四時也此六字應古錯簡當去自前未有藏形春夏至此五十三字與後玉機真藏論文相重人以水穀爲本。故人絶水穀則死。脉無胃氣亦死。所謂無胃氣者。但得眞藏脉不得胃氣也。所謂脉不得胃氣者。肝不弦腎不石也。不弦不石皆謂不微似也太陽脉至洪大以長。氣盛故能爾　新校正云按扁鵲陰陽脉法云太陽之脉洪大以長其來浮於筋上動搖九分三月四月　子王吕廣云太陽王五月六月其氣太盛故其脉洪大而長也少陽脉至乍數乍踈乍短乍長。以氣有暢未暢者也　新校正云按扁鵲陰陽法云少陽之脉乍小乍大乍長乍短動搖六分王十一月甲子夜半正月二月甲子王吕廣云少陽王正月二月其氣尚微故其脉來進退无常陽明脉至浮大而短。穀氣滿盛故也　新校正云詳无三陰脉應古文闕也按難經云太陰之至緊大而長少陰之至緊細而微厥陰之至沈短以敦吕廣云陽明王三月四月其氣始萌未盛故其脉來浮大而短扁鵲陰陽脉法云少陰之脉緊細動摇六分王五月甲子日中七月八月王太陰之脉緊細以長乘於筋上動揺九分九月十月甲子王厥陰之脉沉短以緊動揺三分十一月十二月甲子王夫平心脉來累累如連珠如循琅玕。曰心平。言脉滿而盛微似珠形之中手琅玕珠之類也夏以胃氣爲本。脉有胃氣則累累而微似連珠也病心脉來喘喘連屬其中微曲。曰心病。曲謂中手而偃曲也　新校正云詳越人云啄啄連屬其中微曲曰腎病與素問異死心脉來前曲後居。如操帶鈎。曰心死。居不動也操執持也鈎謂革帶之鈎平肺脉來厭厭聶聶如落榆莢曰肺平。浮薄而虛者也　新校正云詳越人云厭厭聶聶如循榆葉曰春平脉藹藹如車蓋按之益大曰秋平脉與素問之説不同張仲景云秋脉藹藹如車蓋者名曰陽結春脉聶聶如吹榆莢者名曰數恐越人之説誤也秋以胃氣爲本。脉有胃氣則微似榆莢之輕虛也病肺脉來不上不下。如循雞羽。曰肺病。謂中央堅而兩傍虛死肺脉來。如物之浮。如風吹毛。曰肺死。如物之浮瞥瞥然如風吹毛紛紛然也　新校正云詳越人云按之消索如風吹毛曰死平肝脉來耎弱招招。如揭長竿末梢。曰肝平。如竿末梢言長耎也春以胃氣爲本脉有胃氣乃長耎如竿之末梢矣病肝脉來盈實而滑如循長竿曰肝病長而不耎故若循竿死肝脉來急益勁如新張弓弦曰肝死勁謂勁強急之甚也平脾脉來和柔相離如雞踐地曰脾平言脉來動數相離緩急和而調長夏以胃氣爲本胃少則脉實數病脾脉來實而盈數如雞舉足曰脾病胃少故脉實急矣舉足謂如雞走之舉足也　新校正云詳越人以爲心病死脾脉來鋭堅如烏之喙新校正云按千金方作如雞之喙如鳥之距如屋之漏如水之流曰脾死烏喙鳥距言鋭堅也水流屋漏言其至也水流謂平至不鼓屋漏謂時動復住平腎脉來喘喘累累如鉤按之而堅曰腎平謂如心脉而鉤按之小堅爾　新校正云按越人云其來上大下兑濡滑如雀之喙曰平呂廣云上大者足太陽下兑者足少陰陰陽得所爲胃氣強故謂之平雀喙者本大而末兑也冬以胃氣爲本胃少則不按亦堅也病腎脉來如引葛按之益堅曰腎病形如引葛言不按且堅明

按之則尤甚也死腎脉來發如奪索。辟辟如彈石。曰腎死。發如奪索猶蛇之走辟辟如彈石言促又堅也

重廣補注黃帝內經素問卷第五

脉要精微論 莠音誘 汩古沒切 癉都赧切 眴音荀又音舜 平人氣象論

疝音山 瘕音賈 㑊音亦 儜女耕切 喙虛畏切

重廣補注黄帝内經素問卷第六

啓玄子次注林億孫奇高保衡等奉敕校正孫兆重改誤

玉機真藏論　三部九候論

玉機真藏論篇第十九

新校正云：按全元起本在第六卷

黄帝問曰：春脉如弦，何如而弦？歧伯對曰：春脉者肝也，東方木也，萬物之所以始生也，故其氣來耎弱輕虚而滑，端直以長，故曰弦，言端直而長，狀如弦也。新校正云：按越人云：春脉弦者，東方木也，萬物始生，未有枝葉，故其脉來濡弱而長。四時經輕作寬。反此者病。反爲反常平之候。帝曰：何如而反？歧伯曰：其氣來實而強，此謂太過，病在外；其氣來不實而微，此謂不及，病在中。氣餘則病形於外，氣少則病在於中也。新校正云：按吕廣云：實強者，陽氣盛也；少陽當微弱今更實強謂之太過陽處表故令病在外厥陰之氣養於筋其脈弦今更虛微故曰不及陰處中故令病在內帝曰春脈太過與不及其病皆何如岐伯曰太過則令人善忘忽忽眩冒而巔疾其不及則令人胷痛引背下則兩脇胠滿忽忽不爽也眩謂目眩視如轉也冒謂冒悶也胠謂腋下脇也忘當爲怒字之誤也靈樞經曰肝氣實則怒肝厥陰脈自足而上入毛中又上貫鬲布脇肋循喉嚨之後上入頏顙上出額與督脈會於巔故病如是　新校正云按氣交變大論云木太過甚則忽忽善怒眩冒巔疾則忘當作怒帝曰善夏脈如鉤何如而鉤岐伯曰夏脈者心也南方火也萬物之所以盛長也故其氣來盛去衰故曰鉤言其脈來盛去衰如鉤之曲也　新校正云按越人云夏脈鉤者南方火也萬物之所盛垂枝布葉皆下曲如鉤故其脈來疾去遲呂廣云陽盛故來疾陰虛故去遲脈從下上至寸口疾還尺中遲也反此者病帝曰何如而反岐伯曰其氣來盛去亦盛此謂太過病在外其脈來盛去盛是陽之盛也心氣有餘是爲太過其氣來不

盛去反盛此謂不及病在中新校正云詳越人肝心肺腎四藏脈俱以強實爲太過虛微爲不及與素問不同帝曰夏脈太過與不及其病皆何如岐伯曰太過則令人身熱而膚痛爲浸淫其不及則令人煩心上見欬唾下爲氣泄心少陰脈起於心中出屬心系下鬲絡小腸又從心系却上肺故心太過則身熱膚痛而浸淫流布於形分不及則心煩上見欬唾下爲氣泄帝曰善秋脈如浮何如而浮岐伯曰秋脈者肺也西方金也萬物之所以收成也故其氣來輕虛以浮來急去散故曰浮脈來輕虛故名浮也來急以陽未沈下去散以陰氣上升也新校正云按越人云秋脈毛者西方金也萬物之所終草木華葉皆秋而落其枝獨在若毫毛也故其脈來輕虛以浮故曰毛反此者病帝曰何如而反岐伯曰其氣來毛而中央堅兩傍虛此謂太過病在外其氣來毛而微此謂不及病在中

帝曰。秋脉太過與不及。其病皆何如。岐伯曰。太過則令人逆氣而背痛愠愠然。其不及。則令人喘呼吸少氣而欬。上氣見血。下聞病音。肺太陰脉起於中焦下絡大腸還循胃口上鬲屬肺從肺系横出腋下復藏氣爲欬主喘息故氣盛則肩背痛氣逆不及則喘息變易呼吸少氣而欬上氣見血也下聞病音謂喘息則肺中有聲也帝曰。善。冬脉如營。何如而營。脉沈而深如營動也　新校正云詳深一作濡又作搏按本經下文云其氣來沈以搏則深字當爲搏又按甲乙經搏字爲濡當從甲乙經爲濡何以言之脉沈而濡濡古軟字乃冬脉之平調脉若沈而搏擊於手則冬脉之太過脉也故言當從甲乙經濡字岐伯曰。冬脉者腎也。北方水也。萬物之所以合藏也。故其氣來沈以搏。故曰營。言沈而搏擊於手也　新校正云按甲乙經搏當作濡義如前説又越人云冬脉石者北方水也萬物之所藏盛冬之時水凝如石故其脉來沈濡而滑故曰石也反此者病。帝曰。何如而反。岐伯曰。其氣來如彈石者。此謂太過。病在外。其去如數者。此謂不及。病在中。帝曰。冬脉太過與不及。其病皆何如。岐伯曰。太過則令人解㑊。新校正云按解㑊之義具第五卷注脊脉痛而少氣不欲言。其不及則令人心懸如病飢。䏚中清脊中痛。少腹滿。小便變。腎少陰脉自股内後廉貫脊屬腎絡膀胱其直行者從腎上貫肝鬲入肺中循喉嚨俠舌本其支別者從肺出絡心注胷中故病如是也䏚者季脇之下俠脊兩傍空軟處也腎外當䏚故䏚中清冷也帝曰。善。帝曰。四時之序。逆從之變異也。脉春弦夏鉤秋浮冬營為逆順之變見異狀也然脾脉獨何主。主謂主時月岐伯曰。脾脉者土也。孤藏以灌四傍者也。納水穀化津液溉灌於肝心肺腎也以不正主四時故謂之孤藏帝曰。然則脾善惡可得見之乎。岐伯曰。善者不可得見。惡者可見。不正主時寄王於四季故善不可見惡可見也帝曰。惡者何如可見。岐伯曰。其來如水之流者。此謂太過。病在外。如鳥之啄者。此謂不及。病在中。新校正云按平人氣象論云如鳥之喙又別本喙作啄帝曰。夫子言脾爲孤藏。中央土以灌四傍。其太過與不及。其病皆何如。岐伯曰。太過則令人四支不舉。以主四支故病不舉其不及則令人九竅不通。名曰重強。脾之孤藏以灌四傍今病則五藏不和故九竅不通也八十一難經曰五藏不和則九竅不通重謂藏氣重疊強謂氣不和順帝瞿然而起。再拜而稽首曰。善。吾得脉之大要。天下至數。五色脉變。揆度奇恒。道在於一。瞿然忙貌也言以太過不及而一貫之揆度奇恒皆通也神轉不迴。迴則不轉。乃失其機。五氣循環不愆時敘是爲神氣流轉不迴若却行衰王反天之常氣是則却迴而不轉由是却迴不轉乃失生氣之機矣至數之要。迫近以微。得至數之要道則應用切近以微妙也迫切也著之玉版。藏之藏府。每旦讀之。名曰玉機。著之玉版故以爲名言是玉版生氣之機新校正云詳至數至名曰玉機與前玉版論要文相重彼注頗詳五藏受氣於其所生。傳之於其所勝。氣舍於其所生。死於其所不勝。病之且死。必先傳行至其所不勝。病乃死。受氣所生者謂受病氣於己之所生者也傳所勝者謂傳於己之所剋者也氣舍所生者謂舍於生已者也死所不勝者謂死於剋己者之分位也所傳不順故必死焉此言氣之逆行也。故死。所爲逆者次如下說

肝受氣於心。傳之於脾。氣舍於腎。至肺而死。心受氣於脾。傳之於肺。氣舍於肝。至腎而死。脾受氣於肺。傳之於腎。氣舍於心。至肝而死。肺受氣於腎。傳之於肝。氣舍於脾。至心而死。腎受氣於肝。傳之於心。氣舍於肺。至脾而死。此皆逆死也。一日一夜五分之。此所以占死生之早暮也。肝死於肺位秋庚辛餘四倣此然朝主甲乙晝主丙丁四季上主戊己晡主庚辛夜主壬癸由此則死生之早

暮可知也　新校正云按甲乙經生作者字云占死者之早暮詳此經文專為言氣之逆行也故死即不言生之早暮王氏改者作生義不若甲乙經中素問本文

黃帝曰。五藏相通。移皆有次。五藏有病。則各傳其所勝。以上文逆傳而死故言是逆傳所勝之次也　新校正云詳逆傳所勝之次逆當作順上文既言逆傳下文所言乃順傳之次也　不治法三月若六月。若三日若六日。傳五藏而當死。是順傳所勝之次。三月者謂一藏氣之遷移六月者謂至其所勝之位三日者三陽之數以合日也六日者謂兼三陰以數之爾熱論曰傷寒一日巨陽受二日陽明受三日少陽受四日太陰受五日少陰受六日厥陰受則義也　新校正云詳上文是順傳所勝之次七字乃是次前注誤在此經文之下不惟无義兼校之全元起本素問及甲乙經並无此七字直去之慮未達者致疑今存于注　故曰。別於陽者。知病從來。別於陰者。知死生之期。主辨三陰三陽之候則知中風邪氣之所不勝矣故下曰　新校正云詳舊此段注寫作經合改爲注又按陰陽別論云別於陽者知病處也別於陰者知死生之期又云別於陽者知病忌時別於陰者知死生之期義同此　言知至其所困而死。困謂至所不勝也上文曰死於其所不勝　是故風者百病之長也。

言先百病而有之新校正云按生氣通天論云風者百病之始今風寒客於人。使人毫毛畢直。皮膚閉而爲熱。客謂客止於人形也風擊皮膚寒勝腠理故毫毛畢直玄府閉密而熱生也當是之時。可汗而發也。邪在皮毛故可汗泄也陰陽應象大論曰善治者治皮毛此之謂也或痹不仁腫痛。病生而變故如是也熱中血氣則瘰痹不仁寒氣傷形故爲腫痛陰陽應象大論云寒傷形熱傷氣氣傷痛形傷腫當是之時。可湯熨及火灸刺而去之。皆謂釋散寒邪宣揚正氣弗治。病入舍於肺。名曰肺痹。發欬上氣。邪入諸陰則病而爲痹故入於肺名曰痹焉宣明五氣論曰邪入於陽則狂邪入於陰則痹肺在變動爲欬故欬則氣上故上氣也弗治。肺即傳而行之肝。病名曰肝痹。一名曰厥。脇痛出食。肺金伐木氣下入肝故曰弗治行之肝也肝氣通膽膽善爲怒怒者氣逆故一名厥也肝厥陰脉從少腹屬肝絡膽上貫鬲布脇肋循喉嚨之後上入頏顙故脇痛而食入腹則出故曰出食當是之時。可按若刺耳。弗治。肝傳之脾。病名曰脾風。發癉。腹中熱。煩心出黃。肝氣應風木勝脾土土受風氣故曰脾風蓋爲風氣通肝而爲名也脾之爲病善發黃癉故發癉也脾太陰脈入腹屬脾絡胃上鬲俠咽連舌本散舌下其支別者復從胃別上鬲注心中故腹中熱而煩心出黃色於便寫之所也當此之時。可按可藥可浴。弗治。脾傳之腎。病名曰疝瘕。少腹寃熱而痛出白。一名曰蠱。腎少陰脈自股内後廉貫脊屬腎絡膀胱故少腹寃熱而痛溲出白液也寃熱内結消鑠脂肉如蟲之食日内損削故一名曰蠱當此之時。可按可藥。弗治。腎傳之心。病筋脈相引而急。病名曰瘛。腎不足則水不生水不生則筋燥急故相引也陰氣内弱陽氣外燔筋脈受熱而自跳掣故名曰瘛當此之時。可灸可藥。弗治。滿十日。法當死。至心而氣極則如是矣若復傳行當如下說腎因傳之心。心即復反傳而行之肺。發寒熱。法當三歲死。因腎傳心心不受病即而復反傳與肺金肺已再傷故寒熱也三歲者肺至腎一歲腎至肝一歲肝至心一歲火又乘肺故云三歲死此病之次也。謂傳勝之次第然其卒發者。不必治於傳。不必依傳之次故不必以傳治之或其傳化有不以次不以次入者。憂恐悲喜怒，令不得以其次，故令人有大病矣。憂恐悲喜怒發無常分，觸遇則發，故令病氣亦不次而生。因而喜大虛則腎氣乘矣。喜則心氣移於肺，心氣不守，故腎氣乘矣。宣明五氣篇曰：精氣并於心則喜。怒則肝氣乘矣。怒則氣逆，故肝氣乘脾。悲則肺氣乘矣。悲則肺氣移於肝，肝氣受邪，故肺氣乘矣。宣明五氣篇曰：精氣并於肺則悲。恐則脾氣乘矣。恐則腎氣移於心，腎氣不守，故脾氣乘矣。宣明五氣篇曰：精氣并於腎則恐。憂則心氣乘矣。憂則肝氣移於脾，肝氣不守，故心氣乘矣。宣明五氣篇曰：精氣并於肝則憂。此其道也。此其不次之常道。故病有五，五五二十五變，及其傳化。五藏相并而各五之，五而乘之，則二十五變也。然其變化以勝相傳，傳而不次，變化多端。新校正云：按陰陽別論云：凡陽有五，五五二十五陽，義與此通。傳，乘之名也。言傳者何？相乘之異名爾。大骨枯槁，大肉陷下，胸中氣滿，喘息不便，其氣動形，期六月死，眞藏脉見，乃予之期日。皮膚乾著骨間，肉陷，謂大骨枯槁，大肉陷下也。諸附骨際及空窬處，亦同其類也。胸中氣滿喘息不便是肺无主也肺司治節氣息由之其氣動形爲死氣相接故聳肩擧肩背以遠求報氣矣夫如是皆形藏已敗神藏亦傷見是證者期後一百八十日內死矣候見眞藏之脉乃與死日之期爾眞藏脉診下經備矣此肺之藏也大骨枯槀大肉陷下胷中氣滿喘息不便內痛引肩項期一月死眞藏見乃予之期日。火精外出陽氣上燔金受火災故內痛肩項如是者期後三十日內死此心之藏也大骨枯槀大肉陷下胷中氣滿喘息不便內痛引肩項身熱脫肉破䐃眞藏見十月之內死陰氣微弱陽氣內燔故身熱也䐃者肉之標脾主肉故肉如脫盡䐃如破敗也見斯證者期後三百日內死䐃謂肘膝後肉如塊者此脾之藏也大骨枯槀大肉陷下肩髓內消動作益衰眞藏來見期一歲死見其眞藏乃予之期日。肩髓內消謂缺盆深也衰於動作謂交接漸微以餘藏尚全故期後三百六十五日內死此腎之藏也　新校正云按全元起本及甲乙經眞藏未見作來見來當作未字之誤也大骨枯槀大肉陷下胷中氣滿腹內痛心中不便肩項身熱破䐃脫肉目匡陷真藏見目不見人立死其見人者至其所不勝之時則死木生其火肝氣通心脈抵少腹上布脇肋循喉嚨之後上入頏顙故腹痛心中不便肩項身熱破䐃脫肉也肝主目故目匡陷及不見人立死也不勝之時謂於庚辛之月此肝之藏也急虛身中卒至五藏絕閉脈道不通氣不往來譬於墮溺不可爲期言五藏相移傳其不勝則可待真藏脈見乃與死日之期卒急虛邪中於身內則五藏絕閉脈道不通氣不往來譬於墮溺不可與爲死日之期也其脈絕不來若人一息五六至其形肉不脫真藏雖不見猶死也是則急虛卒至之脈 新校正云按人一息脈五六至何得爲死必息字誤息當作呼乃是

肝脈至中外急如循刀刃責責然如按琴瑟弦色青白不澤毛折乃死真心脈至堅而搏如循薏苡子累累然色赤黑不澤毛折乃死真肺脈至大而虛如以

毛羽中人膚。色白赤不澤。毛折乃死。真腎脉至搏而絶，如指彈石辟辟然。色黑黄不澤。毛折乃死。真脾脉至弱而乍數乍踈。色黄青不澤。毛折乃死。諸真藏脉見者，皆死不治也。新校正云按楊上善云无餘物和雜故名真也五藏之氣皆胃氣和之不得獨用如至剛不得獨用獨用則折和柔用之即固也五藏之氣和於胃氣即得長生若真獨見必死欲知五藏真見爲死和胃爲生者於寸口診即可知見者如弦是肝脉也微弦爲平和微弦謂二分胃氣一分弦氣俱動爲微弦三分並是弦而无胃氣爲見真藏餘四藏準此

黄帝曰：見真藏曰死，何也？岐伯曰：五藏者，皆禀氣於胃，胃者，五藏之本也。胃爲水穀之海故五藏禀焉藏氣者，不能自致於手太陰，必因於胃氣，乃至於手太陰也。平人之常禀氣於胃胃氣者平人之常氣故藏氣因胃乃能至於手太陰也　新校正云詳平人之常至下平人之常氣本平人氣象論文王氏引注此經按甲乙經云人常禀氣於胃脉以胃氣爲本與此小異然甲乙之義爲得

故五藏各以其

時。自爲而至於手太陰也。自爲其狀至於手太陰也故邪氣勝者精氣衰也。故病甚者。胃氣不能與之俱至於手太陰。故真藏之氣獨見。獨見者。病勝藏也。故曰死。是所謂脉無胃氣也平人氣象論曰人無胃氣曰逆逆者死

帝曰善。新校正云詳自黄帝問至此一段全元起本在第四卷太陰陽明表裏篇中王水移於此處必言此者欲明王氏之功於素問多矣黄帝曰。凡治病察其形氣色澤。脉之盛衰。病之新故。乃治之無後其時。欲必先時而取之形氣相得。謂之可治。氣盛形盛氣虚形虚是相得也色澤以浮。謂之易已。氣色浮潤血氣相營故易已脉從四時。謂之可治。脉春弦夏鉤秋浮冬營謂順四時從順也脉弱以滑。是有胃氣。命曰易治。取之以時。候可取之時而取之則萬舉萬全當以四時血氣所在而爲療爾新校正云詳取之以時甲乙經作治之趣之无後其時與王氏之義兩通形氣相失。謂之難治。形盛氣虚氣盛形虚皆相失也色夭不澤。謂之難

巳。夭謂不明而惡不澤謂枯燥也脉實以堅。謂之益甚。脉實以堅是邪氣盛故益甚也脉逆四時爲不可治。以氣逆故疾上四句是謂四難所以下文曰必察四難而明告之。此四粗之所易語工之所難爲所謂逆四時者。春得肺脉。夏得腎脉。秋得心脉。冬得脾脉。其至皆懸絶沉濇者。命曰逆四時。春得肺脉秋來見也夏得腎脉冬來見也秋得心脉夏來見也冬得脾脉春來見也懸絶謂如懸物之絶去也未有藏形。於春夏而脉沉濇。新校正云按平人氣象論云而脉瘦義與此同秋冬而脉浮大。名曰逆四時也。未有謂未有藏脉之形狀也病熱脉靜。泄而脉大。脱血而脉實。病在中脉實堅。病在外。脉不實堅者。皆難治。皆難治者以其與證不相應也新校正云按平人氣象論云病在中脉虚病在外脉濇堅與此相反此經誤彼論爲得自未有藏形春夏至此與平人氣象論相重注義備於彼黄帝曰。余聞虚實以決死生。願聞其情。岐伯曰。五實死。五虚死。

五實謂五藏之實五虛謂五藏之虛帝曰：願聞五實五虛。歧伯曰：脉盛，皮熱，腹脹，前後不通，悶瞀，此謂五實。實謂邪氣盛實。然脉盛，心也；皮熱，肺也；腹脹，脾也；前後不通，腎也；悶瞀，肝也。脉細，皮寒，氣少，泄利前後，飲食不入，此謂五虛。虛謂眞氣不足也。然脉細，心也；皮寒，肺也；氣少，肝也；泄利前後，腎也；飲食不入，脾也。帝曰：其時有生者何也？歧伯曰：漿粥入胃，泄注止，則虛者活；身汗得後利，則實者活。此其候也。全注：飲粥得入於胃，胃氣和調，其利漸止，胃氣得實，虛者得活。言實者得汗外通，後得便利，自然調平。

三部九候論篇第二十

新校正云：按全元起本在第一卷，篇名決死生。

黃帝問曰：余聞九鍼於夫子，衆多博大，不可勝數。余願聞要道，以屬子孫，傳之後世，著之骨髓，藏之肝肺，歃血而受，不敢妄泄，歃血，飲血也。令合天道，新校正云：按全元起本云令合天地。必有終始。上應天光星辰歷紀。下副四時五行。貴賤更互。冬陰夏陽。以人應之奈何。願聞其方。天光謂日月星也。歷紀謂日月行歷於天二十八宿三百六十五度之分紀也。言以人形血氣榮衛周流合時候之遷移應日月之行道。然斗極旋運黃赤道差冬時日依黃道近南故陰夏時日依黃道近北故陽盛也。夫四時五行之氣以王者爲貴相者爲賤也。岐伯對曰。妙乎哉問也。此天地之至數。道貫精微故云妙問。至數謂至極之數也。帝曰。願聞天地之至數。合於人形血氣通。決死生。爲之奈何。岐伯曰。天地之至數。始於一。終於九焉。九奇數也。故天地之數斯爲極矣。一者天。二者地。三者人。因而三之。三三者九。以應九野。爾雅曰。邑外爲郊。郊外爲甸。甸外爲牧。牧外爲林。林外爲坰。坰外爲野。言其遠也。新校正云。詳王引爾雅爲證。與今爾雅或不同。已具前六節藏象論注中。故人有三部。部有三候。以決死生。以處百病。以調虛實。而除邪疾。所謂三部者。言身之上中下部。非謂寸關尺也三部之内經隧由之故察候存亡悉因於是鍼之補寫邪疾可除也帝曰。何謂三部。岐伯曰。有下部。有中部。有上部。部各有三候。三候者。有天有地有人也。必指而導之。乃以爲眞。言必當諮受於師也徵四失論曰受師不卒妄作雜術謬言爲道更名自功妄用砭石後遺身咎此其誠也禮曰疑事無質質成也上部天。兩額之動脈。在額兩傍動應於手足少陽脉氣所行也上部地。兩頰之動脈。在鼻孔下兩傍近於巨髎之分動應於手足陽明脉氣之所行上部人。耳前之動脈。在耳前陷者中動應於手手少陽脉氣之所行也中部天。手太陰也。謂肺脉也在掌後寸口中是謂經渠動應於手中部地。手陽明也。謂大腸脉也在手大指次指岐骨間合谷之分動應於手也中部人。手少陰也。謂心脉也在掌後銳骨之端神門之分動應於手也靈樞經持鍼縱捨論問曰少陰无輸心不病乎對曰其外經病而藏不病故獨取其經於掌後銳骨之端正謂此也下部天。足厥陰也。謂肝脉也在毛際外羊矢下一寸半陷中五里之分卧而取之動應於手也女子取太衝在足大指本節後二寸陷中是下部地。足少陰也。謂腎脉也在足内踝後跟骨上陷中大谿

之分動應手 下部人。足太陰也。謂脾脉也在魚腹上趨筋間直五里下箕門之分寬鞏足單衣沈取乃得之而動應於手也候胃氣者當取足跗之上衝陽之分穴中脉動乃應手也　新校正云詳自上部天至此一段舊在當篇之末義不相接此正論三部九候宜處於斯今依皇甫謐甲乙經編次例自篇末移置此也 故下部之天以候肝。足厥陰脉行其中也 地以候腎。足少陰脉行其中也 人以候脾胃之氣。足太陰脉行其中也脾藏與胃以膜相連故以候脾兼候胃也 帝曰。中部之候奈何。岐伯曰。亦有天。亦有地。亦有人。天以候肺。手太陰脉當其處也 地以候胷中之氣。手陽明脉當其處也經云腸胃同候故以候胷中也 人以候心。手少陰脉當其處也 帝曰。上部以何候之。岐伯曰。亦有天。亦有地。亦有人。天以候頭角之氣。位在頭角之分故以候頭角之氣也 地以候口齒之氣。位近口齒故以候之 人以候耳目之氣。以位當耳前脉抵於目外眥故以候之 三部者。各有天。各有地。各有人。三而成天。新校正云詳三而成天至合爲九藏與六節藏象論文重注義具彼篇三而成地，三而成人，三而三之，合則爲九，九分爲九野，九野爲九藏。以是故應天地之至數。故神藏五，形藏四，合爲九藏。所謂神藏者，肝藏魂，心藏神，脾藏意，肺藏魄，腎藏志也。以其皆神氣居之，故云神藏五也。所謂形藏者，皆如器外張，虛而不屈，合藏於物，故云形藏也。所謂形藏四者，一頭角，二耳目，三口齒，四胷中也。新校正云：詳注說神藏宣明五氣篇文，又與生氣通天論注、六節藏象論注重。五藏已敗，其色必夭，夭必死矣。夭謂死色，異常之候也。色者神之旗，藏者神之舍，故神去則藏敗，藏敗則色見異常之候，死也。

帝曰：以候奈何？岐伯曰：必先度其形之肥瘦，以調其氣之虛實，實則寫之，虛則補之。度謂量也。實寫虛補，此所謂順天之道也。老子曰：天之道，損有餘，補不足也。必先去其血脉而後調之，無問其病，以平爲期。血脉滿堅，謂邪留止，故先刺去血而後乃調之。不當詢問病者盈虛，要以脉氣平調爲之期準爾。

帝曰：決死生奈何？度形肥瘦，調氣盈虛，不問病人，以平爲準，死生之證以決之也。岐伯曰：形盛脉細，少氣不足以息者。危。形氣相反故生氣至危玉機真藏論曰形氣相得謂之可治今脉氣不足形盛有餘證不相扶故當危也危者言其近死猶有生者也刺志論曰氣實形實氣虛形虛此其常也反此者病今脉細少氣是為氣弱體壯盛是為形盛形盛氣弱故生氣傾危　新校正云按全元起注本及甲乙經脉經危作死形瘦脉大。胷中多氣者。死。是則形氣不足脉氣有餘也故死形瘦脉大胷中氣多形藏巳傷故云死也凡如是類皆形氣不相得也形氣相得者。生。參伍不調者。病。參謂參校伍謂類伍參校類伍而有不調謂不率其常則病也三部九候皆相失者。死。失謂氣候不相類也相失之候診凡有七七診之狀如下文云上下左右之脉相應如參舂者。病甚。上下左右相失不可數者。死。三部九候上下左右凡十八診也如參舂者謂大數而鼓如參舂杵之上下也脉要精微論曰大則病進故病甚也不可數者謂一息十至巳上也脉法曰人一呼而脉再至一吸脉亦再至曰平三至曰離經四至曰脫精五至曰死六至曰命盡今相失而不可數者是過十至之外也至五尚死況至十者乎中部之候雖獨調。與衆藏相失者。死。中部之候相減者。死。中部左右凡六診也上部下部巳不相應中部獨調固非其久減於上下是亦氣衰故皆死也減謂偏少也臣億等詳舊無中部之候相減者死八字按全元起注本及甲乙經添之且注有解減之説而經闕其文此脱在王注之後也目内陷者死。言太陽也太陽之脉起於目内眥目内陷者太陽絶也故死所以言太陽者太陽主諸陽之氣故獨言之帝曰：何以知病之所在。岐伯曰：察九候獨小者病。獨大者病。獨疾者病。獨遲者病。獨熱者病。獨寒者病。獨陷下者病。相失之候診凡有七者此之謂也然脉見七診謂參伍不調隨其獨異以言其病爾以左手足上上去踝五寸按之。庶右手足當踝而彈之。手足皆取之然手踝之上手太陰脉足踝之上足太陰脉足太陰脉主肉應於下部手太陰脉主氣應於中部是以下文云脱肉身不去者死中部乍踈乍數者死臣億等按甲乙經及全元起注本並云以左手足上去踝五寸而按之右手當踝而彈之全元起注云内踝之上陰交之出通於膀胱係於腎腎為命門是以取之以明吉凶今文少一而字多一庶字及足字王注以手足皆取爲解殊為穿鑿當從全元起注舊本及甲乙經為正其應過五寸以上蠕蠕然者不病。氣和故也其應疾中手渾渾然者病。渾渾亂也中手徐徐然者病。徐徐緩也其應上不能至五寸彈之不應者。死。氣絕故不應也是以脫肉身不去者。死。穀氣外衰則肉如脫盡天真內竭故身不能行真穀並衰故死之至矣去猶行去也中部乍踈乍數者。死。乍踈乍數氣之衰亂也故死其脈代而鉤者。病在絡脈。鉤為夏脈又夏氣在絡故病在絡脈也絡脈受邪則經脈滯否故代止也九候之相應也。上下若一。不得相失。上下若一言遲速小大等也一候後則病。二候後則病甚。三候後則病危。所謂後者應不俱也。俱猶同也一也察其府藏以知死生之期。夫病入府則愈入藏則死故死生期準察以知之矣必先知經脈。然後知病脈。經脈四時五藏之脈真藏脈見者勝死。所謂真藏脈者真肝脈至中外急如循刀刃責責然如按琴瑟絃真心脈至堅而搏如循意苡子累累然真脾脈至弱而乍數乍踈真肺脈至大而虛如毛羽中人膚真腎脈至搏而絕如指彈石辟辟然凡此五者皆謂得真藏脈而無胃氣也平人氣象論曰胃者平人之常氣也人無胃氣曰逆逆者死此之謂也勝死者謂勝剋於已之時則死也平人氣象論曰肝見庚辛死心見壬癸死脾見甲乙死肺見丙丁死腎見戊巳死是謂勝死也足太陽氣絕者其足不可屈伸死必戴眼足太陽脉起於目内眥上額交巔上從巔入絡腦還出別下項循肩髆内俠脊抵腰中其支者復從肩髆別下貫臀過髀樞下合膕中貫腨循踵至足外側太陽氣絶死如是矣　新校正云按診要經終論載三陽三陰脉終之證此獨犯足太陽氣絶一證餘應闕文也又注貫臀甲乙經作貫胂王氏注厥論刺瘧論各作貫胂又注刺腰論作貫臀詳甲乙經注臀當作胂　帝曰冬陰夏陽奈何言死時也岐伯曰九候之脉皆沈細懸絶者爲陰主冬故以夜半死盛躁喘數者爲陽主夏故以日中死位无常居物極則反也乾坤之義陰極則龍戰于野陽極則亢龍有悔是以陰陽極脉死於夜半日中也是故寒熱病者以平旦死亦物極則變也平曉木王木氣爲風故木王之時寒熱病死生氣通天論曰因於露風乃生寒熱由此則寒熱之病風薄所爲也熱中及熱病者以日中死陽之極也病風者以日夕死卯酉衝也病水者以夜半死水王故也其脉乍踈乍數乍遲乍疾者日乘四季死辰戌丑未土寄王之脾氣内絶故日乘四季而死也形肉已脱九候雖調猶

死亦謂形氣不相得也證前脫肉身不去者九候雖平調亦死也七診雖見九候皆從者不死但九候順四時之令雖七診互見亦生矣從謂順從也所言不死者風氣之病及經月之病似七診之病而非也故言不死風病之脈診大而數月經之病脈小以微雖候與七診之狀略同而死生之證乃異故不死也若有七診之病其脈候亦敗者死矣言雖七診見九候從者不死若病同七診之狀而脈應敗亂縱九候皆順猶不得生也必發噦噫胃精內竭神不守心故死之時發斯噦噫宣明五氣篇曰心爲噫胃爲噦也必審問其所始病與今之所方病方正也言必當原其始而要終也而後各切循其脈視其經絡浮沈以上下逆從循之其脈疾者不病氣強盛故其脈遲者病氣不足故脈不往來者死精神去也皮膚著者死骨乾枯也帝曰其可治者奈何岐伯曰經病者治其經求有過者孫絡病者治其孫絡血有血留止刺而去之　新校正云按甲乙經云絡病者治其絡

血无二孫字血病身有痛者。治其經絡。靈樞經曰經脉爲裏支而横者爲絡絡之别者爲孫絡由是孫絡則經之别支而横也　新校正云按甲乙經无血病二字其病者在奇邪。奇邪之脉。則繆刺之。奇謂奇繆不偶之氣而與經脉繆處也由是故繆刺之繆刺者刺絡脉左取右右取左也留瘦不移。節而刺之。病氣淹留形容减瘦證不移易則消息節級養而刺之此又重明前經无問其病以平爲期者也上實下虚。切而從之。索其結絡脉。刺出其血。以見通之。結謂血結於絡中也血去則經隧通矣前經云先去血脉而後調之明其結絡乃先去也　新校正云詳經文以見通之甲乙經作以通其氣瞳子高者。太陽不足。戴眼者。太陽已絶。此決死生之要。不可不察也。此後明前太陽氣欲絶及已絶之候也手指及手外踝上五指留鍼。錯簡文也

重廣補注黄帝内經素問卷第六

玉機真藏論 𤃫古代切 瘉音愈 䐜渠殞切 瞀莫候切 三部九候論

欶所甲切飲血也 坰古營切 蠕而勺切

重廣補註黃帝內經素問卷第七

啓玄子次注林億孫奇高保衡等奉　敕校正孫兆重改誤

經脉別論　藏氣法時論

宣明五氣篇　血氣形志篇

經脉別論篇第二十一

新校正云按全元起本在第四卷中

黃帝問曰。人之居處動靜勇怯，脉亦為之變乎。歧伯對曰。凡人之驚恐恚勞動靜，皆為變也。變謂變易常候 是以夜行則喘出於腎。腎王於夜，氣合幽冥，故夜行則喘息內從腎出也 淫氣病肺。夜行腎勞，因而喘息，氣淫不次，則病肺也 有所墮恐，喘出於肝。恐生於肝，墮損筋血，因而奔喘，故出於肝也 淫氣害脾。肝木妄淫，害脾土也 有所驚恐，喘出於肺。驚則心無所倚，神無所歸，氣亂胸中，故喘出於肺也 淫氣傷心。驚則神越氣淫反傷心矣度水跌仆。喘出於腎與骨。濕氣通腎骨腎主之故度水跌仆喘出腎骨矣跌謂足跌仆謂身倒也當是之時。勇者氣行則已。怯者則着而爲病也。氣有強弱神有壯懦故殊狀也故曰診病之道。觀人勇怯骨肉皮膚。能知其情。以爲診法也。通達性懷得其情狀乃爲深識診契物宜也故飲食飽甚。汗出於胃。飽甚胃滿故汗出於胃也驚而奪精。汗出於心。驚奪心精神氣浮越陽内薄之故汗出於心也持重遠行。汗出於腎。骨勞氣越腎復過疲故持重遠行汗出於腎也疾走恐懼。汗出於肝。暴役於筋肝氣罷極故疾走恐懼汗出於肝也摇體勞苦。汗出於脾。摇體勞苦謂動作施力非疾走遠行也然動作用力則穀精四布脾化水穀故汗出於脾也故春秋冬夏。四時陰陽。生病起於過用。此爲常也。不適其性而強云爲過即病生此其常理五臟受氣蓋有常分用而過耗是以病生故下文曰食氣入胃。散精於肝。淫氣於筋。肝養筋故胃散穀精之氣入於肝則浸淫滋養於筋絡矣**食氣入胃。濁氣歸心。淫精於脉。**濁氣穀氣也心居胃上故穀氣歸心淫溢精微入於脉也何者心主脉故**脉氣流經。經氣歸於肺。肺朝百脉。輸精於皮毛。**言脉氣流運乃爲大經經氣歸宗上朝於肺肺爲華蓋位復居高治節由之故受百脉之朝會也平人氣象論曰藏眞高於肺以行榮衛陰陽由此故肺朝百脉然乃布化精氣輸於皮毛矣**毛脉合精。行氣於府。**府謂氣之所聚處也是謂氣海在兩乳間名曰膻中也**府精神明。留於四藏。氣歸於權衡。**膻中之布氣者分爲三隧其下者走於氣街上者走於息道宗氣留於海積於胷中命曰氣海也如是分化乃四藏安定三焦平均中外上下各得其所也**權衡以平。氣口成寸。以決死生。**三世脉法皆以三寸爲寸關尺之分故中外高下氣緒均平則氣口之脉而成寸也夫氣口者脉之大要會也百脉盡朝故以其分決死生也**飲入於胃。遊溢精氣。上輸於脾。**水飲流下至於中焦水化精微上爲雲霧雲霧散變乃注於脾靈樞經曰上焦如霧中焦如漚此之謂也**脾氣散精。上歸於肺。通調水道。下輸膀胱。**水土合化上滋肺金金氣通腎故調水道轉注下焦膀胱禀化乃爲溲矣靈樞經曰下焦如瀆此之謂也水精四布。五經並行。合於四時五臟陰陽。揆度以爲常也。從是水精布經氣行筋骨成血氣順配合四時寒暑證符五藏陰陽揆度盈虛用爲常道度量也以用也　新校正云按一本云陰陽動靜

太陽藏獨至。厥喘虛氣逆。是陰不足陽有餘也。陰謂腎陽謂膀胱也故下文曰表裏當俱寫取之下俞。陽獨至謂陽氣盛至也陽獨至爲陽有餘陰不足則陽邪入故表裏俱寫取足六俞也下俞足俞也　新校正云詳六當爲穴字之誤也按府有六俞藏止五俞今藏府俱寫不當言六俞六俞則不能兼藏言穴俞則藏府兼舉

陽明藏獨至。是陽氣重并也。當寫陽補陰。取之下俞。陽氣重并故寫陽補陰

少陽藏獨至。是厥氣也。蹻前卒大。取之下俞。蹻謂陽蹻脉在足外踝下足少陽脉行抵絕骨之端下出外踝之前循足跗然蹻前卒大則少陽之氣盛也故取足俞少陽也

少陽獨至者。一陽之過也。一陽少陽也過謂太過也以其太過故蹻前卒大焉

太陰藏搏者。用心省眞。見太陰之脉伏鼓則當用心省察之若是眞藏之脉不當治也五脉氣少。胃氣不

平。三陰也。三陰太陰脾之脉也五藏脉少胃氣不調是亦太陰之過也宜治其下俞。補陽寫陰。以陰氣太過故一陽獨嘯。少陽厥也。嘯謂耳中鳴如嘯聲也膽及三焦脉皆入耳故氣逆上則耳中鳴新校正云詳此上明三陽此言三陰今此再言少陽而不及少陰者疑此一陽乃二陰之誤也又按全元起本此爲少陰厥顯知此即二陰也陽并於上。四脉爭張。氣歸於腎。心脾肝肺四脉爭張陽并於上者是腎氣不足故氣歸於腎也宜治其經絡。寫陽補陰。陰氣足則陽氣不復并於上矣一陰至。厥陰之治也。眞虛痟心。厥氣留薄。發爲白汗。調食和藥。治在下俞。一或作二誤也厥陰一陰也上言二陰至則當少陰治下言厥陰治則當一陰至也然三墳之經俗久淪墜人少披習字多傳寫誤帝曰。太陽藏何象。岐伯曰。象三陽而浮也。帝曰。少陽藏何象。岐伯曰。象一陽也。一陽藏者。滑而不實也。帝曰。陽明藏何象。岐伯曰。象大浮也。新校正云按太素及全元起本云象心之太浮也太陰藏搏。

言伏鼓也。二陰搏至，腎沉不浮也。明前獨至之脉狀也。新校正云：詳前脫二陰，此無一陰，闕文可知。

藏氣法時論篇第二十二

新校正云：按全元起本在第一卷，又於第六卷脉要篇末重出。

黄帝問曰：合人形以法四時五行而治，何如而從？何如而逆？得失之意，願聞其事。岐伯對曰：五行者，金木水火土也，更貴更賤，以知死生，以決成敗，而定五藏之氣，間甚之時，死生之期也。帝曰：願卒聞之。岐伯曰：肝主春，以應木也。足厥陰少陽主治，厥陰肝脉，少陽膽脉，肝與膽合，故治同。其日甲乙，甲乙為木，東方干也。肝苦急，急食甘以緩之。甘性和緩。新校正云：按全元起云：肝苦急，是其氣有餘。心主夏，以應火也。手少陰太陽主治，少陰心脉，太陽小腸脉，心與小腸合，故治同。其日丙丁，丙丁為火，南方干也。心苦緩，急食酸以收之。酸性收斂。新校正云：按全元起云：心苦緩，是心氣虛。脾主長夏。長夏謂六月也夏爲土母土長于中以長而治故云長夏 新校正云按全元起云脾王四季六月是火王之處蓋以脾主中央六月是十二月之中一年之半故脾主六月也 足太陰陽明主治。太陰脾脈陽明胃脈脾與胃合故治同 其日戊己。戊己爲土中央干也 脾苦濕急食苦以燥之。苦性乾燥 肺主秋以應金也 手太陰陽明主治。太陰肺脈陽明大腸脈肺與大腸合故治同 其日庚辛。庚辛爲金西方干也 肺苦氣上逆。急食苦以泄之。苦性宣泄故肺用之 新校正云按全元起云肺氣上逆是其氣有餘 腎主冬以應水也 足少陰太陽主治。少陰腎脈太陽膀胱脈腎與膀胱合故治同 其日壬癸。壬癸爲水北方干也 腎苦燥。急食辛以潤之。開腠理。致津液。通氣也。辛性津潤也然腠理開津液達則肺氣下流腎與肺通故云通氣也 病在肝。愈於夏。子制其鬼也餘愈同 夏不愈。甚於秋。子休鬼復王也餘甚同 秋不死。持於冬。鬼休而母養故氣執持於父母之鄉也餘持同 起於春。自得其位故復起餘起同 禁當風。以風氣通於肝故禁而勿犯 肝病者。愈在丙丁。丙丁應夏 丙丁不愈。加於庚辛。庚辛應秋庚辛不死。持於壬癸。壬癸應冬起於甲乙。應春木也肝病者。平旦慧。下晡甚。夜半靜。木王之時故爽慧也金王之時故加甚也水王之時故靜退也餘慧甚同其靜小異肝欲散。急食辛以散之。以藏氣常散故以辛發散也陰陽應象大論曰辛甘發散爲陽也平人氣象論曰藏眞散於肝言其常發散也用辛補之。酸寫之。辛味散故補酸味收故寫新校正云按全元起本云用酸補之辛寫之自爲一義病在心。愈在長夏。長夏不愈。甚於冬。冬不死。持於春。起於夏。如肝例也禁溫食熱衣。熱則心躁故禁止之心病者。愈在戊己。戊己應長夏也戊己不愈。加於壬癸。壬癸應冬壬癸不死。持於甲乙。甲乙應春起於丙丁。應夏火也心病者。日中慧。夜半甚。平旦靜。亦休王之義也心欲耎。急食鹹以耎之。以藏氣好耎故以鹹柔耎也平人氣象論曰藏眞通於心言其常欲柔耎也用鹹補之。甘寫之。鹹補取其柔耎甘寫取其舒緩病在脾。愈在秋。秋不愈，甚於春。春不死，持於夏。起於長夏。禁溫食飽食、濕地濡衣。溫濕及飽並傷脾氣，故禁止之。脾病者，愈在庚辛。應秋氣也。庚辛不愈，加於甲乙。應春氣也。甲乙不死，持於丙丁。應夏氣也。起於戊己。應長夏也。脾病者，日昳慧，日出甚。新校正云：按《甲乙經》日出作平旦。雖日出與平旦時等，按前文言木王之時皆云平旦而不云日出，蓋日出於冬夏之期有早晚，不若平旦之爲得也。下晡靜。土王則爽慧，木尅則增甚，金扶則靜退，亦休王之義也。一本或云日中持者，謬也。爰五藏之病，皆以勝相加，至其所生而愈，至其所不勝而甚，至於所生而持，自得其位而起。由是故皆有間甚之時，死生之期也。

脾欲緩，急食甘以緩之。甘性和緩，順其緩也。用苦寫之，甘補之。苦寫取其堅燥，甘補取其安緩。

病在肺，愈在冬。冬不愈，甚於夏。夏不死，持於長夏。起於秋。例如肝也。禁寒飲食寒衣。肺惡寒氣，故衣食禁之。《靈樞經》曰：形寒寒飲則傷肺。飲尚傷肺，其食甚焉。肺不獨惡寒，亦畏熱也。肺病者，愈在壬癸。應冬水也。壬癸不愈，加於丙丁。（應夏火也）丙丁不死，持於戊己。（長夏土也）起於庚辛。（應秋金也）肺病者，下晡慧，日中甚，夜半靜。（金王則慧，水王則靜，火王則甚）肺欲收，急食酸以收之。（以酸性收斂故也）用酸補之，辛寫之。（酸收斂故補，辛發散故寫）病在腎，愈在春，春不愈，甚於長夏，長夏不死，持於秋，起於冬。（例如肝也）禁犯焠㶼熱食溫炙衣。（腎性惡燥，故此禁之。新校正云：按別本焠作焠）腎病者，愈在甲乙，（應春木也）甲乙不愈，甚於戊己，（長夏土也）戊己不死，持於庚辛，（應秋金也）起於壬癸。（應冬水也）腎病者，夜半慧，四季甚，下晡靜。（水王則慧，土王則甚，金王則靜）腎欲堅，急食苦以堅之。（以苦性堅燥也）用苦補之，鹹寫之。（苦補取其堅也，鹹寫取其耎也。耎濕土制也，故用寫之）夫邪氣之客於身也，以勝相加，（邪者不正之目，風寒暑濕飢飽勞逸皆是邪也，非唯鬼毒疫癘也）至其所生而愈，（謂至己所生也）至其所不勝而甚。謂至剋已之氣也至於所生而持。謂至生已之氣也自得其位而起。居所王處謂自得其位也必先定五藏之脉乃可言間甚之時。死生之期也。五藏之脉者謂肝弦心鉤肺浮腎營脾代知是則可言死生間甚矣三部九候論曰必先知經脉然後知病脉此之謂也肝病者兩脇下痛引少腹令人善怒。肝厥陰脉自足而上環陰器抵少腹又上貫肝鬲布脇肋故兩脇下痛引少腹也其氣實則善怒靈樞經曰肝氣實則怒虛則目䀮䀮無所見耳無所聞。善恐如人將捕之。肝厥陰脉自脇肋循喉嚨入頏顙連目系膽少陽脉其支者從耳後入耳中出走耳前至目鋭眥後故病如是也恐謂恐懼魂不安也取其經厥陰與少陽。經謂經脉也非其絡病故取其經也取厥陰以治肝氣取少陽以調氣逆也故下文曰氣逆則頭痛耳聾不聰頰腫。肝厥陰脉自目系上出額與督脉會於巔故頭痛膽少陽脉支別者從耳中出走耳前又支別者加頰車又厥陰之脉支別者從目系下頰裏故耳聾不聰頰腫也是以上文兼取少陽也取血者。脉中血滿獨異於常乃氣逆之診隨其左右有則刺之心病者胷中痛脇支滿脇下痛。膺背肩甲間痛。兩臂內痛。心少陰脉支別者循胸出脇入手心主厥陰之脉起於胸中其支別者亦循胸出脇下腋三寸上抵腋下下循臑內行太陰少陰之間入肘中下循臂行兩筋之間又心少陰之脉直行者復從心系却上肺上出腋下下循臑內後廉行太陰心主之後下肘內循臂內後廉抵掌後銳骨之端又小腸太陽之脉自臂臑上繞肩甲交肩上故病如是

虛則胸腹大脇下與腰相引而痛。手心主厥陰之脉從胸中出屬心包下鬲歷絡三焦其支別者循胸出脇心少陰之脉自心系下鬲絡小腸故病如是也

取其經。少陰太陽舌下血者。少陰之脉從心系上俠咽喉故取舌本下及經脉血也

其變病。刺郄中血者。其或嘔變則刺少陰之郄血滿者也手少陰之郄在掌後脉中去腕半寸當小指之後

脾病者。身重善肌肉痿。足不收行。善瘈腳下痛。脾象土而主肉故身重肉痿也痿謂萎無力也脾太陰之脉起於足大指之端循指內側上內踝前廉上腨內腎少陰之脉起於足小指之下斜趣足心上腨內出膕內廉故病則足不收行善瘈腳下痛也故下取少陰　新校正云按甲乙經作善飢肌肉痿千金方云善飢足痿不收氣交變大論云肌肉萎足痿不收行善瘈

虛則腹滿腸鳴。飧泄食不化。脾太陰脉從股內前廉入腹屬脾絡胃故病如是靈樞經曰中

氣不足則腹爲之善滿腸爲之善鳴

取其經太陰陽明少陰血者。

少陰腎脉也以前病行善瘈脚下痛故取之而出血血滿者出之

肺病者。喘欬逆氣。肩背痛。

新校正云按千金方作肩息背痛

汗出尻陰股膝

新校正云按甲乙經脉經作膝攣

髀腨胻足皆痛。

肺藏氣而主喘息在變動爲欬故病則喘欬逆氣也背爲胷中之府肩接近之故肩背痛也肺養皮毛邪盛則心液外泄故汗出也腎少陰之脉從足下上循腨內出膕內廉上股內後廉貫脊屬腎絡膀胱今肺病則腎脉受邪故尻陰股膝髀腨胻足皆痛故下取少陰也

虛則少氣不能報息。耳聾嗌乾。

氣虛少故不足以報入息也肺太陰之絡會於耳中故聾也腎少陰之脉從腎上貫肝鬲入肺中循喉嚨俠舌本今肺虛則腎氣不足以上潤於嗌故嗌乾也是以下文兼取少陰也

取其經。太陰足太陽之外厥陰內血者。

足太陽之外厥陰內者正謂腨內側內踝後之直上則少陰脉也視左右足脉少陰部分有血滿異於常者即而取之

腎病者。腹大脛腫。

新校正云按甲乙經云脛腫痛

喘欬身重。寢汗出。憎風。

腎少陰脉起於足而上循腨復從橫骨中俠齊循腹裏上行而入肺故腹大脛腫而喘欬也腎病則骨不能用故身重也腎邪攻肺心氣內微心液爲汗故寢汗出

也。脛既腫矣，汗復津泄，陰凝玄府，陽爍上焦，內熱外寒，故憎風也。憎風，謂深惡之也。

虛則胷中痛，大腹小腹痛，清厥意不樂。腎少陰脈，從肺出絡心，注胷中。然腎氣既虛，心無所制，心氣熏肺，故痛聚胷中也。足太陽脈，從項下行而至足。腎虛則太陽之氣不能盛行於足，故足冷而氣逆也。清謂氣清冷，厥謂氣逆也。以清冷氣逆，故大腹小腹痛。志不足則神躁擾，故不樂也。新校正云：按甲乙經大腹小腹作大腸小腸。

取其經少陰太陽血者。凡刺之道，虛則補之，實則寫之，不盛不虛，以經取之，是謂得道。經絡有血，刺而去之，是謂守法。猶當揣形定氣，先去血脈而後乃平有餘不足焉。三部九候論曰：必先度其形之肥瘦，以調其氣之虛實，實則寫之，虛則補之，必先去其血脈而後調之。此之謂也。

肝色青，宜食甘，粳米牛肉棗葵皆甘。肝性喜急，故食甘物而取其寬緩也。新校正云：詳肝色青至篇末，全元起本在第六卷，王氏移於此。

心色赤，宜食酸，小豆新校正云：按甲乙經、太素小豆作麻。犬肉李韭皆酸。心性喜緩，故食酸物而取其收斂也。

肺色白，宜食苦，麥羊肉杏薤皆苦。肺喜氣逆，故食苦物而取其宣泄也。

脾色黃，宜食鹹，大豆豕肉栗藿皆鹹。究斯宜食，乃調利關機之義也。腎為胃關，脾與胃合，故假鹹柔耎以利其關，關利而胃氣乃行，胃行而脾氣方化故應脾宜味與衆不同也　新校正云按上文曰肝苦急急食甘以緩之心苦緩急食酸以收之脾苦濕急食苦以燥之肺苦氣上逆急食苦以泄之腎苦燥急食辛以潤之此肝心肺腎食宜皆與前文合獨脾食鹹宜不用苦故王氏特注其義腎色黑宜食辛。黄黍雞肉桃葱皆辛。腎性喜燥故食辛物而取其津潤也辛散酸收甘緩苦堅鹹耎。皆自然之氣也然辛味苦味匪唯堅散而已辛亦能潤能散苦亦能燥能泄故上文曰脾苦濕急食苦以燥之肺苦氣上逆急食苦以泄之則其謂苦之燥泄也又曰腎苦燥急食辛以潤之則其謂辛之濡潤也毒藥攻邪。藥謂金玉土石草木菜果蟲魚鳥獸之類皆可以祛邪養正者也然辟邪安正惟毒乃能以其能然故通謂之毒藥也　新校正云按本草云下藥爲佐使主治病以應地多毒不可久服欲除寒熱邪氣破積聚愈疾者本下經故云毒藥攻邪五穀爲養。謂粳米小豆麥大豆黄黍也五果爲助。謂桃李杏栗棗也五畜爲益。謂牛羊豕犬雞也五菜爲充。謂葵藿薤葱韭也新校正云按五常政大論曰大毒治病十去其六常毒治病十去其七小毒治病十去其八無毒治病十去其九穀肉果菜食養盡之无使過之傷其正也氣味合而服之以補精益氣。氣爲陽化味曰陰施氣味合和則補益精氣矣陰陽應象大論曰陽爲氣陰爲味味歸形形歸氣氣歸精精歸化精食氣形食味又曰形不足者温之以氣精不足者補之以味由是則補精益氣其義可知　新校正云按孫思邈云精以食氣氣養精以榮色形以食味味養形以生力精順五氣以爲靈也若食氣相惡則傷精也形受味以成也若食味不調則損形也是以聖人先用食禁以存性後制藥以防命氣味温補以存精形此之謂氣味合而服之以補精益氣也

此五者有辛酸甘苦鹹各有所利。或散或收。或緩或急。或堅或耎。四時五藏病隨五味所宜也。用五味而調五藏配肝以甘心以酸脾以鹹肺以苦腎以辛者各隨其宜欲緩欲收欲耎欲泄欲散欲堅而爲用非以相生相養而爲義也

宣明五氣篇第二十三

新校正云按全元起本在第一卷

五味所入。酸入肝。肝合木而味酸也　辛入肺。肺合金而味辛也　苦入心。心合火而味苦也　鹹入腎。腎合水而味鹹也　甘入脾。脾合土而味甘也　新校正云按太素又云淡入胃　是謂五入。新校正云按至眞要大論云夫五味入胃各歸所喜故酸先入肝苦先入心甘先入脾辛先入肺鹹先入腎

五氣所病。心爲噫。象火炎上煙隨焰出心不受穢故噫出之　肺爲欬。象金堅勁扣之有聲邪擊於肺故爲欬也　肝爲語。象木

枝條而形支別語宣委曲故出於肝**脾爲吞**。象土包容物歸於內翕如皆受故爲吞也**腎爲欠爲嚏**。象水下流上生雲霧氣鬱於胃故欠生焉太陽之氣和利而滿於心出於鼻則生嚏也**胃爲氣逆爲噦爲恐**。以爲水穀之海腎與爲關關閉不利則氣逆而上行也以包容水穀性喜受寒寒穀相薄故爲噦也寒盛則噦起熱盛則恐生何者胃熱則腎氣微弱故爲恐也下文曰精氣并於腎則恐也**大腸小腸爲泄下焦溢爲水**。大腸爲傳道之府小腸爲受盛之府受盛之氣既虛傳道之司不禁故爲泄利也下焦爲分注之所氣窒不寫則溢而爲水**膀胱不利爲癃不約爲遺溺**。膀胱爲津液之府水注由之然足三焦脉實約下焦而不通則不得小便足三焦脉虛不約下焦則遺溺也靈樞經曰足三焦者太陽之別也並太陽之正入絡膀胱約下焦實則閉癃虛則遺溺**膽爲怒**。中正決斷無私無偏其性剛決故爲怒也六節藏象論曰凡十一藏取決於膽也**是謂五病**。

五精所并精氣并於心則喜。精氣謂火之精氣也肺虛而心精并之則爲喜靈樞經曰喜樂无極則傷魄魄爲肺神明心火并於肺金也**并於肺則悲**。肝虛而肺氣并之則爲悲靈樞經曰悲哀動中則傷魂魂爲肝神明肺金并於肝木也**并於肝則憂**。脾虛而肝氣并之則爲憂靈樞經曰愁憂不解則傷意意爲脾神明肝木并於脾土也并於脾則畏。一經云饑也腎虛而脾氣并之則爲畏畏謂畏懼也靈樞經曰恐懼而不解則傷精精爲腎神明脾土并於腎水也并於腎則恐。心虛而腎氣并之則爲恐靈樞經曰怵惕思慮則傷神神爲心主明腎水并於心火也怵惕驚懼也此皆正氣不足而勝氣并之乃爲是矣故下文曰是謂五并。虛而相并者也。

五藏所惡。心惡熱。熱則脈潰濁肺惡寒。寒則氣留滯肝惡風。風則筋燥急脾惡濕。濕則肉痿腫腎惡燥。燥則精竭涸　新校正云按楊上善云若余則云肺惡燥今此肺惡寒腎惡燥者燥在於秋寒之始也寒在於冬燥之終也肺在於秋以肺惡寒之甚故言其終腎在於冬腎惡不甚故言其始也是謂五惡。

五藏化液。心爲汗。泄於皮腠也肺爲涕。潤於鼻竅也肝爲淚。注於目也脾爲涎。溢於脣口也腎爲唾。生於牙齒也是謂五液。

五味所禁。辛走氣。氣病無多食辛。病謂力少不自勝也鹹走血。血病無多食鹹。苦走骨。骨病無多食苦。新校正云按皇甫士安云鹹先走腎此云走血者腎合三焦血脉雖屬肝心而爲中焦之道故鹹入而走血也苦走心此云走骨者水火相濟骨氣通於心也**甘走肉。肉病無多食甘。酸走筋。筋病無多食酸。**是皆爲行其氣速故不欲多食多食則病甚故病者無多食也**是謂五禁。無令多食。**新校正云按太素五禁云肝病禁辛心病禁鹹脾病禁酸肺病禁苦腎病禁甘名此爲五裁楊上善云口嗜而欲食之不可多也必自裁之命曰五裁

五病所發。陰病發於骨。陽病發於血。陰病發於肉。骨肉陰靜故陽氣從之血脉陽動故陰氣乘之**陽病發於冬。陰病發於夏。**夏陽氣盛故陰病發於夏冬陰氣盛故陽病發於冬各隨其少也**是謂五發。**

五邪所亂。邪入於陽則狂。邪入於陰則痺。邪居於陽脉之中則四支熱盛故爲狂邪入於陰脉之內則六經凝泣而不通故爲痺**搏陽則爲巔疾。**邪內搏於陽則脉流薄疾故爲上巔之疾**搏陰則爲瘖。**邪內搏於陰則脉不流故令瘖不能言　新校正云按難經云重陽者狂重陰者癲巢元方云邪入於陰則爲癲脉經云陰附陽則狂陽附

陰則癲孫思邈云邪入於陽則爲狂邪入於陰則爲血痺邪入於陽傳則爲癲痙邪入於陰傳則爲痛瘖全元起云邪已入陰復傳於陽邪氣盛腑藏受邪使其氣不朝榮氣不復周身邪與正氣相擊發動爲癲疾邪已入陽陽今復傳於陰藏府受邪故不能言是勝正也諸家之論不同今具載之 陽入之陰則靜。陰出之陽則怒。隨所之而爲疾也之往也 新校正云按全元起云陽入陰則爲靜出則爲恐千金方云陽入於陰病靜陰出於陽病怒 是謂五亂。

五邪所見春得秋脉。夏得冬脉。長夏得春脉。秋得夏脉。冬得長夏脉。名曰陰出之陽。病善怒不治。是謂五邪皆同命死不治。新校正云按陰出之陽病善怒已見前條此再言之文義不倫必古文錯簡也

五藏所藏心藏神。精氣之化成也靈樞經曰兩精相薄謂之神 肺藏魄。精氣之匡佐也靈樞經曰並精而出入者謂之魄 肝藏魂。神氣之輔弼也靈樞經曰隨神而往來者謂之魂 脾藏意。記而不忘者也靈樞經曰心有所憶謂之意 腎藏志。專意而不移者也靈樞經曰意之所存謂之志腎受五臟云腑之精元氣之本生成之根爲胃之關是以志能則命

通 新校正云按楊上善云腎有二枚左爲腎右爲命門藏精也 是謂五藏所藏。

五藏所主。心主脉。壅遏榮氣應息而動也 肺主皮。包裹筋肉閒拒諸邪也 肝主筋。束絡機關隨神而運也 脾主肉。覆藏筋骨通行衛氣也 腎主骨。張筋化髓幹以立身也 是謂五主。

五勞所傷。久視傷血。勞於心也 久臥傷氣。勞於肺也 久坐傷肉。勞於脾也 久立傷骨。勞於腎也 久行傷筋。勞於肝也 是謂五勞所傷。

五脉應象。肝脉弦。耎虛而滑端直以長也 心脉鈎。如鈎之偃來盛去衰也 脾脉代。耎而弱也 肺脉毛。輕浮而虛如毛羽也 腎脉石。沈堅而搏如石之投也 是謂五藏之脉。

血氣形志篇第二十四

新校正云按全元起本此篇併在前篇王氏分出爲別篇

夫人之常數。太陽常多血少氣。少陽常少血多氣。陽明常多氣多血少陰常少血多氣厥陰常多血少氣太陰常多氣少血此天之常數血氣多少此天之常數故用鍼之道常寫其多也　新校正云按甲乙經十二經水篇云陽明多血多氣刺深六分留十呼太陽多血多氣刺深五分留七呼少陽少血多氣刺深四分留五呼太陰多血少氣刺深三分留四呼少陰少血多氣刺深二分留三呼厥陰多血少氣刺深一分留二呼太陽太陰血氣多少與素問不同又陰陽二十五人形性血氣不同篇與素問同蓋皇甫疑而兩存之也

足太陽與少陰爲表裏少陽與厥陰爲表裏陽明與太陰爲表裏是爲足陰陽也手太陽與少陰爲表裏少陽與心主爲表裏陽明與太陰爲表裏是爲手之陰陽也今知手足陰陽所苦凡治病必先去其血乃去其所苦伺之所欲然後寫有餘補不足先去其血謂見血脉盛滿獨異於常者乃去之不謂常刺則先去其血也

欲知背俞先度其兩乳間中

折之。更以他草度去半已。即以兩隅相拄也。乃舉以度其背。令其一隅居上。齊脊大椎。兩隅在下。當其下隅者。肺之俞也。度謂度量也。言以草量其乳閒。四分去一。使斜與橫等。折爲三隅。以上隅齊脊大椎。則兩隅下當肺俞也。復下一度。心之俞也。謂以上隅齊脊三椎也。復下一度。左角肝之俞也。右角脾之俞也。復下一度。腎之俞也。是謂五藏之俞。灸刺之度也。靈樞經及中誥咸云。肺俞在三椎之傍。心俞在五椎之傍。肝俞在九椎之傍。脾俞在十一椎之傍。腎俞在十四椎之傍。尋此經草量之法。則合度之人。其初度兩隅之下。約當肺俞。再度兩隅之下。約當心俞。三度兩隅之下。約當七椎。七椎之傍。乃鬲俞之位。此經云左角肝之俞。右角脾之俞。殊與中誥等經不同。又四度則兩隅之下。約當九椎。九椎之傍。乃肝俞也。經云腎俞。未究其源。

形樂志苦。病生於脉。治之以灸刺。形謂身形。志謂心志。細而言之。則七神殊守。通而論之。則約形志以爲中外爾。然形樂謂不甚勞役。志苦謂結慮深思。不甚勞役則筋骨平調。結慮深思則榮衛乖否。氣血不順。故病生於脉焉。夫盛寫虚補。是灸刺之道。猶當去其血絡而後調之故上文曰凡治病必先去其血乃去其所苦伺之所欲然後寫有餘補不足則其義也形樂志樂。病生於肉。治之以鍼石。志樂謂悅懌忘憂也然筋骨不勞心神悅懌則肉理相比氣道滿填衛氣怫結故病生於肉也夫衛氣留滿以鍼寫之結聚膿血石而破之石謂石鍼則砭石也今亦以鈹鍼代之形苦志樂。病生於筋。治之以熨引。形苦謂修業就役也然脩業以爲就役而作一過其用則致勞傷勞用以傷故病生於筋熨謂藥熨引謂導引形苦志苦。病生於咽嗌。治之以百藥。修業就役結慮深思憂則肝氣并於脾肝與膽合嗌爲之使故病生於嗌也宣明五氣篇曰精氣并於肝則憂奇病論曰肝者中之將也取決於膽咽爲之使也　新校正云按甲乙經咽嗌作困竭百藥作甘藥形數驚恐。經絡不通。病生於不仁。治之以按摩醪藥。驚則脈氣併恐則神不收脈併神游故經絡不通而爲不仁之病矣夫按摩者所以開通閉塞導引陰陽醪藥者所以養正祛邪調中理氣故方之爲用宜以此焉醪藥謂酒藥也不仁謂不應其用則𤸷痺矣是謂五形志也。刺陽明出血氣。刺太陽出血惡氣。刺少陽出氣惡血。刺太陰出氣惡血。刺少陰出氣惡血刺厥陰出血惡氣也明前三陽三陰血氣多少之刺約也新校正云按太素云刺陽明出血氣刺太陰出血氣楊上善注云陽明太陰雖爲表裏其血氣俱盛故並寫血氣如是則太陰與陽明等俱爲多血多氣前文太陰一云多血少氣二云多氣少血莫可的知詳太素血氣並寫之旨則二説俱未爲得自與陽明同爾又此刺陽明一節宜續前寫有餘補不足下不當隔在草度法五形志後

重廣補注黄帝内經素問卷第七

玉機眞藏論　漑古代切　寙音愈　䐃渠殞切　瞀莫候切　三部九候論　歃所甲切飲血也　垌古螢切　蠕而勻切

經脈別論　跌仆音赴　罷極上音疲　如漚下音甌　藏氣法時論

慧音惠　焠七内切　㶼烏開切　䀮䀮音荒　臑内人朱切　宣明五氣論

翕音吸　嚔音帝　窒陟栗切　凝泣音澁　瘖讀作音　血氣形志論　相柱

知庚切鉟音鈹

重廣補注黃帝内經素問卷第八

啓玄子次注林億孫奇高保衡等奉敕校正孫兆重改誤

寶命全形論篇第二十五 新校正云按全元起本在第六卷名刺禁

黃帝問曰。天覆地載。萬物悉備。莫貴於人。人以天地之氣生。四時之法成。天以德流地以氣化德氣相合而乃生焉易曰天地絪緼萬物化醇此之謂也則假以溫涼寒暑生長收藏四時運行而方成立 君王衆庶。盡欲全形。貴賤雖殊然其寶命一矣故好生惡死者貴賤之常情也 形之疾病。莫知其情。留淫日深。著於骨髓。心私慮之。

新校正云按太素慮作患余欲鍼除其疾病。爲之柰何。虛邪之中人微先見于色不知于身有形无形故莫知其情狀也留而不去淫衍日深邪氣襲虛故著於骨髓帝矜不度故請行其鍼　新校正云按別本不度作不庶岐伯對曰。夫塩之味鹹者。其氣令器津泄。鹹謂塩之味苦浸淫而潤物者也夫鹹爲苦而生鹹從水而有水也潤下而苦泄故能令器中水津液潤滲泄焉凡虛中而受物者皆謂之器其於體外則謂陰囊其於身中所同則謂膀胱矣然以病配於五藏則心氣伏於腎中而不去乃爲是矣何者腎象水而味鹹心合火而味苦苦流汗液鹹走胞囊火爲水持故陰囊之外津潤如汗而滲泄不止也凡鹹之爲氣天陰則潤在土則浮在人則囊濕而皮膚剥起絃絶者。其音嘶敗。陰囊津泄而脉絃絶者診當言音嘶嗄敗易舊聲爾何者肝氣傷也肝氣傷則金本缺金本缺則肺氣不全肺主音聲故言音嘶嗄木敷者。其葉發。敷布也言木氣散布外榮於所部者其病當發於肺葉之中也何者以木氣發散故也平人氣象論曰藏真散於肝肝又合木也病深者。其聲噦。噦謂聲濁惡也肺藏惡血故如是人有此三者。是謂壞府。府謂胷也以肺處胷中故也壞謂損壞其府而取病也抱朴子云仲景開胷以納赤餅由此則胷可啓之而取病矣三者謂脉弦絶肺葉發聲濁噦毒藥無治。短鍼無取。此皆絶皮傷肉血。氣爭黑。病内潰於胇中故毒藥無治外不在於經絡故短鍼無取是以絶皮傷肉乃可攻之以惡血久與胇氣交爭故當血見而色黑也　新校正云詳岐伯之對與黄帝所問不相當別按太素云夫鹽之味鹹者其氣令器津泄絃絶者其音嘶敗木陳者其葉落病深者其聲噦人有此三者是謂壞府毒藥無治短鍼無取此皆絶皮傷肉血氣爭黑三字與此經不同而注意大異楊上善注云言欲知病微者須知其候鹽之在於器中津液洩於外見津而知鹽之有鹹也聲嘶知琴瑟之絃將絶葉落者知陳木之已盡舉此三物衰壞之微以比聲噦識病深之候人有聲噦同三譬者是為府壞之候中府壞者病之深也其病既深故鍼藥不能取以其皮肉血氣各不相得故也再詳上善作此等注義方與黄帝上下問答義相貫穿王氏解鹽鹹器津義雖淵微至於注絃絶音嘶木敷葉發殊不與帝問相協考之不若楊義之得多也 帝曰。余念其痛心。為之亂惑。反甚其病。不可更代。百姓聞之。以為殘賊。為之柰何。殘謂殘害賊謂損劫言恐涉於不仁致慊於黎庶也 岐伯曰。夫人生於地。懸命於天。天地合氣。命之曰人。形假物成故生於地命惟天賦故懸於天德氣同歸故謂之人也靈樞經曰天之在我者德地之在我者氣德流氣薄而生者也然德者道之用氣者生之母也 人能應四時者。天地爲之父母。人能應四時和氣而養生者天地恒畜養之故爲父母四氣調神大論曰夫四時陰陽者萬物之根本也所以聖人春夏養陽秋冬養陰以從其根故與萬物沉浮於生長之門也知萬物者。謂之天子。知萬物之根本者天地常育養之故謂曰天之子天有陰陽。人有十二節。節謂節氣外所以應十二月内所以主十二經脉也天有寒暑。人有虛實。寒暑有盛衰之紀虛實表多少之殊故人以虛實應天寒暑也能經天地陰陽之化者。不失四時。知十二節之理者。聖智不能欺也。經常也言能常應順天地陰陽之道而脩養者則合四時生長之宜能知十二節氣之所遷至者雖聖智亦不欺侮而奉行之也能存八動之變。五勝更立。能達虛實之數者。獨出獨入。呿吟至微。秋毫在目。存謂心存達謂明達呿謂欠呿吟謂吟嘆秋毫在目言細必察也八動謂八節之風變動五勝謂五行之氣相勝立謂當其王時變謂氣至而變易知是三者則應効明著速猶影響皆神之獨出獨入亦非鬼靈能召遣也　新校正云按楊上善云呿謂露齒出氣

帝曰。人生有形。不離陰陽。天地合氣。別爲九野。分爲

四時。月有小大。日有短長。萬物並至。不可勝量。虛實呿吟。敢問其方。請說用鍼之意　岐伯曰。木得金而伐。火得水而滅。土得木而達。金得火而缺。水得土而絕。萬物盡然。不可勝竭。達通也言物類雖不可竭盡而數要之皆如五行之氣而有勝負之性分爾　故鍼有懸布天下者五。黔首共餘食。莫知之也。言鍼之道有若高懸示人彰布於天下者五矣而百姓共知餘食咸棄蔑之不務於本而崇乎末莫知眞要深在其中所謂五者次如下句　新校正云按全元起本餘食作飽食注云人愚不解陰陽不知鍼之妙飽食終日莫能知其妙益又太素作飲食楊上善注云黔首共服用此道然不能得其意

一曰治神。專精其心不妄動亂也所以云手如握虎神无營於衆物蓋欲調治精神專其心也　新校正云按楊上善云存生之道知此五者以爲攝養可得長生也魂神意魄志以爲神主故皆名神欲爲鍼者先須治神故人無悲哀動中則魂不傷肝得無病秋無難也無怵惕思慮則神不傷心得無病冬無難也無愁憂不解則意不傷脾得無病春無難也無喜樂不極則魄不傷肺得無病夏無難也無盛怒者則志不傷腎得無病季夏無難也是以五過不起於心則神淸性明五神各安其藏則壽延遐筭也

二曰

知養身。知養己身之法亦如養人之道矣陰陽應象大論曰用鍼者以我知彼用之不殆此之謂也　新校正云按太素身作形楊上善云飲食男女節之以限風寒暑濕攝之以時有異單豹外凋之害即内養形也實慈恕以愛人和塵勞而不迹有殊張毅高門之傷即外養形也内外之養周備則不求生而久生無期壽而長壽此則鍼布養形之極也玄元皇帝曰太上養神其次養形詳王氏之注專治神養身於用鍼之際其説甚狹不若上善之説爲優若必以此五者解爲用鍼之際則下文知毒藥爲真王氏亦不專用鍼爲解也

三曰知毒藥爲真。毒藥攻邪順宜而用正眞之道其在兹乎

四曰制砭石小大。古者以砭石爲鍼故不舉九鍼但言砭石爾當制其大小者隨病所宜而用之　新校正云按全元起云砭石者是古外治之法有三名一鍼石二砭石三鑱石其實一也古來未能鑄鐵故用石爲鍼故名之鍼石言工必砥礪鋒利制其小大之形與病相當黄帝造九鍼以代鑱石上古之治者各隨方所宜東方之人多癰腫聚結故砭石生於東方

五曰知府藏血氣之診。諸陽爲府諸陰爲藏故血氣形志篇曰太陽多血少氣少陽少血多氣陽明多氣多血少陰少血多氣厥陰多血少氣太陰多氣少血是以刺陽明出血氣刺太陽出血惡氣刺少陽出氣惡血刺太陰出氣惡血刺少陰出氣惡血刺厥陰出血惡氣也精知多少則補寫萬全

五法俱立各有所先。事宜則應者先用

今末世之刺也虛者實之滿

者泄之此皆衆工所共知也若夫法天則地隨應而動和之者若響隨之者若影道無鬼神獨來獨往隨應而動言其効也若影若響言其近也夫如影之隨形響之應聲豈復有鬼神之召遣耶蓋由隨應而動之自得爾帝曰願聞其道岐伯曰凡刺之眞必先治神專其精神寂無動亂刺之眞要其在斯焉五藏已定九候已備後乃存鍼先定五藏之脉備循九候之診而有太過不及者然後乃存意於用鍼之法衆脉不見衆凶弗聞外内相得無以形先衆脉謂七診之脉衆凶謂五藏相乗外内相得言形氣相得也無以形先言不以已形之衰盛寒溫料病人之形氣使同於已也故下文曰可玩往來乃施於人玩謂玩弄言精熟也標本病傳論曰謹熟陰陽無與衆謀此其類也　新校正云按此文出陰陽别論此云標本病傳論者誤也人有虚實五虚勿近五實勿遠至其當發間不容瞚人之虚實非其遠近而有之蓋由血氣一時之盈縮爾然其未發則如雲垂而視之可久至其發也則如電滅而指所不及遟速之殊有如此矣　新校正云按甲

乙經瞚作暄全元起本及太素作眴手動若務。鍼耀而勻。手動用鍼心如專務於一事也鍼經曰一其形聽其動靜而知邪正此之謂也鍼耀而勻謂鍼形光淨而上下勻平靜意視義。觀適之變。是謂冥冥。莫知其形冥冥言血氣變化之不可見也故靜意視息以義斟酌觀所調適經脈之變易爾雖且鍼下用意精微而測量之猶不知變易形容誰為其象也　新校正云按八正神明論云觀其冥冥者言形氣榮衛之不形於外而工獨知之以日之寒溫月之虛盛四時氣之浮沈參伍相合而調之工常先見之然而不形於外故曰觀於冥冥焉見其烏烏。見其稷稷。從見其飛。不知其誰。烏烏嘆其氣至稷稷嗟其已應言所鍼得失如從空中見飛鳥之往來豈復知其所使之元主耶是但見經脈盈虛而為信亦不知其誰之所召遺爾伏如橫弩。起如發機。血氣之未應鍼則伏如橫弩之安靜其應鍼也則起如機發之迅疾帝曰。何如而虛。何如而實。言血氣既伏如橫弩起如發機然其虛實豈留呼而可為準定耶虛實之形何如而約之岐伯曰。刺虛者須其實。刺實者須其虛。言要以氣至有効而為約不必守息數而為定法也經氣已至。慎守勿失。無變法而失經氣也深淺在志。遠近若一。如臨深淵。手如握虎。神無營於衆物。言精心專一也所鍼經脉雖深淺不同然其補寫皆如一俞之專意故手如握虎神不外營焉　新校正云按鍼解論云刺實須其虛者留鍼陰氣隆至乃去鍼也刺虛須其實者陽氣隆至鍼下熱乃去鍼也經氣已至愼守勿失者勿變更也深淺在志者知病之内外也遠近如一者深淺其候等也如臨深淵者不敢墯也手如握虎者欲其壯也神无營於衆物者靜志觀病人无左右視也

八正神明論篇第二十六

新校正云按全元起本在第二卷又與太素知官能篇大意同文勢小異

黄帝問曰。用鍼之服。必有法則焉。今何法何則。服事也法象也則準十也約也　岐伯對曰。法天則地。合以天光。謂合日月星辰之行度　帝曰。願卒聞之。岐伯曰。凡刺之法。必候日月星辰四時八正之氣。氣定。乃刺之。候日月者謂候日之寒溫月之空滿也星辰者謂先知二十八宿之分應水漏刻者也略而言之常以日加之於宿上則知人氣在太陽否日行一舍人氣在三陽與陰分矣細而言之從房至畢十四宿水下五十刻半日之度也從昴至心亦十四宿水下五十刻終日

之度也是故從房至畢者爲陽從昴至心者爲陰陽主晝陰主夜也凡日行一舍故水下三刻與七分刻之四也靈樞經曰水下一刻人氣在太陽水下二刻人氣在少陽水下三刻人氣在陽明水下四刻人氣在陰分水下不止氣行亦爾又曰日行一舍人氣行於身一周與十分身之八日行二舍人氣行於身三周與十分身之六日行三舍人氣行於身五周與十分身之四日行四舍人氣行於身七周與十分身之二日行五舍人氣行於身九周然日行二十八舍人氣亦行於身五十周與十分身之四由是故必候日月星辰也四時八正之氣者謂四時正氣八節之風來朝於太一者也謹候其氣之所在而刺之氣定乃刺之者謂八節之風氣靜定乃可以刺經脉調虛實也故曆忌云八節前後各五日不可刺灸凶是則謂氣未定故不可灸刺也　新校正云按八節風朝太一具天元玉冊中

是故天溫日明則人血淖液而衛氣浮故血易寫氣易行天寒日陰則人血凝泣而衛氣沈泣謂如水中居雪也月始生則血氣始精衛氣始行月郭滿則血氣實肌肉堅月郭空則肌肉減經絡虛衛氣去形獨居是以因天時而調血氣也是以天寒無刺血凝泣而衛氣沈也天溫

無疑。血淖液而氣易行也月生無瀉。月滿無補。月郭空無治。是謂得時而調之。謂得天時也因天之序。盛虛之時。移光定位。正立而待之。候日遷移定氣所在南面正立待氣至而調之也故日月生而瀉。是謂藏虛。血氣弱也新校正云按全元起本藏作減藏當作減月滿而補。血氣揚溢。絡有留血。命曰重實。絡一爲經誤血氣盛也留一爲流非也月郭空而治。是謂亂經。陰陽相錯。眞邪不別。沉以留止。外虛內亂。淫邪乃起。氣失紀故淫邪起

帝曰。星辰八正何候。岐伯曰。星辰者。所以制日月之行也。制謂制度定星辰則可知日月行之制度矣略而言之周天二十八宿三十六分人氣行一周天凡一千八分周身十六丈二尺以應二十八宿合漏水百刻都行八百一十丈以分晝夜也故人十息氣行六尺日行二分二百七十息氣行十六丈二尺一周於身水下二刻日行二十分五百四十息氣行再周於身水下四刻日行四十分二千七百息氣行十周於身水下二十刻日行五宿二十分一萬三千五百息氣行五十周

於身水下百刻日行二十八宿也細而言之則常以一十周加之一分又十分分之六乃奇分盡矣是故星辰所以制日月之行度也　新校正云詳周天二十八宿至日行二十八宿也本靈樞文今具甲乙經中

八正者所以候八風之虛邪以時至者也八正謂八節之正氣也八風者東方嬰兒風南方大弱風西方剛風北方大剛風東北方凶風東南方弱風西南方謀風西北方折風也虛邪謂乘人之虛而爲病者也以時至謂天應太一移居以八節之前後風朝中宮而至者也　新校正云詳太一移居風朝中宮義具天元玉冊

四時者所以分春秋冬夏之氣所在以時調之也八正之虛邪而避之勿犯也四時之氣所在者謂春氣在經脉夏氣在孫絡秋氣在皮膚冬氣在骨髓也然觸冒虛邪動傷眞氣避而勿犯乃不病焉靈樞經曰聖人避邪如避矢石蓋以其能傷眞氣也

以身之虛而逢天之虛兩虛相感其氣至骨入則傷五藏以虛感虛同氣而相應也

工候救之弗能傷也候知而止故弗能傷之救止也故曰天忌不可不知也人忌於天故云天忌犯之則病故不可不知也

帝曰善其法星辰者余聞之矣願聞法

往古者。岐伯曰。法往古者。先知鍼經也。驗於來今者。先知日之寒溫月之虛盛。以候氣之浮沉。而調之於身。觀其立有驗也。候氣不差故立有驗觀其冥冥者。言形氣榮衛之不形於外。而工獨知之。明前篇靜意視義觀適之變是謂冥冥莫知其形也雖形氣榮衛不形見於外而工以心神明悟獨得知其衰盛焉善惡悉可明之　新校正云按前篇乃寶命全形論以日之寒溫月之虛盛四時氣之浮沉。參伍相合而調之。工常先見之。然而不形於外。故曰觀於冥冥焉。工所以常先見者何哉以守法而神通明也通於無窮者。可以傳於後世也。是故工之所以異也。法著故可傳後世後世不絶則應用通於无窮矣以獨見知故工所以異於人也然而不形見於外。故俱不能見也。工異於粗者以粗俱不能見也視之無形。嘗之無味。故謂冥冥若神髣髴。言形氣榮衞不形於外以不可見故視无形甞无味伏如横弩起如發機窈窈冥冥莫知元主謂如神運髣髴焉若如也虛邪者。八正之虛邪氣也。八正之虛邪謂八節之虛邪也以從虛之鄉來襲虛而入爲病故謂之八正虛邪正邪者。身形若用力。汗出腠理開。逢虛風。其中人也微。故莫知其情。莫見其形。正邪者不從虛之鄉來也以中人微故莫知其情意莫見其形狀上工救其萌牙。必先見三部九候之氣。盡調不敗而救之。故曰上工。下工救其已成。救其已敗。救其已成者。言不知三部九候之相失。因病而敗之也。義備離合眞邪論中知其所在者。知診三部九候之病脉處而治之。故曰守其門戶焉。莫知其情而見邪形也。三部九候爲候邪之門戶也守門戶故見邪形以中人微故莫知其情狀也帝曰。余聞補寫未得其意。岐伯曰。寫必用方。方者。以氣方盛也。以月方滿也。以日方溫也。以身方定也。以息方吸而內鍼。乃復候其方吸而轉鍼。乃復候其方呼而徐引鍼。故曰寫必用方。其氣而行焉。方猶正也寫邪氣出則眞氣流行矣補必用員。員者行也。行者移也。行謂宣不行之氣令必宣行移謂移未復之脉俾其平復刺必中其榮。復以吸排鍼也。鍼入至血謂之中榮故員與方。非鍼也。所言方員者非謂鍼形正謂行移之義也故養神者。必知形之肥瘦。榮衛血氣之盛衰。血氣者。人之神。不可不謹養。神安則壽延神去則形弊故不可不謹養也帝曰。妙乎哉論也。合人形於陰陽四時。虛實之應。冥冥之期。其非夫子。孰能通之。然夫子數言形與神。何謂形。何謂神。願卒聞之。神謂神智通悟形謂形診可觀岐伯曰。請言形。形乎形。目冥冥。問其所病。新校正云：按甲乙經作捫其所痛，義亦通。索之於經。慧然在前。按之不得。不知其情。故曰形。外隱其無形，故目冥冥而不見；內藏其有象，故以診而可索於經也。慧然在前，按之不得，言三部九候之中卒然逢之，不可爲之期準也。離合真邪論曰：在陰與陽，不可爲度，從而察之，三部九候，卒然逢之，早遏其路。此其義也。帝曰。何謂神。岐伯曰。請言神。神乎神。耳不聞。目明。心開。而志先。慧然獨悟。口弗能言。俱視獨見。適若昏。昭然獨明。若風吹雲。故曰神。耳不聞，言神用之微密也。目明心開而志先者，言心之通如昏昧開卷，目之見如氛翳闢明，神雖內融，志已先往矣。慧然，謂清爽也。悟，猶了達也。慧然獨悟，口弗能言者，謂心中清爽而了達，口不能宣吐以寫心也。俱視獨見，適若昏者，歎見之異速也，言與衆俱視，我忽獨見，適猶若昏昧爾。既獨見了，心眼昭然，獨能明察，若雲隨風卷，日麗天明，至哉神乎，妙用如是，不可得而言也。三部九候爲之原。九鍼之論不必存也。以三部九候經脈爲之本原，則可通神悟之妙用；若以九鍼之論僉議，則其旨惟博，其知彌遠矣。故曰三部九候爲之原，九鍼之論不必存也。

離合眞邪論篇第二十七

新校正云按全元起本在第一卷名經合第二卷重出名眞邪論

黄帝問曰余聞九鍼九篇夫子乃因而九之九九八十一篇余盡通其意矣經言氣之盛衰左右傾移以上調下以左調右有餘不足補寫於榮輸余知之矣此皆榮衛之傾移虚實之所生非邪氣從外入於經也余願聞邪氣之在經也其病人何如取之奈何岐伯對曰夫聖人之起度數必應於天地故天有宿度地有經水人有經脉宿謂二十八宿度謂天之三百六十五度也經水者謂海水瀆水渭水湖水沔水汝水江水淮水漯水河水漳水濟水也以其内合經脉故名之經水焉經脉者謂手足三陰三陽之脉所以言者以内外參合人氣應通故言之也　新校正云按甲乙經云足陽明外合於海水内屬於胃足太陽外合於瀆水内屬膀胱足少陽外合於渭水内屬於膽足太陰外合於湖水内屬於脾足厥陰外合於沔水内屬於肝足

少陰外合於汝水內屬於腎手陽明外合於江水內屬於大腸手太陽外合於淮水內屬於小腸手少陽外合於漯水內屬於三焦手太陰外合於河水內屬於肺手心主外合於漳水內屬於心包手少陰外合於濟水內屬於心

天地温和，則經水安靜；天寒地凍，則經水凝泣；天暑地熱，則經水沸溢；卒風暴起，則經水波涌而隴起。人經脉亦應之　夫邪之入於脉也，寒則血凝泣，暑則氣淖澤，虛邪因而入客，亦如經水之得風也，經之動脉，其至也亦時隴起，其行於脉中循循然。循循然，順動貌。言隨順經脉之動息，因循呼吸之往來，但形狀或異耳。循循一爲輴輴　其至寸口中手也，時大時小，大則邪至，小則平，其行無常處。大謂大常平之形診，小者非細小之謂也。以其比大，則謂之小，若無大以比，則自是平常之經氣爾。然邪氣者，因其陰氣則入陰經，因其陽氣則入陽脉，故其行無常處也　在陰與陽，不可爲度。以隨經脉之流運也　從而察之，三部九候，卒然逢之。早遏其路。逢謂逢遇遏謂遏絶三部之中九候之位卒然逢遇當按而止之即而寫之逕路既絶則大邪之氣無能為也所謂寫者如亦文云吸則內鍼。無令氣忤。靜以久留。無令邪布。吸則轉鍼。以得氣為故。候呼引鍼。呼盡乃去。大氣皆出。故命曰寫。按經之旨先補真氣乃寫其邪也何以言之下文補法呼盡內鍼靜以久留此段寫法吸則內鍼又靜以久留然呼盡則次其吸吸至則不兼呼內鍼之候既同久留之理復一則先補之義昭然可知鍼經云寫曰迎之迎之意必持而內之放而出之排陽出鍼疾氣得泄補曰隨之隨之意若忘之若行若悔如蚊虻止如留如還則補之必久留也所以先補者真氣不足鍼乃寫之則經脉不滿邪氣無所排遣故先補真氣令足後乃寫出其邪矣引謂引出去謂離穴候呼而引至其門呼盡而乃離穴戶則經氣審以平定邪氣無所勾留故大邪之氣隨鍼而出也呼謂氣出吸謂氣入轉謂轉動也大氣謂大邪之氣錯亂陰陽者也

帝曰。不足者補之。奈何。岐伯曰。必先捫而循之。切而散之。推而按之。彈而怒之。抓而下之。通而取之。外引其門。以閉其神。捫循謂手摸切謂指按也捫而循之欲氣舒緩切而散之使經脉宣散推而按

之排蹙其皮也彈而怒之使脉氣䐜滿也抓而下之置鍼準也通而取之以常法也外引其門以閉其神則推而按之者也謂蹙按穴外之皮令當應鍼之處針已放去則不破之皮蓋其所刺之門門不開則神氣内守故云以閉其神也經調論曰外引其皮令當其門户又曰推闔其門令神氣存此之謂也 新校正云按王引調經論文今詳非本論之文傍見甲乙經鍼道篇又曰已下乃當篇之文也

呼盡内鍼。靜以久留。以氣至爲故。呼盡内鍼亦同吸也言必以氣至而爲去鍼之故不以息之多數而便去鍼也鍼經曰刺之而氣不至無問其數刺之氣至去之勿復鍼此之謂也無問息數以爲遲速之約要當以氣至而鍼去不當以鍼下氣未至而鍼出乃更爲也

如待所貴。不知日暮。諭人事於候氣也暮晚也

其氣以至。適而自護。適調適也護慎守也言氣已平調則當慎守勿令改變使疾更生也鍼經曰經氣已至慎守勿失此其義也所謂慎守當如下説 新校正云詳王引鍼經之言乃素問寶命全形論文兼見于鍼解論耳

候吸引鍼。氣不得出。各在其處。推闔其門。令神氣存。大氣留止。故命曰補。正言也外門已閉神氣復存候吸引鍼大氣不泄補之爲義斷可知焉然此大氣謂大經之氣流行榮衛者

帝曰。候氣奈何。謂候可取之氣也

岐伯曰。夫邪去絡

入於經也舍於血脉之中。繆刺論曰邪之客於形也必先舍於皮毛留而不去入舍於孫脉留而不去入舍於絡脉留而不去入舍於經脉故云去絡入於經也 其寒温未相得如涌波之起也時來時去故不常在。以周遊於十六丈二尺經脉之分故不常在所候之處 故曰方其來也必按而止之止而取之無逢其衝而寫之。衝謂應水刻數之平氣也靈樞經曰水下一刻人氣在太陽水下二刻人氣在少陽水下三刻人氣在陽明水下四刻人氣在陰分然氣在太陽則太陽獨盛氣在少陽則少陽獨盛夫見獨盛者便謂邪來以鍼寫之則反傷真氣故下文曰 真氣者經氣也經氣太虚故曰其來不可逢此之謂也。經氣應刻乃謂為邪工若寫之則深誤也故曰其來不可逢 故曰候邪不審大氣已過寫之則真氣脫脫則不復邪氣復至而病益蓄。不悟其邪反誅無罪則真氣泄脫邪氣復侵經氣大虚故病彌蓄積 故曰其往不可追此之謂也。已隨經脉之流去不可復追召使還 不可挂以髮者待邪之至時而發鍼寫矣。言輕微而有尚且知之，況若涌波不知其至也。若先若後者，血氣已盡，其病不可下。言不可取而取，失時也。新校正云：按全元起本作血氣已虛，盡字當作虛字，此字之誤也。故曰：知其可取如發機，不知其取如扣椎。故曰：知機道者不可挂以髮，不知機者扣之不發，此之謂也。機者動之微，言貴知其微也。帝曰：補寫奈何？岐伯曰：此攻邪也，疾出以去盛血，而復其真氣。視有血者乃取之。此邪新客，溶溶未有定處也，推之則前，引之則止，逆而刺之，溫血也。言邪之新客，未有定居，推鍼補之則隨補而前進，若引鍼致之則隨引而留止也。若不出盛血而反溫之，則邪氣內勝，反增其害，故下文曰。刺出其血，其病立已。帝曰：善。然真邪以合，波隴不起，候之奈何？岐伯曰：審捫循三部九候之盛虛而調之。盛者寫之，虛者補之，不盛不虛，以經取之則其法也察其左右上下相失及相減者。審其病藏以期之。氣之在陰則候其氣之在於陰分而刺之氣之在陽則候其氣之在於陽分而刺之是謂逢時靈樞經曰水下一刻人氣在太陽水下四刻人氣在陰分也積刻不已氣亦隨在周而復始故審其病藏以期其氣而刺之不知三部者。陰陽不別。天地不分。地以候地。天以候天。人以候人。調之中府。以定三部。故曰刺不知三部九候病脉之處。雖有大過且至。工不能禁也。禁謂禁止也然候邪之處尚未能知豈復能禁止其邪氣耶誅罰無過。命曰大惑。反亂大經。眞不可復。用實爲虛。以邪爲眞。用鍼無義。反爲氣賊。奪人正氣。以從爲逆。榮衛散亂。眞氣已失。邪獨内著。絶人長命。予人天殃。不知三部九候。故不能久長。識非精辨學未該明且亂大經又爲氣賊動爲殘害安可久乎因不知合之四時五行。因加相勝。釋邪攻正。絶人長命。非惟三部九候之爲弊若不知四時五行之氣序亦足以殞絶其生靈也　邪之新客來也。未有定處。推之則前。引之則止。逢而寫之。其病立已。再言之者其法必然

通評虛實論篇第二十八新校正云按全元起本在第四卷

黃帝問曰。何謂虛實。岐伯對曰。邪氣盛則實。精氣奪則虛。奪謂精氣減少如奪去也　帝曰。虛實何如。言五藏虛實之大體也　岐伯曰。氣虛者肺虛也。氣逆者足寒也。非其時則生。當其時則死。非時謂年直之前後也當時謂正直之年也　餘藏皆如此。五藏同　帝曰。何謂重實。岐伯曰。所謂重實者。言大熱病。氣熱脉滿。是謂重實。帝曰。經絡俱實何如。何以治之。岐伯曰。經絡皆實。是

寸脉急而尺緩也。皆當治之。故曰滑則從。濇則逆也。脉急謂脉口也 夫虛實者。皆從其物類始。故五藏骨肉滑利。可以長久也。物之生則滑利物之死則枯濇故濇爲逆滑爲從從謂順也 帝曰。絡氣不足。經氣有餘。何如。岐伯曰。絡氣不足。經氣有餘者。脉口熱而尺寒也。秋冬爲逆。春夏爲從。治主病者。春夏陽氣高故脉口熱尺中寒爲順也十二經十五絡各隨左右而有太過不足工當尋其至應以施鍼艾故云治主其病者也 帝曰。經虛絡滿。何如。岐伯曰。經虛絡滿者。尺熱滿。脉口寒濇也。此春夏死。秋冬生也。秋冬陽氣下故尺中熱脉口寒爲順也 帝曰。治此者奈何。岐伯曰。絡滿經虛。灸陰刺陽。經滿絡虛。刺陰灸陽。以陰分主絡陽分主經故爾 帝曰。何謂重虛。此反問前重實也 岐伯曰。脉氣上虛尺虛。是謂重虛。言尺寸脉俱虛　新校正云按甲乙經作脉虛氣虛尺虛是謂重虛此少一虛字多一上字王注言尺寸脉俱虛則不兼氣虛也詳前熱病氣熱脉滿爲重實此脉虛氣虛尺虛爲重虛是脉與氣俱實爲重實俱虛爲重虛不但尺寸俱虛爲重虛也　帝曰。何以治之。岐伯曰。所謂氣虛者。言無常也。尺虛者。行步恇然。寸虛則脉動無常尺虛則行步恇然不足　新校正云按楊上善云氣虛者膻中氣不定也王謂寸虛則脉動無常非也　脉虛者。不象陰也。不象太陰之候也何以言之氣口者脉之要會手太陰之動也　如此者。滑則生。濇則死也。

帝曰。寒氣暴上。脉滿而實。何如。言氣熱脉滿已謂重實滑則從濇則逆今氣寒脉滿亦可謂重實乎其於滑濇生死逆從何如　岐伯曰。實而滑則生。實而逆則死。逆謂濇也　新校正云詳王氏以逆爲濇大非古文簡略辭多互文上言滑而下言逆舉滑則從可知言逆則濇可見非謂逆爲濇也　帝曰。脉實滿。手足寒。頭熱。何如。岐伯曰。春秋則生。冬夏則死。大略言之夏手足寒非病也是夏行冬令夏得則冬死冬脉實滿頭熱亦非病也是冬行夏令冬得則夏亡反冬夏以言之則皆不死春秋得之是病故生死皆在時之孟月也脉浮而濇。濇而身有熱者。死。新校正云按甲乙經移續於此舊在後帝曰形度骨度脉度筋度何以知其度也下對問義不相類王氏頗知其錯簡而不知皇甫士安嘗移附此也今去後條移從於此　帝曰。其形盡滿何如。岐伯曰。其形盡滿者。脉急大堅。尺濇而不應也。形盡滿謂四形藏盡滿也　新校正云按甲乙經太素濇作滿　如是者。故從則生。逆則死。帝曰。何謂從則生。逆則死。岐伯曰。所謂從者。手足溫也。所謂逆者。手足寒也。帝曰。乳子而病熱。脉懸小者何如。懸謂如懸物之動也　岐伯曰。手足溫則生。寒則死。新校正云按太素无手字楊上善云足溫氣下故生足寒氣不下者逆而致死　帝曰。乳子中風熱。喘鳴肩息者。脉何如。岐伯曰。喘鳴肩息者。脉實大也。緩則生。急則死。緩謂如縱緩急謂如弦張之急非往來之緩急也正理傷寒論曰緩則中風故乳子中風脉緩則生急則死　帝曰。腸澼便血何如。

岐伯曰：身熱則死，寒則生。熱爲血敗，故死；寒爲榮氣在，故生也。帝曰：腸澼下白沫何如？岐伯曰：脉沈則生，脉浮則死。陰病而見陽脉，與證相反，故死。帝曰：腸澼下膿血何如？岐伯曰：脉懸絶則死，滑大則生。帝曰：腸澼之屬，身不熱，脉不懸絶，何如？岐伯曰：滑大者曰生，懸濇者曰死，以藏期之。肝見庚辛死，心見壬癸死，肺見丙丁死，腎見戊己死，脾見甲乙死，是謂以藏期之。帝曰：癲疾何如？岐伯曰：脉搏大滑，久自已；脉小堅急，死不治。脉小堅急爲陰，陽病而見陰脉，故死不治。新校正云：按巢元方云：脉沈小急實，死不治；小牢急，亦不可治。帝曰：癲疾之脉，虛實何如？岐伯曰：虛則可治，實則死。以反證故。帝曰：消癉虛實何如？岐伯曰：脉實大，病久可治；脉懸小堅，病久不可治。久病血氣衰，脉不當實大，故不可治。新校正云：詳經言實大病久可治，注意以爲不可治按甲乙經太素全元起本並云可治又按巢元方云脉數大者生細小浮者死又云沉小者生實牢大者死帝曰。形度骨度脉度筋度何以知其度也。形度具三備經筋度脉度骨度並具在靈樞經中此問亦合在彼經篇首錯簡也一經以此問爲逆從論首非也帝曰春亟治經絡。夏亟治經俞。秋亟治六府。冬則閉塞。閉塞者。用藥而少鍼石也。亟猶急也閉塞謂氣之門戶閉塞也所謂少鍼石者。非癰疽之謂也。冬月雖氣門閉塞然癰疽氣烈內作大膿不急寫之則爛筋腐骨故雖冬月亦宜鍼石以開除之癰疽不得頃時回。所以癰疽之病冬月猶得用鍼石者何此病頃時回轉之間過而不寫則內爛筋骨穿通藏府癰不知所。按之不應手。乍來乍已。刺手太陰傍三痏與纓脉各二。但覺似有癰疽之候不的知發在何處故按之不應手也乍來乍已言不定痛於一處也手太陰傍足陽明脉謂胃部氣戶等六穴之分也纓脉亦足陽明脉也近纓之脉故曰纓脉纓謂冠帶也以有左右故云各二掖癰大熱。刺足少陽五。刺而熱不止。刺手心主三。刺手太陰經絡者大骨之會各三。大骨會肩也謂肩貞穴在肩髃後骨解間陷者中　暴癰筋緛。隨分而痛。魄汗不盡。胞氣不足。治在經俞。癰若暴發隨脉所過筋怒緛急肉分中痛汗液滲泄如不盡兼胞氣不足者悉可以本經脉穴俞補寫之　新校正云按此二條舊散在篇中今移使相從　腹暴滿按之不下。取手太陽經絡者。胃之募也。太陽爲手太陽也手太陽太陽經絡之所生故取中脘穴即胃之募也中誥曰中脘胃募也居蔽骨與齊中手太陽少陽足陽明脉所生故云經絡者胃募也　新校正云按甲乙經云取太陽經絡血者則已無胃之募也等字又楊上善注云足太陽其說各不同未知孰是　少陰俞去脊椎三寸傍五。用員利鍼。謂取足少陰俞外去脊椎三寸兩傍穴各五痏也少陰俞謂第十四椎下兩傍腎之俞也　新校正云按甲乙經云用員利鍼刺已如食頃久立已必視其經之過於陽者數刺之　霍亂。刺俞傍五。霍亂者取少陰俞傍志室穴　新校正云按楊上善云刺主霍亂輸傍五取之　足陽明及上傍三。足陽明言胃俞也取胃俞兼取少陰俞外兩傍向上第三穴則胃倉穴也　刺癇驚脉五。謂陽陵泉在膝上外陷者中也　鍼手太陰各五。刺經太陽五。刺手少陰經絡傍者一。足陽明一。上踝五寸刺三鍼經太陽謂足太陽也手太陰五謂魚際穴在手大指本節後內側散脉經太陽五謂承山穴在足腨腸下分肉間陷者中也手少陰經絡傍者謂支正穴在腕後同身寸之五寸骨上廉肉分間手太陽絡別走少陰者足陽明一者謂解谿穴在足腕上陷者中也上踝五寸謂足少陽絡光明穴按內經明堂中誥圖經悉主霍亂各具明文　新校正云按別本注云悉不主霍亂未詳所謂又按甲乙經太素刺癇驚脉五至此爲刺驚癇王注爲刺霍亂者王注非也凡治消癉仆擊偏枯痿厥氣滿發逆肥貴人則高梁之疾也。隔塞閉絕。上下不通。則暴憂之病也。暴厥而聾偏塞閉不通。內氣暴薄也。不從內外中風之病。故瘦留著也。蹠跛寒風濕之病也。消謂內消癉謂伏熱厥謂氣逆高膏也梁粱字也蹠謂足也夫肥者令人熱中甘者令人中滿故熱氣內薄發爲消渴偏枯氣滿逆也逆者謂違背常候與平人異也然愁憂者氣閉塞而不行故隔塞否閉氣脉斷絶而上下不通也氣固於內則大小便道偏不得通泄也何者藏府氣不化禁固而不宜散故爾也外風中人伏藏不去則陽氣內受爲熱外燔肌肉消爍故留薄肉分消瘦而皮膚著於筋骨也濕勝於足則筋不利寒勝於足則攣急風濕寒勝則衛氣結聚衛氣結聚則肉痛故足跛而不可履也黃帝曰：黃疸暴痛癲疾厥狂，久逆之所生也。五藏不平，六府閉塞之所生也。頭痛耳鳴，九竅不利，腸胃之所生也。足之三陽從頭走足然久厥逆而不下行則氣怫積於上焦故爲黃疸暴痛癲狂氣逆矣食飲失宜吐利過節故六府閉塞而令五藏之氣不和平也腸胃否塞則氣不順序氣不順序則上下中外互相勝負故頭痛耳鳴九竅不利也

太陰陽明論篇第二十九

新校正云：按全元起本在第四卷

黃帝問曰：太陰陽明爲表裏，脾胃脉也。生病而異者何也？脾胃藏府皆合於土病生而異故問不同岐伯對曰：陰陽異位，更虛更實，更逆更從，或從內，或從外，所從不同，故病異名也。脾藏爲陰胃府爲陽陽脉下行陰脉上行陽脉從外陰脉從內故言所從不同病異名也　新校正云按楊上善云春夏陽明爲實太陰爲虛秋冬太陰爲實陽明

爲虚即更實更虚也春夏太陰爲逆陽明爲從秋冬陽明爲逆太陰爲從即更逆更從也帝曰願聞其異狀也岐伯曰陽者天氣也主外陰者地氣也主内是所謂陰陽異位也故陽道實陰道虚是所謂更實更虚也故犯賊風虚邪者陽受之食飲不節起居不時者陰受之是所謂或從内或從外也陽受之則入六府陰受之則入五藏入六府則身熱不時卧上爲喘呼入五藏則䐜滿閉塞下爲飧泄久爲腸澼是所謂所從不同病異名也故喉主天氣咽主地氣故陽受風氣陰受濕氣同氣相求爾故陰氣從足上行至頭而下行循臂至指端陽氣從手上行至頭而下行至足是所謂更逆更從也靈樞經曰手之三陰從藏走手手之三陽從手走頭足之三陽從頭走足足之三陰從足走腹所行而異故更逆更從也故曰陽病者上行極

而下。陰病者。下行極而上。（此言其大凡爾然足少陰脉下行則不同諸陰之氣也）故傷於風者。上先受之。傷於濕者。下先受之。（陽氣炎上故受風陰氣潤下故受濕蓋同氣相合爾）帝曰。脾病而四支不用何也。岐伯曰。四支皆稟氣於胃。而不得至經。（新校正云按太素至經作徑至楊上善云胃以水穀資四支不能徑至四支要因於脾得水穀津液營衛於四支）必因於脾。乃得稟也。（脾氣布化水穀精液四支乃得以稟受也）今脾病不能爲胃行其津液。四支不得稟水穀氣。氣日以衰。脉道不利。筋骨肌肉。皆無氣以生。故不用焉。帝曰。脾不主時何也。（肝主春心主夏肺主秋腎主冬四藏皆有正應而脾無正主也）岐伯曰。脾者土也。治中央。常以四時長四藏。各十八日寄治。不得獨主於時也。脾藏者。常著胃土之精也。土者。生萬物而法天地。故上下至頭足。不得主時也。治，主也。著，謂常紩著於胃也。土氣於四時之中，各於季終寄王十八日，則五行之氣各王七十二日，以終一歲之日矣。外主四季，則在人內應於手足也。帝曰：脾與胃以膜相連耳。新校正云：按《太素》作以募相逆。楊上善云：脾陰胃陽，脾內胃外，其位各異，故相逆也。而能爲之行其津液何也？岐伯曰：足太陰者三陰也，其脉貫胃屬脾絡嗌，故太陰爲之行氣於三陰。陽明者表也，胃是脾之表也。五藏六府之海也，亦爲之行氣於三陽。藏府各因其經而受氣於陽明，故爲胃行其津液。四支不得稟水穀氣，日以益衰，陰道不利，筋骨肌肉無氣以生，故不用焉。又復明脾主四支之義也。

陽明脉解篇第三十

新校正云：按全元起本在第三卷。

黄帝問曰：足陽明之脉病，惡人與火，聞木音則惕然而驚，鐘鼓不爲動，聞木音而驚何也？願聞其故。前篇言入六府則身熱不時卧，上爲喘呼，然陽明者胃脉也，今病不如前篇之旨，而反聞木音而驚，故問其異也。岐伯對曰：陽明者胃脉也，胃者土也，故聞木音而驚者，土惡木也。陰陽書曰：木尅土，故土惡木也。帝曰：善。其惡火何也？岐伯曰：陽明主肉，其脉新校正云：按甲乙經脉作肌。血氣盛，邪客之則熱，熱甚則惡火。帝曰：其惡人何也？岐伯曰：陽明厥則喘而惋，惋則惡人。惋熱内鬱，故惡人耳。新校正云：按脉解云：欲獨閉戸牖而處何也？陰陽相搏，陽盡陰盛，故獨閉戸牖而處。帝曰：或喘而死者，或喘而生者，何也？岐伯曰：厥逆連藏則死，連經則生。經謂經脉，藏謂五神藏，所以連藏則死者，神去故也。帝曰：善。病甚則棄衣而走，登高而歌，或至不食數日。踰垣上屋。所上之處。皆非其素所能也。病反能者何也。素本也踰垣謂驀牆也怪其稍異於常 岐伯曰。四支者。諸陽之本也。陽盛則四支實。實則能登高也。陽受氣於四支故四支爲諸陽之本也 新校正云按脈解云陰陽爭而外幷於陽 帝曰。其棄衣而走者何也。棄不用也 岐伯曰。熱盛於身。故棄衣欲走也。帝曰。其妄言罵詈。不避親踈而歌者何也。岐伯曰。陽盛則使人妄言罵詈不避親踈。而不欲食。不欲食。故妄走也。足陽明胃脉下膈屬胃絡脾足太陰脾脉入腹屬脾絡胃上膈俠咽連舌本散舌下故病如是

重廣補注黃帝内經素問卷第八

寶命全形論　嗄所嫁切　呿吟上丘伽切　黔音鉗　棄蔑音滅　容䐜音寅

八正神明論　髣髴上音微下音弗　離合眞邪論　輴徐倫切　蚑

虻武庚切　捫音門　抓側交切　溶音容　通評虛實論　恇去王切　痏榮美

蹠之石切　太陰陽明論　閉塞蘇則切　陰陽脉解論　悗

烏貫切　踰音于

重廣補注黃帝內經素問卷第九

啓玄子次註林億孫奇高保衡等奉勑校正孫兆重改誤

熱論篇第三十一

新校正云按全元起本在第五卷

黃帝問曰今夫熱病者皆傷寒之類也或愈或死其死皆以六七日之閒其愈皆以十日以上者何也不知其解願聞其故。寒者冬氣也冬時嚴寒萬類深藏君子固密不傷於寒觸冒之者乃名傷寒其傷於四時之氣皆能為病以傷寒為毒者最乘殺厲之氣中而即病名曰傷寒不即病者寒毒藏於肌膚至夏至前變為溫病夏至後變為熱病然其發起皆為傷寒致之故曰熱病者皆傷寒之類也　新校正云按傷寒論云至春變為溫病至夏變為暑病與王注異王注本素問為說傷寒論本陰陽大論為說故此不同　岐伯對曰。巨陽者。諸陽之屬也。〔巨大也太陽之氣經絡氣血榮衛於身故諸陽氣皆所宗屬〕其脉連於風府。〔風府穴名也在項上入髮際同身寸之一寸宛宛中是〕故爲諸陽主氣也。〔足太陰脉浮氣之在頭中者凡五行故統主諸陽之氣〕人之傷於寒也。則爲病熱。熱雖甚不死。〔寒毒薄於肌膚陽氣不得散發而內怫結故傷寒者反爲病熱〕其兩感於寒而病者。必不免於死。〔藏府相應而俱受寒謂之兩感〕帝曰。願聞其狀。〔謂非兩感者之形證〕岐伯曰。傷寒一日。巨陽受之。〔三陽之氣太陽脉浮脉浮者外在於皮毛故傷寒一日太陽先受之〕故頭項痛腰脊強。〔上文云其脉連於風府略言也細而言之者足太陽脉從巔入絡腦還出別下項循肩髆內俠脊抵腰中故頭項痛腰脊強　新校正云按甲乙經及太素作頭項與腰脊皆痛〕二日。陽明受之。〔以陽感熱同氣相求故自太陽入陽明也〕陽明主肉。其脉俠鼻絡於目。故身熱目疼而鼻乾。不得卧也。〔身熱者以肉受邪胃中熱煩故不得卧餘隨脉絡之所生也〕三日。少陽受之。少陽主膽。〔新校正云按全元起本膽作骨元起注云少陽者肝之表肝候筋筋會於骨是少陽之氣所榮故言主於骨甲乙經太素等並作骨其脉循脇絡於耳。故胷脇痛而耳聾。三陽經絡皆受其病而未入於藏者。故可汗而已。以病在表故可汗也　新校正云按全元起云藏作府元起注云傷寒之病始入於皮膚之腠理漸勝於諸陽而未入府故須汗發其寒熱而散之太素亦作府四日。太陰受之。陽極而陰受也太陰脉布胃中絡於嗌。故腹滿而嗌乾。五日。少陰受之。少陰脉貫腎絡於肺。繫舌本。故口燥舌乾而渴。六日。厥陰受之。厥陰脉循陰器而絡於肝。故煩滿而囊縮。三陰三陽。五藏六府皆受病。榮衞不行。五藏不通則死矣。死猶澌也言精氣皆澌也是故其死皆病六七日間者以此也其不兩感於寒者。七日巨陽病衰。頭痛少愈。邪氣漸退經氣漸和故少愈八日陽明病衰。身熱少愈。九日。少陽病衰。耳聾微聞。十日。太陰病衰。腹減如故。則思飲食。十一日。少陰病衰。渴止不滿。舌乾已而嚏。十二日。厥陰病衰。囊縱少腹微下。大氣皆去。病日已矣。大氣謂大邪之氣也是故其愈皆病十日已上者以此也帝曰。治之奈何。岐伯曰。治之各通其藏脉。病日衰已矣。其未滿三日者。可汗而已。其滿三日者。可泄而已。此言表裏之大體也正理傷寒論曰脉大浮數病爲在表可發其汗脉細沈數病在裏可下之由此則雖日過多但有表證而脉大浮數猶宜發汗日數雖少即有裏證而脉沈細數猶宜下之正應隨脉證以汗下之帝曰。熱病已愈。時有所遺者。何也。邪氣衰去不盡如遺之在人也岐伯曰。諸遺者。熱甚而強食之。故有所遺也。若此者。皆病已衰而熱有所藏。因其穀氣相薄。兩熱相合。故有所遺也。帝曰。善。治遺奈何。岐伯曰。視其虛實。調其逆從可使必已矣。審其虛實而補寫之則必已帝曰。病熱當何禁之。岐伯曰。病熱少愈。食肉則復。多食則遺。此其禁也。是所謂戒食勞也熱雖少愈猶未盡除脾胃氣虛故未能消化肉堅食駐故熱復生復謂復舊病也帝曰。其病兩感於寒者。其脉應與其病形何如。岐伯曰。兩感於寒者。病一日則巨陽與少隂俱病。則頭痛口乾而煩滿。新校正云按傷寒論云煩滿而渴二日則陽明與太隂俱病。則腹滿身熱。不欲食譫言。譫言謂妄謬而不次也新校正云按楊上善云多言也三日則少陽與厥隂俱病。則耳聾囊縮而厥。水漿不入。不知人。六日死。巨陽與少隂爲表裏陽明與太隂爲表裏少陽與厥隂爲表裏故兩感寒氣同受其邪帝曰。五藏已傷。六府不通。榮衛不行。如是之後。三日乃死。何也。岐伯曰。陽明者。十二經脉之長也。其血氣盛。故不知人。三日其氣乃盡。故死矣。以上承氣海故三日氣盡乃死凡病傷寒而成温者。先夏至日者爲病温。後夏至日者爲病暑。暑當與汗皆出。勿止。此以熱多少盛衰而爲義也陽熱未盛爲寒所制故爲病曰温陽熱大盛寒不能制故爲病曰暑然暑病者當與汗之令愈勿反止之令其甚也　新校正云按凡病傷寒已下全元起本在奇病論中王氏移於此楊上善云冬傷於寒輕者夏至以前發爲温病冬傷於寒甚者夏至以後發爲暑病

刺熱篇第三十二

新校正云按全元起本在第五卷

肝熱病者。小便先黃。腹痛多卧。身熱。肝之脈環陰器抵少腹而上故小便不通先黃腹痛多卧也寒薄生熱身故熱焉熱爭則狂言及驚。脇滿痛。手足躁。不得安卧。經絡雖已受熱而神藏猶未納邪邪正相薄故云爭也餘爭同之又肝之脉從少腹上俠胃貫鬲布脇肋循喉嚨之後絡舌本故狂言脇滿痛也肝性靜而主驚駭故病則驚手足躁擾卧不得安庚辛甚。甲乙大汗。氣逆則庚辛死。肝主

木庚辛爲金金剋木故甚死於庚辛也甲乙爲木故大汗於甲乙

刺足厥陰少陽。厥陰肝脉少陽膽脉其逆則頭痛員員脉引衝頭也。肝之脉自舌本循喉嚨之後上出額與督脉會於巔故頭痛員員然脉引衝於頭中也員員謂似急也

心熱病者先不樂數日乃熱。夫所以任治於物者謂心病氣入於經絡則神不安治故先不樂數日乃熱也熱爭則卒心痛煩悶善嘔頭痛面赤無汗。心手少陰脉起於心中其支別者從心系上俠咽小腸之脉直行者循咽下鬲抵胃其支別者從缺盆循頸上頰至目外眥故卒心痛煩悶善嘔頭痛面赤也心在液爲汗今病熱故無汗以出　新校正云按甲乙經外眥作兑眥王注厥論亦作兑眥外當作兑壬癸甚丙丁大汗。氣逆則壬癸死。心主火壬癸爲水水滅火故甚死於壬癸也丙丁爲火故大汗於丙丁氣逆之證經闕其文刺手少陰太陽。少陰心脉太陽小腸脉

脾熱病者先頭重頰痛煩心顏青欲嘔身熱。胃之脉起於鼻交頞中下循鼻外入上齒中還出俠口環脣下交承漿却循頤後下廉出大迎循頰車上耳前過客主人循髮際至額顱故先頭重頰痛顏青也脾之脉支別者復從胃別上鬲注心中其直行者上鬲俠咽故煩心欲嘔而身熱也　新校正云按甲乙經太素云脾熱病者先頭重顏痛無顏青二字也熱爭。

則膂痛不可用俛仰。腹滿泄。兩頷痛。胃之脉支別者起胃下口循腹裏下至氣街中而合以下髀氣街者腰之前故腰痛也脾之脉入腹屬脾絡胃又胃之脉自交承漿却循頤後下廉出大迎循頰車故腹滿泄而兩頷痛甲乙甚。戊己大汗。氣逆則甲乙死。脾主土甲乙爲木木伐土故甚死於甲乙也戊己爲土故大汗於戊己氣逆之證經所未論刺足太陰陽明。太陰脾脉陽明胃脉　新校正云按甲乙經熱病下篇云病先頭重顏痛煩心身熱熱爭則腰痛不可用俛仰腹滿兩頷痛其暴泄善飢而不欲食善噫熱中足清腹脹食不化善嘔泄有膿血苦嘔無所出先取三里後取太白章門

肺熱病者。先淅然厥。起毫毛。惡風寒。舌上黃。身熱。肺主皮膚外養於毛故熱中之則先淅然惡風寒起毫毛也肺之脉起於中焦下絡大腸還循胃口今肺熱入胃胃熱上升故舌上黃而身熱熱爭。則喘欬。痛走胷膺背。不得大息。頭痛不堪。汗出而寒。肺居鬲上氣主胷膺復在變動爲欬又藏氣而主呼吸背復爲胷中之府故喘欬痛走胷膺背不得大息也肺之絡脉上會耳中今熱氣上熏故頭痛不堪汗出而寒丙丁甚。庚辛大汗。氣逆則丙丁死。肺主金丙丁爲火火爍金故甚死於丙丁也庚辛爲金故大汗於庚辛也氣逆之證經闕未書

刺手太陰陽明出血如大豆立已。太陰肺脉陽明大腸脉當視其絡脉盛者乃刺而出之

腎熱病者先腰痛胻痠苦渴數飲身熱。膀胱之脉從肩髆内俠脊抵腰中又腰爲腎之府故先腰痛也又腎之脉自循内踝之後上腨内出膕内廉又直行者從腎上貫肝鬲入肺中循喉嚨俠舌本故胻痠苦渴數飲身熱 熱爭則項痛而強胻寒且痠足下熱不欲言。膀胱之脉從腦出別下項又腎之脉起於小指之下斜趨足心出於然骨之下循内踝之後別入跟中以上胻内又其直行者從腎上貫肝鬲入肺中循喉嚨俠舌本故項痛而強胻寒且痠足下熱不欲言也 新校正云按甲乙經然骨作然谷 其逆則項痛貟貟澹澹然。腎之筋循脊内俠膂上至項結于枕骨與膀胱之筋合膀胱之脉又並下于項故項痛貟貟然也澹澹爲似欲不定也 戊巳甚壬癸大汗。氣逆則戊巳死。腎主水戊巳爲土土刑水故甚死於戊巳也壬癸爲水故大汗於壬癸也 刺足少陰太陽。少陰腎脉太陽膀胱脉 諸汗者至其所勝日汗出也。氣王日爲所勝王則勝邪故各當其王日汗 肝熱病者左頰先赤。肝氣合木木氣應春南面正理之則其左頰也 心熱病者顔先赤。心氣合火

火氣炎上指象明候故候於顔顔頟也脾熱病者。鼻先赤。脾氣合土土王於中鼻處面中故占鼻也肺熱病者。右頰先赤。肺氣合金金氣應秋南面正理之則其右頰也腎熱病者。頤先赤。腎氣合水水惟潤下指象明候故候於頤也病雖未發見赤色者刺之。名曰治未病。聖人不治已病治未病不治已亂治未亂此之謂也熱病從部所起者。至期而已。期爲大汗日也如肝甲乙心丙丁脾戊己肺庚辛腎壬癸是爲期日也其刺之反者。三周而已。反謂反取其氣也如肝病刺脾脾病刺腎腎病刺心心病刺肺肺病刺肝者皆是反刺五藏之氣也三周謂三周於三陰三陽之脉狀也又太陽病而刺寫陽明陽明病而刺寫少陽少陽病而刺寫太陰太陰病而刺寫少陰少陰病而刺寫厥陰如此是爲反取三陰三陽之脉氣也重逆則死。先刺已反病氣流傳又反刺之是爲重逆一逆刺之尚至三周乃已況其重逆而得生邪諸當汗者。至其所勝日。汗大出也。王則勝邪故各當其王日汗新校正云按此條文注二十四字與前文重複當從刪去甲乙經太素亦不重出諸治熱病。以飲之寒水。乃刺之。必寒衣之。居止寒處。身寒而止也。寒水在胃陽氣外盛故飲寒乃刺熱退則涼生

故身寒而止針

熱病先胸脅痛。手足躁。刺足少陽。補足太陰。此則舉正取之例然足少陽木病而寫足少陽之木氣補足太陰之土氣者恐木傳於土也胸脅痛丘虛主之丘虛在足外踝下如前陷者中足少陽脈之所過也刺可入同身寸之五分留七呼若灸者可灸三壯熱病手足躁經無所主治之旨然補足太陰之脈當於井滎取之也　新校正云詳足太陰全元起本及太素作手太陰楊上善云手太陰上屬肺從肺出腋下故胸脅痛又按靈樞經云熱病而胸脅痛手足躁取之筋間以第四鍼索筋於肝不得索之於金金肺也以此決知作手太陰者爲是

病甚者。爲五十九刺。五十九刺者謂頭上五行行五者以越諸陽之熱逆也大杼膺俞缺盆背俞此八者以寫胸中之熱也氣街三里巨虛上下廉此八者以寫胃中之熱也雲門髃骨委中髓空此八者以寫四支之熱也五藏俞傍五此十者以寫五藏之熱也凡此五十九穴者皆熱之左右也故病甚則爾刺之然頭上五行者當中行謂上星顖會前頂百會後頂次兩傍謂五處承光通天絡却玉枕又次兩傍謂臨泣目窗正營承靈腦空也上星在顱上直鼻中央入髮際同身寸之一寸陷者中容豆刺可入同身寸之四分　新校正云按甲乙經四分作三分水熱穴論注亦作三分詳此注下文云刺如上星法又云刺如顖會法既有二法則當依甲乙經及水熱穴論注上星刺入三分顖會刺入四分顖會在上星後同身寸之一寸陷者刺如上星法前頂在顖會後同身寸之一寸五分骨間陷者中刺如顖會法百會在前頂後同身寸之一寸五分頂中央旋毛中陷容指

督脉足太陽脉之交會刺如上星法後頂在百會後同身寸之一寸五分枕骨上刺如顖會法然是五者皆督脉氣所發也上星留六呼若灸者並灸五壯次兩傍穴五處在上星兩傍同身寸之一寸五分承光在五處後同身寸之一寸通天在承光後同身寸之一寸五分絡却在通天後同身寸之一寸五分玉枕在絡却後同身寸之七分然是五者並足太陽脉氣所發刺可入同身寸之三分五處通天各留七呼絡却留五呼玉枕留三呼若灸者可灸三壯　新校正云按甲乙經承光不可灸玉枕刺入二分　又次兩傍臨泣在頭直目上入髮際同身寸之五分足太陽少陽陽維三脉之會目窻正營遞相去同身寸之一寸承靈腦空遞相去同身寸之一寸五分然是五者並足少陽陽維二脉之會腦空一穴刺可入同身寸之四分餘並可刺入同身寸之三分臨泣留七呼若灸者可灸五壯大杼在項第一椎下兩傍相去各同身寸之一寸半陷者中督脉別絡足太陽手太陽三脉氣之會刺可入同身寸之三分留七呼若灸者可灸五壯　新校正云按甲乙經作七壯氣穴注作七壯刺瘧注熱穴注作五壯膺俞者膺中俞也正名中府在胷中行兩傍相去同身寸之六寸雲門下一寸乳上三肋間動脉應手陷者中仰而取之手足太陰脉之會刺可入同身寸之三分留五呼若灸者可灸五壯缺盆在肩上横骨陷者中手陽明脉氣所發刺可入同身寸之二分留七呼若灸者可灸三壯背俞當是風門熱府在第二椎下兩傍各同身寸之一寸半督脉足太陽之會刺可入同身寸之五分留七呼若灸者可灸五壯驗今明堂中誥圖經不言背俞未詳果何處也　新校正云按王注水熱穴論以風門熱府為背俞又注氣穴論以大杼為背俞此注云未

詳三注不同蓋疑之也　氣街在腹齊下橫骨兩端鼠鼷上同身寸之一寸動應手足陽明脉氣所發刺可入同身寸之三分留七呼若灸者可灸五壯三里在膝下同身寸之三寸䯒外廉兩筋肉分間足陽明脉之所入也刺可入同身寸之一寸留七呼若灸者可灸三壯巨虚上廉足陽明與大腸合在三里下同身寸之三寸足陽明脉氣所發刺可入同身寸之八分若灸者可灸三壯巨虚下廉足陽明與小腸合在上廉下同身寸之三寸足陽明脉氣所發刺可入同身寸之三分若灸者可灸三壯雲門在巨骨下胷中行兩傍　新校正云按氣穴論注胷中行兩傍作俠任脉傍橫去任脉文雖異穴之處所則同　相去同身寸之六寸動脉應手中府當其下同身寸之一寸雲門手太陰脉氣所發舉臂取之刺可入同身寸之七分若灸者可灸五壯驗今明堂中誥圖經不載髃骨穴尋其穴以寫四支之熱恐是肩髃穴穴在肩端兩骨間手陽明蹻脉之會刺可入同身寸之六分留六呼若灸者可灸三壯委中在足膝後屈處膕中央約文中動脉　新校正云詳委中穴與氣穴注骨空注刺瘧論注并此王氏四處注之彼三注無足膝後屈處五字與此注異者非實有異蓋注有詳略爾　足太陽脉之所入也刺可入同身寸之五分留七呼若灸者可灸三壯髓空者正名腰俞在脊中第二十一椎節下間督脉氣所發刺可入同身寸之二分　新校正云按甲乙經作二寸水熱穴論注亦作二寸氣府論注骨空論注作一分　留七呼若灸者可灸三壯五藏俞傍五者謂魄戶神堂魂門意舍志室五穴也在俠脊兩傍各相去同身寸之三寸並足太陽脉氣所發也魄戶在第三椎下兩傍正坐取之刺可入同身寸之五分若灸者可灸五壯神堂在第五椎下兩傍刺可入

同身寸之三分若灸者可灸五壯魂門在第九椎下兩傍正坐取之刺可入同身寸之五分若灸者可灸三壯意舍在第十一椎下兩傍正坐取之刺可入同身寸之五分若灸者可灸三壯志室在第十四椎下兩傍正坐取之刺可入同身寸之五分若灸者可灸三壯是所謂此經之五十九刺法也若鍼經所指五十九刺則殊與此經不同雖俱治熱病之要穴然合用之理全向背猶當以病候形證所應經法即隨所證而刺之

熱病始手臂痛者。刺手陽明太陰而汗出止。手臂痛列缺主之列缺者手太陰之絡去腕上同身寸之一寸半別走陽明者也刺可入同身寸之三分留三呼若灸者可灸五壯欲出汗商陽主之商陽者手陽明脉之井在手大指次指内側去爪甲角如韭葉手陽明脉之所出也刺可入同身寸之一分留一呼若灸者可灸三壯

熱病始於頭首者。刺項太陽而汗出止。天柱主之天柱在俠項後髮際大筋外廉陷者中足太陽脉氣所發刺可入同身寸之二分留六呼若灸者可灸三壯

熱病始於足脛者。刺足陽明而汗出止。新校正云按此條素問本無太素亦無今按甲乙經添入

熱病先身重骨痛耳聾好瞑。刺足少陰。據經無正主穴當補寫井滎爾新校正云按靈樞經云熱病而身重骨痛耳聾而好瞑取之骨以第四鍼索骨於腎不得索之土土脾也

病甚爲五十九刺。如古法

熱病

先眩冒而熱。胸脇滿。刺足少陰少陽。（亦井滎也）太陽之脈色榮顴骨。熱病也。（榮飾也。謂赤色見於顴骨如榮飾也。顴骨謂目下當外眥也。太陽合火，故見色赤。新校正云：按楊上善云：赤色榮顴者，骨熱病也。與王氏之注不同）榮未交。（新校正云：按甲乙經、太素作榮未夭，下文榮未交亦作夭）曰今且得汗。待時而已。（榮一爲營字之誤也。曰者，引古經法之端由也。言色雖明盛，但陰陽之氣不交錯者，故法云今且得汗之而已。待時者，謂肝病待甲乙，心病待丙丁，脾病待戊己，肺病待庚辛，腎病待壬癸，是謂待時而已。所謂交者，次如下句）與厥陰脈爭見者。死期不過三日。（外見太陽之赤色，內應厥陰之弦脈，然太陽受病，當傳入陽明，今反厥陰之脈來見者，是土敗而木賊之也，故死。然土氣已敗，木復狂行，木生數三，故期不過三日）其熱病內連腎。少陽之脈色也。（病或爲氣，恐字誤也。若赤色氣內連鼻兩傍者，是少陽之脈色，非厥陰色。何者？腎部近於鼻也。新校正云：詳或者欲改腎作鼻，按甲乙經、太素並作腎。楊上善云：太陽水也，厥陰木也，水以生木，木盛水衰，故太陽水色見時，有木爭見者，水死。以其熱病內連於腎，腎爲熱傷，故死。本舊無少陽之脈色也六字，乃王氏所添，王注非，當從上善之義）少陽之脈色榮頰前。熱病也。（頰前即顴骨下近鼻兩傍也。新校正云：按甲乙經、太素前字作筋揚上善云足少陽部在頰赤色榮之即知筋熱病也榮未交曰今且得汗待時而已與少陰脉爭見者死期不過三日少陽受病當傳入於太陰今反少陰脉來見亦土敗而木賊之也故死不過三日亦木之數然　新校正云詳或者欲改少陰作厥陰按甲乙經太素作少陰楊上善云少陽爲木少陰爲水少陽色見之時有少陰爭見者是母勝子故木死王作此注亦非舊本及甲乙經太素並無期不過三日六字此是王氏成足此文也

熱病氣穴三椎下間主胷中熱四椎下間主鬲中熱五椎下間主肝熱六椎下間主脾熱七椎下間主腎熱榮在骶也脊節之謂椎脊窮之謂骶言腎熱之氣外通尾骶也尋此文椎間所主神藏之熱又不正當其藏俞而云主療在理未詳項上三椎陷者中也此舉數脊椎大法也言三椎下間主胷中熱者何以數之言皆當以陷者中爲氣發之所頰下逆顴爲大瘕下牙車爲腹滿顴後爲脇痛頰上者鬲上也此所以候面部之色發明腹中之病診

評熱病論篇第三十三新校正云按全元起本在第五卷

黄帝問曰有病温者汗出輒復熱而脉躁疾不爲汗衰狂言不能食病名爲何歧伯對曰病名陰陽交交者死也[交謂交合陰陽之氣不分別也]帝曰願聞其説歧伯曰人所以汗出者皆生於穀穀生於精[言穀氣化爲精精氣勝乃爲汗]今邪氣交爭於骨肉而得汗者是邪却而精勝也[言初汗也]精勝則當能食而不復熱復熱者邪氣也汗者精氣也今汗出而輒復熱者是邪勝也不能食者精無俾也[無俾言無可使爲汗也穀不化則精不生精不化流故無可使]病而留者其壽可立而傾也[如是者若汗出疾速留著而不去則其人壽命立至傾危也　新校正云詳病而留者按王注病當作疾又按甲乙經作而熱留者]且夫熱論曰汗出而脉尚躁盛者死[熱論謂上古熱論也凡汗後脉當遲靜而反躁急以盛滿者是眞氣竭而邪盛故知必死也]今脉不與汗相

應此不勝其病也，其死明矣。脉不靜而躁盛，是不相應。狂言者是失志，失志者死。志舍於精，今精無可使，是志無所居，志不留居則失志也。今見三死，不見一生，雖愈必死也。汗出脉躁盛，一死；不勝其病，二死；狂言失志者，三死也。帝曰：有病身熱，汗出煩滿，煩滿不爲汗解，此爲何病？岐伯曰：汗出而身熱者，風也；汗出而煩滿不解者，厥也，病名曰風厥。帝曰：願卒聞之。岐伯曰：巨陽主氣，故先受邪，少陰與其爲表裏也，得熱則上從之，從之則厥也。上從之，謂少陰隨從於太陽而上也。帝曰：治之柰何？岐伯曰：表裏刺之，飲之服湯。謂寫太陽，補少陰也。飲之湯者，謂止逆上之腎氣也。帝曰：勞風爲病何如？岐伯曰：勞風法在肺下。從勞風生，故曰勞風。勞，謂腎勞也。腎脉者，從腎上貫肝鬲，入肺中，故腎勞風生，上居肺下也。其爲病也，使人強上冥視，新校正云：按楊上善云：強上，好仰也瞑視謂合眼視不明也又千金方瞑視作目眩**唾出若涕。惡風而振寒。此爲勞風之病。**膀胱脉起於目内眥上額交巔上入絡腦還出別下項循肩髆内俠脊抵腰中入循膂絡腎今腎精不足外吸膀胱膀胱氣不能上營故使人頭項强而視不明也肺被風薄勞氣上熏故令唾出若鼻涕狀腎氣不足陽氣内攻勞熱相合故惡風而振寒**帝曰。治之柰何。岐伯曰。以救俛仰。**救猶止也俛仰謂屈伸也言止屈伸於動作不使勞氣滋蔓**巨陽引精者三日。中年者五日。不精者七日。**新校正云按甲乙經作三日中若五日千金方作候之三日及五日中不精明者是也與此不同**欬出青黄涕。其狀如膿。大如彈丸。從口中若鼻中出。不出則傷肺。傷肺則死也。**巨陽者膀胱之脉也膀胱與腎爲表裏故巨陽引精也巨大也然太陽之脉吸引精氣上攻於肺者三日中年者五日素不以精氣用事者七日當欬出稠涕其色青黄如膿狀平調欬者從咽而上出於口暴卒欬者氣衝突於蓄門而出於鼻夫如是者皆腎氣勞竭肺氣内虚陽氣奔迫之所爲故不出則傷肺也肺傷則榮衛散解魄不内治故死　新校正云按王氏云卒暴欬者氣衝突於蓄門而出於鼻按難經七衝門無蓄門之名疑是賁門楊操云賁者鬲也胃氣之所出胃出穀氣以傳於肺肺在鬲上故胃爲賁門**帝曰。有病**

腎風者面胕痝然壅害於言可刺不 痝然腫起皃壅謂目下壅如卧蠶形也腎之脉從腎上貫肝鬲入肺中循喉嚨俠舌本故妨害於言語 岐伯曰虛不當刺不當刺而刺後五日其氣必至 至謂病氣來至也然謂藏配一日而五日至腎夫腎已不足風內薄之謂腫爲實以鍼大泄反傷藏氣眞氣不足一不可復故刺後五日其氣必至也 帝曰其至何如岐伯曰至必少氣時熱時熱從胸背上至頭汗出手熱口乾苦渴小便黃目下腫腹中鳴身重難以行月事不來煩而不能食不能正偃正偃則欬病名曰風水論在刺法中 刺法篇名今經亡 帝曰願聞其說岐伯曰邪之所湊其氣必虛陰虛者陽必湊之故少氣時熱而汗出也小便黃者少腹中有熱也不能正偃者胃中不和也正偃則欬甚上迫肺也

諸有水氣者，微腫先見於目下也。帝曰：何以言？歧伯曰：水者陰也，目下亦陰也，腹者至陰之所居，故水在腹者，必使目下腫也。真氣上逆，故口苦舌乾，臥不得正偃，正偃則欬出清水也。諸水病者，故不得臥，臥則驚，驚則欬甚也。腹中鳴者，病本於胃也。薄脾則煩不能食，食不下者，胃脘隔也。身重難以行者，胃脉在足也。月事不來者，胞脉閉也。胞脉者屬心而絡於胞中，今氣上迫肺，心氣不得下通，故月事不來也。考上文所釋之義，未解熱從胷背上至頭汗出手熱口乾苦渴之義，應古論簡脫而此差謬之爾。如是者何？腎少陰之脉從腎上貫肝鬲入肺中，循喉嚨俠舌本。又膀胱太陽之脉從目內眥上額交巔上，其支者從巔至耳上角，其直者從巔入絡腦，還出別下項，循肩髆內俠脊抵腰中，入循膂。今陰不足而陽有餘，故熱從胷背上至頭而汗出口乾苦渴也然心者陽藏也其脉行於臂手腎者陰藏也其脉循於胷足腎不足則心氣有餘故手熱矣又以心腎之脉俱是少陰脉也帝曰善。

逆調論篇第三十四新校正云按全元起本在第四卷

黄帝問曰：人身非常温也，非常熱也，爲之熱而煩滿者何也？異於常候故曰非常新校正云按甲乙經無爲之熱三字岐伯對曰：陰氣少而陽氣勝，故熱而煩滿也。帝曰：人身非衣寒也，中非有寒氣也，寒從中生者何？言不知誰爲元主邪岐伯曰：是人多痺氣也，陽氣少，陰氣多，故身寒如從水中出。言自由形氣陰陽之爲是非衣寒而中有寒也帝曰：人有四支熱，逢風寒如炙如火者何也？新校正云按全元起本無如火二字太素云如炙於火當從太素之文岐伯曰：是人者，陰氣虚，陽氣盛。四支者陽也，兩陽相得而陰氣虚少，少水不能滅盛火，而陽獨治。獨治者不能生長也。獨勝而止耳。【水爲陰，火爲陽，今陽氣有餘，陰氣不足，故云少水不能滅盛火也。治者，王也。勝者，盛也。故云獨勝而止。】逢風而如炙如火者，是人當肉爍也。【爍，言消也。言久久此人當肉消削也。新校正云：詳如炙如火，當從太素作如炙於火。】帝曰：人有身寒，湯火不能熱，厚衣不能溫，然不凍慄，是爲何病？岐伯曰：是人者，素腎氣勝，以水爲事，太陽氣衰，腎脂枯不長，一水不能勝兩火。腎者水也，而生於骨，腎不生則髓不能滿，故寒甚至骨也。【以水爲事，言盛欲也。】所以不能凍慄者，肝一陽也，心二陽也，腎孤藏也，一水不能勝二火，故不能凍慄，病名曰骨痹，是人當攣節也。【腎不生則髓不滿，髓不滿則筋乾縮，故節攣拘。】帝曰：人之肉苛者，雖近衣絮，猶尚苛也，是謂何疾？【苛謂㿉重。】岐伯曰：

榮氣虛衛氣實也榮氣虛則不仁衛氣虛則不用榮衛俱虛則不仁且不用肉如故也人身與志不相有曰死身用志不應志爲身不親兩者似不相有也新校正云按甲乙經曰死作三十日死也帝曰人有逆氣不得卧而息有音者有不得卧而息無音者有起居如故而息有音者有得卧行而喘者有不能行而喘者有不得卧卧而喘者皆何藏使然願聞其故岐伯曰不得卧而息有音者是陽明之逆也足三陽者下行今逆而上行故息有音也陽明者胃脉也胃者六府之海水穀海也其氣亦下行陽明逆不得從其道故不得卧也下經曰胃不和則卧不安此之謂也下經上古經也

夫起居如故而息有音者，此肺之絡脈逆也。絡脈不得隨經上下，故留經而不行，絡脈之病人也微，故起居如故而息有音也。夫不得卧，卧則喘者，是水氣之客也。夫水者，循津液而流也。腎者，水藏，主津液，主卧與喘也。帝曰：善。尋經所解之旨，不得卧而息無音，有得卧行而喘，有不得卧不能行而喘，此三義悉闕而未論，亦古之脫簡也

重廣補注黃帝內經素問卷第九

熱論　譫之閻切，多言也　怫音弗　刺熱論　頷胡感切　洒淅上先禮切，下先曆切　痠音酸

胘音玄　跟音根　評熱病論　胕痝下莫江切　膞音傳　逆調論　苛胡歌切

重廣補注黃帝內經素問卷第十

啓玄子次注林億孫奇高保衡等奉敕校正孫兆重改誤

瘧論　刺瘧篇

氣厥論　欬論

瘧論篇第三十五

新校正云：按全元起本在第五卷

黃帝問曰：夫痎瘧皆生於風，其蓄作有時者何也？痎猶老也，亦瘦也。新校正云：按甲乙經云：夫瘧疾皆生於風，其以日作以時發何也？與此文異，太素同今文。楊上善云：痎有云二日一發名痎瘧，此經但夏傷於暑至秋為病，或云痎瘧，或但云瘧，不必以日發間日以定痎也，但應四時其形有異以為痎爾。岐伯對曰：瘧之始發也，先起於毫毛，伸欠乃作，寒慄鼓頷，慄謂戰慄，鼓謂振動。胷脊俱痛，寒去則內外皆熱，頭痛如破，渴欲冷飲。帝曰：何氣使然。願聞其道。岐伯曰。陰陽上下交爭。虛實更作。陰陽相移也。陽氣者下行極而上陰氣者上行極而下故曰陰陽上下交爭也陽虛則外寒陰虛則內熱陽盛則外熱陰盛則內寒由此寒去熱生則虛實更作陰陽之氣相移易也陽并於陰。則陰實而陽虛。陽明虛則寒慄鼓頷也。陽并於陰言陽氣入於陰分也陽明胃脉也胃之脉自交承漿却分行循頤後下廉出大迎其支別者從大迎前下人迎故氣不足則惡寒戰慄而頤頷振動也巨陽虛則腰背頭項痛。巨陽者膀胱脉其脉從頭別下項循肩髆內俠背抵腰中故氣不足則腰背頭項痛也三陽俱虛。則陰氣勝。陰氣勝則骨寒而痛。寒生於內。故中外皆寒。陽盛則外熱。陰虛則內熱。外內皆熱。則喘而渴。故欲冷飲也。熱傷氣故內外皆熱則喘而渴此皆得之夏傷於暑。熱氣盛。藏於皮膚之內。腸胃之外。此榮氣之所舍也。腸胃之外榮氣所主故云榮氣所舍也舍猶居也此令人汗空踈。新校正云按全元起本作汗出空踈甲乙經太素並同腠理開因得秋氣汗出遇風及得之以浴水氣舍於皮膚之內與衛氣并居衛氣者晝日行於陽夜行於陰此氣得陽而外出得陰而內薄內外相薄是以日作作發作也帝曰其間日而作者何也間日謂隔日岐伯曰其氣之舍深內薄於陰陽氣獨發陰邪內著陰與陽爭不得出是以間日而作也不與衛氣相逢會故隔日發也帝曰善其作日晏與其日早者何氣使然晏猶日暮也岐伯曰邪氣客於風府循膂而下風府穴名在項上入髮際同身寸之二寸大筋內宛宛中也膂謂脊兩傍衛氣一日一夜大會於風府其明日日下一節故其作也晏此先客於脊背也每至於風府則腠理開腠理開則邪氣入

邪氣入則病作。以此日作稍益晏也。節謂脊骨之節然邪氣遠則逢會遲故發暮也其出於風府。日下一節。二十五日下至骶骨。二十六日入於脊內。注於伏膂之脉。項已下至尾骶凡二十四節故日下一節二十五日下至骶骨二十六日入於脊內注於伏膂之脉也伏膂之脉者謂膂筋之間腎脉之伏行者也腎之脉循股內後廉貫脊屬腎其直行者從腎上貫肝鬲入肺中以其貫脊又不正應行穴但循膂伏行故謂之伏膂脉　新校正云按全元起本二十五日作二十一日二十六日作二十二日甲乙經太素並同伏膂之脉甲乙經作太衝之脉巢元方作伏衝其氣上行。九日出於缺盆之中。其氣日高。故作日益早也。以腎脉貫脊屬腎上入肺中肺者缺盆爲之道陰氣之行速故其氣上行九日出於缺盆之中其間日發者。由邪氣內薄於五藏。橫連募原也。其道遠。其氣深。其行遲。不能與衛氣俱行。不得皆出。故間日乃作也。募原謂鬲募之原系　新校正云按全元起本募作膜太素巢元方並同舉痛論亦作膜原

帝曰。夫子言衛氣每

至於風府，腠理乃發，發則邪氣入，入則病作。今衛氣日下一節，其氣之發也，不當風府，其日作者柰何？岐伯曰：新校正云：按全元起本及甲乙經、太素自此邪氣客於頭項至下則病作故八十八字並無。此邪氣客於頭項循膂而下者也，故虛實不同，邪中異所，則不得當其風府也。故邪中於頭項者，氣至頭項而病；中於背者，氣至背而病；中於腰脊者，氣至腰脊而病；中於手足者，氣至手足而病。故下篇各以居邪之所而刺之。衛氣之所在，與邪氣相合，則病作。故風無常府，衛氣之所發，必開其腠理，邪氣之所合，則其府也。虛實不同，邪中異所，衛邪相合，病則發焉，不必悉當風府而發作也。新校正云：按甲乙經、巢元方則其府也作其病作。帝曰：善。夫風之與瘧也，相似同類，而風獨常在。瘧得有時而休者何也。[風瘧皆有盛衰故云相似同類]岐伯曰。風氣留其處。故常在。瘧氣隨經絡沈以内薄。[新校正云按甲乙經作次以内傳]故衛氣應乃作。[留謂留止隨謂隨從]帝曰。瘧先寒而後熱者何也。岐伯曰。夏傷於大暑。其汗大出。腠理開發。因遇夏氣淒滄之水寒。[新校正云按甲乙經太素水寒作小寒迫之]藏於腠理皮膚之中。秋傷於風。則病成矣。[暑爲陽氣中風者陽氣受之故秋傷於風則病成矣]夫寒者。陰氣也。風者。陽氣也。先傷於寒。而後傷於風。故先寒而後熱也。病以時作。名曰寒瘧。[露形觸冒則風寒傷之]帝曰。先熱而後寒者何也。岐伯曰。此先傷於風。而後傷於寒。故先熱而後寒也。亦以時作。名曰温瘧。[以其先熱故謂之温]其但熱而不寒者。陰氣先絶。陽氣獨發則少氣煩寃手足熱而欲嘔名曰癉瘧癉熱也極熱爲之也帝曰夫經言有餘者寫之不足者補之今熱爲有餘寒爲不足夫瘧者之寒湯火不能溫也及其熱冰水不能寒也此皆有餘不足之類當此之時良工不能止必須其自衰乃刺之其故何也願聞其說言何暇不早使其盛極而自止乎岐伯曰經言無刺熇熇之熱新校正云按全元起夲及太素熱作氣無刺渾渾之脉無刺漉漉之汗故爲其病逆未可治也熇熇盛熱也渾渾言無端緒也漉漉言汗大出也夫瘧之始發也陽氣并於陰當是之時陽虛而陰盛外無氣故先寒慄也陰氣逆極則復出之陽陽與陰復并於外則陰虛而陽實故先熱而渴陰盛則胃

寒故先寒戰慄陽盛則胃熱故先熱欲飲也夫瘧氣者并於陽則陽勝。并於陰則陰勝。陰勝則寒。陽勝則熱。瘧者。風寒之氣不常也。病極則復。復謂復舊也言其氣發至極還復如舊至。新校正云按甲乙經作瘧者風寒之暴氣不常病極則復至全元起本及太素作瘧風寒氣也不常病極則復至至字連上句與王氏之意異病之發也。如火之熱。如風雨不可當也。以其盛熾故不可當也故經言曰。方其盛時必毀。新校正云按太素云勿敢必毀因其衰也。事必大昌。此之謂也。方正也正盛寫之或傷眞氣故必毀病氣衰已補其經氣則邪氣弭退正氣安平故必大昌也夫瘧之未發也。陰未并陽。陽未并陰。因而調之。眞氣得安。邪氣乃亡。所寫必中所補必當故眞氣得安邪氣乃亡也故二不能治其已發。爲其氣逆也。眞氣浸息邪氣大行眞不勝邪是爲逆也帝曰。善。攻之柰何。早晏何如。岐伯曰。瘧之且發也。陰陽之且移也。必從四末始也。陽已傷。陰從之。故先其時堅束其處。令邪氣不得入。陰氣不得出。審候見之在孫絡盛堅而血者皆取之。此真往而未得并者也。言牢縛四支。令氣各在其處。則邪所居處必自見之。既見之則刺出其血爾。往猶去也　新校正云　按甲乙經真往作其往。太素作直往　帝曰。瘧不發。其應何如。岐伯曰。瘧氣者。必更盛更虛。當氣之所在也。病在陽。則熱而脈躁。在陰。則寒而脈靜。陰靜陽躁。故脈亦隨之　極則陰陽俱衰。衛氣相離。故病得休。衛氣集。則復病也。相薄至極。物極則反。故極則陰陽俱衰　帝曰。時有間二日或至數日發。或渴或不渴。其故何也。岐伯曰。其間日者。邪氣與衛氣客於六府。而有時相失。不能相得。故休數日乃作也。氣不相會。故數日不能發也　瘧者。陰陽更勝也。或甚或不甚。故或渴或不渴。陽勝陰甚則渴，陽勝陰不甚則不渴也。勝謂強盛於彼之氣也。帝曰。論言夏傷於暑。秋必病瘧。新校正云：按生氣通天論并陰陽應象大論二論俱云夏傷於暑，秋必痎瘧。今瘧不必應者何也。言不必皆然。岐伯曰。此應四時者也。其病異形者。反四時也。其以秋病者寒甚。秋氣清涼，陽氣下降，熱藏肌肉，故寒甚也。以冬病者寒不甚。冬氣嚴冽，陽氣伏藏，不與寒爭，故寒不甚。以春病者惡風。春氣温和，陽氣外泄，內腠開發，故惡於風。以夏病者多汗。夏氣暑熱，津液充盈，外泄皮膚，故多汗也。帝曰。夫病温瘧與寒瘧而皆安舍。舍於何藏。安，何也。舍，居止也。藏謂五神藏也。岐伯曰。温瘧者。得之冬中於風寒。氣藏於骨髓之中。至春則陽氣大發。邪氣不能自出。因遇大暑。腦髓爍。肌肉消。腠理發泄。或有所用力。邪氣與汗皆出。此病藏於腎。其氣先從内出之於外也。腎主於冬，冬主骨髓，腦爲髓海，上下相應，厥熱上熏，故腦髓銷爍，銷爍則熱氣外薄，故肌肉減削而病藏於腎也。如是者。陰虛而陽盛，陽盛則熱矣。陰虛謂腎藏氣虛，陽盛謂膀胱太陽氣盛。衰則氣復反入。入則陽虛，陽虛則寒矣。故先熱而後寒。名曰温瘧。衰謂病衰退也。復反入，謂入腎陰脉中。帝曰。癉瘧何如。岐伯曰。癉瘧者。肺素有熱氣盛於身。厥逆上衝。中氣實而不外泄。因有所用力。腠理開。風寒舍於皮膚之内。分肉之間而發。發則陽氣盛。陽氣盛而不衰則病矣。其氣不及於陰。新校正云：按全元起本及太素作不反之陰，巢元方作不及之陰。故但熱而不寒。氣内藏於心。而外舍於分肉之間。令人消爍脱肉。故命曰癉瘧。帝曰善。

刺瘧篇第三十六

新校正云按全元起本在第六卷

足太陽之瘧。令人腰痛頭重。寒從背起。足太陽脈從巔入絡腦還出別下項循肩髆內俠脊抵腰中其支別者從髆內左右別下貫胂過髀樞故令腰痛頭重寒從背起　新校正云按三部九候論注貫胂作貫臀刺腰痛注亦作貫臀厥論注作貫胂甲乙經作貫胂先寒後熱。熇熇暍暍然。熇熇甚熱狀暍暍亦熱盛也太陽不足故先寒寒極則生熱故後熱也熱止汗出。難已。熱生是爲氣虛熱止則爲氣復氣復而汗反出此爲邪氣盛而眞不勝故難已　新校正云按全元起本幷甲乙經太素巢元方並作先寒後熱渴渴止汗出與此文異刺郄中出血。太陽之郄是謂金門金門在足外踝下一名曰關梁陽維所別屬也刺可入同身寸之三分若灸者可灸三壯黃帝中誥圖經云委中主之則古法以委中爲郄中也委中在膕中央約文中動脈足太陽脈之所入也刺可入同身寸之五分留七呼若灸者可灸三壯　新校正云詳刺郄中甲乙經作膕中今王氏兩注之當以膕中爲正

足少陽之瘧。令人身體解㑊。身體解㑊次如下句寒不甚。熱不甚。陽氣未盛故令其然惡見人。見人心惕惕然。膽與肝合肝虛則恐邪薄其氣故惡見人見人心惕惕然也熱多汗出甚。邪盛則熱多中風故汗出

刺足少陽。俠谿主之俠谿在足小指次指歧骨間本節前陷者中少陽之榮刺可入同身寸之三分留三呼若灸者可灸三壯足陽明之瘧。令人先寒洒淅洒淅。寒甚久乃熱。熱去汗出。喜見日月光火氣乃快然。陽虛則外先寒陽虛極則復盛故寒甚久乃熱也熱去汗已陰又內強陽不勝陰故喜見日月光火氣乃快然也刺足陽明跗上。衝陽穴也在足跗上同身寸之五寸骨間動脉上去陷谷同身寸之三寸陽明之原刺可入同身寸之三分留十呼若灸者可灸三壯足太陰之瘧。令人不樂。好大息。心氣流於肺則喜今脾藏受病心毋救之火氣下入於脾不上行於肺又太陰脉支別者復從胃上鬲注心中故令人不樂好大息也不嗜食多寒熱汗出。脾主化穀營助四傍今邪薄之諸藏元稟土寄四季王則邪氣交爭故不嗜食多寒熱而汗出　新校正云按甲乙經云多寒少熱病至則善嘔。嘔已乃衰。足太陰脉入腹屬脾絡胃上鬲俠咽故病氣來至則嘔嘔已乃衰退也即取之。待病衰去即而取之其言衰即取之井俞及公孫也公孫在足大指本節後同身寸之一寸太陰絡也刺可入同身寸之四分留七呼若灸者可灸三壯

足少陰之瘧。令人嘔吐甚。多寒熱。熱多寒少。足少陰脉貫肝鬲入肺中循喉

嚨故嘔吐甚多寒熱也腎爲陰藏陰氣生寒今陰氣不足故熱多寒少　新校正云按甲乙經云嘔吐甚多寒少熱欲閉戶牖而處。其病難已。胃陽明脉病欲獨閉戶牖而處今謂胃土病證反見腎水之中土刑於水故其病難已也太鍾太谿悉主之太鍾在足內踝後街中少陰絡也刺可入同身寸之二分留七呼若灸者可灸三壯太谿在足內踝後跟骨上動脉陷者中少陰俞也刺可入同身寸之三分留七呼若灸者可灸三壯也　新校正云按甲乙經云其病難已取太谿又按太鍾穴甲乙經作跟後衝中刺腰痛篇注作跟後街中動脉水穴注云在內踝後此注云內踝後街中諸注不同當以甲乙經爲正

足厥陰之瘧。令人腰痛少腹滿。小便不利。如癃狀。非癃也。數便。意恐懼。氣不足。腹中悒悒。足厥陰脉循股陰入髦中環陰器抵少腹故病如是癃謂不得小便也悒悒不暢之貌　新校正云按甲乙經數便意三字作數噫二字刺足厥陰。太衝主之在足大指本節後同身寸之二寸陷者中厥陰俞也刺可入同身寸之三分留十呼若灸者可灸三壯也　新校正云按刺腰痛篇注云在本節後內間動脉應手

肺瘧者。令人心寒。寒甚熱。熱間善驚。如有所見者。刺手太陰陽明。列缺主之列缺在手腕後同身寸之一寸半手太陰絡也刺可入同身寸之三分留三呼若灸者可灸五壯陽明穴合谷主之

合谷在手大指次指歧骨間手陽明脉之所過也刺可入同身寸之三分留六呼若灸者可灸三壯心瘧者。令人煩心甚欲得清水。反寒多。不甚熱。刺手少陰。神門主之神門在掌後銳骨之端陷者中手少陰俞也刺可入同身寸之三分留七呼若灸者可灸三壯　新校正云按太素云欲得清水及寒多寒不甚熱甚也肝瘧者。令人色蒼蒼然太息。其狀若死者。刺足厥陰見血。中封主之中封在足内踝前同身寸之一寸半陷者中仰足而取之伸足乃得之足厥陰經也刺出血止常刺者可入同身寸之四分留七呼若灸者可灸三壯脾瘧者。令人寒。腹中痛。熱則腸中鳴。鳴已汗出。刺足太陰。商丘主之商丘在足内踝下微前陷者中足太陰經也刺可入同身寸之三分留七呼若灸者可灸三壯腎瘧者。令人洒洒然。腰脊痛宛轉。大便難。目眴眴然。手足寒。刺足太陽少陰。太鍾主之取如前足少陰瘧中法胃瘧者。令人且病也。善飢而不能食。食而支滿腹大。胃熱脾虛故善飢而不能食食而支滿腹大也是以下文兼刺太陰　新校正云按太素且病作疸病刺足陽明太陰橫脉出血。厲兑解谿三里主之厲兑在足太指次指之端去爪甲如韭葉陽明井也刺可入同身寸之一分留一呼若灸者可灸一壯解谿在衝陽後同身寸之三寸半腕上陷者中陽明經也刺可入同身寸之五分留五呼若灸者可灸三壯三里在膝下同身寸之三寸骭骨外廉兩筋肉分間陽明合也刺可入同身寸之一寸留七呼若灸者可灸三壯然足陽明取此三穴足太陰刺其橫脉出血也橫脉謂足内踝前斜過大脉則太陰之經脉也　新校正云詳解谿在衝陽後三寸半按甲乙經一寸半氣穴論注二寸半瘧發身方熱刺跗上動脉則陽明之脉也開其空出其血立寒。陽明之脉多血多氣熱盛氣壯故出其血而立可寒也瘧方欲寒刺手陽明太陰足陽明太陰。亦謂開穴而出其血也當隨井俞而刺之也瘧脉滿大急刺背俞用中鍼傍伍胠俞各一適肥瘦出其血也。瘦者淺刺少出血肥者深刺多出血背俞謂大杼五胠俞謂譩譆瘧脉小實急灸脛少陰刺指井。灸脛少陰是謂復溜復溜在内踝上同身寸之二寸陷者中足少陰經也刺可入同身寸之三分留三呼若灸者可灸五壯刺指井謂刺至陰至陰在足小指外側去爪甲角如韭葉足太陽井也刺可入同身寸之一分留五呼若灸者可灸三壯瘧脉滿大急刺背俞。用五胠俞背俞各一。適行至於血也。謂調適肥瘦穴度深淺循三備法而行鍼令至於血脉也背俞謂大杼五胠俞謂譩譆主之　新校正云詳此條從瘧脉滿大至此注終文注共五十五字當從删削經文與次前經文重復王氏隨而注之別無義例不若士安之精審不復出也

瘧脉緩大虛便宜用藥不宜用鍼。緩者中風大爲氣實虛者血虛血虛氣實風又攻之故宜藥治以遣其邪不宜鍼寫而出血也

凡治瘧先發如食頃乃可以治過之則失時也。先其發時眞邪異居波隴不起故可治過時則眞邪相合攻之則反傷眞氣故曰失時　新校正云詳從前瘧脉滿大至此全元起本在第四卷中王氏移續於此也

諸瘧而脉不見刺十指間出血。血去必已先視身之赤如小豆者盡取之。十二瘧者。其發各不同時察其病形。以知其何脉之病也。隨其形證而病脉可知

先其發時如食頃而刺之一刺則衰二刺則知。三刺則已。不已刺舌下兩脉出血。釋具下文不已刺郄中盛經

出血。又刺項已下俠脊者必已。並足太陽之脉氣也郄中則委中也俠脊者謂大杼風門熱府穴也大杼在項第一椎下兩傍相去各同身寸之一寸半陷者中刺可入同身寸之三分留七呼若灸者可灸五壯風門熱府在第二椎下兩傍各同身寸之一寸半刺可入同身寸之五分留七呼若灸者可灸五壯　新校正云詳大杼穴灸五壯按甲乙經作七壯氣穴論注作七壯刺熱論及熱穴注並作五壯舌下兩脉者廉泉也。廉泉穴名在頷下結喉上舌本下陰維任脉之會刺可入同身寸之三分留三呼若灸者可灸三壯

刺瘧者必先問其病之所先發者先刺之。先頭痛及重者先刺頭上及兩額兩眉間出血。頭上謂上星百會兩額謂懸顱兩眉間謂攢竹等穴也先項背痛者先刺之。項風池風府主之背大杼神道主之先腰脊痛者先刺郄中出血。先手臂痛者。先刺手少陰陽明十指間。新校正云按別本作手陰陽全本亦作手陰陽先足脛痠痛者。先刺足陽明十指間出血。各以邪居之所而脫寫之風瘧瘧發則汗出惡風。刺三陽經背俞

之血者。三陽太陽也 新校正云按甲乙經云足三陽 䯒痠痛甚。按之不可。名曰胕髓病。以鑱鍼鍼絕骨出血。立已。陽輔穴也取如氣穴論中府俞法 身體小痛。刺至陰。新校正云按甲乙經無至陰二字 諸陰之井無出血。間日一刺。諸井皆在指端足少陰井在足心宛宛中 瘧不渴。間日而作。刺足太陽。新校正云按九卷云足陽明太素同 渴而間日作。刺足少陽。新校正云按九卷云手少陽太素同 溫瘧汗不出。爲五十九刺。自胃瘧下至此尋黃帝中誥圖經所主或有不與此文同應古之別法也

氣厥論篇第三十七

新校正云按全元起本在第九卷與厥論相併

黃帝問曰。五藏六府寒熱相移者何。岐伯曰。腎移寒於肝。癰腫少氣。肝藏血然寒入則陽氣不散陽氣不散則血聚氣澀故爲癰腫又爲少氣也 新校正云按全元起本云腎移寒於脾元起注云腎傷於寒而傳於脾脾主肉寒生於肉則結爲堅堅化爲膿故爲癰也血傷氣少故曰少氣甲乙經亦作移寒於脾王因誤本遂解爲肝亦

智者之一失也

脾移寒於肝。癰腫筋攣。脾藏主肉肝藏主筋肉温則筋舒肉冷則筋急故筋攣也肉寒則衞氣結聚故爲癰腫

肝移寒於心。狂隔中。心爲陽藏神處其中寒薄之則神亂離故狂也陽氣與寒相薄故隔塞而中不通也

心移寒於肺。肺消。肺消者飲一溲二。死不治。心爲陽藏反受諸寒寒氣不消乃移於肺寒隨心火内鑠金精金受火邪故中消也然肺藏消鑠氣無所持故令飲一而溲二也金火相賊故死不能治

肺移寒於腎。爲涌水。涌水者按腹不堅。水氣客於大腸。疾行則鳴濯濯如囊裹漿。水之病也。肺藏氣腎主水夫肺寒入腎腎氣有餘腎氣有餘則上奔於肺故云涌水也大腸爲肺之府然肺腎俱爲寒薄上下皆無所之故水氣客於大腸也腎受凝寒不能化液大腸積水而不流通故其疾行則腸鳴而濯濯有聲如囊裹漿而爲水病也新校正云按甲乙經水之病也作治主肺者

脾移熱於肝。則爲驚衄。肝藏血又主驚故熱薄之則驚而鼻中血出

肝移熱於心。則死。兩陽和合火木相燔故肝熱入心則當死也陰陽別論曰肝之心謂之生陽生陽之屬不過四日而死新校正云按陰陽別論之文義與此殊王氏不當引彼誤文附會此義

心移熱於肺。傳爲鬲消。心肺兩間中有

斜鬲膜鬲膜下際內連於橫鬲膜故心熱入肺久久傳化內爲鬲熱消渴而多飲也**肺移熱於腎傳爲柔痓。**柔謂筋柔而無力痓謂骨痓而不隨氣骨皆熱髓不內充故骨痓強而不舉筋柔緩而無力也**腎移熱於脾傳爲虛腸澼死不可治。**脾土制水腎反移熱以與之是脾土不能制水而受病故久久傳爲虛損也腸澼死者腎主下焦象水而冷今乃移熱是精氣內消下焦無主以守持故腸澼除而氣不禁止**胞移熱於膀胱則癃溺血。**膀胱爲津液之府胞爲受納之司故熱入膀胱胞中外熱陰絡內溢故不得小便而溺血也正理論曰熱在下焦則溺血此之謂也**膀胱移熱於小腸鬲腸不便上爲口糜。**小腸脉絡心循咽下鬲抵胃屬小腸故受熱以下令腸隔塞而不便上則口生瘡而糜爛也糜謂爛也**小腸移熱於大腸爲虙瘕爲沉。**小腸熱已移入大腸兩熱相薄則血溢而爲伏瘕也血澀不利則月事沉滯而不行故云爲虙瘕爲沉也虙與伏同瘕一爲疝傳寫誤也**大腸移熱於胃善食而瘦入謂之食亦。**胃爲水穀之海其氣外養肌肉熱消水穀又鑠肌肉故善食而瘦入也食亦者謂食入移易而過不生肌膚也亦易也　新校正云按甲乙經入作又王氏注云善食而瘦入也殊爲無義不若甲乙經作又讀連下文**胃移熱於膽亦曰食亦。**義同上膽移熱於腦則辛頞鼻淵鼻淵者濁涕下不止也腦液下滲則爲濁涕涕下不止如彼水泉故曰鼻淵也頞謂鼻頞也足太陽脉起於目内眥上額交巔上入絡腦足陽明脉起於鼻交頞中傍約太陽之脉今腦熱則足太陽逆與陽明之脉俱盛薄於頞中故鼻頞辛也辛謂酸痛故下文曰傳爲衄衊瞑目以足陽明脉交頞中傍約太陽之脉故耳熱盛則陽絡溢陽絡溢則衄出汗血也衊謂汗血也血出甚陽明太陽脉衰不能榮養於目故目瞑瞑暗也故得之氣厥也厥者氣逆也皆由氣逆而得之

欬論篇第三十八新校正云按全元起本在第九卷

黄帝問曰肺之令人欬何也岐伯對曰五藏六府皆令人欬非獨肺也帝曰願聞其狀岐伯曰皮毛者肺之合也皮毛先受邪氣邪氣以從其合也邪謂寒氣其寒飲食入胃從肺脉上至於肺則肺寒肺寒則外内合邪

因而客之，則爲肺欬。肺脉起於中焦，下絡大腸，還循胃口，上鬲屬肺，故云從肺脉上至於肺也。五藏各以其時受病，非其時，各傳以與之。時謂王月也。非王月則不受邪，故各傳以與之。人與天地相參，故五藏各以治時感於寒則受病，微則爲欬，甚者爲泄爲痛。寒氣微則外應皮毛，內通肺，故欬。寒氣甚則入於內，內裂則痛，入於腸胃則泄痢。乘秋則肺先受邪，乘春則肝先受之，乘夏則心先受之，乘至陰則脾先受之，乘冬則腎先受之。以當用事之時，故先受邪氣。新校正云：按全元起本及太素无乘秋則三字，疑此文誤多也。帝曰：何以異之？欲明其證也。岐伯曰：肺欬之狀，欬而喘息有音，甚則唾血。肺藏氣而應息，故欬則喘息而喉中有聲，甚則肺絡逆，故唾血也。心欬之狀，欬則心痛，喉中介介如梗狀，甚則咽腫喉痹。手心主脉起於胷中，出屬心包；少陰之脉起於心中，出屬心系，其支別者，從心系上俠咽喉，故病如是。新校正云：按甲乙經介介如梗狀作喝喝，又少陰之脉上俠咽，不言俠喉。肝欬之狀。欬則兩脇下痛。甚則不可以轉。轉則兩胠下滿。足厥陰脉上貫鬲布脇肋循喉嚨之後故如是胠亦脇也脾欬之狀。欬則右脇下痛。陰陰引肩背。甚則不可以動。動則欬劇。足太陰脉上貫鬲俠咽其支別者復從胃別上鬲故病如是也脾氣連肺故痛引肩背也脾氣主右故右胠下陰陰然深慢痛也腎欬之狀。欬則腰背相引而痛。甚則欬涎。足少陰脉上股內後廉貫脊屬腎絡膀胱其直行者從腎上貫肝鬲入肺中循喉嚨俠舌本又膀胱脉從肩髆內別下俠脊抵腰中入循膂絡腎故病如是帝曰。六府之欬奈何。安所受病。岐伯曰。五藏之久欬。乃移於六府。脾欬不已。則胃受之。胃欬之狀。欬而嘔。嘔甚則長蟲出。脾與胃合又胃之脉循喉嚨入缺盆下鬲屬胃絡脾故脾欬不已胃受之也胃寒則嘔嘔甚則腸氣逆上故蚘出肝欬不已。則膽受之。膽欬之狀。欬嘔膽汁。肝與膽合又膽之脉從缺盆以下胷中貫鬲絡肝故肝欬不已膽受之也膽氣好逆故嘔溫苦汁也肺欬不已。則大腸受之大腸欬狀。欬而遺失。肺與大腸合，又大腸脈入鈌盆絡肺，故肺欬不已，大腸受之。大腸爲傳送之府，故寒入則氣不禁焉。新校正云：按甲乙經遺失作遺矢。心欬不已，則小腸受之。小腸欬狀，欬而失氣，氣與欬俱失。心與小腸合，又小腸脈入鈌盆絡心，故心欬不已，小腸受之。小腸寒盛，氣入大腸，欬則小腸氣下奔，故失氣也。腎欬不已，則膀胱受之。膀胱欬狀，欬而遺溺。腎與膀胱合，又膀胱脈從肩髆內俠脊抵腰中，入循膂絡腎屬膀胱，故腎欬不已，膀胱受之。膀胱爲津液之府，是故遺溺。久欬不已，則三焦受之。三焦欬狀，欬而腹滿，不欲食飲。此皆聚於胃，關於肺，使人多涕唾而面浮腫氣逆也。三焦者，非謂手少陽也，正謂上焦中焦耳。何者？上焦者，出於胃上口，並咽以上貫鬲，布胷中走腋。中焦者，亦至於胃口，出上焦之後，此所受氣者，泌糟粕，蒸津液，化其精微，上注於肺脈，乃化而爲血，故言皆聚於胃，關於肺也。兩焦受病，則邪氣熏肺而肺氣滿，故使人多涕唾而面浮腫氣逆也。腹滿不欲食者，胃寒故也。胃脈者，從鈌盆下乳內廉，下循腹至氣街；其支者，復從胃下口循腹裏至氣街中而合。今胃受邪，故病如是也。何以明其不謂下焦？然下焦者，別於回腸，注於膀胱，故水穀者，常并居於胃中，成糟粕而俱下於大腸，泌別汁循下焦而滲入膀胱尋此行化乃與胃口懸　故不謂此也　新校正云按甲乙經胃脉下循腹作下俠臍　帝曰。治之奈何。岐伯曰。治藏者。治其俞。治府者。治其合。浮腫者。治其經。諸藏俞者皆脉之所起第三穴諸府合者皆脉之所起第六穴也經者藏脉之所起第四穴府脉之所起第五穴靈樞經曰脉之所注爲俞所行爲經所入爲合此之謂也　帝曰善。

重廣補注黄帝内經素問卷第十

瘧論　熇火沃切　漉音鹿　弭緜婢切　刺瘧論　暍音謁　悒於急切　眴音舜

氣厥論　痓音熾　麋武悲切　虙音復　䁾莫結切　欬論　蚘音回

重廣補注黄帝内經素問卷第十一

啓玄子次注林億孫奇高保衡等奉敕校正孫兆重改誤

舉痛論　腹中論

刺腰痛篇

舉痛論篇第三十九

新校正云按全元起本在第三卷名五藏舉痛所以名舉痛之義未詳按本篇乃黄帝問五藏卒痛之疾疑舉乃卒字之誤也

黄帝問曰。余聞善言天者。必有驗於人。善言古者。必有合於今。善言人者。必有厭於己。如此。則道不惑而要數極。所謂明也。善言天者言天四時之氣温涼寒暑生長收藏在人形氣五藏參應可驗而指示善惡故曰必有驗於人善言古者謂言上古聖人養生損益之迹與今養生損益之理可合而與論成敗故曰必有合於今也善言人者謂言形骸骨節更相枝拄筋脉束絡皮肉包裹而五藏六府次居其中假七神五藏而運用之氣絶神去則之於死是以知彼浮形不能堅久靜慮於已亦與彼同故曰必有厭於已也夫如此者是知道要數之極悉無疑惑深明至理而乃能然矣

令余問於夫子令言而可知視而可見捫而可得令驗於已而發蒙解惑可得而聞乎言如發開童蒙之耳解於疑惑者之心令一一條理而目視手循驗之可得捫猶循也

岐伯再拜稽首對曰何道之問也請示問端也

帝曰願聞人之五藏卒痛何氣使然岐伯對曰經脉流行不止環周不休寒氣入經而稽遲泣而不行客於脉外則血少客於脉中則氣不通故卒然而痛帝曰其痛或卒然而止者或痛甚不休者或痛甚不可按者或按之而痛止者或按之無益者或喘動應手者或心與背相引而痛者或脇肋與少腹

相引而痛者。或腹痛引陰股者。或痛宿昔而成積者。或卒然痛死不知人有少閒復生者。或痛而嘔者。或腹痛而後泄者。或痛而閉不通者。凡此諸痛各不同形。別之柰何。欲明異候之所起　岐伯曰。寒氣客於脉外則脉寒。脉寒則縮踡。縮踡則脉絀急。則外引小絡。故卒然而痛。得炅則痛立止。脉左右環故得寒則縮踡而絀急縮踡絀急則衛氣不得通流故外引於小絡脉也衛氣不入寒內薄之脉急不縱故痛生也得熱則衛氣復行寒氣退辟故痛止炅熱也止已也　因重中於寒。則痛久矣。重寒難釋故痛久不消　寒氣客於經脉之中。與炅氣相薄則脉滿。滿則痛而不可按也。按之痛甚者其義具下文　寒氣稽留。炅氣從上。則脉充大而血氣亂。故痛甚不可按也。脉既滿大血氣復亂按之則邪氣攻內故不可按也　寒氣客於腸胃之間膜原之下，血不得散，小絡急引故痛，按之則血氣散，故按之痛止。膜謂鬲間之膜，原謂鬲肓之原，血不得散謂鬲膜之中小絡脉内血也。絡滿則急，故牽引而痛生也。手按之則寒氣散，小絡緩，故痛止。寒氣客於俠脊之脉則深按之不能及，故按之無益也。俠脊之脉者，當中督脉也，次兩傍足太陽脉也。督脉者循脊裏，太陽者貫膂筋，故深按之不能及也。若按當中則膂節曲，按兩傍則膂筋蹙合，曲與蹙合皆衞氣不得行，過寒氣益聚而内畜，故按之無益。寒氣客於衝脉，衝脉起於關元，隨腹直上，寒氣客則脉不通，脉不通則氣因之，故喘動應手矣。衝脉，奇經脉也。關元，穴名，在齊下三寸。言起自此穴，即隨腹而上，非生出於此也。其本生出，乃起於腎下也。直上者，謂上行會於咽喉也。氣因之，謂衝脉不通，足少陰氣因之上滿，衝脉與少陰並行，故喘動應於手也。寒氣客於背俞之脉則脉泣，脉泣則血虚，血虚則痛，其俞注於心，故相引而痛，按之則熱氣至，熱氣至則痛止矣。背俞謂心

俞脉亦足太陽脉也夫俞者皆内通於藏故曰其俞注於心相引而痛也按之則温氣入温氣入則心氣外發故痛止

寒氣客於厥陰之脉。厥陰之脉者。絡陰器繫於肝。寒氣客於脉中。則血泣脉急。故脇肋與少腹相引痛矣。

厥陰者肝之脉入髦中環陰器抵少腹上貫肝鬲布脅肋故曰絡陰器繫於肝脉急引脇與少腹痛也

厥氣客於陰股。寒氣上及少腹。血泣在下相引。故腹痛引陰股。

亦厥陰肝脉之氣也以其脉循陰股入髦中環陰器上抵少腹故曰厥氣客於陰股寒氣上及於少腹也

寒氣客於小腸膜原之間。絡血之中。血泣不得注於大經。血氣稽留不得行。故宿昔而成積矣。

言血爲寒氣之所凝結而乃成積

寒氣客於五藏。厥逆上泄。陰氣竭。陽氣未入。故卒然痛死不知人。氣復反則生矣。

言藏氣被寒擁胃而不行氣復得通則已也 新校正云詳注中擁胃疑作擁冒

寒氣客於腸胃。厥逆上出。故痛而嘔也。

腸胃客寒留止則陽氣不得下流而反上行寒不去則痛生陽上行則嘔噦故痛而嘔也寒氣客於小腸。小腸不得成聚。故後泄腹痛矣。小腸爲受盛之府中滿則寒邪不居故不得結聚而傳下入於迴腸迴腸廣腸也爲傳導之府物不得停留故後泄而痛熱氣留於小腸。腸中痛。癉熱焦渴。則堅乾不得出。故痛而閉不通矣。熱滲津液故便堅也帝曰。所謂言而可知者也。視而可見柰何。謂候色也岐伯曰。五藏六府。固盡有部。謂面上之分部視其五色。黄赤爲熱。中熱則色黄赤白爲寒。陽氣少血不上榮於色故白青黑爲痛。血凝泣則變惡故色青黑則痛此所謂視而可見者也。帝曰。捫而可得柰何。捫摸也以手循摸也岐伯曰。視其主病之脉。堅而血及陷下者。皆可捫而得也。帝曰。善。余知百病生於氣也。夫氣之爲用虚實逆順緩急皆能爲病故發此問端怒則氣上。喜則氣緩。悲則氣消。恐則氣下。

寒則氣收。炅則氣泄。驚則氣亂。新校正云按太素驚作憂勞則氣耗。思則氣結。九氣不同。何病之生。岐伯曰。怒則氣逆。甚則嘔血及飧泄。新校正云按甲乙經及太素飧泄作食而氣逆故氣上矣。怒則陽氣逆上而肝氣乘脾故甚則嘔血及飧泄也何以明其然怒則面赤甚則色蒼靈樞經曰盛怒而不止則傷志明怒則氣逆上而不下也喜則氣和志達。榮衛通利。故氣緩矣。氣脉和調故志達暢榮衛通利故氣徐緩悲則心系急。肺布葉舉。而上焦不通。榮衛不散。熱氣在中。故氣消矣。布葉謂布蓋之大葉　新校正云按甲乙經及太素而上焦不通作兩焦不通又王注肺布葉舉謂布蓋之大葉疑非全元起云悲則損於心心系急則動於肺肺氣繫諸經逆故肺布而葉舉安得謂肺布爲肺布蓋之大葉恐則精却。却則上焦閉。閉則氣還。還則下焦脹。故氣不行矣。恐則陽精却上而不下流故却則上焦閉也上焦既閉氣不行流下焦陰氣亦還迴不散而聚爲脹也然上焦固禁下焦氣還各守一處故氣不行也　新校正云詳氣不行當作氣下行也寒則腠理閉。氣不行。

故氣收矣。謂津液滲泄之所理謂文理逢會之中閉謂密閉氣謂衛氣行謂流行收謂收斂也身寒則衛氣沉故皮膚文理及滲泄之處皆閉密而氣不流行衛氣收斂於中而不發散也　新校正云按甲乙經氣不行作營衛不行　炅則腠理開。榮衛通。汗大泄。故氣泄。人在陽則舒在陰則慘故熱則膚腠開發榮衛大通津液外滲而汗大泄也　驚則心無所倚。神無所歸。慮無所定。故氣亂矣。氣奔越故不調理　新校正云按太素驚作憂　勞則喘息汗出。外內皆越。故氣耗矣。疲力役則氣奔速故喘息氣奔速則陽外發故汗出然喘且汗出內外皆踰越於常紀故氣耗損也　思則心有所存。神有所歸。正氣留而不行。故氣結矣。繫心不散故氣亦停留　新校正云按甲乙經歸正二字作止字

腹中論篇第四十

新校正云按全元起本在第五卷

黃帝問曰。有病心腹滿。旦食則不能暮食。此爲何病。岐伯對曰。名爲鼓脹。心腹脹滿不能再食形如鼓脹故名鼓脹也　新校正云按太素鼓作穀　帝曰。治

之柰何。岐伯曰。治之以雞矢醴。一劑知。二劑已。按古本草雞矢並不治鼓脹惟大利小便微寒、今方制法當取用處湯漬服之帝曰。其時有復發者何也。復謂再發言如舊也岐伯曰。此飲食不節。故時有病也。雖然其病且已。時故當病氣聚於腹也。飲食不節則傷胃胃脉者循腹裏而下行故飲食不節時有病者復病氣聚於腹中也帝曰。有病胷脇支滿者。妨於食。病至則先聞腥臊臭。出清液。先唾血。四支清。目眩。時時前後血。病名爲何。何以得之。清液清水也亦謂之清涕清涕者謂從竅漏中漫液而下水出清冷也眩謂目視眩轉也前後血謂前陰後陰出血也岐伯曰。病名血枯。此得之年少時。有所大脫血。若醉入房中。氣竭肝傷。故月事衰少不來也。出血多者謂之脫血漏下鼻衄嘔吐出血皆同焉夫醉則血脉盛血脉盛則內熱因而入房髓液皆下故腎中氣竭也肝藏血以少大脫血故肝傷也然於丈夫則精液衰乏女子則月事衰少而不來帝曰。

治之柰何復以何術岐伯曰以四烏鰂骨一藘茹二物并合之丸以雀卵大如小豆以五丸爲後飯飲以鮑魚汁利腸中新校正云按别本一作傷中及傷肝也飯後藥先謂之後飯按古本草經云烏鰂魚骨藘茹等竝不治血枯然經法用之是攻其所生所起爾夫醉勞力以入房則腎中精氣耗竭月事衰少不至則中有惡血淹留精氣耗竭則陰萎不起而無精惡血淹留則血痹著中而不散故先兹四藥用入方焉古本草經曰烏鰂魚骨味鹹冷平無毒主治女子血閉藘茹味辛寒平有小毒主散惡血雀卵味甘温平無毒主治男子陰萎不起强之令熱多精有子鮑魚味辛臭温平無毒主治瘀血血痹在四支不散者尋文會意方義如此而處治之也　新校正云按甲乙經及太素藘茹作蕳茹詳王注性味乃蕳茹當改藘作蕳又按本草烏鰂魚骨冷作微温雀卵甘作酸與王注異

帝曰病有少腹盛上下左右皆有根此爲何病可治不岐伯曰病名曰伏梁伏梁心之積也　新校正云詳此伏梁與心積之伏梁大異病有名同而實異者非一如此之類是也

帝曰伏梁何因而得之岐伯曰裹大膿血居腸胃之外不可治

治之。每切按之致死。帝曰。何以然。岐伯曰。此下則因陰。必下膿血。上則迫胃脘。生鬲。俠胃脘內癰。正當衝脈帶脈之部分也帶脈者起於季脇迴身一周橫絡於齊下衝脈者與足少陰之絡起於腎下出於氣街循陰股其上行者出齊下同身寸之三寸關元之分俠齊直上循腹各行會於咽喉故病當其分則少腹盛上下左右皆有根也以其上下堅盛如有潛梁故曰病名伏梁不可治也以裏大膿血居腸胃之外按之痛悶不堪故每切按之致死也以衝脈下行者絡陰上行者循腹故也上則迫近於胃脘下則因薄於陰器也若因薄於陰則便下膿血若迫近於胃則病氣上出於鬲復俠胃脘內長其癰也何以然哉以本有大膿血在腸胃之外故也生當爲出傳文誤也　新校正云按太素俠胃作使胃

此久病也。難治。居齊上爲逆。居齊下爲從。勿動亟奪。若裏大膿血居齊上則漸傷心藏故爲逆居齊下則去心稍遠猶得漸攻故爲從從順也亟數也奪去也言不可移動但數數去之則可矣

論在刺法中。今經亡

帝曰。人有身體髀股䯒皆腫。環齊而痛。是爲何病。岐伯曰。病名伏梁。此二十六字錯簡在奇病論中若不有此二十六字則下文無據也　新校正云詳此並無注解盡在下卷奇

病論中此風根也。此四字此篇本有奇病論中亦有之其氣溢於大腸而著於肓。肓之原在齊下。故環齊而痛也。不可動之。動之爲水溺濇之病。亦衝脉也齊下謂脖胦在齊下同身寸之二寸半靈樞經曰肓之原名曰脖胦帝曰。夫子數言熱中消中。不可服高粱芳草石藥。石藥發瘨。芳草發狂。多飲數溲謂之熱中多食數溲謂之消中多喜曰瘨多怒曰狂芳美味也夫熱中消中者。皆富貴人也。今禁高粱。是不合其心。禁芳草石藥。是病不愈。願聞其說。熱中消中者脾氣之上溢甘肥之所致故禁食高粱芳美之草也通評虚實論曰凡治消癉甘肥貴人則高粱之疾也又奇病論曰夫五味入於口藏於胃脾爲之行其精氣津液在脾故令人口甘此肥美之所發也此人必數食甘美而多肥也肥者令人內熱甘者令人中滿故其氣上溢轉爲消渴此之謂也夫富貴人者驕恣縱欲輕人而無能禁之禁之則逆其志順之則加其病帝思難詰故發問之高膏粱米也石藥英乳也芳草濃美也然此五者富貴人常服之難禁也岐伯曰。夫芳草之氣美。石藥之氣悍。二者其氣急疾堅勁，故非緩心和人不可以服此二者。脾氣溢而生病，氣美則重盛於脾，消熱之氣躁疾氣悍，則又滋其熱。若人性和心緩，氣候舒匀，不與物爭，釋然寛泰，則神不躁迫，無懼内傷，故非緩心和人不可以服此二者。悍，利也。堅，定也，固也。勁，剛也。言其芳草石藥之氣堅定固久，剛烈而卒不歇滅，此二者是也。帝曰：不可以服此二者，何以然？岐伯曰：夫熱氣慓悍，藥氣亦然，二者相遇，恐内傷脾。慓，疾也。脾者土也，而惡木，服此藥者，至甲乙日更論。熱氣慓盛則木氣内餘，故心非和緩則躁怒數起，躁怒數起則熱氣因木以傷脾，甲乙為木，故至甲乙日更論脾病之增減也。

帝曰：善。有病膺腫新校正云：按甲乙經作癰腫。頸痛胷滿腹脹，此為何病？何以得之？膺，胷傍也。頸，項前也。胷，膺間也。岐伯曰：名厥逆。氣逆所生，故名厥逆。帝曰：治之柰何？岐伯曰：灸之則瘖，石之則狂，須其氣并，乃可治也。石謂以石鍼開破之。帝曰：何以然？岐伯曰：陽氣重上，有餘於上，灸之則陽氣入陰。入則瘖。石之則陽氣虛。虛則狂。灸之則火氣助陽陽盛故入陰石之則陽氣出陽氣出則內不足故狂須其氣并而治之可使全也。并謂并合也待自并合則兩氣俱全故可治若不爾而灸石之則偏致勝負故不得全而瘖狂也帝曰。善。何以知懷子之且生也。岐伯曰。身有病而無邪脉也。病謂經閉也脉法曰尺中之脉來而斷絕者經閉也月水不利若尺中脉絕者經閉也今病經閉脉反如常者婦人姙娠之證故云身有病而無邪脉帝曰。病熱而有所痛者何也。岐伯曰。病熱者。陽脉也。以三陽之動也。人迎一盛少陽。二盛太陽。三盛陽明。入陰也。夫陽入於陰。故病在頭與腹。乃䐜脹而頭痛也。帝曰。善。新校正云按六節藏象論云人迎一盛病在少陽二盛病在太陽三盛病在陽明與此論同又按甲乙經三盛陽明無入陰也三字

刺腰痛篇第四十一

新校正云按全元起本在第六卷

足太陽脉令人腰痛引項脊尻背如重狀。足太陽脉別下項循肩髆內俠脊抵膂中別下貫臀故令人腰痛引項脊尻背如重狀也　新校正云按甲乙經貫臀作貫胂刺瘧注亦作貫胂三部九候注作貫臀刺其郄中太陽正經出血春無見血。郄中委中也在膝後屈處膕中央約文中動脉足太陽脉之所入也刺可入同身寸之五分留七呼若灸者可灸三壯太陽合腎腎王於冬水衰於春故春無見血也少陽令人腰痛如以鍼刺其皮中循循然不可以俛仰不可以顧。足少陽脉遶髦際橫入髀厭中故令腰痛如以鍼刺其皮中循循然不可俛仰少陽之脉起於目銳眥上抵頭角下耳後循頸行手陽明之前至肩上交出手少陽之後其支別者目銳眥下入大迎合手少陽於䪼下加頰車下頸合缺盆故不可以顧　新校正云按甲乙經行手陽明之前作行手少陽之前也刺少陽成骨之端出血成骨在膝外廉之骨獨起者夏無見血。成骨謂膝外近下䯒骨上端兩起骨相並間陷容指者也䯒骨所成柱膝髀骨故謂之成骨也少陽合肝肝王於春木衰於夏故無見血也陽明令人膂痛不可以顧顧如有見者善悲。足陽明脉起於鼻交頞中下循鼻外入上齒中還出俠口環脣下交承漿却循頤後下廉出大迎其支别者從大迎前下人迎循喉嚨入缺盆又其支别者起胃下口循腹裏至氣街中而合以下髀故令人腰痛不可顧顧如有見者陽虚故悲也

刺陽明於骭前三痏。上下和之出血。秋無見血。按内經中誥流注圖經陽明脉穴俞之所主此腰痛者悉刺骭前三痏則正三里穴也三里穴在膝下同身寸之三寸骭骨外廉兩筋肉分間刺可入同身寸之一寸留七呼若灸者可灸三壯陽明合脾脾王長夏土衰於秋故秋無見血　新校正云按甲乙經骭作骬

足少陰令人腰痛。痛引脊内廉。足少陰脉上股内後廉貫脊屬腎故令人腰痛痛引脊内廉也　新校正云按全元起本脊内廉作脊内痛太素亦同此前少足太陰腰痛證并刺足太陰法應古文脫簡也

刺少陰於内踝上二痏。春無見血。出血太多。不可復也。按内經中誥流注圖經少陰脉穴俞所主此腎痛者當刺内踝上則正復溜穴也復溜在内踝後上同身寸之二寸動脉陷者中刺可入同身寸之三分留三呼若灸者可灸五壯

厥陰之脉。令人腰痛。腰中如張弓弩弦。足厥陰脉自陰股環陰器抵少腹其支别者與太陰少陽結於腰髁下狹脊第三第四骨空中其穴即中髎下髎故腰痛則中如張弓弩之弦也如張弦者言強急之甚

刺厥陰之脉。在腨踵魚腹之外。循

之纍纍然。乃刺之。腨踵者言脉在腨外側下當足跟也腨形勢如臥魚之腹故曰魚腹之外也循其分肉有血絡纍纍然乃刺出之此正當蠡溝穴分足厥陰之絡在內踝上五寸別走少陽者刺可入同身寸之二分留三呼若灸者可灸三壯厥陰一經作居陰是傳寫草書厥字爲居也　新校正云按經云厥陰之脉令人腰痛次言刺厥陰之脉注言刺厥陰之絡經注相違疑經中脉字乃絡字之誤也其病令人善言。默默然不慧。刺之三痏。厥陰之脉循喉嚨之後上入頏顙絡於舌本故病則善言風盛則昏冒故不爽慧也三刺其處腰痛乃除　新校正云按經云善言默默然不慧詳善言與默默二病難相兼全元起本無善字於義爲允又按甲乙經厥陰之脉不絡舌本王氏於素問之中五處引注而注厥論與刺熱及此三篇皆云絡舌本注風論注痺論二篇不言絡舌本蓋王氏亦疑而兩言之也解脉令人腰痛痛引肩。目䀮䀮然。時遺溲。解脉散行脉也言不合而別行也此足太陽之經起於目內眥上額交巔上循肩髆俠脊抵腰中入循膂絡腎屬膀胱下入膕中故病斯候也又其支別者從髆內別下貫胂循髀外後廉而下合於膕中兩脉如繩之解股故名解脉也刺解脉。在膝筋肉分間。郄外廉之橫脉出血。血變而止。膝後兩傍大筋雙上股之後兩筋之間橫文之處努肉高起則郄中之分也古中誥以膕中爲太陽之郄當取郄外廉有血絡橫見迢然紫黑而盛滿者乃刺之當見黑血必候其血色變赤乃止血不變赤極而寫之必行血色變赤乃止此太陽中經之爲腰痛也解脉令人腰痛如引帶。常如折腰狀。善恐。足太陽之別脉自肩而別下循背脊至腰而横入髀外後廉而下合膕中故若引帶如折腰之狀 新校正云按甲乙經如引帶作如裂善恐作善怒也刺解脉。在郄中結絡如黍米。刺之血射以黑。見赤血而已。郄中則委中穴足太陽合也在膝後屈處膕中央約文中動脉刺可入同身寸之五分留七呼若灸者可灸三壯此經刺法也今則取其結絡大如黍米者當黑血箭射而出見血變赤然可止也 新校正云按全元起云有兩解脉病源各異恐誤未詳同陰之脉。令人腰痛。痛如小錘居其中。怫然腫。足少陽之別絡也並少陽經上行去足外踝上同身寸之五寸乃別走厥陰並經下絡足跗故曰同陰脉也怫怒也言腫如嗔怒也 新校正云按太素小錘作小鍼刺同陰之脉。在外踝上絶骨之端。爲三痏。絶骨之端如前同身寸之三分陽輔穴也足少陽脉所行刺可入同身寸之五分留七呼若灸者可灸三壯陽維之脉。令人腰痛。痛上怫然腫。陽維起於陽則太陽之所生奇經八脉此其一也刺陽維之脉。脉與太陽合腨下間。去地一尺所。太陽所主與正經並行而上至腨下復與太陽合而上也腨下去地正同身寸之一尺是則承光穴在鋭腨腸下肉分間陷者中刺可入同身寸之七分若灸者可灸五壯以其取腨腸下肉分間故去合腨下間　新校正云按穴之所在乃承山穴非承光也山字誤為光

衡絡之脉。令人腰痛。不可以俛仰。仰則恐仆。得之舉重傷腰。衡絡絕。惡血歸之。衡橫也謂太陽之外也絡自腰中橫入髀外後廉而下與中經合於膕中者今舉重傷腰則橫絡絕中經獨盛故腰痛不可以俛仰矣一經作衡絕之脉傳寫魚魯之誤也若是衡脉中誥不應取太陽脉委陽殷門之穴也刺之在郄陽筋之間。上郄數寸。衡居為二痏出血。橫居二穴謂委陽殷門平視橫相當也郄陽謂浮郄穴上側委陽穴也筋之間謂膝後膕上兩筋之間殷門穴也二穴各去膕下橫文同身寸之六寸故曰上郄數寸也委陽刺可入同身寸之七分留五呼若灸者可灸三壯殷門刺可入同身寸之五分留七呼若灸者可灸三壯故曰衡居為二痏　新校正云詳王氏云浮郄穴上側委陽穴也按甲乙經委陽在浮郄穴下一寸不得言上側也

會陰之脉。令人腰痛。痛上漯漯然汗出。汗乾令人欲飲。飲已欲走。足太陽之中經也其脉循腰下會於後陰故曰會陰

之脉其經自腰下行至足今陽氣大盛故痛上漯然汗出汗液既出則腎燥陰虚故汗乾令人欲飲水以救腎也水入腹已腎氣復生陰氣流行太陽又盛故飲水已反欲走也　**刺直陽之脉。上三痏在蹻上郄下五寸横居視其盛者出血。**直陽之脉則太陽之脉俠脊下行貫臀下至膕中下循腨過外踝之後條直而行者故曰直陽之脉也蹻為陽蹻所生申脉穴在外踝下也郄下則膕下也言此刺處在膕下同身寸之五寸上承郄中之穴下當申脉之位是謂承筋穴即腨中央如外陷者中也太陽脉氣所發禁不可刺可灸三壯今云刺者謂刺其血絡之盛滿者也兩腨皆有太陽經氣下行當視兩腨中央有血絡盛滿者乃刺出之故曰視其盛者出血　新校正云詳上云會陰之脉令人腰痛此云刺直陽之脉者詳此直陽之脉即會陰之脉也文變而事不殊又承筋穴注云腨中央如外按甲乙經及骨空論注無如外二字

飛陽之脉。令人腰痛。痛上拂拂然。甚則悲以恐。是陰維之脉也去内踝上同身寸之五寸腨分中並少陰經而上也少陰之脉前則陰維脉所行也足少陰之脉從腎上貫肝鬲入肺中循喉嚨俠舌本其支别者從肺出絡心注胷中故甚則悲以恐也恐者生於腎悲者生於心　**刺飛陽之脉。在内踝上五寸。**臣億等按甲乙經作二寸　**少陰之前。與陰維之會。**内踝後上同身寸之五寸復溜穴少陰脉所行刺可入同身寸之三分内踝之後築賓穴陰維之郄刺可

入同身寸之三分若灸者可灸五壯少陰之前陰維之會以三脉會在此穴位分也刺可入同身寸之三分若灸者可灸五壯今中誥經文正同此法臣億等按甲乙經足太陽之絡别走少陰者名曰飛揚在外踝上七寸又去築賓陰維之郄在内踝上腨分中復溜穴在内踝上二寸今此經注都與甲乙不合者疑經注中五寸字當作二寸則素問與甲乙相應矣

昌陽之脉。令人腰痛。痛引膺目䀮䀮然。甚則反折舌卷不能言。陰蹻脉也陰蹻者足少陰之别也起於然骨之後上内踝之上直上循陰股入陰而循腹上入胷裏入缺盆上出人迎之前入頄内廉屬目内眥合於太陽陽蹻而上行故腰痛之狀如此

刺内筋爲二痏。在内踝上大筋前太陰後上踝二寸所。内筋謂大筋之前分肉也太陰後大筋前即陰蹻之郄交信穴也在内踝上同身寸之二寸少陰前太陰後筋骨之間陷者之中刺可入同身寸之四分留五呼若灸者可灸三壯今中誥經文正主此

散脉。令人腰痛而熱。熱甚生煩。腰下如有横木居其中。甚則遺溲。散脉足太陰之别也散行而上故以名焉其脉循股内入腹中與少陰少陽結於腰髁下骨空中故病則腰下如有横木居其中甚乃遺溲也

刺散脉。在膝前骨肉分間。絡外廉束脉爲三痏。謂膝前内側也

骨肉分謂膝内輔骨之下下廉腨肉之兩間也絡外廉則太陰之絡色青而見者也輔骨之下後有大筋擷束膝胻之骨令其連屬取此筋骨繫束之處脉以去其病是曰地機三刺而已故曰束脉為之三痏也肉里之脉令人要痛不可以欬欬則筋縮急。肉里之脉少陽所生則陽維之脉氣所發也里裏也刺肉里之脉爲二痏在太陽之外少陽絶骨之後。分肉主之一經云少陽絶骨之前傳寫誤也絶骨之前足少陽脉所行絶骨之後陽維脉所過故指曰在太陽之外少陽絶骨之後也分肉穴在足外踝直上絶骨之端如後同身寸之二分筋肉分間陽維脉氣所發刺可入同身寸之五分留十呼若灸者可灸三壯　新校正云按分肉之穴甲乙經不見與氣穴注兩出而分寸不同氣穴注二分作三分五分作三分十呼作七呼

腰痛俠脊而痛至頭几几然目䀮䀮欲僵仆。刺足太陽郄中出血。郄中委中　新校正云按太素作頭沈沈然

腰痛上寒。刺足太陽陽明。上熱。刺足厥陰。不可以俛仰。刺足少陽。中熱而喘。刺足少陰。刺郄中出血。此法玄妙中誥不同莫可窺測當用知其應不爾皆應先去血絡乃調之也

腰痛上寒。

不可顧，刺足陽明。上寒陰市主之陰市在膝上同身寸之三寸伏兎下陷者中足陽明脈氣所發刺可入同身寸之三分留七呼若灸者可灸三壯不可顧三里主之三里在膝下同身寸之三寸胻外廉兩筋肉分間足陽明脈之所入也刺可入同身寸之一寸留七呼若灸者可灸三壯

上熱，刺足太陰。地機主之地機在膝下同身寸之五寸足太陰之郄也刺可入同身寸之三分若灸者可灸三壯　新校正云按甲乙經作五壯

中熱而喘，刺足少陰。涌泉太鍾悉主之涌泉在足心陷者中屈足捲指宛宛中足少陰脈之所出刺可入同身寸之三分留三呼若灸者可灸三壯太鍾在足跟後街中動脈足少陰之絡刺可入同身寸之二分留七呼若灸者可灸三壯　新校正云按刺瘧注太鍾在内踝後街中水穴論注在内踝後此注在跟後街中動脈三注不同甲乙經亦云跟後衝中當從甲乙經爲正

大便難，刺足少陰。涌泉主之

少腹滿，刺足厥陰。太衝主之在足大指本節後内間同身寸之二寸陷者中脈動應手足厥陰脈之所注也刺可入同身寸之三分留十呼若灸者可灸三壯

如折不可以俛仰，不可舉，刺足太陽。如折束骨主之不可以俛仰京骨崑崙悉主之不可舉申脈僕參悉主之束骨在足小指外側本節後赤白肉際陷者中足太陽脈之所注也刺可入同身寸之三分留三呼若灸者可灸三壯京骨在足外側大骨下赤白肉際陷者中按而得之足太陽脈之所過也刺可入同身寸之三分留七呼若

灸者可灸三壯崑崙在足外踝後跟骨上陷者中細脉動應手足太陽脉之所行也刺可入同身寸之五分留十呼若灸者可灸三壯申脉在外踝下同身寸之五分容爪甲陽蹻之所生也刺可入同身寸之六分留十呼若灸者可灸三壯僕參在跟骨下陷者中足太陽陽蹻二脉之會刺可入同身寸之三分留七呼若灸者可灸三壯　新校正云按甲乙經申脉在外踝下陷者中無五分字刺入六分作三分留十呼作留六呼氣穴注作七呼僕參留七呼甲乙經作六呼

引脊内廉。刺足少陰。復溜主之取同飛陽注從脊痛上寒不可顧至此件經語除注並合朱書　新校正云按全元起本及甲乙經并太素自腰痛上寒至此並無乃王氏所添也今注云從腰痛上寒至並合朱書十九字非王冰之語蓋後人所加也

腰痛引少腹控𦞦。不可以仰。新校正云按甲乙經作不可以俛仰

刺腰尻交者。兩髁胂上。以月生死爲痏數。發鍼立已。此邪客於足太陰之絡也控通引也𦞦謂季脇下之空軟處也腰尻交者謂髁下尻骨兩傍四骨空左右八穴俗呼此骨爲八髎骨也此腰痛取腰髁下第四髎即下髎穴也足太陰厥陰少陽三脉左右交結於中故曰腰尻交者也兩髁胂謂兩髁骨下堅起肉也胂上非胂之上巔正當刺胂肉矣直刺胂肉即胂上也何者胂之上巔别有中膂肉俞白環俞雖並主腰痛考其形證經不相應矣髁骨即腰脊兩傍起骨也俠脊兩傍腰髁之下各有胂肉隴起而斜趣於髁骨之後内承其髁故曰兩髁胂也下承髁胂肉左右兩胂各有四

骨空故曰上髎次髎中髎下髎上髎當髁骨下陷者中餘三髎少斜下按之陷中是也四空悉主腰痛唯下髎所主文與經同即太陰厥陰少陽所結者也刺可入同身寸之二寸留十呼若灸者可灸三壯以月生死爲痏數者月初向圓爲月生月半向空爲月死死月刺少生月刺多繆刺論曰月生一日一痏二日二痏漸多之十五日十五痏十六日十四痏漸少之其痏數多少如此即知也左取右右取左。痛在左鍼取右痛在右鍼取左所以然者以其脉左右交結於尻骨之中故也新校正云詳此腰痛引少腹一節與繆刺論重

重廣補注黃帝內經素問卷第十一

擧痛論　泣而音澁　絀急上丁骨切　腹中論則昨則魚切　藘茹上力居切下音如　脖胦上蒲沒切下烏朗切　瘖音陰　刺腰痛論　厭於艷切　髁苦瓦切　髎音遼　踹　踵丑用切　蠡溝上盧啓切又落戈切　嘿音黑　小錘直垂切　漯他合切　髂苦嫁切　擷虎結切　眇亡表切

重廣補注黃帝内經素問卷第十二

啓玄子次注林億孫奇高保衡等奉敕校正孫兆重改誤

風論　痹論

痿論　厥論

風論篇第四十二（新校正云按全元起本在第九卷）

黃帝問曰：風之傷人也，或爲寒熱，或爲熱中，或爲寒中，或爲癘風，或爲偏枯，或爲風也，其病各異，其名不同，或内至五藏六府，不知其解，願聞其說。（傷謂人自中之）岐伯對曰：風氣藏於皮膚之閒，内不得通，外不得泄。（腠理開踈則邪風入，風氣入已，玄府閉封，故内不得通，外不得泄也）風者，善行而數變，腠理開則洒然寒。

閉則熱而悶。洒然寒貌悶不爽貌腠理開則風飄揚故寒腠理閉則風混亂故悶其寒也則衰食飲。其熱也。則消肌肉。故使人怢慄而不能食。名曰寒熱。寒風入胃故食飲衰熱氣内藏故消肌肉寒熱相合故怢慄而不能食名曰寒熱也怢慄卒振寒貌　新校正云詳怢慄全元起本作失味甲乙經作解㑊

風氣與陽明入胃循脉而上至目内眥。其人肥則風氣不得外泄。則爲熱中而目黄。人瘦則外泄而寒。則爲寒中而泣出。陽明者胃脉也胃脉起於鼻交頞中下循鼻外入上齒中還出俠口環脣下交承漿却循頤後下廉循喉嚨入缺盆下鬲屬胃故與陽明入胃循脉而上至目内眥也人肥則腠理密緻故不得外泄則爲熱中而目黄人瘦則腠理開踈風得外泄則寒中而泣出也

風氣與太陽俱入行諸脉俞。散於分肉之間。與衛氣相干。其道不利。故使肌肉憤䐜而有瘍。衛氣有所凝而不行。故其肉有不仁也。肉分之間衛氣行處風與衛氣相薄俱行於肉分之間故氣道澀而不利也氣

道不利風氣內攻衛氣相持故肉憤䐜而瘡出也瘍瘡也若衛氣被風吹之不得流轉所在偏併凝而不行則肉有不仁之處也不仁謂㾽而不知寒熱痛癢

癘者有榮氣熱胕。其氣不清。故使其鼻柱壞而色敗。皮膚瘍潰。吹則風入於經脈之中也榮行脈中故風入脈中內攻於血與榮氣合合熱而血胕壞也其氣不清言潰亂也然血脈潰亂榮復挾風陽脈盡上於頭鼻為呼吸之所故鼻柱壞而色惡皮膚破而潰爛也脈要精微論曰脈風盛為厲風寒客於脈而不去。名曰癘風。或名曰寒熱。始為寒熱熱成曰厲風　新校正云按別本成一作盛

以春甲乙傷於風者為肝風。以夏丙丁傷於風者為心風。以季夏戊己傷於邪者為脾風。以秋庚辛中於邪者為肺風。以冬壬癸中於邪者為腎風。春甲乙木肝主之夏丙丁火心主之季夏戊己土脾主之秋庚辛金肺主之冬壬癸水腎主之

風中五藏六府之俞。亦為藏府之風。各入其門戶所中。則為偏風。隨俞左右而偏中之則為偏風

風氣循風府而上。

則爲腦風。風入係頭。則爲目風眼寒。風府穴名正入項髮際一寸大筋内宛宛中督脉陽維之會自風府而上則腦戸也腦戸者督脉足太陽之會故循風府而上則爲腦風也足太陽之脉者起於目内眥上額交巔上入絡腦還出故風入係頭則爲目風眼寒也飲酒中風。則爲漏風。熱鬱腠踈中風汗出多如液漏故曰漏風經具名曰酒風入房汗出中風。則爲内風。内耗其精外開腠理因内風襲故曰内風經具名曰勞風新沐中風。則爲首風。沐髮中風舍於頭故曰首風久風入中。則爲腸風飱泄。風在腸中上熏於胃故食不化而下出焉飱泄者食不化而出也　新校正云按全元起云飱泄者水穀不分爲利外在腠理。則爲泄風。風居腠理則玄府開通風薄汗泄故云泄風故風者。百病之長也。至其變化。乃爲他病也。無常方。然致有風氣也。長先也先百病而有也　新校正云按全元起本及甲乙經致字作故攻帝曰。五藏風之形狀不同者何。願聞其診及其病能。診謂可言之證能謂内作病形岐伯曰。肺風之狀。多汗惡風。色皏然白。時欬短氣。晝日則差暮則甚。診在眉上。其色白。凡内多風氣則熱有餘熱則腠理開故多汗也風薄於内故惡風焉㿟謂薄白色也肺色白在變動爲欬主藏氣風内迫之故色㿟然白時欬短氣也晝則陽氣在表故差暮則陽氣入裏風内應之故甚也眉上謂兩眉間之上闕庭之部所以外司肺候故診在焉白肺色也心風之狀。多汗惡風。焦絶善怒嚇。赤色病甚則言不可快。診在口。其色赤。焦絶謂脣焦而文理斷絶也何者熱則皮剥故也風薄於心則神亂故善怒而嚇人也心脉支别者從心系上俠咽喉而主舌故病甚則言不可快也口脣色赤故診在焉赤者心色也　新校正云按甲乙經無嚇字肝風之狀。多汗惡風。善悲色微蒼。嗌乾善怒。時憎女子。診在目下。其色青。肝病則心藏無養心氣虚故善悲肝合木木色蒼故色微蒼也肝脉者循股陰入髦中環陰器抵少腹俠胃屬肝絡膽上貫鬲布脅肋循喉嚨之後入頏顙上出額與督脉會於巔其支别者從目系下故嗌乾善怒　時憎女子診在目下也青肝色也脾風之狀。多汗惡風。身體怠墮。四支不欲動。色薄微黄。不嗜食。診在鼻上。其色黄。脾脉起於足上循䯒骨又上膝股内前廉入腹屬脾絡胃上鬲俠咽連舌本散舌下其支别者復從胃别上鬲注心中心脉出於手循臂故身體怠墮四支不欲動而不嗜食脾氣合土主中央鼻於面部亦居中故診在焉黄脾色也　新校正云按王注脾風不當引心脉出於手循臂七字於義無取脾主四支脾風則四支不欲動矣

腎風之狀多汗惡風面痝然浮腫脊痛不能正立其色炲隱曲不利診在肌上其色黑　痝然言腫起也炲黑色也腎者陰也目下亦陰也故腎藏受風則面痝然而浮腫腎脉者起於足下上循腨内出膕内廉上股内後廉貫脊故脊痛不能正立也隱曲者謂隱蔽委曲之處也腎藏精外應交接今藏被風薄精氣内微故隱蔽委曲之事不通利所為也陰陽應象大論曰氣歸精精食氣今精不足則氣内歸精氣不注皮故肌皮上黑也黑腎色也

胃風之狀頸多汗惡風食飲不下鬲塞不通腹善滿失衣則䐜脹食寒則泄診形瘦而腹大　胃之脉支别者從頤後下廉過人迎循喉嚨入缺盆下鬲屬胃絡脾其直行者從缺盆下乳内廉下俠齊入氣街中其支别者起胃下口循腹裏至氣街中而合故頸多汗食飲不下鬲塞不通腹善滿也然失衣則外寒而中熱故腹䐜脹食寒則寒物薄胃而陽不内消故泄利胃合脾而主肉胃氣不足則肉不長故瘦也胃中風氣稸聚故腹大也　新校正云按孫思邈云新食竟取風為胃風

首風之狀頭面

多汗惡風。當先風一日。則病甚頭痛。不可以出內。至其風日。則病少愈。頭者諸陽之會，風客之則皮腠疏，故頭面多汗也。夫人陽氣外合於風，故先當風一日則病甚。以先風甚故亦先衰，是以至其風日則病少愈。內謂室屋之內也。不可以出屋屋之內者，以頭痛甚而不喜外風故也。新校正云：按孫思邈云：新沐浴竟取風爲首風。漏風之狀。或多汗。常不可單衣。食則汗出。甚則身汗。喘息惡風。衣常濡。口乾善渴。不能勞事。脾胃風熱，故不可單衣。腠理開疏，故食則汗出。甚則風薄於肺，故身汗，喘息惡風，衣裳濡，口乾善渴也。形勞則喘息，故不能勞事。新校正云：按孫思邈云：因醉取風爲漏風，其狀惡風，多汗少氣，口乾善渴，近衣則身熱如火，臨食則汗流如雨，骨節懈惰，不欲自勞。泄風之狀。多汗。汗出泄衣上。口中乾。上漬其風。不能勞事。身體盡痛則寒。上漬謂皮上濕如水漬也。以多汗出故爾。汗多則津液涸，故口中乾。形勞則汗出甚，故不能勞事。身體盡痛，以其汗多，汗多則亡陽，故寒也。新校正云：按孫思邈云：新房室竟取風爲內風，其狀惡風，汗流沾衣裳。疑此泄風乃內風也。按本論前文先云漏風、內風、首風，次言入中爲腸風，在外爲泄風。今有泄風而無內風，孫思邈載內風乃此泄風之狀，故疑

此泄字内之誤也　帝曰善。

痺論篇第四十三

新校正云：按全元起本在第八卷

黃帝問曰。痺之安生。安猶何也，言何以生　岐伯對曰。風寒濕三氣雜至。合而爲痺也。雖合而爲痺，發起亦殊矣　其風氣勝者爲行痺，寒氣勝者爲痛痺。濕氣勝者爲著痺也。風則陽受之，故爲痺行；寒則陰受之，故爲痺痛；濕則皮肉筋脉受之，故爲痺著而不去也。故乃痺從風寒濕之所生也　帝曰：其有五者何也。言風寒濕氣各異，則三痺生有五，何氣之勝也　岐伯曰：以冬。遇此者爲骨痺。以春遇此者爲筋痺。以夏遇此者爲脉痺。以至陰遇此者爲肌痺。以秋遇此者爲皮痺。冬主骨，春主筋，夏主脉，秋主皮，至陰主肌肉，故各爲其痺也。至陰謂戊巳月及土寄王月也　帝曰。内舍五藏六府。何氣使然。言皮肉筋脉痺以五時之外遇，然内居藏府，何以致之　岐伯曰：五藏皆有合病久而不去者。内舍於其合也。肝合筋心合脉脾合肉肺合皮腎合骨久病不去則入於是故骨痺不已。復感於邪。内舍於腎。筋痺不已。復感於邪。内舍於肝。脉痺不已。復感於邪。内舍於心。肌痺不已。復感於邪。内舍於脾。皮痺不已。復感於邪。内舍於肺。所謂痺者。各以其時重感於風寒濕之氣也。時謂氣王之月也肝王春心王夏肺王秋腎王冬脾王四季之月感謂感應也

凡痺之客五藏者。肺痺者。煩滿喘而嘔。以藏氣應息又其脉還循胃口故使煩滿喘而嘔心痺者。脉不通。煩則心下鼓。暴上氣而喘。嗌乾善噫。厥氣上則恐。心合脉受邪則脉不通利也邪氣内擾故煩也手心主心包之脉起於胷中出屬心包下鬲手少陰心脉起於心中出屬心系下鬲絡小腸其支別者從心系上俠咽喉其直者復從心系却上肺故煩則心下鼓滿暴上氣而喘嗌乾也心主爲噫以下鼓滿故噫之以出氣也若是逆氣上乘於心則恐畏也神懼凌弱故爾肝痺者。

夜卧則驚。多飲數小便。上爲引如懷。肝主驚駭氣相應故中夜卧則驚也肝之脉循股陰入髦中環陰器抵少腹俠胃屬肝絡膽上貫鬲布脇肋循喉嚨之後上入頏顙故多飲水數小便上引少腹如懷妊之狀　腎痺者善脹。尻以代踵。脊以代頭。腎者胃之關關不利則胃氣不轉故善脹也尻以代踵謂足攣急也脊以代頭謂身踡屈也踵足跟也腎之脉起於足小指之下斜趨足心出於然骨之下循内踝之後別入跟中以上腨内出膕内廉上股内後廉貫脊屬腎絡膀胱其直行者從腎上貫肝鬲入肺中氣不足而受邪故不伸展　新校正云詳然骨一作然谷　脾痺者。四支解墮。發欬嘔汁。上爲大塞。土王四季外主四支故四支解墮又以其脉起於足循腨骭上膝股也然脾脉入腹屬腎絡胃上鬲俠咽故發欬嘔汁脾氣養肺胃復連咽故上爲大塞也　腸痺者。數飲而出不得。中氣喘爭。時發飧泄。大腸之脉入缺盆絡肺下鬲屬大腸小腸之脉又入缺盆絡心循咽下鬲抵胃屬小腸今小腸有邪則脉不下鬲脉不下鬲則腸不行化而胃氣蓄熱故多飲水而不得下出也腸胃中陽氣與邪氣奔喘交爭得時通利以腸氣不化故時或得通則爲飧泄　胞痺者。少腹膀胱。按之内痛。若沃以湯。澀於小便。上爲清涕。膀胱爲津液之府胞内居之少腹處關元之中内藏胞器然膀胱之脉起於目内眥上額交巔上入絡腦還出別下項循肩髆内俠脊抵署中入循膂絡腎屬膀胱其支別者從署中下貫臀入膕中今胞受風寒濕氣則膀胱太陽之脉不得下流於足故少腹膀胱按之内痛若沃以湯澀於小便也小便既澀太陽之脉不得下行故上爍其腦而爲清涕出於鼻竅矣沃猶灌也　新校正云按全元起本内痛二字作兩髀

陰氣者。靜則神藏。躁則消亡。陰謂五神藏也所以說神藏與消亡者言人安靜不涉邪氣則神氣寧以内藏人躁動觸冒邪氣則神被害而離散藏無所守故曰消亡此言五藏受邪之爲痺也

飲食自倍。腸胃乃傷。藏以躁動致傷府以飲食見損皆謂過用越性則受其邪此言六府受邪之爲痺也

淫氣喘息。痺聚在肺。淫氣憂思。痺聚在心。淫氣遺溺。痺聚在腎。淫氣乏竭。痺聚在肝。淫氣肌絕。痺聚在脾。淫氣謂氣之妄行者各隨藏之所主而入爲痺也　新校正云詳從上凡痺之客五藏者至此全元起本在陰陽別論中此王氏之所移也

諸痺不已。亦益内也。從外不去則益深至於身内　其風氣勝者。其人易已也。

帝曰。痺。其時有死者。或疼久者。或易已者。其故何也。岐伯

其入藏者死，其留連筋骨間者疼久，其留皮膚間者易已。入藏者死，以神去也。筋骨疼久，以其定也。皮膚易已，以浮淺也。由斯深淺，故有是不同。帝曰：其客於六府者何也？岐伯曰：此亦其食飲居處，爲其病本也。四方雖土地溫涼高下不同，物性剛柔食居不異，但動過其分，則六府致傷。陰陽應象大論曰：水穀之寒熱，感則害六府。新校正云：按傷寒論曰：物性剛柔，食居亦異。六府亦各有俞，風寒濕氣中其俞，而食飲應之，循俞而入，各舍其府也。六府俞，亦謂背俞也。膽俞在十椎之傍，胃俞在十二椎之傍，三焦俞在十三椎之傍，大腸俞在十六椎之傍，小腸俞在十八椎之傍，膀胱俞在十九椎之傍，隨形分長短而取之如是，各去脊同身寸之一寸五分，並足太陽脉氣之所發也。新校正云：詳六府俞並在本椎下兩傍，此注言在椎之傍者，文略也。帝曰：以鍼治之柰何？岐伯曰：五藏有俞，六府有合，循脉之分，各有所發，各隨其過，新校正云：按甲乙經隨作治。則病瘳也。肝之俞曰太衝，心之俞曰太陵，脾之俞曰太白，肺之俞曰太淵，腎之俞曰太谿，皆經脉之所注也。太衝在足大指間本節後二寸陷者中。新校正云：按刺腰痛注云太衝在足大指本節後内間二寸陷者中動脉應手　刺可入同身寸之三分留十呼若灸者可灸三壯太陵在手掌後骨兩筋間陷者中刺可入同身寸之六分留七呼若灸者可灸三壯太白在足内側核骨下陷者中刺可入同身寸之三分留七呼若灸者可灸三壯太淵在手掌後陷者中刺可入同身寸之二分留二呼若灸者可灸三壯太谿在足内踝後跟骨上動脉陷者中刺可入同身寸之三分留七呼若灸者可灸三壯也胃合入于三里膽合入于陽陵泉大腸合入于曲池小腸合入于小海三焦合入于委陽膀胱合入于委中三里在膝下三寸䯒外廉兩筋間刺可入同身寸之一寸留七呼若灸者可灸三壯陽陵泉在膝下一寸䯒外廉陷者中刺可入同身寸之六分留十呼若灸者可灸三壯小海在肘内大骨外去肘端五分陷者中屈肘乃得之刺可入同身寸之二分留七呼若灸者可灸五壯曲池在肘外輔屈肘曲骨之中刺可入同身寸之五分留七呼若灸者可灸三壯委陽在足膕中外廉兩筋間刺可入同身寸之七分留五呼若灸者可灸三壯屈伸而取之委中在膕中央約文中動脉刺可入同身寸之五分留七呼若灸者可灸三壯　新校正云按刺熱注委中在足膝後屈處餘並同此　故經言循脉之分各有所發各隨其過則病瘳也過謂脉所經過處　新校正云詳王氏以委陽爲三焦之合按甲乙經云委陽三焦下輔俞也足太陽之別絡三焦之合自在手少陽經天井穴爲少陽脉之所入爲合詳此六府之合俱引本經所入之穴獨三焦不引本經所入之穴者王氏之誤也王氏但見甲乙經云三焦合于委陽彼説自異彼又以大腸合于巨虚上廉小腸合于下廉此以曲池小海易之故知當以天井穴爲合也

帝曰。榮衛之氣亦令人痹乎。岐伯曰。榮者水穀之精氣也。和調於五藏。灑陳於六府。乃能入於脉也。正理論曰穀入於胃脉道乃行水入於經其血乃成又靈樞經曰榮氣之道内穀爲寶新校正云按別本寶作實穀入於胃氣傳與肺精專者上行經隧由此故水穀精氣合榮氣運行而入於脉也故循脉上下。貫五藏。絡六府也。榮行脉内故無所不至衛者。水穀之悍氣也。其氣慓疾滑利。不能入於脉也。悍氣謂浮盛之氣也以其浮盛之氣故慓疾滑利不能入於脉中也故循皮膚之中。分肉之間。熏於肓膜。散於胷腹。皮膚之中分肉之間謂脉外也肓膜謂五藏之間鬲中膜也以其浮盛故能布散於胷腹之中空虛之處熏其肓膜令氣宣通也逆其氣則病。從其氣則愈。不與風寒濕氣合。故不爲痹。帝曰。善。痹或痛。或不痛。或不仁。或寒。或熱。或燥。或濕。其故何也。岐伯曰。痛者。寒氣多也。有寒故痛也。風寒濕氣客於肉分之間迫切而爲沫得寒則聚聚則排分肉肉裂則痛故有寒則痛也其不痛不仁者病久入深榮衛之行濇經絡時踈故不通新校正云按甲乙經不通作不痛詳甲乙經此條論不痛與不仁兩事後言不痛是再明不痛之爲重也皮膚不營故爲不仁不仁者皮頑不知有無也其寒者陽氣少陰氣多與病相益故寒也病本生於風寒濕氣故陰氣益之也其熱者陽氣多陰氣少病氣勝陽遭陰故爲痺熱遭遇也言遇於陰氣陰氣不勝故爲熱　新校正云按甲乙經遭作乘其多汗而濡者此其逢濕甚也陽氣少陰氣盛兩氣相感故汗出而濡也中表相應則相感也帝曰夫痺之爲病不痛何也岐伯曰痺在於骨則重在於脉則血凝而不流在於筋則屈不伸在於肉則不仁在於皮則寒故具此五者則不痛也凡痺之類逢寒則蟲逢熱

則縱。帝曰。善。蟲謂皮中如蟲行縱謂縱緩不相就　新校正云按甲乙經蟲作急

痿論篇第四十四

新校正云按全元起本在第四卷

黄帝問曰。五藏使人痿何也。痿謂痿弱無力以運動　岐伯對曰。肺主身之皮毛。心主身之血脉。肝主身之筋膜。新校正云按全元起本云膜者人皮下肉上筋膜也　脾主身之肌肉。腎主身之骨髓。所主不同痿生亦各歸其所主　故肺熱葉焦。則皮毛虚弱急薄。著則生痿躄也。躄謂攣躄足不得伸以行也肺熱則腎受熱氣故爾　心氣熱。則下脉厥而上。上則下脉虚。虚則生脉痿。樞折挈。脛縱而不任地也。心熱盛則火獨光火獨光則内炎上腎之脉常下行今火盛而上炎用事故腎脉亦隨火炎爍而逆上行也陰氣厥逆火復内燔陰上隔陽下不守位心氣通脉故生脉痿腎氣主足故膝腕樞紐如折去而不相提挈脛筋縱緩而不能任用於地也　肝氣熱。則膽泄口苦筋膜乾。筋膜乾則筋急而攣。

發爲筋痿。膽約肝葉而汁味至苦故肝熱則膽液滲泄膽病則口苦今膽液滲泄故口苦也肝主筋膜故熱則筋膜乾而攣急發爲筋痿也八十一難經曰膽在肝短葉間下脾氣熱則胃乾而渴。肌肉不仁。發爲肉痿。脾與胃以膜相連脾氣熱則胃液滲泄故乾而且渴也脾主肌肉今熱薄於內故肌肉不仁而發爲肉痿腎氣熱則腰脊不舉骨枯而髓減發爲骨痿。腰爲腎府又腎脉上股內貫脊屬腎故腎氣熱則腰脊不舉也腎主骨髓故熱則骨枯而髓減發則爲骨痿帝曰何以得之。岐伯曰肺者藏之長也爲心之蓋也。位高而布葉於胷中是故爲藏之長心之蓋有所失亡。所求不得則發肺鳴。鳴則肺熱葉焦。志苦不暢氣爲鬱故也肺藏氣氣鬱不利故喘息有聲而肺熱葉焦也故曰。五藏因肺熱葉焦發爲痿躄此之謂也。肺者所以行榮衛治陰陽故引曰五藏因肺熱而發爲痿躄是也悲哀太甚則胞絡絶。胞絡絶則陽氣內動。發則心下崩數溲血也。悲則心系急肺布葉舉而上焦不通榮衛不散熱氣在中故胞絡絶而陽氣內鼓動發則心下崩數溲血也心下崩謂心包內崩而下血也溲謂溺也　新校正云按楊上善云胞絡者心上胞絡之脉也詳經注中胞字俱當作包全本胞又作肌也故本病曰。大經空虛。發爲肌痺。傳爲脉痿。本病古經論篇名也大經謂大經脉也以心崩溲血故大經空虛脉空則熱內薄衛氣盛榮氣微故發爲肌痺也先見肌痺後漸脉痿故曰傳爲脉痿也思想無窮。所願不得。意淫於外。入房太甚。宗筋弛縱。發爲筋痿。及爲白淫。思想所願爲祈欲也施寫勞損故爲筋痿及白淫也白淫謂白物淫衍如精之狀男子因溲而下女子陰器中緜緜而下也　故下經曰。筋痿者。生於肝使內也。下經上古之經名也使內謂勞役陰力費竭精氣也有漸於濕。以水爲事。若有所留。居處相濕。肌肉濡漬。痺而不仁。發爲肉痿。業惟近濕居處澤下皆水爲事也平者久而猶怠感之者尤甚矣肉屬於脾脾惡濕濕著於內則衛氣不榮故肉爲痿也　故下經曰。肉痿者。得之濕地也。陰陽應象大論曰地之濕氣感則害皮肉筋脉此之謂害肉也有所遠行勞倦。逢大熱而渴。渴則陽氣內伐。內伐則熱舍於腎。腎者。水藏也。今水不勝火。則骨枯而髓虛。故足不任身。發爲骨痿。陽氣內伐，謂伐腹中之陰氣也。水不勝火，以熱舍於腎中也。故下經曰。骨痿者。生於大熱也。腎性惡燥，熱反居中，熱薄骨乾，故骨痿無力也。帝曰。何以別之。岐伯曰。肺熱者。色白而毛敗。心熱者。色赤而絡脉溢。肝熱者。色蒼而爪枯。脾熱者。色黃而肉蠕動。腎熱者。色黑而齒槁。各求藏色及所主養而命之，則其應也。帝曰。如夫子言可矣。論言治痿者。獨取陽明。何也。岐伯曰。陽明者。五藏六府之海。陽明，胃脉也。胃爲水穀之海也。主閏宗筋。宗筋主束骨而利機關也。宗筋謂陰髦中橫骨上下之豎筋也。上絡胸腹，下貫髖尻，又經於背腹上頭項，故云宗筋主束骨而利機關也。然腰者，身之大關節，所以司屈伸，故曰機關。衝脉者。經脉之海也。靈樞經曰：衝脉者，十二經之海。主滲灌谿谷。與陽明合於宗筋。尋此則橫骨上下齊兩傍堅筋正宗筋也衝脉循腹俠齊傍各同身寸之五分而上陽明脉亦俠齊傍各同身寸之一寸五分而上宗筋脉於中故云與陽明合於宗筋也以爲十二經海故主滲灌谿谷也肉之大會爲谷小會爲谿　新校正云詳宗筋脉於中一作宗筋縱於中

陰陽揔宗筋之會。會於氣街。而陽明爲之長。皆屬於帶脉。而絡於督脉。宗筋聚會會於橫骨之中從上而下故云陰陽揔宗筋之會也宗筋俠齊下合於橫骨陽明輔其外衝脉居其中故云會於氣街而陽明爲之長也氣街則陰髦兩傍脉動處也帶脉者起於季脇回身一周而絡於督脉也督脉者起於關元上下循腹故云皆屬於帶脉而絡於督脉也督脉任脉衝脉三脉者同起而異行故經文或參差而引之

故陽明虛則宗筋縱。帶脉不引。故足痿不用也。陽明之脉從缺盆下乳內廉下俠齊至氣街中其支別者起胃下口循腹裏下至氣街中而合以下髀抵伏兔下入膝髕中下循䯒外廉下足跗入中指內間其支別者下膝三寸而別以下入中指外間故陽明虛則宗筋縱緩帶脉不引而足痿弱不可用也引謂牽引

帝曰。治之奈何。岐伯曰。各補其滎而通其俞。調其虛實。和其逆順。筋脉骨肉。各以其時受月。則病已矣。帝曰。善。時受月謂受氣

時月也如肝王甲乙心王丙丁脾王戊己肺王庚辛腎王壬癸皆王氣法也時受月則正謂五常受氣月也

厥論篇第四十五

新校正云按全元起本在第五卷

黄帝問曰：厥之寒熱者何也？厥謂氣逆上也世謬傳爲脚氣廣飾方論焉 岐伯對曰：陽氣衰於下，則爲寒厥；陰氣衰於下，則爲熱厥。陽謂足之三陽脉陰謂足之三陰脉下謂足也 帝曰：熱厥之爲熱也，必起於足下者何也？陽主外而厥在内故問之 岐伯曰：陽氣起於足五指之表，陰脉者集於足下而聚於足心，故陽氣勝則足下熱也。大約而言之足太陽脉出於足小指之端外側足少陽脉出於足小指次指之端足陽明脉出於足中指及大指之端並循足陽而上肝脾腎脉集於足下聚於足心陰弱故足下熱也 新校正云按甲乙經陽氣起於足作走於足起當作走 帝曰：寒厥之爲寒也，必從五指而上於膝者何也？陰主内而厥在外故問之 岐伯曰：陰氣起於五指之裏，集於膝下而聚於膝上，故陰氣勝則從五指至膝上寒。其寒也，不從外，皆從内也。亦大約而言之也。足太陰脉起於足大指之端内側，足厥陰脉起於足大指之端三毛中，足少陰脉起於足小指之下，斜趣足心，並循足陰而上，循股陰入腹，故云集於膝下而聚於膝之上也。帝曰：寒厥何失而然也？岐伯曰：前陰者，宗筋之所聚，太陰陽明之所合也。宗筋俠齊下合於陰器，故云前陰者宗筋之所聚也。太陰者脾脉，陽明者胃脉，脾胃之脉皆輔近宗筋，故云太陰陽明之所合。新校正云：按甲乙經"前陰者宗筋之所聚"作"厥陰者衆筋之所聚"。全元起云：前陰者厥陰也。與王注義異，亦自一説。春夏則陽氣多而陰氣少，秋冬則陰氣盛而陽氣衰。此乃天之常道。此人者質壯，以秋冬奪於所用，下氣上爭不能復，精氣溢下，邪氣因從之而上也。質謂形質也。奪於所用，謂多欲而奪其精氣也。氣因於中，新校正云：按甲乙經"氣因於中"作"所中"。陽氣衰，不能滲營其經絡，陽氣日損，陰氣獨在，故手足爲之寒也。帝曰。熱厥何如而然也。源其所由爾岐伯曰。酒入於胃。則絡脉滿而經脉虛。脾主爲胃行其津液者也。陰氣虛則陽氣入。陽氣入則胃不和。胃不和則精氣竭。精氣竭則不營其四支也。前陰爲太陰陽明之所合。故胃不和則精氣竭也。內精不足。故四支無氣以營之此人必數醉若飽以入房。氣聚於脾中不得散。酒氣與穀氣相薄。熱盛於中。故熱徧於身內熱而溺赤也。夫酒氣盛而慓悍。腎氣有衰。陽氣獨勝。故手足爲之熱也。醉飽入房。內亡精氣。中虛熱入。由是腎衰。陽盛陰虛。故熱生於手足也帝曰。厥或令人腹滿。或令人暴不知人。或至半日遠至一日乃知人者。何也。暴猶卒也。言卒然冒悶。不醒覺也。不知人。謂悶甚不知識人也。或謂尸厥岐伯曰。陰氣盛於上則下虛。下虛則腹脹滿。陽氣盛於上。則下氣重上而邪氣逆。逆則陽氣亂。陽氣亂則不知人也。陰謂足太陰氣也　新校正云按甲乙經陽氣盛於上五字作腹滿二字當從甲乙經之說何以言之別按甲乙經云陽脉下墜陰脉上爭發尸厥焉有陰氣盛於上而又言陽氣盛於上又按張仲景云少陰脉不至腎氣微少精血奔氣促迫上入胷鬲宗氣反聚血結心下陽氣退下熱歸陰股與陰相動令身不仁此爲尸厥仲景言陽氣退下則是陽氣不得盛於上故知當從甲乙經也又王注陰謂足太陰亦爲未盡按繆刺論云邪客於手足少陰太陰足陽明之絡此五絡皆會於耳中上絡左角五絡俱竭令人身脉皆動而形無知其狀若尸或曰尸厥焉得專解陰爲太陰也

帝曰。善。願聞六經脉之厥狀病能也。爲前問解故請備聞諸經厥也

岐伯曰。巨陽之厥。則腫首頭重。足不能行。發爲眴仆。巨陽太陽也足太陽脉起於目内眥上額交巔上其支別者從巔至耳上角其直行者從巔入絡腦還出別下項循肩髆内俠脊抵腰中入循膂絡腎屬膀胱其支別者從腰中下貫臀入膕中其支別者從髆内左右別下貫胛過髀樞循髀外後廉下合膕中以下貫腨内出外踝之後循京骨至小指之端外側由是厥逆外形斯證也腫或作踵非

陽明之厥。則癲疾欲

走呼。腹滿不得臥。面赤而熱。妄見而妄言。

足陽明脉起於鼻交頞中下循鼻外入上齒中還出俠口環脣下交承漿却循頤後下廉出大迎循頰車上耳前過客主人循髮際至額顱其支別者從大迎前下人迎循喉嚨入缺盆下鬲屬胃絡脾其直行者從缺盆下乳內廉下俠齊入氣街中其支別者起胃下口循腹裏下至氣街中而合以下髀抵伏兔下入膝臏中下循骱外廉下足跗入中指內間其支別者下膝三寸而別以下入中指外間其支別者跗上入大指間出其端故厥如是也癲一爲巔非

少陽之厥。則暴聾頰腫而熱。脇痛。骱不可以運。

足少陽脉起於目銳眥上抵頭角下耳後循頸行手少陽之前至肩上交出手少陽之後入缺盆其支別者從耳後入耳中出走耳前至目銳眥後其支別者目銳眥下大迎合手少陽於䪼下加頰車下頸合缺盆以下胷中貫鬲絡肝屬膽循脇裏出氣街遶毛際橫入髀厭中其直行者從缺盆下掖循胷過季脇下合髀厭中以下循髀陽出膝外廉下入外輔骨之前直下抵絕骨之端下出外踝之前循足跗出小指次指之端故厥如是

太陰之厥。則腹滿䐜脹後不利。不欲食。食則嘔不得臥。

足太陰脉起於大指之端上膝股內前廉入腹屬脾絡胃上鬲俠咽連舌本散舌下其支別者復從胃別上鬲注心中故厥如是

少陰之厥。則口乾溺赤。腹滿心痛。

足少陰脉上股內後廉貫

脊屬腎絡膀胱其直行者從腎上貫肝鬲入肺中循喉嚨俠舌本其支别者從肺出絡心注胸中故厥如是

厥陰之厥。則少腹腫痛。腹脹。涇溲不利。好卧屈膝。陰縮腫。䯒内熱。足厥陰脉去内踝一寸上踝八寸交出太陰之後上膕内廉循股陰入髦中下環陰器抵少腹俠胃屬肝絡膽上貫鬲故厥如是矣䯒内熱一本云䯒外熱傳寫行書内外誤也

盛則寫之。虚則補之。不盛不虚。以經取之。不盛不虚謂邪氣未盛眞氣未虚如是則以穴俞經法留呼多少而取之

太陰厥逆。䯒急攣。心痛引腹。治主病者。足太陰脉起於大指之端循指内側上内踝前廉上腨内循䯒骨後上膝股内前廉入腹其支别者復從胃别上鬲注心中故䯒急攣心痛引腹也太陰之脉行有左右候其有過者當發取之故言治主病者　新校正云詳從太陰厥逆至篇末全元起本在第九卷王氏移於此

少陰厥逆。虚滿嘔變。下泄清。治主病者。以其脉從腎上貫肝鬲入肺中循喉嚨故如是

厥陰厥逆。攣腰痛。虚滿前閉。譫言。新校正云按全元起云譫言者氣虚獨言也　治主病者。以其脉循股陰入髦中環陰器復上循喉嚨之後絡舌本故如是　新校正云按甲乙經厥陰之經不絡舌本王氏注刺熱篇刺腰痛篇并比三注俱云絡舌本又注風論痺

論各不云絡舌本王注自有異同當以甲乙經為正三陰俱逆。不得前後。使人手足寒。三日死。三陰絕故三日死太陽厥逆。僵仆嘔血善衄。治主病者。以其脈起目內眥又循脊絡腦故如是少陽厥逆。機關不利。機關不利者。腰不可以行。項不可以顧。以其脈循頸下繞髦際橫入髀厭中故如是發腸癰不可治。驚者死。足少陽脈貫鬲絡肝屬膽循脇裏出氣街發腸癰則經氣絕故不可治驚者死也陽明厥逆。喘欬身熱。善驚衄嘔血。以其脈循喉嚨入缺盆下鬲屬胃絡脾故如是手太陰厥逆。虛滿而欬。善嘔沫。治主病者。手太陰脈起於中焦下絡大腸還循胃口上鬲屬肺故如是手心主少陰厥逆。心痛引喉身熱。死不可治。手心主脈起於胷中出屬心包手少陰脈其支別者從心系上俠咽喉故如是手太陽厥逆。耳聾泣出。項不可以顧。腰不可以俛仰。治主病者。手太陽脈支別者從缺盆循頸上頰至目銳眥卻入耳中其支別者從頰上䪼抵鼻至目內眥故耳聾泣出項不可以顧也腰不可以俛仰脈不相應恐古錯簡文手陽明少陽厥逆。發喉痹。嗌腫痓。治主病者。手陽明脉支別者從缺盆上頸手少陽脉支別者從膻中上出缺盆上項故如是　新校正云按全元起本痓作痙

重廣補注黄帝内經素問卷第十二

風論　癘音利　潰胡對切　腦奴皓切　痹論　肓音荒　痿論　躄必亦切　髖音寬　尻枯敖切　揔音揔　膹音牝　厥論　⿰幽頁於交切凹也　讝音儼　僵居良切　仆音赴　髦音毛

重廣補注黄帝内經素問卷第十三

啓玄子次注林億孫奇高保衡等奉敕校正孫兆重改誤

病能論篇第四十六 新校正云按全元起本在第五卷

黄帝問曰人病胃脘癰者診當何如岐伯對曰診此者當候胃脉其脉當沉細沉細者氣逆胃者水穀之海其血盛氣壯今反脉沉細者是逆常平也 新校正云按甲乙經沉細作沉濇太素作沉細逆者人迎甚盛甚盛則熱沉細爲寒寒氣格陽故人迎脉盛人迎者陽明之脉故盛則熱也人迎謂結喉傍脉動應手者人迎者胃脉也胃脉循喉嚨而入缺盆故云人迎者胃脉也逆而盛則熱聚於胃口而不行故胃脘爲

癰也。血氣壯盛而熱内薄之，兩氣合熱，故結爲癰也。帝曰：善。人有臥而有所不安者，何也？岐伯曰：藏有所傷，及精有所之寄則安，故人不能懸其病也。五藏有所傷損及之，水穀精氣有所之寄，扶其下則臥安，以傷及於藏，故人不能懸其病處於空中也。新校正云：按甲乙經"精有所之寄則安"作"情有所倚則臥不安"，太素作"精有所倚則不安"。帝曰：人之不得偃臥者，何也？謂不得仰臥也。岐伯曰：肺者，藏之蓋也。居高布葉，四藏下之，故言肺者藏之蓋也。肺氣盛則脉大，脉大則不得偃臥。肺氣盛滿，偃臥則氣促喘奔，故不得偃臥也。論在奇恒陰陽中。奇恒陰陽，上古經篇名，世本闕。帝曰：有病厥者，診右脉沈而緊，左脉浮而遲，不然，病主安在？不然，言不沈也。新校正云：按甲乙經"不然"作"不知"。岐伯曰：冬診之，右脉固當沈緊，此應四時；左脉浮而遲，此逆四時。在左當主病在腎，頗關在肺，當腰痛也。

以冬左脉浮而遲，浮爲肺脉，故言頗關在肺也。腰者腎之府，故腎受病則腰中痛也。帝曰：何以言之？岐伯曰：少陰脉貫腎絡肺，今得肺脉，腎爲之病，故腎爲腰痛之病也。左脉浮遲，非肺來見，以左腎不足而脉不能沈，故得肺脉，腎爲病也。帝曰：善。有病頸癰者，或石治之，或鍼灸治之，而皆已，其眞安在？言所攻則異，所愈則同，欲聞眞法何所在也。岐伯曰：此同名異等者也。言雖同曰頸癰，然其皮中別異不一等也，故下云。夫癰氣之息者，宜以鍼開除去之；夫氣盛血聚者，宜石而瀉之。此所謂同病異治也。息，瘜也，死肉也。石，砭石也，可以破大癰出膿，今以鈹鍼代之。帝曰：有病怒狂者，新校正云：按《太素》怒狂作善怒。此病安生？岐伯曰：生於陽也。帝曰：陽何以使人狂？怒不慮禍，故謂之狂。岐伯曰：陽氣者，因暴折而難決，故善怒也，病名曰陽厥。言陽氣被折鬱不散也。此人多怒，亦曾因暴折而心不疏暢故爾如是者皆陽逆躁極所生故病名陽厥帝曰。何以知之。岐伯曰。陽明者常動。巨陽少陽不動。不動而動大疾。此其候也。言頸項之脈皆動不止也陽明常動者動於結喉傍是謂人迎氣舍之分位也若少陽之動動於曲頰下是謂天窗天牖之分位也若巨陽之動動於項兩傍大筋前陷者中是謂天柱天容之分位也不應常動而反動甚者動當病也　新校正云詳王注以天牕爲少陽之分位天容爲太陽之分位按甲乙經天牕乃太陽脈氣所發天容乃少陽脈氣所發二位交互當以甲乙經爲正也帝曰。治之柰何。岐伯曰。奪其食即已。夫食入於陰。長氣於陽。故奪其食即已。食少則氣衰故節去其食即病自止　新校正云按甲乙經奪作衰太素同也使之服以生鐵洛爲飲。新校正云按甲乙經鐵洛作鐵落爲飲作爲後飯夫生鐵洛者。下氣疾也。之或爲人傳文誤也鐵洛味辛微溫平主治下氣方俗或呼爲鐵漿非是生鐵液也帝曰。善。有病身熱解墮。汗出如浴。惡風少氣。此爲何病。岐伯曰。病名曰酒風。飲酒中風者也風論曰飲酒中風則爲漏風是亦名漏風也夫極飲者陽氣盛而腠理踈玄府開發陽盛則筋痿弱故身體解墮也腠理踈則風內攻玄府發則氣外泄故汗出如浴也風氣外薄膚腠復開汗多內虛癉熱熏肺故惡風少氣也因酒而病故曰酒風　帝曰：治之奈何？岐伯曰：以澤瀉、朮各十分，麋銜五分，合以三指撮爲後飯。朮味苦温平主治大風止汗麋銜味苦寒平主治風濕筋痿澤瀉味甘寒平主治風濕益氣由此功用方故先之飯後藥先謂之後飯　所謂深之細者，其中手如鍼也，摩之切之，聚者堅也，博者大也。上經者，言氣之通天也；下經者，言病之變化也；金匱者，決死生也；揆度者，切度之也；奇恒者，言奇病也。所謂奇者，使奇病不得以四時死也；恒者，得以四時死也。新校正云按楊上善云得病傳之至於勝時而死此爲恒中性喜怒令病次傳者此爲奇　所謂揆者，方切求之也，言切求其脉理也；度者，得其病處，以四時度之也。凡言所謂者皆釋未了義今此

所謂尋前後經悉不與此篇義相接似今數句少成文義者終是別釋經文世本既闕第七二篇應彼闕經錯簡文也古文斷裂繆續於此

奇病論篇第四十七

新校正云按全元起本在第五卷

黃帝問曰。人有重身。九月而瘖。此爲何也。重身謂身中有身則懷姙者也瘖謂不得言語也姙娠九月足少陰脈養胎約氣斷則瘖不能言也 岐伯對曰。胞之絡脈絶也。絶謂脈斷絶而不通流而不能言非天真之氣斷絶也 帝曰。何以言之。岐伯曰。胞絡者繫於腎。少陰之脈。貫腎繫舌本。故不能言。少陰腎脈也氣不營養故舌不能言 帝曰。治之奈何。岐伯曰。無治也。當十月復。十月胎去胞絡復通腎脈上營故復舊而言也 刺法曰。無損不足。益有餘。以成其疹。疹謂久病也反法而治則胎死不去遂成久固之疹病也 然後調之。新校正云按甲乙經及太素無此四字按全元起注云所謂不治者其身九月而瘖身重不得爲治須十月滿生後復如常也然後調之則此四字本全元起注文誤書於此當刪去之 所謂無損不足者。

身羸瘦無用鑱石也妊娠九月筋骨瘦勞力少身重又拒於穀故身形羸瘦不可以鑱石傷也無益其有餘者腹中有形而泄之泄之則精出而病獨擅中故曰疹成也胎約胞絡腎氣不通因而泄之腎精隨出精液内竭胎則不全胎死腹中著而不去由此獨擅故疹成焉帝曰病脇下滿氣逆二三歲不已是爲何病岐伯曰病名曰息積此不妨於食不可灸刺積爲導引服藥藥不能獨治也腹中無形脇下逆滿頻歲不愈息且形之氣逆息難故名息積也氣不在胃故不妨於食也灸之則火熱内爍氣化爲風刺之則必寫其經轉成虚敗故不可灸刺是可積爲導引使氣流行久以藥攻内消瘀稸則可矣若獨憑其藥而不積爲導引則藥亦不能獨治之也

帝曰人有身體髀股䯒皆腫環齊而痛是爲何病岐伯曰病名曰伏梁以衝脉病故名曰伏梁然衝脉者與足少陰之絡起於腎下出於氣街循陰股内廉斜入膕中循䯒骨内廉並足少陰經下入内踝之後入足下其上行者出齊下同身寸之三寸關元之分侠齊直上循腹各行會於咽喉故身體髀皆腫繞齊而痛名曰

伏梁環謂圓繞如環也

此風根也。其氣溢於大腸。而著於肓。肓之原。在齊下。故環齊而痛也。大腸廣腸也經說大腸當言迴腸也何者靈樞經曰迴腸當齊右環迴周葉積而下廣腸附脊以受迴腸左環葉積上下辟大尋此則是迴腸非應言大腸也然大腸迴腸俱與肺合從合而命故通曰大腸也

不可動之。動之。爲水溺濇之病也。以衝脈起於腎下出於氣街其上行者起於胞中上出齊下關元之分故動之則爲水而溺濇也動謂齊其毒藥而擊動之使其大下也此一問荅之義與腹中論同以爲奇病故重出於此

帝曰。人有尺脈數甚。筋急而見。此爲何病。筋急謂掌後尺中兩筋急也脈要精微論曰尺外以候腎尺裏以候腹中今尺脈數急脈數爲熱熱當筋緩反尺中筋急而見腹中筋當急故問爲病乎靈樞經曰熱即筋緩寒則筋急

岐伯曰。此所謂疹筋。是人腹必急。白色黑色見。則病甚。腹急謂俠齊腎筋俱急以尺裏候腹中故見尺中筋急則必腹中拘急矣色見謂見於面部也夫相五色者白爲寒黑爲寒故二色見病彌甚也

帝曰。人有病頭痛以數歲不已。此安得之。名爲何病。頭痛之疾不當踰月數年不愈故怪而問之也

岐伯曰：當有所犯大寒，内至骨髓，髓者以腦爲主，腦逆故令頭痛，齒亦痛。夫腦爲髓主，齒是骨餘，腦逆反寒，骨亦寒入，故令頭痛，齒亦痛。病名曰厥逆。帝曰：善。全注：人先生於腦，緣有腦則有骨髓。齒者，骨之本也。

帝曰：有病口甘者，病名爲何？何以得之？岐伯曰：此五氣之溢也，名曰脾癉。癉謂熱也。脾熱則四藏同禀，故五氣上溢也。生因脾熱，故曰脾癉。夫五味入口，藏於胃，脾爲之行其精氣，津液在脾，故令人口甘也。脾熱内滲，津液在脾，胃穀化餘，精氣隨溢，口通脾氣，故口甘，津液在脾，是脾之濕。此肥美之所發也。新校正云：按《太素》"發"作"致"。此人必數食甘美而多肥也。肥者令人内熱，甘者令人中滿，故其氣上溢，轉爲消渴。食肥則腠理密，陽氣不得外泄，故肥令人内熱。甘者性氣和緩而發散逆，故甘令人中滿。然内熱則陽氣炎上，炎上則欲飲而嗌乾；中滿則陳氣有餘，有餘則脾氣上溢，故曰其氣上溢，轉爲消渴也。《陰陽應象大論》曰：辛甘發散爲陽。《靈樞經》曰：甘多食之，令人

悶然從中滿以生之　新校正云按甲乙經消渴作消癉**治之以蘭。除陳氣也。**蘭謂蘭草也神農曰蘭草味辛熱平利水道辟不祥胷中痰澼也除謂去也陳謂久也言蘭除陳久甘肥不化之氣者以辛能發散故也藏氣法時論曰辛者散也　新校正云按本草蘭平不言熱也

帝曰。有病口苦。取陽陵泉。口苦者病名爲何。何以得之。岐伯曰。病名曰膽癉。亦謂熱也膽汁味苦故口苦　新校正云按全元起本及太素無口苦取陽陵泉六字詳前後文勢疑此爲誤**夫肝者中之將也。取決於膽。咽爲之使。**靈蘭秘典論曰肝者將軍之官謀慮出焉膽者中正之官決斷出焉肝與膽合氣性相通故諸謀慮取決於膽咽膽相應故咽爲使焉　新校正云按甲乙經曰膽者中精之府五藏取決於膽咽爲之使疑此文誤**此人者數謀慮不決。故膽虛氣上溢。而口爲之苦。治之以膽募俞。**胷腹曰募背脊曰俞膽募在乳下二肋外期門下同身寸之五分俞在脊第十椎下兩傍相去各同身寸之一寸半**治在陰陽十二官相使中。**言治法具於彼篇今經已亡

帝曰。有癃者。一日數十溲。此不足也。身熱如炭。頸

膺如格。人迎躁盛。喘息氣逆。此有餘也。是陽氣太盛於外陰氣不足故有餘也　新校正云詳此十五字舊作文寫按甲乙經太素並無此文再詳乃是全元起注後人誤書於此今作注書太陰脉微細如髮者。此不足也。其病安在。名爲何病。癃小便不得也溲小便也頸膺如格言頸與胸膺如相格拒不順應也人迎躁盛謂結喉兩傍脉動盛滿急數非常躁速也胃脉也太陰脉微細如髮者謂手大指後同身寸之一寸骨高脉動處脉則肺脉也此正手太陰脉氣之所流可以候五藏也岐伯曰。病在太陰。其盛在胃。頗在肺。病名曰厥。死不治。病癃數溲身熱如炭頸膺如格息氣逆者皆手太陰脉當洪大而數今太陰脉反微細如髮者是病與脉相反也何以致之肺氣逆陵於胃而爲是上使人迎躁盛也故曰病在太陰其盛在胃也以喘息氣逆故云頗亦在肺也病因氣逆證不相應故病名曰厥死不治也此所謂得五有餘二不足也。帝曰。何謂五有餘。二不足。岐伯曰。所謂五有餘者。五病之氣有餘也。二不足者。亦病氣之不足也。今外得五有餘。内得二不足。此其身不表不裏。亦正死明矣。外五有餘者，一身熱如炭，二頸膺如格，三人迎躁盛，四喘息，五氣逆也。內二不足者，一病癃一日數十溲，二太陰脉微細如髮。夫如是者，謂其病在表則內有二不足，謂其病在裏則外得五有餘，表裏既不可馮補寫，固難爲法，故曰此其身不表不裏，亦正死明矣。帝曰。人生而有病巔疾者。病名曰何。安所得之。夫百病者，皆生於風雨寒暑陰陽喜怒也。然始生有形，未犯邪氣，已有巔疾，豈邪氣素傷耶？故問之。岐伯曰。病名爲胎病。此得之在母腹中時。其母有所大驚。氣上而不下。精氣并居。故令子發爲巔疾也。精氣謂陽之精氣也。帝曰。有病痝然如有水狀。切其脉大緊。身無痛者。形不瘦。不能食。食少。名爲何病。痝然謂面目浮起而色雜也。大緊謂如弓弦也。大即爲氣，緊即爲寒，寒氣內薄而反無痛，與衆別異，常故問之也。岐伯曰。病生在腎。名爲腎風。脉如弓弦大而且緊，勞氣內稸，寒復內爭，勞氣薄寒，故化爲風，風勝於腎，故曰腎風。腎風而不能食。善驚驚巳。心氣痿者死。腎水受風心火痿弱火水俱困故必死 帝曰善。

大奇論篇第四十八

新校正云按全元起本在第九卷

肝滿腎滿肺滿皆實即爲腫。滿謂脉氣滿實也腫謂癰腫也藏氣滿乃如是 肺之雍喘而兩胠滿。肺藏氣而外主息其脉支別者從肺系橫出腋下故喘而兩胠滿也 新校正云詳肺雍肝雍腎雍甲乙經俱作癰 肝雍兩胠滿卧則驚。不得小便。肝之脉循股陰入髦中環陰器抵少腹上貫肝鬲布脇肋故胠滿不得小便也肝主驚駭故卧則驚 腎雍脚下至少腹滿。新校正云按甲乙經脚下作胠下脚當作胠不得言脚下至少腹也 脛有大小髀骱大跛易偏枯。衝脉者經脉之海與少陰之絡俱起於腎下出於氣街循陰股内廉斜入膕中循骱骨内廉並少陰之經下入内踝之後入足下其上行者出齊下同身寸之三寸故如是若血氣變易爲偏枯也 心脉滿大癇瘛筋攣。心脉滿大則肝氣下流熱氣内薄筋乾血涸故癇瘛而筋攣 肝脉小急癇瘛筋攣。肝養筋内藏血肝氣受寒故癇瘛而筋攣脉小急者寒也 肝脉騖暴有所驚駭。騖謂馳騖言其迅急也陽氣内薄故發爲驚也脉不至若瘖。不治自已。肝氣若厥厥則脉不通厥退則脉復通矣又其脉布脇肋循喉嚨之後故脉不至若瘖不治亦自已

腎脉小急。肝脉小急。心脉小急。不鼓皆爲瘕。小急爲寒甚不鼓則血不流血不流而寒薄故血内凝而爲瘕也

腎肝并沈爲石水。肝脉入陰内貫小腹腎脉貫脊中絡膀胱兩藏并藏氣熏衝脉自腎下絡於胞今水不行化故堅而結然腎主水水冬冰水宗於腎腎象水而沈故氣并而沈名爲石水　新校正云詳腎肝並沈至下并小弦欲驚全元起本在厥論中王氏移於此

并浮爲風水。脉浮爲風下焦主水風薄於下故名風水

并虚爲死。腎爲五藏之根肝爲發生之主二者不足是生主俱微故死

并小弦欲驚。脉小弦爲肝腎不足故爾

腎脉大急沈。肝脉大急沈。皆爲疝。疝者寒氣結聚之所爲也夫脉沈爲實脉急爲痛氣實寒薄聚故爲絞痛爲疝

心脉搏滑急爲心疝。肺脉沈搏爲肺疝。皆寒薄於藏故也

三陽急爲瘕。三陰急爲疝。太陽受寒血凝爲瘕太陰受寒氣聚爲疝

二陰急爲癎厥。二陽急爲驚。二陰少陰也二陽陽明也　新校正云詳二陽急爲瘕至此全元起本在厥論王氏移於此

脾脉

外鼓沉爲腸澼。久自已。外鼓謂鼓動於臂外也 肝脉小緩爲腸澼。易治。肝脉小緩爲脾乘肝故易治 腎脉小搏沉爲腸澼下血。小爲陰氣不足搏爲陽氣乘之熱在下焦故下血也 血溫身熱者死。血溫身熱是陰氣喪敗故死 心肝澼亦下血。肝藏血心養血故澼皆下血也 二藏同病者可治。心火肝木木火相生故可治之 其脉小沉濇爲腸澼。心肝脉小而沈濇者澼也 其身熱者死。熱見七日死。腸澼下血而身熱者是火氣內絶去心而歸於外也故死火成數七故七日死 胃脉沉鼓濇。胃外鼓大。心脉小堅急。皆鬲偏枯。外鼓謂不當尺寸而鼓擊於臂外側也 男子發左。女子發右。陽主左陰主右故爾陰陽應象大論曰左右者陰陽之道路此其義也 不瘖舌轉可治。三十日起。偏枯之病瘖不能言腎與胞脉內絶也胞脉繫於腎腎之脉從腎上貫肝鬲入肺中循喉嚨俠舌本故氣內絶則瘖不能言也 其從者瘖。三歲起。從謂男子發左女子發右也病順左右而瘖不能言三歲治之乃能起 年不滿二十者。三歲死。以其五藏始定血氣方剛藏始定則易傷氣方剛則甚費易傷甚費故三歲死也　脉至而搏。血衄身熱者死。血衄為虛脉不應搏今反脉搏是氣極乃然故死　脉來懸鉤浮為常脉。以其為血衄者之常脉也　脉至如喘名曰暴厥。喘謂卒來盛急去而便衰如人之喘狀也　暴厥者。不知與人言。所謂暴厥之候如此　脉至如數使人暴驚。脉數為熱熱則內動肝心故驚　三四日自已。數為心脉木被火干病非肝生不與邪合故三日後四日自除所以爾者木生數三也　脉至浮合。如浮波之合後至者凌前速疾而動無常候也　浮合如數。一息十至以上。是經氣予不足也。微見九十日死。脉至如火薪然。是心精之予奪也。草乾而死。薪然之火燄瞥瞥不定其形而便絕也　脉至如散葉。是肝氣予虛也。木葉落而死。如散葉之隨風不常其狀　新校正云按甲乙經散葉作叢棘　脉至如省客。省客者。脉塞而鼓。是腎氣予不足也。懸去棗華而死。脉塞而鼓謂纔見不行旋復去也懸謂如懸物物動而絕去也脉至如丸泥，是胃精予不足也，榆莢落而死。如珠之轉，是謂丸泥。脉至如横格，是膽氣予不足也，禾熟而死。脉長而堅，如横木之在指下也。脉至如弦縷，是胞精予不足也，病善言，下霜而死，不言可治。胞之脉繫於腎，腎之脉俠舌本，人氣不足者，則當不能言，今反善言，是其氣内絶，去腎外歸於舌也，故死。脉至如交漆，交漆者，左右傍至也，微見三十日死。左右傍至，言如瀝漆之交，左右反戾。新校正云：按甲乙經交漆作交棘。脉至如涌泉，浮鼓肌中，太陽氣予不足也，少氣味，韭英而死。如水泉之動，但出而不入。脉至如頹土之狀，按之不得，是肌氣予不足也，五色先見黑，白壘發死。頹土之狀，謂浮之大而虚耎，按之則無。新校正云：按甲乙經頹土作委土。脉至如懸雍，懸雍者，浮揣切之益大，是十二俞之予不足也，水凝而死。如頹中之懸雍也。新校正云：按全元起本懸雍作懸離元起注云懸離者言脉與肉不相得也脉至如偃刀，偃刀者，浮之小急，按之堅大急，五藏菀熟，寒熱獨并於腎也，如此其人不得坐，立春而死。菀，積也。熟，熱也。脉至如丸滑不直手，不直手者，按之不可得也，是大腸氣予不足也，棗葉生而死。脉至如華者，令人善恐，不欲坐卧，行立常聽，是小腸氣予不足也，季秋而死。脉至如華，謂似華虛弱不可正取也。小腸之脉上入耳中，故常聽也。

脉解篇第四十九

新校正云：按全元起本在第九卷。

太陽所謂腫腰脽痛者，正月太陽寅，寅，太陽也。脽謂臀肉也。正月三陽生，主建寅，三陽謂之太陽，故曰寅太陽也。正月陽氣出在上而陰氣盛，陽未得自次也。正月雖三陽生，而天氣尚寒，以其尚寒，故曰陰氣盛陽未得自次。次謂立王之次也。故腫腰脽痛也。以其脉抵腰脽中，入貫臀，過髀樞，故爾。病偏虛爲跛者。正月陽氣凍解，地氣而出也。所謂偏虛者。冬寒頗有不足者。故偏虛爲跛也。以其脉循股內後廉，合膕中，下循腨，過外踝之後，循京骨至小指外側故也。新校正云：詳王氏云其脉循股內，殊非。按甲乙經，太陽流注不到股內，股內乃髀外之誤，當云髀外後廉。所謂強上引背者。陽氣大上而爭。故強上也。強上謂頸項噤強也，甚則引背矣。所以爾者，以其脉從腦出，別下項背故也。所謂耳鳴者。陽氣萬物盛上而躍。故耳鳴也。以其脉支別者，從巔至耳上角故爾。所謂甚則狂巔疾者。陽盡在上。而陰氣從下。下虛上實。故狂巔疾也。以其脉上額交巔上，入絡腦，還出其支別者，從巔至耳上角，故狂巔疾也。項上曰巔。所謂浮爲聾者。皆在氣也。亦以其脉至耳故也。所謂入中爲瘖者。陽盛已衰。故爲瘖也。陽氣盛入中而薄於胞腎，則胞絡腎絡氣不通，故瘖也。胞之脉繫於腎，腎之脉俠舌本，故瘖不能言也。內奪而厥。則爲瘖俳。此腎虛也。俳廢也腎之脉與衝脉並出於氣街循陰股內廉斜入膕中循骺骨內廉及內踝之後入足下故腎氣內奪而不順則舌瘖足廢故云此腎虛也　新校正云詳王注云腎之脉與衝脉並出按甲乙經是腎之絡非腎之脉況王注痿論并奇病論大奇論並云腎之絡則此脉字當爲絡

少陰不至者。厥也。少陰腎脉也若腎氣內脫則少陰脉不至也少陰之脉不至是則太陰之氣逆上而行也

少陽所謂心脇痛者。言少陽盛也。盛者。心之所表也。心氣逆則少陽盛心氣宜木外鑠肺金故盛者心之所表也　九月陽氣盡而陰氣盛。故心脇痛也。足少陽脉循脇裏出氣街心主脉循胷出脇故爾火墓於戌故九月陽氣盡而陰氣盛也　所謂不可反側者。陰氣藏物也。物藏則不動。故不可反側也。所謂甚則躍者。躍謂跳躍也　九月萬物盡衰。草木畢落而墮。則氣去陽而之陰。氣盛而陽之下長。故謂躍。亦以其脉循髀陽出膝外廉下入外輔之前直下抵絕骨之端下出外踝之前循足跗故氣盛則令人跳躍也

陽明所謂洒洒振寒者。陽明

者午也五月盛陽之陰也陽盛以明故云午也五月夏至一陰氣上陽氣降下故云盛陽之陰也陽盛而陰氣加之故洒洒振寒也陽氣下陰氣升故云陽盛而陰氣加之也所謂脛腫而股不收者是五月盛陽之陰也陽者衰於五月而一陰氣上與陽始爭故脛腫而股不收也以其脉下髀抵伏兔下入膝臏中下循骭外廉下足跗入中指内間又其支別者下膝三寸而別以下入中指外間故爾所謂上喘而爲水者陰氣下而復上上則邪客於藏府間故爲水也藏脾也府胃也足太陰脉從足走腹足陽明脉從頭走足今陰氣微下而太陰上行故云陰氣下而復上也復上則所下之陰氣不散客於脾胃之間化爲水也所謂胷痛少氣者水氣在藏府也水者陰氣也陰氣在中故胷痛少氣也水停於下則氣鬱於上氣鬱於上則肺滿故胷痛少氣也所謂甚則厥惡人與火聞木音則惕然而驚者陽氣與陰

氣相薄。水火相惡。故惕然而驚也。所謂欲獨閉戶牖而處者。陰陽相薄也。陽盡而陰盛。故欲獨閉戶牖而居。惡喧故爾　所謂病至則欲乗高而歌。棄衣而走者。陰陽復爭。而外并於陽。故使之棄衣而走也。新校正云：詳所謂甚則厥至此與前陽明脉解論相通　所謂客孫脉則頭痛鼻鼽腹腫者。陽明并於上。上者。則其孫絡太陰也。故頭痛鼻鼽腹腫也。太陰所謂病脹者。太陰子也。十一月萬物氣皆藏於中。故曰病脹。陰氣大盛，太陰始於子，故云子也。以其脉入腹屬脾絡胃，故病脹也　所謂上走心爲噫者。陰盛而上走於陽明。陽明絡屬心。故曰上走心爲噫也。按靈樞經說足陽明流注並無至心者，太陰脉說云：其支別者，復從胃別上膈注心中，法應以此絡爲陽明絡也。新校正云：詳王氏以足陽明流注並無至心者按甲乙經陽明之脉上通於心循咽出於口宜其經言陽明絡屬心爲噫王氏安得謂之無所謂食則嘔者。物盛滿而上溢故嘔也以其脉屬脾絡胃上鬲俠咽故也所謂得後與氣則快然如衰者十二月陰氣下衰而陽氣且出故曰得後與氣則快然如衰也少陰所謂腰痛者少陰者腎也十月萬物陽氣皆傷故腰痛也少陰者腎脉也腰爲腎府故腰痛也所謂嘔欬上氣喘者陰氣在下陽氣在上諸陽氣浮無所依從故嘔欬上氣喘也以其脉從腎上貫肝鬲入肺中故病如是也所謂色色新校正云詳色色字疑誤不能久立久坐起則目䀮䀮無所見者萬物陰陽不定未有主也秋氣始至微霜始下而方殺萬物陰陽内奪故目䀮䀮無所見也所謂少氣善怒者。陽氣不治。陽氣不治。則陽氣不得出。肝氣當治而未得。故善怒。善怒者。名曰煎厥。所謂恐如人將捕之者。秋氣萬物未有畢去。陰氣少。陽氣入。陰陽相薄。故恐也。所謂惡聞食臭者。胃無氣。故惡聞食臭也。所謂面黑如地色者。秋氣內奪。故變於色也。所謂欬則有血者。陽脉傷也。陽氣未盛於上而脉滿。滿則欬。故血見於鼻也。厥陰所謂癩疝。婦人少腹腫者。厥陰者辰也。三月陽中之陰。邪在中。故曰癩疝少腹腫也。以其脉循股陰入髦中。環陰器。抵少腹。故爾。所謂腰脊痛不可以俛仰者。三月一振榮華萬物。一俛而不仰也。所謂癩癃疝膚脹者。曰陰亦盛而脉脹不通，故曰㿉癃疝也。所謂甚則嗌乾熱中者，陰陽相薄而熱，故嗌乾也。此一篇殊與前後經文不相連接，別釋經脉發病之源，與靈樞經流注略同，所指殊異。新校正云：詳此篇所解多甲乙經是動所生之病，雖復少有異處，大槩則不殊矣。

重廣補注黄帝内經素問卷第十三

病能論　解㑊音介　墮徒卧切　撮子括切　奇病論　鑱鋤銜切　疢丑刃切

稸音畜　大奇論　啖弋念切　瞥蒲滅切　揣初委切　脉解論　雎音蛆

重廣補注黃帝內經素問卷第十四

啓玄子次注林億孫奇高保衡等奉 敕校正孫兆重改誤

刺要論篇第五十

新校正云按全元起本在第六卷刺齊篇中

黃帝問曰。願聞刺要。歧伯對曰。病有浮沈。刺有淺深。各至其理。無過其道。道謂氣所行之道也過之則內傷。不及則生外壅。壅則邪從之。過之內傷以太深也不及外壅以妄益他分之氣也氣益而外壅故邪氣隨虛而從之也淺深不得。反爲大賊。內動五藏。後生大病。賊謂私害動謂動亂然不及則外壅過之則內傷既且外壅內傷是爲大病之階漸爾故曰後生大病也故曰。病有在毫毛腠理者。有在皮膚者。有在肌肉者。有在脉者。有在筋者。有在骨者。有在髓者。毛之長者曰毫皮之文理曰腠理然二者皆皮之可見者也是故刺毫毛腠理無傷皮。皮傷則內動肺。肺動則秋病温瘧泝泝然寒慄。鍼經曰凡刺有五以應五藏一曰半刺半刺者淺內而疾發鍼令鍼傷多如拔髮狀以取皮氣此肺之應也然此其淺以應於肺腠理毫毛猶應更淺當取髮根淺深之半爾肺之合皮王於秋氣故肺動則秋病温瘧泝泝然寒慄也刺皮無傷肉。肉傷則內動脾。脾動則七十二日四季之月。病腹脹煩不嗜食。脾之合肉寄王四季又其脉從股內前廉入腹屬脾絡胃上鬲俠咽連舌本散舌下其支別者復從胃別上鬲注心中故傷肉則動脾脾動則四季之月腹脹煩而不嗜食也七十二日四季之月者謂三月六月九月十二月各十二日後土寄王十八日也刺肉無傷脉。脉傷則內動心。心動則夏病心痛。心之合脉王於夏氣眞心少陰之脉起於心中出屬心系心包心主之脉起於胷中出屬心包平人氣象論曰藏真通於心故脉傷則動心心動則夏病心痛刺脉。無傷筋筋傷則内動肝。肝動則春病熱而筋弛。肝之合筋王於春氣鍼經曰熱則筋緩故筋傷則動肝肝動則春病熱而筋弛緩弛猶縱緩也刺筋。無傷骨骨傷則内動腎。腎動則冬病脹腰痛。腎亦合骨王於冬氣要爲腎府故骨傷則動腎腎動則冬病腰痛也腎之脉直行者從腎上貫肝鬲故脹也刺骨。無傷髓髓傷則銷鑠胻酸體解㑊然不去矣。髓者骨之充鍼經曰髓海不足則腦轉耳鳴胻酸眩冒故髓傷則腦髓銷鑠胻酸體解㑊然不去也銷鑠謂髓腦銷鑠解㑊謂强不强弱不弱熱不熱寒不寒解解㑊㑊然不可名之也腦髓銷鑠骨空之所致也

刺齊論篇第五十一

新校正云按全元起本在第六卷

黃帝問曰。願聞刺淺深之分。謂皮肉筋脉骨之分位也岐伯對曰。刺骨者無傷筋。刺筋者無傷肉。刺肉者無傷脉。刺脉者無傷皮。刺皮者無傷肉。刺肉者無傷筋。刺筋者無傷骨。

帝曰。余未知其所謂。願聞其解。歧伯曰。刺骨無傷筋者。鍼至筋而去。不及骨也。刺筋無傷肉者。至肉而去。不及筋也。刺肉無傷脉者。至脉而去。不及肉也。刺脉無傷皮者。至皮而去。不及脉也。是皆謂遣邪也然筋有寒邪肉有風邪脉有濕邪皮有熱邪則如是遣之所謂邪者皆言其非順正氣而相干犯也　新校正云詳此謂刺淺不至所當刺之處也下文則誡其太深也所謂刺皮無傷肉者。病在皮中。鍼入皮中。無傷肉也。刺肉無傷筋者。過肉中筋也。刺筋無傷骨者。過筋中骨也。此之謂反也。此則誡過分太深也　新校正云按全元起云刺如此者是謂傷此皆過過必損其血氣是謂逆也邪必因而入也

刺禁論篇第五十二 新校正云按全元起本在第六卷

黃帝問曰。願聞禁數。歧伯對曰。藏有要害。不可不察。

肝生於左。肝象木王於春春陽發生故生於左也　肺藏於右。肺象金王於秋秋陰收殺故藏於右也　新校正云按楊上善云肝爲少陽陽長之始故曰生肺爲少陰陰藏之初故曰藏　心部於表。陽氣主外心象火也　腎治於裏。陰氣主内腎象水也　新校正云按楊上善云心爲五藏部主故得稱部腎間動氣内治五藏故曰治　脾爲之使。營動不已糟粕水穀故使者也　胃爲之市。水穀所歸五味皆入如市雜故爲市也　鬲肓之上中有父母。鬲肓之上氣海居中氣者生之原生者命之主故氣海爲人之父母也　新校正云按楊上善云心下鬲上爲肓心爲陽父也肺爲陰母也肺主於氣心主於血共營衛於身故爲父母　七節之傍中有小心。小心謂眞心神靈之宮室　新校正云按太素小心作志心楊上善云脊有三七二十一節腎在下七節之傍腎神曰志五藏之靈皆名爲神神之所以任得名爲志者心之神也　從之有福逆之有咎。從謂隨順也八者人之所以生形之所以成故順之則福延逆之則咎至　刺中心一日死其動爲噫。心在氣爲噫　刺中肝。五日死其動爲語。肝在氣爲語　新校正云按全元起本并甲乙經語作欠元起云腎傷則欠子母相感也王氏改欠作語　刺中腎。六日死其動爲嚏。腎在氣爲嚏　新校正云按全元起本及甲乙經六日作三日　刺中肺。三日死。其動爲欬。肺在氣爲欬　刺中脾。十日死。其動爲呑。脾在氣爲呑　新校正云：按全元起本及甲乙經十日作十五日。刺中五藏與診要經終論并四時刺逆從論相重。此叙五藏相次之法，以所生爲次。甲乙經以心肺肝脾腎爲次，是以所剋爲次。全元起本舊文則錯亂無次矣　刺中膽。一日半死。其動爲嘔。膽氣勇故爲嘔　新校正云：按診要經終論刺中膽下又云刺中鬲者爲傷中，其病雖愈，不過一歲而死　刺跗上中大脈。血出不止死。跗爲足跗。大脈動而不止者，則胃之大經也。胃爲水穀之海，然血出不止，則胃氣將傾，海竭氣亡，故死　刺面中溜脈。不幸爲盲。面中溜脈者，手太陽任脈之交會。手太陽脈自顴而斜行至目內眥，任脈自鼻鼽兩傍上行至瞳子下，故刺面中溜脈，不幸爲盲　刺頭。中腦戶。入腦立死。腦戶，穴名也。在枕骨上，通於腦中。然腦爲髓之海，眞氣之所聚，鍼入腦則眞氣泄，故立死　刺舌下。中脈太過。血出不止爲瘖。舌下脈，脾之脈也。脾脈者，俠咽連舌本，散舌下。血出不止，則脾氣不能營運於舌，故瘖不能言語　刺足下布絡中脈。血不出爲腫。布絡，謂當內踝前足下空處布散之絡，正當然谷穴分也。絡中脈，則衝脈也。衝脈者，並少陰之經下入內踝之後，入足下也。然刺之而血不出，則腎脈與衝脈氣并歸於然谷之中，故爲腫　刺郄中大脉。令人仆脱色。尋此經郄中主治與中誥流注經委中穴正同應郄中者以經穴爲名委中處所爲名亦猶寸口脉口氣口皆同一處爾然郄中大脉者足太陽經脉也足太陽之脉起於目内眥合手太陽手太陽脉自目内眥斜絡於顴足太陽脉上頭下項又循於足故刺之過禁則令人仆倒而面色如脱去也

刺氣街中脉。血不出爲腫鼠僕。氣街之中膽胃脉也膽之脉循脇裏出氣街胃之脉俠齊入氣街中其支別者起胃下口循腹裏至氣街中而合令刺之而血不出則血脉氣并聚於中故内結爲腫如伏鼠之形也氣街在腹下俠齊兩傍相去四寸鼠僕上一寸動脉應手也　新校正云按別本僕一作鼷氣府論注氣街在齊下横骨兩端鼠鼷上一寸也

刺脊間中髓爲傴。傴謂傴僂身踡屈也脊間謂脊骨節間也刺中髓則骨精氣泄故傴僂也

刺乳上。中乳房爲腫根蝕。乳之上下皆足陽明之脉也乳房之中乳液滲泄胷中氣血皆外湊之然刺中乳房則氣更交湊故爲大腫中有膿根内蝕肌膚化爲膿水而久不愈

刺缺盆中内陷。氣泄令人喘欬逆。五藏者肺爲之蓋缺盆爲之道肺藏氣而主息又在氣爲欬刺缺盆中内陷則肺氣外泄故令人喘欬逆也

刺手魚腹内陷爲腫。手魚腹内肺脉所流故刺之内陷則爲腫也　新校正云按甲乙經肺脉所流當作留字

無刺大醉。令人氣亂。脉數過度故因刺而亂也　新校正云按

靈樞經氣亂當作脈亂

無刺大怒。令人氣逆。怒者氣逆故刺之益甚

無刺大勞人。經氣越也

無刺新飽人。氣盛滿也

無刺大饑人。氣不足也

無刺大渴人。血脈乾也

無刺大驚人。神蕩越而氣不治也　新校正云詳無刺大醉至此七條與靈樞經相出入靈樞經云新內無刺已刺無內大怒無刺已刺無怒大勞無刺已刺無勞大醉無刺已刺無醉大飽無刺已刺無飽大飢無刺已刺無飢大渴無刺已刺無渴大驚大恐必定其氣乃刺之也

刺陰股中大脈。血出不止死。陰股之中脾之脈也脾者中土孤藏以灌四傍今血出不止脾氣將竭故死　新校正云按刺陰股中大脈條皇甫士安移在前刺跗上中大脈下相續自後至篇末逐條與前條相間也

刺客主人內陷中脈。爲內漏爲聾。客主人穴名也今名上關在耳前上廉起骨開口有空手少陽足陽明脈交會於中陷脈言刺太深也刺太深則交脈破決故爲耳內之漏脈內漏則氣不營故聾　新校正云詳客主人穴與氣穴論注同按甲乙經及氣穴府論注云手足少陽足陽明三脈之會疑此脫足少陽一脈也

刺膝髕出液爲跛。膝爲筋府筋會於中液出筋乾故跛

刺臂太陰脈。出血多立死。臂太陰者肺脈也肺者主行榮衞陰陽治節由之血出多則榮衞絕故立死也

刺足少陰脈。重虛出血。

爲舌難以言。足少陰腎脉也足少陰脉貫腎絡肺繫舌本故重虛出血則舌難言也刺膺中陷中肺爲喘逆仰息。肺氣上泄逆所致也刺肘中內陷。氣歸之。爲不屈伸。肘中謂肘屈折之中尺澤穴中也刺過陷脉惡氣歸之氣固關節故不屈伸也刺陰股下三寸內陷。令人遺溺。股下三寸腎之絡也衝脉與少陰之絡皆起於腎下出於氣街並循於陰股其上行者出胞中故刺陷脉則令人遺溺也刺掖下脇間內陷。令人欬。掖下肺脉也肺之脉從肺系橫出掖下眞心藏脉直行者從心系却上掖下刺陷脉則心肺俱動故欬也刺少腹中膀胱溺出。令人少腹滿。胞氣外泄穀氣歸之故少腹滿也少腹謂齊下也刺腨腸內陷爲腫。腨腸之中足太陽脉也太陽氣泄故爲腫刺匡上陷骨中脉。爲漏爲盲。匡目匡也骨中謂目匡骨中也匡骨中脉目之系肝之脉也刺內陷則眼系絕故爲目漏目盲刺關節中液出。不得屈伸。諸筋者皆屬於節津液滲潤之液出則筋膜乾故不得屈伸也

刺志論篇第五十三

新校正云按全元起本在第六卷

黃帝問曰。願聞虛實之要。岐伯對曰。氣實形實。氣虛形虛。此其常也。反此者病。陰陽應象大論曰形歸氣氣由是故虛實同焉反謂不相合應失常平之候也形氣相反故病生氣謂脉氣形謂身形也 穀盛氣盛。穀虛氣虛。此其常也。反此者病。靈樞經曰榮氣之道內穀爲實穀入於胃氣傳與肺精專者上行經隧由是故穀氣虛實占必同焉候不相應則爲病也 新校正云按甲乙經實作實

脉實血實。脉虛血虛。此其常也。反此者病。脉者血之府故虛實同焉反不相應則爲病也 帝曰。如何而反。岐伯曰。氣虛身熱。此謂反也。氣虛爲陽氣不足陽氣不足當身寒反身熱者脉氣當盛脉不盛而身熱證不相符故謂反也 新校正云按甲乙經云氣盛身寒氣虛身熱此謂反也當補此四字

穀入多而氣少。此謂反也。胃之所出者穀氣而布於經脉也穀入於胃脉道乃散今穀入多而氣少者是胃氣不散故謂反也 穀不入而氣多。此謂反也。胃氣外散肺并之也 脉盛血少。此謂反也。脉少血多。此謂反也。經脉行氣絡脉受血經氣入絡絡受經氣候不相合故皆反常也 氣

盛身寒。得之傷寒。氣虛身熱。得之傷暑。傷謂觸冒也。寒傷形，故氣盛身寒。熱傷氣，故氣虛身熱。穀入多而氣少者。得之有所脫血，濕居下也。脫血則血虛，血虛則氣盛內鬱，化成津液，流入下焦，故云濕居下也。穀入少而氣多者。邪在胃及與肺也。胃氣不足，肺氣下流於胃中，故邪在胃。然肺氣入胃，則肺氣不自守，氣不自守則邪氣從之，故云邪在胃及與肺也。脉小血多者。飲中熱也。飲謂留飲也。飲留脾胃之中，則脾氣溢，脾氣溢則發熱中。脉大血少者。脉有風氣，水漿不入。此之謂也。風氣盛滿，則水漿不入於脉。

夫實者。氣入也。虛者。氣出也。入為陽，出為陰，陰生於內故出，陽生於外故入。氣實者。熱也。氣虛者。寒也。陽盛而陰內拒，故熱；陰盛而陽外微，故寒。入實者。左手開鍼空也。入虛者。左手閉鍼空也。言用鍼之補寫也。右手持鍼，左手捻穴，故實者左手開鍼空以寫之，虛者左手閉鍼空以補之也。

鍼解篇第五十四

新校正云：按全元起本在第六卷。

黄帝問曰。願聞九鍼之解。虚實之道。岐伯對曰。刺虚則實之者。鍼下熱也。氣實乃熱也。滿而泄之者。鍼下寒也。氣虚乃寒也。菀陳則除之者。出惡血也。菀積也陳久也除去也言絡脉之中血積而久者鍼刺而除去之也邪勝則虚之者。出鍼勿按。邪者不正之目非本經氣是則謂邪非言鬼毒精邪之所勝也出鍼勿按穴俞且開故得經虚邪氣發泄也徐而疾則實者。徐出鍼而疾按之。疾而徐則虚者。疾出鍼而徐按之。徐出謂得經氣已久乃出之疾按謂鍼出穴已速疾按之則真氣不泄經脉氣全故徐而疾乃實也疾出鍼謂鍼入穴已至於經脉即疾出之徐按謂鍼出穴已徐緩按之則邪氣得泄精氣復固故疾而徐乃虚也言實與虚者。寒温氣多少也。寒温謂經脉陰陽之氣也若無若有者。疾不可知也。言其冥昧不可即而知也夫不可即知故若無慧然神悟故若有也察後與先者。知病先後也。知病先後乃補寫之爲虚與實者。工勿失其法。鍼經曰經氣已至慎守勿失此之謂也新校正云按甲乙經云若存若亡爲虛與實若得若失者。離其法也。妄爲補寫離亂大經誤補實者轉令若得誤寫虛者轉令若失故曰若得若失也鍼經曰無實實無虛虛此其誠也　新校正云詳自篇首至此與太素九鍼解篇經同而解異二經互相發明也

虛實之要。九鍼最妙者。爲其各有所宜也。熱在頭身宜鑱鍼肉分氣滿宜員鍼脈氣虛少宜鍉鍼寫熱出血發泄固病宜鋒鍼破癰腫出膿血宜鈚鍼調陰陽去暴痺宜員利鍼治經絡中痛痺宜毫鍼痺深居骨解腰脊節腠之間者宜長鍼虛風舍於骨解皮膚之間宜大鍼此之謂各有所宜也　新校正云按別本鈚一作鈹

補寫之時者。與氣開闔相合也。氣當時刻謂之開已過未至謂之闔時刻者然水下一刻人氣在太陽水下二刻人氣在少陽水下三刻人氣在陽明水下四刻人氣在陰分水下不已氣行不已如是則當刻者謂之開過刻及未至者謂之闔也鍼經曰謹候其氣之所在而刺之是謂逢時此所謂補寫之時也　新校正云詳自篇首至此文出靈樞經素問解之互相發明也甲乙經云補寫之時以鍼爲之者此脫此四字也

九鍼之名。各不同形者。鍼窮其所當補寫也。各不同形謂長短鋒頴不等窮其補寫謂各隨其療而用之也　新校正云按九鍼之形今具甲乙經

刺實須其虛者。留鍼陰氣隆至。乃去鍼也。刺虛

須其實者。陽氣隆至。鍼下熱乃去鍼也。言要以氣至而有効也 經氣已至。愼守勿失者。勿變更也。變謂變易更謂改更皆變法也言得氣至必宜謹守无變其法反招損也 深淺在志者。知病之内外也。志一爲意志意皆行鍼之用也 近遠如一者。深淺其候等也。言氣雖近遠不同然其測候皆以氣至而有効也 如臨深淵者。不敢墯也。言氣候補寫如臨深淵不敢墯慢失補寫之法也 手如握虎者。欲其壯也。壯謂持鍼堅定也鍼經曰持鍼之道堅者爲實則其義也 新校正云按甲乙經實字作寶 神無營於衆物者。靜志觀病人無左右視也。目絶妄視心專一務則用之必中无惑誤也 新校正云詳從刺實須其虛至此又見寶命全形論此又爲之解亦互相發明也 義無邪下者。欲端以正也。正指直刺鍼无左右 必正其神者。欲瞻病人目制其神。令氣易行也。撿彼精神令无散越則氣爲神使中外易調也 所謂三里者。下膝三寸也。所謂跗之者。新校正云按全元起本跗之作低胻太素作付之按骨空論跗之疑作跗上舉膝分易見也三里穴名正在膝下三寸骬外兩筋肉分間極重按之則足䟤上動脉止矣故曰舉膝分易見巨虛者蹻足骬獨陷者巨虛穴名也蹻謂舉也取巨虛下廉當舉足取之則骬外兩筋之間陷下也下廉者陷下者也欲知下廉穴者骬外兩筋之間獨陷下者則其處也帝曰余聞九鍼上應天地四時陰陽願聞其方令可傳於後世以爲常也岐伯曰夫一天二地三人四時五音六律七星八風九野身形亦應之鍼各有所宜故曰九鍼新校正云詳此文與靈樞經相出入人皮應天覆蓋於物天之象也人肉應地柔厚安靜地之象也人脉應人盛衰變易人之象也人筋應時堅固眞定時之象也人聲應音備五音故人陰陽合氣應律交會氣通相生无替則律之象新校正云按別本氣一作度人齒面目應星人面應七星者所謂面有七孔應之也新校正云詳此注乃全元起之辭也人出入氣應風動出往來風之象也人九竅三百六十五絡應野身形之外野之象也故

一鍼皮。二鍼肉。三鍼脉。四鍼筋。五鍼骨。六鍼調陰陽。七鍼益精。八鍼除風。九鍼通九竅。除三百六十五節氣。此之謂各有所主也。一鑱鍼，二員鍼，三鍉鍼，四鋒鍼，五鈹鍼，六員利鍼，七毫鍼，八長鍼，九大鍼。新校正云：按別本鈹一作鈹。人心意應八風。動靜不形，風之象也。人氣應天。運行不息，天之象也。人髮齒耳目五聲。應五音六律。髮齒生長，耳目清通，五聲應同，故應五音及六律也。人陰陽脉血氣應地。人陰陽有交會生成，脉血氣有虛盈盛衰，故應地也。人肝目應之九。肝氣通目，木生數三，三而三之，則應之九也。九竅三百六十五。新校正云：按全元起本无此七字。人一以觀動靜天二以候五色七星應之以候髮毋澤五音一以候宮商角徵羽六律有餘不足應之二地一以候高下有餘九野一節俞應之以候閉節三人變一分人候齒泄多血少十分角之變五分以候緩急六分不足三分寒關節第九分四時人寒温燥濕四時一應之以候相反一四方各作解此一百二十四字蠹簡爛文義理殘缺莫可尋究而上古書故且載之以佇後之具本也　新校正云詳王氏云一百二十四字今有一百二十三字又亡一字

長刺節論篇第五十五

新校正云按全元起本在第三卷

刺家不診聽病者言在頭頭疾痛爲藏鍼之。藏猶深也言深刺之故下文曰新校正云按全元起本云爲鍼之無藏字刺至骨病已上無傷骨肉及皮。皮者道也。皮者鍼之道故刺骨無傷骨肉及皮也陰刺入一傍四處治寒熱。頭有寒熱則用陰刺法治之陰刺謂卒刺之如此數也　新校正云按別本卒刺一作平刺按甲乙經陽刺者正内一傍内四陰刺者左右卒刺之此陰刺疑是陽刺也深專者刺大藏。寒熱病氣深專攻中者當刺五藏以拒之迫藏刺背背俞也。迫近也漸近於藏則刺背五藏之俞也刺之迫藏藏會。言刺近於藏者何也以是藏氣之會發也腹中寒熱去而止。

言刺背俞者無問其數要以寒熱去乃止鍼與刺之要。發鍼而淺出血。若與諸俞刺之則如此

治腐腫者刺腐上。視癰小大深淺刺。腐腫謂腫中肉腐敗爲膿血者癰小者淺刺之癰大者深刺之　新校正云按全元起本及甲乙經腐作癰刺大者多血。小者深之。必端內鍼爲故止。癰之大者多出血癰之小者但直鍼之而已　新校正云按甲乙經云刺大者多血小者深之必端內鍼爲故止也此文云小者深之疑此誤

病在少腹有積。刺皮髓以下。至少腹而止。刺俠脊兩傍四椎間。刺兩髂髎季脇肋間。導腹中氣熱下已。少腹積謂寒熱之氣結積也皮髓謂齊下同身寸之五寸橫約文審刺而勿過深之刺禁論曰刺少腹中膀胱溺出令人少腹滿由此故不可深之矣俠脊四椎之間據經无俞恐當云五椎間五椎之下兩傍正心之俞心應少腹故當言椎間也髂爲腰骨髎一爲髀字形相近之誤也髎謂居髎腰側穴也季脇肋間當是刺季肋之間京門穴也　新校正云按釋音皮髓作皮䯏苦末反是䯏誤作髓也及遍尋篇韻中無髓字只有䯏字䯏骨端也皮䯏者蓋謂齊下橫骨之端也全元起本作皮髓元起注云齊傍埵起也亦未爲得

病在少腹。腹痛不得大小便。病名

曰疝，得之寒。刺少腹兩股間，刺腰髁骨間，刺而多之，盡炅病已。厥陰之脉環陰器抵少腹，衝脉與少陰之絡皆起於腎下，出於氣街，循陰股，其後行者自少腹以下骨中央，女子入繫廷孔，其絡循陰器，合篡間，繞篡後，別繞臀，至少陰與巨陽中絡者合，少陰上股內後廉，貫脊屬腎，其男子循莖下至篡，與女子等，故刺少腹及兩股間，又刺腰髁骨間也。腰髁骨者，腰房俠脊平立陷者中，按之有骨處也。疝爲寒生，故多刺之，少腹盡熱乃止。鍼炅，熱也。新校正云：按別本篡一作基。病在筋，筋攣節痛，不可以行，名曰筋痹。刺筋上爲故，刺分肉間，不可中骨也。分謂肉分間有筋維絡處也。刺筋无傷骨，故不可中骨也。病起筋炅病已止。筋寒痹生，故得筋熱病已乃止。病在肌膚，肌膚盡痛，名曰肌痹，傷於寒濕。刺大分小分，多發鍼而深之，以熱爲故。大分謂大肉之分，小分謂小肉之分。無傷筋骨，傷筋骨，癰發若變。鍼經曰：病淺鍼深，內傷良肉，皮膚爲癰。又曰：鍼太深則邪氣反沈，病益甚。傷筋骨則針太深，故癰發若變也。諸分盡熱，病已止。熱可消寒，故病已則止。病在骨，骨重不可舉。骨髓酸痛。寒氣至。名曰骨痺。深者刺無傷脉肉爲故。其道大分小分。骨熱病已止。骨痺刺無傷脉肉者何自刺其氣通肉之大小分中也

病在諸陽脉。且寒且熱。諸分且寒且熱。名曰狂。氣狂亂也刺之虚脉。視分盡熱。病已止。病初發。歲一發不治。月一發不治。月四五發。名曰癲病。刺諸分諸脉。其無寒者以鍼調之。病止。新校正云：按甲乙經云刺諸分其脉尤寒以鍼補之

病風且寒且熱。炅汗出。一日數過。先刺諸分理絡脉。汗出且寒且熱。三日一刺。百日而已。病大風。骨節重。鬚眉墮。名曰大風。刺肌肉爲故。汗出百日。泄衛氣之怫熱刺骨髓。汗出百日。泄榮氣之怫熱凡二百日。鬚眉生而止鍼。怫熱屏退陰氣內復故多汗出鬚眉生也

重廣補注黃帝內經素問卷第十四

刺要論 泝素音 㢮施是切 鑠詩若切 眩縣音 刺齊論 解胡買切 刺禁論 髕牝音 刺志論 脫上活切 捻涅音 鍼解論 鍉低音 長刺節論 骷光抹切 篡初患切

重廣補注黃帝內經素問卷第十五

啓玄子次注林億孫奇高保衡等奉敕校正孫兆重改誤

皮部論篇第五十六 新校正云：按全元起本在第二卷

黃帝問曰：余聞皮有分部，脈有經紀，筋有結絡，骨有度量，其所生病各異，別其分部，左右上下，陰陽所在，病之始終，願聞其道。岐伯對曰：欲知皮部以經脈爲紀者，諸經皆然。循經脈行止所主，則皮部可知。諸經，謂十二經脈也。十二經脈皆同。陽明之陽，名曰害蜚，蜚，生化也。害，殺氣也。殺氣行則生化弭，故曰害蜚。上下同法，視其部中有浮絡者，皆陽明之絡也。上謂手陽明下謂足陽明也其色多青則痛。多黒則痹。黄赤則熱。多白則寒。五色皆見則寒熱也。絡盛則入客於經。陽主外。陰主内。陽謂陽絡陰謂陰絡此通言之也手足身分所見經絡皆然少陽之陽。名曰樞持。樞謂樞要持謂執持上下同法。視其部中有浮絡者皆少陽之絡也。絡盛則入客於經。故在陽者主内。在陰者主出以滲於内。諸經皆然。太陽之陽。名曰關樞。關司外動以靜鎮爲事如樞之運則氣和平也上下同法。視其部中有浮絡者皆太陽之絡也。絡盛則入客於經。少陰之陰。名曰樞儒。儒順也守要而順陰陽開闔之用也　新校正云按甲乙經儒作檽上下同法。視其部中有浮絡者皆少陰之絡也。絡盛則入客於經。其入經也。從陽部注於經其出者從陰內注於骨心主之陰名曰害肩（心主脈入掖下氣不和則妨害肩掖之動運）上下同法視其部中有浮絡者皆心主之絡也絡盛則入客於經太陰之陰名曰關蟄（關閉蟄類使順行藏 新校正云按甲乙經蟄作執）上下同法視其部中有浮絡者皆太陰之絡也絡盛則入客於經（部皆謂本經絡之所部分浮謂浮息也）凡十二經絡脈者皮之部也（列陰陽位部主於皮故曰皮之部也）是故百病之始生也必先於皮毛邪中之則腠理開開則入客於絡脈留而不去傳入於經留而不去傳入於府廩於腸胃（廩積也聚也）邪之始入於皮也泝然起毫毛開腠理（泝然惡寒也起謂毛起竪也腠理皆謂皮空及文理也）其入於絡也則絡脈盛色變（盛謂盛滿變謂易其常也）其入客於經也則感

虚乃陷下。經虚邪入，故曰感虚。脉虚氣少，故陷下也。其留於筋骨之間，寒多則筋攣骨痛，熱多則筋弛骨消，肉爍䐃破，毛直而敗。攣，急也。弛，緩也。消爍也。鍼經曰：寒則筋急，熱則筋緩，寒勝爲痛，熱勝爲氣消。䐃者肉之標，故肉消則䐃破毛直而敗也。帝曰：夫子言皮之十二部，其生病皆何如？岐伯曰：皮者脉之部也，脉氣留行，各有陰陽，氣隨經所過而部主之，故云脉之部。邪客於皮則腠理開，開則邪入客於絡脉，絡脉滿則注於經脉，經脉滿則入舍於府藏也，故皮者有分部，不與而生大病也。脉行皮中，各有部分，脉受邪氣，隨則病生，非由皮氣而能生也。新校正云：按甲乙經不與作不愈，全元起本作不與，元起云：氣不與經脉和調，則氣傷於外，邪流入於内，必生大病也。帝曰：善。

經絡論篇第五十七

新校正云：按全元起本在皮部論末，王氏分。

黄帝問曰：夫絡脉之見也，其五色各異，青黄赤白黑不同其故何也岐伯對曰經有常色而絡無常變也經行氣故色見常應於時絡主血故受邪則變而不一矣帝曰經之常色何如岐伯曰心赤肺白肝青脾黃腎黑皆亦應其經脉之色也帝曰絡之陰陽亦應其經乎岐伯曰陰絡之色應其經陽絡之色變無常隨四時而行也順四時氣化之行止寒多則凝泣凝泣則青黑熱多則淖澤淖澤則黃赤此皆常色謂之無病五色具見者謂之寒熱淖濕也澤潤液也謂微濕潤也帝曰善

氣穴論篇第五十八

新校正云按全元起本在第二卷

黃帝問曰余聞氣穴三百六十五以應一歲未知其所願卒聞之岐伯稽首再拜對曰窘乎哉問也其非

聖帝。孰能窮其道焉。因請溢意盡言其處。孰誰也帝捧手逡巡而却曰。夫子之開余道也。目未見其處。耳未聞其數。而目以明。耳以聰矣。目以明耳以聰言心志通明迥如意也岐伯曰此所謂聖人易語。良馬易御也。帝曰余非聖人之易語也。世言眞數開人意。今余所訪問者眞數發蒙解惑。未足以論也。開氣穴眞數庶將解彼蒙昧之疑惑未足以論述深微之意也然余願聞夫子溢志盡言其處。令解其意。請藏之金匱。不敢復出。言其處謂穴俞處所岐伯再拜而起曰。臣請言之。背與心相控而痛。所治天突與十椎及上紀。天突在頸結喉下同身寸之四寸中央宛宛中陰維任脉之會低鍼取之刺可入同身寸之一寸留七呼若灸者可灸三壯按今甲乙經經脉流注孔穴圖經當脊十椎下並无穴目恐是七椎也此則督脉氣所主之上紀之處次如下說　新校正云按甲乙經天穴在結喉下五寸上紀者，胃脘也。謂中脘也中脘者胃募也在上脘下同身寸之一寸居心蔽骨與齊之中手太陽少陽足陽明三脉所生任脉氣所發也刺可入同身寸之一寸二分若灸者可灸七壯　新校正云按甲乙經云任脉之會也下紀者，關元也。開元者少陽募也在齊下同身寸之三寸足三陰任脉之之會刺可入同身寸之二寸留七呼若灸者可灸七壯背胷邪繫陰陽左右。如此其病前後痛濇。胷脇痛而不得息。不得卧。上氣短氣偏痛。新校正云按别本偏一作滿脉滿起。斜出尻脉。絡胷脇支心貫鬲。上肩加天突。斜下肩交十椎下。尋此支絡脉流注病形證悉是督脉支絡自尾骶出各上行斜絡脇支心貫鬲上加天突斜之肩而下交於七推　新校正云詳自背與心相控而痛至此疑是骨空論文簡脱誤於此

藏俞五十穴。藏謂五藏肝心脾肺腎非兼四形藏也俞謂井滎俞經合非背俞也然井滎俞經合者肝之井也大敦也滎行間也俞太衝也經中封也合曲泉也大敦在足大指端去爪甲角如韭葉及三毛之中足厥陰脉之所出也刺可入同身寸之三分留十呼若灸者可灸三壯行間在足大指之間脉動應手陷者中足厥陰脉之所流也　新校正云按甲乙經留作流餘所流並作留　刺可入同身寸之六分留十呼若灸者可灸三壯太衝在

足大指本節後同身寸之二寸陷者中　新校正云：按《刺腰痛》注云：本節後內間同身寸之二寸陷者中，動脈應手。　足厥陰脈之所注也，刺可入同身寸之三分，留十呼，若灸者可灸三壯。中封在足內踝前同身寸之一寸半，新校正云：按《甲乙經》云一寸。　陷者中，仰足而取之，伸足乃得之，足厥陰脈之所行也，刺可入同身寸之四分，留七呼，若灸者可灸三壯。曲泉在膝內輔骨下，大筋上，小筋下陷者中，屈膝而得之，足厥陰脈之所入也，刺可入同身寸之六分，留十呼，若灸者可灸三壯。心包之井者，中衝也；滎，勞宮也；俞，太陵也；經，間使也；合，曲澤也。中衝在手中指之端，去爪甲角如韭葉陷者中，手心主脈之所出也，刺可入同身寸之一分，留三呼，若灸者可灸一壯。勞宮在掌中央動脈，手心主脈之所流也，刺可入同身寸之三分，留六呼，若灸者可灸三壯。太陵在掌後骨兩筋間陷者中，手心主脈之所注也，刺可入同身寸之六分，留七呼，若灸者可灸三壯。間使在掌後同身寸之三寸兩筋間陷者中，手心主脈之所行也，刺可入同身寸之六分，留七呼，若灸者可灸七壯。新校正云：按《甲乙經》云灸三壯。　曲澤在肘內廉下陷者中，屈肘而得之，手心主脈之所入也，刺可入同身寸之三分，留七呼，若灸者可灸三壯。脾之井者，隱白也；滎，大都也；俞，太白也；經，商丘也；合，陰陵泉也。隱白在足大指之端內側，去爪甲角如韭葉，足太陰脈之所出也，刺可入同身寸之一分，留三呼，若灸者可灸三壯。大都在足大指本節後陷者中，足太陰脈之所流也，刺可入同身寸之三分，留七呼，若灸者可灸三壯。太白在足內側核骨下陷者中，足太陰脈之所注也，刺可入同身寸之三分，留七呼，若灸者可灸三壯。商丘在足內踝下微前陷者中，足太陰脈之所行也，刺可入同身寸之四分留七呼若灸者可灸三壯陰陵泉在膝下內側輔骨下陷者中伸足乃得之足太陰脉之所入也刺可入同身寸之五分留七呼若灸者可灸三壯肺之井者少商也滎魚際也俞太淵也經經渠也合尺澤也少商在手大指之端內側去爪甲角如韭葉手太陰脉所出也刺可入同身寸之一分留一呼若灸者可灸三壯　新校正云按甲乙經作一壯　魚際在手大指本節後內側散脉手太陰脉之所流也刺可入同身寸之二分留三呼若灸者可灸三壯太淵在掌後陷者中手太陰脉之所注也刺可入同身寸之二分留二呼若灸者可灸三壯經渠在寸口陷者中手太陰脉之所行也刺可入同身寸之三分留三呼不可灸灸傷人神明尺澤在肘中約上動脉手太陰脉之所入也刺可入同身寸之三分留三呼若灸者可灸三壯腎之井者涌泉也滎然谷也俞大谿也經復溜也　新校正云按甲乙經溜作留餘復溜字並同　合陰谷也涌泉在足心陷者中屈足捲指宛宛中足少陰脉之所出也刺可入同身寸之三分留三呼若灸者可灸三壯然谷在足內踝前起大骨下陷者中足少陰脉之所流也刺可入同身寸之三分留三呼若灸者可灸三壯刺此多見血令人立饑欲食太谿在足內踝後跟骨上動脉陷者中足少陰脉之所注也刺可入同身寸之三分留七呼若灸者可灸三壯復溜在足內踝上同身寸之二寸陷者中　新校正云按刺腰痛篇注云在內踝後上二寸動脉　足少陰脉之所行也刺可入同身寸之三分留三呼若灸者可灸五壯陰谷在膝下內輔骨之後大筋之下小筋之上按之應手屈膝而得之足少陰脉之所入也刺可入同身寸之四分若灸者可灸三壯如是五藏之俞藏各五穴則二十五俞以左右脉

具而言之則五十穴府俞七十二穴府謂六府非兼九形府也俞亦謂井滎俞原經合非背俞也肝之府膽膽之井者竅陰也滎俠谿也俞臨泣也原丘虛也經陽輔也合陽陵泉也竅陰在足小指次指之端去爪甲角如韭葉足少陽脈之所出也刺可入同身寸之一分留一呼　新校正云按甲乙經作三呼　若灸者可灸三壯俠谿在足小指次指歧骨間本節前陷者中足少陽脈之所流刺可入同身寸之三分留三呼若灸者可灸三壯臨泣在足小指次指本節後間陷者中去俠谿同身寸之一寸半足少陽脈之所注也刺可入同身寸之三分　新校正云按甲乙經作二分　留五呼若灸者可灸三壯丘虛在足外踝下如前陷者中去臨泣同身寸之三寸足少陽脈之所過也刺可入同身寸之五分留七呼若灸者可灸三壯陽輔在足外踝上　新校正云按甲乙經云外踝上四寸輔骨前絕骨之端如前同身寸之三分所去丘虛同身寸之七寸足少陽脈之所行也刺可入同身寸之五分留七呼若灸者可灸三壯陽陵泉在膝下同身寸之一寸䯒外廉陷者中足少陽脈之所入也刺可入同身寸之六分留十呼若灸者可灸三壯脾之府胃胃之井者厲兊也滎內庭也俞陷谷也原衝陽也經解谿也合三里也厲兊在足大指次指之端去爪甲角如韭葉足陽明脈之所出也刺可入同身寸之一分留一呼若灸者可灸一壯內庭在足大指次指外間陷者中足陽明脈之所流也刺可入同身寸之三分留十呼　新校正云按甲乙經云作二十呼若灸者可灸三壯陷谷在足大指次指外間本節後陷者中去內庭同身寸之二寸足陽明脈之所注也刺可入同身寸之五分留七呼若灸者可灸三壯衝陽在足跗上同身

寸之五寸骨間動脉上去陷谷同身寸之三寸足陽明脉之所過也刺可入同身寸之三分留十呼若灸者可灸三壯解谿在衝陽後同身寸之二寸半新校正云按甲乙經作一寸半刺瘧注作三寸半素問二注不同當從甲乙經之説腕上陷者中足陽明脉之所行也刺可入同身寸之五分留五呼若灸者可灸三壯三里在膝下同身寸之三寸䯒骨外廉兩筋肉分間足陽明脉之所入也刺可入同身寸之一寸留七呼若灸者可灸三壯肺之府大腸大腸之井者商陽也滎二間也俞三間也原合谷也經陽谿也合曲池也商陽在手大指次指內側去爪甲角如韭葉手陽明脉之所出也刺可入同身寸之一分留一呼若灸者可灸三壯二間在手大指次指本節前內側陷者中手陽明脉之所流也刺可入同身寸之三分留六呼若灸者可灸三壯三間在手大指次指本節後內側陷者中手陽明脉之所注也刺可入同身寸之三分留三呼若灸者可灸三壯合谷在手大指次指歧骨之間手陽明脉之所過也刺可入同身寸之三分留六呼若灸者可灸三壯陽谿在腕中上側兩筋間陷者中手陽明脉之所行也刺可入同身寸之三分留七呼若灸者可灸三壯曲池在肘外輔屈肘兩骨之中手陽明脉之所入也以手拱胷取之刺可入同身寸之五分留七呼若灸者可灸三壯心之府小腸小腸之井者少澤也滎前谷也俞後谿也原腕骨也經陽谷也合少海也少澤在手小指之端去爪甲下同身寸之一分陷者中手太陽脉之所出也刺可入同身寸之一分留二呼若灸者可灸一壯前谷在手小指外側本節前陷者中手太陽脉之所流也刺可入同身寸之一分留三呼若灸者可灸三壯後谿在手小指外側本節後陷者中手太陽脉之

所注也刺可入同身寸之一分留二呼若灸者可灸一壯腕骨在手外側腕前起骨下陷者中手太陽脈之所過也刺可入同身寸之二分留三呼若灸者可灸三壯陽谷在手外側腕中銳骨之下陷者中手太陽脈之所行也刺可入同身寸之二分留三呼　新校正云按甲乙經作二呼　若灸者可灸三壯少海在肘內大骨外去肘端同身寸之五分陷者中屈肘乃得之手太陽脈之所入也刺可入同身寸之二分留七呼若灸者可灸五壯心包之府三焦三焦之井者關衝也滎液門也俞中渚也原陽池也經支溝也合天井也關衝在手小指次指之端去爪甲角如韭葉手少陽脈之所出也刺可入同身寸之一分留三呼若灸者可灸三壯液門在手小指次指間陷者中手少陽脈之所流也刺可入同身寸之二分若灸者可灸三壯中渚在手小指次指本節後間陷者中手少陽脈之所注也刺可入同身寸之二分留三呼若灸者可灸三壯陽池在手表腕上陷者中手少陽脈之所過也刺可入同身寸之二分留六呼若灸者可灸三壯支溝在腕後同身寸之三寸兩骨之間陷者中手少陽脈之所行也刺可入同身寸之二分留七呼若灸者可灸三壯天井在肘外大骨之後同身寸之一寸兩筋間陷者中屈肘得之手少陽脈之所入也刺可入同身寸之一寸留七呼若灸者可灸三壯腎之府膀胱膀胱之井者至陰也滎通谷也俞束骨也原京骨也經崑崙也合委中也至陰在足小指外側去爪甲角如韭葉足大陽脈之所出也刺可入同身寸之一分留五呼若灸者可灸三壯通谷在足小指外側本節前陷者中太陽脈之所流也刺可入同身寸之二分留五呼若灸者可灸三壯束骨在足小指外側本節後赤白肉際陷者中足太陽脈之所注

也刺可入同身寸之三分留三呼若灸者可灸三壯京骨在足外側大骨下赤白肉際陷者中按而得之足太陽脉之所過也刺可入同身寸之三分留七呼若灸者可灸三壯崑崙在足外踝後腿骨上陷者中細脉動應手足太陽脉之所行也刺可入同身寸之五分留十呼若灸者可灸三壯委中在膕中央約文中動脉　新校正云詳委中穴與甲乙經及刺瘧篇注痺論注同又骨空論云在膝解之後曲腳之中背面取之又熱穴論注刺熱篇注云在足膝後屈處足太陽脉之所入刺可入同身寸之五分留七呼若灸者可灸三壯如是六府之俞府各六穴則三十六俞以左右脉具而言之則七十二穴**熱俞五十九穴水俞五十七穴。**並具水熱論中　新校正云按熱俞又見刺熱篇注**頭上五行行五。五五二十五穴。**此亦熱俞之五十九穴也**中䐈兩傍各五凡十穴。**謂五藏之背俞也肺俞在第三椎下兩傍心俞在第五椎下兩傍肝俞在第九椎下兩傍脾俞在第十一椎下兩傍腎俞在第十四椎下兩傍此五藏俞者各俠脊相去同身寸之一寸半並足太陽脉之會刺可入同身寸之三分肝俞留六呼餘並留七呼若灸者可灸三壯俠脊數之則十穴也**大椎上兩傍各一凡二穴。**今甲乙經經脉流注孔穴圖經並不載未詳何俞也　新校正云按大椎上傍無穴大椎下傍穴名大杼後有故王氏云未詳**目瞳子浮白二穴。**瞳子髎在目外去眥同身寸之五分手太陽手足少陽三脉之會刺可入同身寸之三分若灸者可灸三壯浮白在耳後入髮際同身寸之一寸足太陽少陽二脉之會刺可入同身寸之三分若灸者可灸三壯左右言之各二爲四也兩髀厭分中二穴。謂環銚穴也在髀樞後足少陽太陽二脉之會刺可入同身寸之一寸留二十呼若灸者可灸三壯新校正云按王氏云在髀樞後按甲乙經云在髀樞中後當作中灸三壯甲乙經作五壯犢鼻二穴。在膝髕下骭上俠解大筋中足陽明脉氣所發刺可入同身寸之六分若灸者可灸三壯耳中多所聞二穴。聽宮穴也在耳中珠子大如赤小豆手足少陽手太陽三脉之會刺可入同身寸之一分若灸者可灸三壯　新校正云按甲乙經云刺可入三分眉本二穴。攢竹穴也在眉頭陷者中足太陽脉氣所發刺可入同身寸之三分留六呼若灸者可灸三壯完骨二穴。在耳後入髮際同身寸之四分足太陽少陽之會刺可入同身寸之三分留七呼若灸者可灸三壯　新校正云按甲乙經云刺可入二分灸七壯項中央一穴。風府穴也在項上入髮際同身寸之一寸大筋內宛宛中督脉陽維二經之會疾言其肉立起言休其肉立下刺可入同身寸之四分留三呼灸之不幸使人瘖枕骨二穴。竅陰穴也在完骨上枕骨下摇動應手足太陽少陰之會刺可入同身寸之三分若灸者可灸三壯　新校正云按甲乙經云刺可入四分灸可五壯上關二穴。鍼經所謂刺之則故不能欠者也在耳前上廉起骨關口有空手少陽足陽明之會刺可入同身寸之三分留七呼若灸者可灸三壯刺深令人耳無所聞大迎二穴。在曲頷前同身寸之一寸三分骨陷者中動脉足陽明脉氣所發刺可入同身寸之三分留七呼若灸者可灸三壯下關二穴。鍼經所謂刺之則欠不能故者也在上關下耳前動脉下廉合口有空張口而閉足陽明少陽二脉之會刺可入同身寸之三分留七呼若灸者可灸三壯耳中有乾擿之不得灸也新校正云按甲乙經擿之作擿抵天柱二穴。在俠項後髮際大筋外廉陷者中足太陽脉氣所發刺可入同身寸之二分留六呼若灸者可灸三壯巨虚上下廉四穴。上廉足陽明與大腸合也在膝犢鼻下䯒外廉同身寸之六寸足陽明脉氣所發刺可入同身寸之八分若灸者可灸三壯下廉足陽明與小腸合也在上廉下同身寸之三寸足陽明脉氣所發刺可入同身寸之三分若灸者可灸三壯　新校正云按甲乙經井刺熱篇注水熱穴注上廉在三里下三寸此云犢鼻下六寸者蓋三里在犢鼻下三寸上廉又在三里下三寸故云六寸也曲牙二穴。頰車穴也在耳下曲頰端陷者中開口有空足陽明脉氣所發刺可入同身寸之三分若灸者可灸三壯也天突一穴。已前釋也天府二穴。在腋下同身寸之三寸臂臑内廉動脉手太陰脉氣所發禁不可灸刺可入同身寸之四分留三呼天牖二穴。在頸筋間缺盆上天容後天柱前完骨下髮際上手少陽脉氣所發刺可入同身寸之一寸留七呼若灸者可灸三壯扶突二穴。在頸當曲頰下同身寸之一寸人迎後手陽明脉氣所發仰而取之刺可入同身寸之四分若灸者可灸三壯天窻二穴。

在曲頰下扶突後動脈應手陷者中手太陽脈氣所發刺可入同身寸之六分若灸者可灸三壯

肩解二穴 謂肩井也在肩上陷解中缺盆上大骨前手足少陽陽維之會刺可入同身寸之五分若灸者可灸三壯　新校正云按甲乙經灸五壯

關元一穴 新校正云詳此已前釋舊當篇再注今去之

委陽二穴 三焦下輔俞也在膕中外廉兩筋間此足太陽之別絡刺可入同身寸之七分留五呼若灸者可灸三壯屈身而取之

肩貞二穴 在肩曲甲下兩骨解間肩髃後陷者中手太陽脈氣所發刺可入同身寸之八分若灸者可灸三壯

瘖門一穴 在項髮際宛宛中入係舌本督脈陽維二經之會仰頭取之刺可入同身寸之四分不可灸灸之令人瘖　新校正云按氣府注云去風府一寸

齊一穴 齊中也禁不可刺刺之使人齊中惡瘍潰矢出者死不可治若灸者可灸三壯

胷俞十二穴 謂俞府或中神藏靈墟神封步廊左右則十二穴也俞府在巨骨下俠任脈兩傍橫去任脈各同身寸之二寸陷者中下五穴遞相去同身寸之一寸六分陷者中並足少陰腎脈氣所發仰而取之刺可入同身寸之四分若灸者可灸五壯

背俞二穴 大杼穴也在脊第一椎下兩傍相去各同身寸之一寸半陷者中督脈別絡手足太陽三脈氣之會刺可入同身寸之三分留七呼若灸者可灸七壯

膺俞十二穴 謂雲門中府周榮胷鄉天谿食竇左右則十二穴也　新校正云按甲乙經作周榮胷鄉　雲門在巨骨下俠任脈傍橫去任脈各同身寸之六寸　新校正云按水熱穴注作胷中行兩傍與此文雖異處

所無別　陷者中動脉應手雲門中府相去同身寸之一寸餘五穴遞相去同身寸之一寸六分陷者中並手太陰脉氣所發雲門食竇舉臂取之餘並仰而取之雲門刺可入同身寸之七分太深令人逆息中府刺可入同身寸之三分留五呼餘刺可入同身寸之四分若灸者可灸五壯　新校正云詳王氏以此十二穴并手太陰按甲乙經雲門乃手太陰中府乃手足太陰之會周榮已下乃足太陰非十二穴並手太陰也

分肉二穴。在足外踝上絶骨之端同身寸之三分筋肉分間陽維脉氣所發刺可入同身寸之三分留七呼若灸者可灸三壯　新校正云按甲乙經無分肉穴詳處所疑是陽輔在足外踝上輔骨前絶骨端如前三分所又按刺腰痛注作絶骨之端如後二分刺入五分留十呼與此注小異

踝上横二穴。內踝上者交信穴也交信去內踝上同身寸之二寸少陰前太陰後筋骨間足陰蹻之郄刺可入同身寸之四分留五呼若灸者可灸三壯外踝上附陽穴也附陽去外踝上同身寸之三寸太陽前少陰後筋骨間陽蹻之郄刺可入同身寸之六分留七呼若灸者可灸三壯　新校正云按甲乙經附陽作付陽

陰陽蹻四穴。陰蹻穴在足內踝下是謂照海陰蹻所生刺可入同身寸之四分留六呼若灸者可灸三壯陽蹻穴是謂申脉陽蹻所生在外踝下陷者中　新校正云按刺腰痛篇注作在外踝下五分繆刺論注云外踝下半寸　容爪甲刺可入同身寸之二分留七呼若灸者可灸三壯　新校正云按甲乙經留七呼作六呼刺腰痛篇注作十呼

水俞在諸分。分謂肉之分理間治水取之

熱俞在氣穴。寫熱則取之

寒熱俞在兩骸厭中二穴。骸厭謂膝外俠膝之骨厭中也大禁二十五。在天府下五寸。謂五里穴也所以謂之大禁者謂其禁不可刺也鍼經曰迎之五里中道而止五至而已五注而藏之氣盡矣故五五二十五而竭其俞矣盡謂此也又曰五里者尺澤之後五里與此文同凡三百六十五穴。鍼之所由行也。新校正云詳自藏俞五十至此并重複共得三百六十穴通前天突十椎上紀下紀共三百六十五穴除重複實有三百一十三穴帝曰。余已知氣穴之處。遊鍼之居。願聞孫絡谿谷。亦有所應乎。孫絡小絡也謂絡之支別者岐伯曰。孫絡三百六十五穴會。亦以應一歲。以溢奇邪。以通榮衛。榮衛稽留。衛散榮溢。氣竭血著。外爲發熱。内爲少氣。疾寫無怠。以通榮衛。見而寫之。無問所會。荣積衛留内外相薄者見其血絡當即寫之亦無問其脉之俞會帝曰。善。願聞谿谷之會也。岐伯曰。肉之大會爲谷。肉之小會爲谿。肉分之間。谿谷之會。以行榮衛。以會大氣。

新校正云按甲乙經作以舍大氣邪溢氣壅，脉熱肉敗，榮衛不行，必將爲膿，內銷骨髓，外破大膕，熱過故致是留於節湊，必將爲敗。若留於骨節之間津液所湊之處，則骨節之間髓液皆潰爲膿，故必敗爛筋骨而不得屈伸矣積寒留舍，榮衛不居，卷肉縮筋，新校正云按全元起本作寒肉縮筋肋肘不得伸，內爲骨痺，外爲不仁，命曰不足，大寒留於谿谷也。邪氣盛甚，眞氣不榮，髓溢內消，故爲是也。不足，謂陽氣不足也。寒邪外薄，久積淹留，陽不外勝，內消筋髓，故曰不足大寒留於谿谷之中也谿谷三百六十五穴會，亦應一歲。其小痺淫溢，循脉往來，微鍼所及，與法相同。若小寒之氣流行淫溢，隨脉往來爲痺病，用鍼調者，與常法相同爾帝乃辟左右而起，再拜曰：今日發蒙解惑，藏之金匱，不敢復出。乃藏之金蘭之室，署曰氣穴所在。岐伯曰：孫絡之脉別經者，其血盛而當寫者，亦三百六十五脉，並注於絡，傳注十二絡脉。非獨十四絡脉也十四絡者謂十二經絡兼任脉督脉之絡也脾之大絡起自於脾故不并言之也內解寫於中者十脉。解謂骨解之中經絡也雖則别行然所受邪亦隨注寫於五藏之脉左右各五故十脉也

氣府論篇第五十九

新校正云按全元起本在第二卷

足太陽脉氣所發者七十八穴。兼氣浮薄相通者言之當言九十三穴非七十八穴也正經脉會發者七十八穴浮薄相通者一十五穴則其數也兩眉頭各一。謂攢竹穴也所在刺灸分壯與氣穴同法入髮至項三寸半。傍五相去三寸。謂大杼風門各二穴也所在刺灸分壯與氣穴同法　新校正云按别本云入髮至項三寸又注云寸同身寸也諸寸同法與此注全别此注謂大杼風門各二穴所在灸刺分壯與此氣穴同法今氣穴篇中無風門穴而注言與同法此注之非可見此非王氏之誤誤在後人詳此入髮至項三寸半傍五相去三寸蓋是説下文浮氣之在皮中五行行五之穴故王都不解釋直云寸爲同身寸也但以頂誤作頁剩半字耳所以言入髮至頂者目入髮顖會穴至頂百會凡三寸自百會後至後頂又三寸故云入髮至頂三寸傍五者爲兼四行傍數有五行也相去三寸者蓋謂自百會頂中數左右前後各三寸有五行行五共二十五穴也後人誤認將頂爲項以爲大杼風門此甚誤也況大杼在第一椎下兩傍風門又在

第二椎下上云髮際非止三寸半也其誤甚明其浮氣在皮中者凡五行，行五，五五二十五。浮氣謂氣浮而通之可以去熱者也五行謂頭上自髮際中同身寸之二寸後至頂之後者也二十五者其中行則顖會前頂百會後頂強間五督脉氣也次俠傍兩行則五處承光通天絡却玉枕各五本經氣也又次傍兩行則臨泣目窻正營承靈腦空各五足少陽氣也兩傍四行各五則二十穴中行五則二十五也其刺灸分壯與水熱穴同法其項中大筋兩傍各一。謂天柱二穴也所在刺灸分壯與氣穴同法

風府兩傍各一。謂風池二穴也刺灸分壯與氣穴同法　新校正云按甲乙經風池足少陽陽維之會非太陽之所發也經言風府兩傍乃天柱穴之分位此亦復明上項中大筋兩傍穴也此注剩出風池二穴於九十三數外更剩前大杼風門及此風池六穴也

俠背以下至尻尾二十一節十五間各一。十五間各一者今中誥孔穴圖經所存者十三穴左右共二十六謂附分魄戶神堂譩譆鬲關魂門陽綱意舍胃倉肓門志室胞肓秩邊十三也附分在第二椎下附項內廉兩傍各相去俠脊同身寸之三寸足太陽之會刺可入同身寸之八分若灸者可灸五壯魄戶在第三椎下兩傍上直附分足太陽脉氣所發下十二穴並同正坐取之刺可入同身寸之五分若灸者如附分法神堂在第五椎下兩傍上直魄戶刺可入同身寸之三分灸同附分法譩譆在第六椎下兩傍上直神堂　新校正云按骨空論注云以手厭之令病人呼譩譆之聲則

指下動矣　刺可入同身寸之六分留七呼灸如附分法鬲關在第七椎下兩傍上直譩譆正坐闢肩取之刺可入同身寸之五分若灸者可灸三壯　新校正云按甲乙經可灸五壯　䰟門在第九椎下兩傍上直鬲關正坐取之刺灸分壯如鬲關法陽綱在第十椎下兩傍上直䰟門正坐取之刺灸分壯如䰟門法意舍在第十一椎下兩傍上直陽綱正坐取之刺灸分壯如陽綱法胃倉在第十二椎下兩傍上直意舍刺灸分壯如意舍法肓門在第十三椎下兩傍上直胃倉刺同胃倉可灸三十壯　新校正云按肓門灸三十壯與甲乙經同水穴注作灸三壯志室在第十四椎下兩傍上直肓門正坐取之刺灸分壯如䰟戶法胞肓在第十九椎下兩傍上直志室伏而取之刺灸分壯如䰟戶法　新校正云按志室胞肓灸如䰟戶五壯甲乙經作三壯水穴注亦作三壯熱穴法志室亦作三壯秩邊在第二十一椎下兩傍上直胞肓伏而取之刺灸分壯如䰟戶法

五藏之俞各五。六府之俞各六。

肺俞在第三椎下兩傍俠脊相去各同身寸之一寸半刺可入同身寸之三分留七呼若灸者可灸三壯心俞在第五椎下兩傍相去及如肺俞法留七呼肝俞在第九椎下兩傍相去及刺如心俞法留六呼脾俞在第十一椎下兩傍相去及刺如肝俞法留七呼腎俞在第十四椎下兩傍相去及刺如脾俞法留七呼膽俞在第十椎下兩傍相去如肺俞法正坐取之刺可入同身寸之五分留七呼胃俞在第十二椎下兩傍相去及刺如脾俞法留七呼三焦俞在第十三椎下兩傍相去及刺如膽俞法大腸俞在第十六椎下兩傍相去及刺如肺俞法留六呼小腸俞在第十八椎下兩傍相去

及刺如心俞法留六呼膀胱俞在第十九椎下兩傍相去及刺如腎俞法留六呼五藏六府之俞若灸者並可灸三壯　新校正云詳或者疑經中各五各六以各字爲誤者非也所以言各者謂左右各五各六非謂每藏府而各五各六也

委中以下至足小指傍各六俞。謂委中崑崙京骨束骨通谷至陰六穴也左右言之則十二俞也其所在刺灸如氣穴法經言脈氣所發者七十八穴今此所有兼亡者九十三穴由此則大數差錯傳寫有誤也　新校正云詳王氏云兼亡者九十三穴令兼大杼風門風池爲九十九穴以此王氏摠數計之明知此三穴後之妄增也

足少陽脈氣所發者六十二穴。兩角上各二。謂天衝曲鬢左右各二也天衝在耳上如前同身寸之三分足太陽少陽二脉之會刺可入同身寸之三分若灸者可灸五壯曲鬢在耳上入髮際曲隅陷者中鼓頷有空足太陽少陽二脉之會刺灸分壯如天衝法

直目上髮際內各五。謂臨泣目窗正營承靈腦空左右是也臨泣在直目上入髮際同身寸之五分足太陽少陽陽維三脉之會留七呼目窻在臨泣後同身寸之一寸正營在目窻後同身寸之一寸承靈在正營後同身寸之一寸半腦空在承靈後同身寸之一寸半俠枕骨後枕骨上並足少陽陽維二脉之會刺可入同身寸之四分餘並刺可入同身寸之三分若灸者並可灸五壯　新校正云按腦空在枕骨後枕骨上甲乙經作玉枕骨下

耳前角上各一。謂頷厭二穴也在曲角下顳顬之上上廉手足少陽足陽明三脉之會刺可入同身寸之七分留七呼若灸者可灸三壯刺深令人耳無所聞

耳前角下各一。謂懸顱二穴也在曲角上顳顬之下廉手足少陽陽明四脉之交會刺可入同身寸之三分留七呼若灸者可灸三壯　新校正云按後手少陽中云角上此云角下必有一誤　銳髮下各一。謂和髎二穴也在耳前銳髮下横動脉手足少陽二脉之會刺可入同身寸之三分若灸者可灸三壯　新校正云按甲乙經云手足少陽手太陽之會　客主人各一。客主人穴名也在耳前上廉起骨開口有空手足少陽足陽明三脉之會刺可入同身寸之三分留七呼若灸者可灸三壯　新校正云按甲乙經及氣穴注刺禁注並云手少陽足陽明之會與此異　耳後陷中各一。謂翳風二穴也在耳後陷者中按之引耳中手足少陽二脉之會刺可入同身寸之三分若灸者可灸三壯　下關各一。下關穴名也所在刺灸氣穴同法　耳下牙車之後各一。謂頰車一穴也刺灸分壯氣穴同法　缺盆各一。缺盆穴名也在肩上横骨陷者中足陽明脉氣所發刺可入同身寸之二分留七呼若灸者可灸三壯太深令人逆息　新校正云按骨空注作手陽明　掖下三寸脇下至胠八間各一。掖下三寸同身寸也掖下謂淵掖輒筋天池脇下至胠則日月章門帶脉五樞維道居髎九穴也左右共十八穴也淵掖在掖下同身寸之三寸足少陽脉氣所發舉臂得之刺可入同身寸之三分禁不可灸輒筋在掖下同身寸之三寸復前行同身寸之一寸搓脇　新校正云按甲乙經搓作著下同　足少陽脉氣所發刺可入同身寸之六分若灸者可灸三壯天池在乳後同身寸之二寸　新校正云按甲乙經作一寸掖下三寸搓脇直掖撅肋間手心主足少陽二脉之會刺可入同身寸之三分　新校正云按甲乙經作七分　若灸者可灸三壯日月膽募也在第三肋揣橫直心蔽骨傍各同身寸之二寸五分上直兩乳　新校正云按甲乙經云日月在期門下五分　足太陰少陽二脉之會刺可入同身寸之七分若灸者可灸五壯章門脾募也在季肋端足厥陰少陽二脉之會側卧屈上足伸下足舉臂取之刺可入同身寸之八分留六呼若灸者可灸三壯帶脉在季肋下同身寸之一寸八分足少陽帶脉二經之會刺可入同身寸之六分若灸者可灸五壯五樞在帶脉下同身寸之三寸足少陽帶脉二經之會刺可入同身寸之一寸若灸者可灸五壯維道在章門下同身寸之五寸三分足少陽帶脉二經之會刺灸分壯如章門法居髎在章門下同身寸之四寸三分髂骨上　新校正云按甲乙經作監骨　陷者中陽蹻足少陽二脉之會刺灸分壯如維道法所以謂之八間者自掖下三寸至季肋凡八肋骨

髀樞中傍各一。謂環銚二穴也刺灸分壯氣穴同法　新校正云按氣穴論云兩髀厭分中王注爲環銚穴又甲乙經注環銚在髀樞中今云髀樞中傍各一者蓋謂此穴在髀樞中也傍各一者謂左右各一穴也非謂環銚在髀樞中傍也

膝以下至足小指次指各六俞。謂陽陵泉陽輔丘虛臨泣俠谿竅陰六穴也左右言之則十二俞也其所在刺灸分壯氣穴司法

足陽明脉氣所發者六十八穴。額顱

髮際傍各三。謂懸顱陽白頭維左右共六穴也正面髮際橫行數之懸顱在曲角上顳顬之中足陽明脉氣所發刺入同身寸之三分留三呼若灸者可灸三壯陽白在眉上同身寸之一寸直瞳子足陽明陰維二脉之會刺可入同身寸之三分灸三壯頭維在額角髮際俠本神兩傍各同身寸之一寸五分足少陽陽明二脉之交會刺可入同身寸之五分禁不可灸　新校正云按甲乙經陽白足少陽陽維之會今王氏注云足陽明陰維之會詳此在足陽明脉氣所發中則足陽明近是然陽明經不到此又不與陰維會疑王注非甲乙經爲得矣

面鼽骨空各一。謂四白穴也在目下同身寸之一寸足陽明脉氣所發刺可入同身寸之四分不可灸　新校正云按甲乙經刺入三分灸七壯

大迎之骨空各一。大迎穴名也在曲頷前同身寸之一寸三分骨陷者中動脉足陽明脉氣所發刺可入同身寸之三分留七呼若灸者可灸三壯

人迎各一。人迎穴名也在頸俠結喉傍大脉動應手足陽明脉氣所發刺可入同身寸之四分過深殺人禁不可灸

缺盆外骨空各一。謂天髎二穴也在肩缺盆中上伏骨之陬陷者中手足少陽陽維三脉之會刺可入同身寸之八分若灸者可灸三壯　新校正云按甲乙經伏骨作毖骨

膺中骨間各一。謂膺窗等六穴也膺窗在胷兩傍俠中行各相去同身寸之四寸巨骨下同身寸之四寸八分陷者中足陽明脉氣所發仰而取之刺可入同身寸之四分若灸者可灸五壯此穴之上又有氣戶庫房屋翳下又有乳中乳根氣戶在巨骨下下直膺窗去膺窗上同身寸之四寸八

分庫房在氣戶下同身寸之一寸六分屋翳在氣戶下同身寸之三寸二分下即膺窻也膺窻之下即乳中也乳中穴下同身寸之一寸六分陷者中則乳根穴也並足陽明脉氣所發仰而取之乳中禁不可灸刺灸刺之不幸生蝕瘡瘡中有清汁膿血者可治瘡中有瘜肉若蝕瘡者死餘五穴並刺可入同身寸之四分若灸者可灸三壯　新校正云按甲乙經灸五壯

俠鳩尾之外。當乳下三寸。俠胃脘各五。謂不容承滿梁門關門太一五穴也左右共一十也俠腹中行兩傍相去各同身寸之四寸　新校正云按甲乙經云各二寸疑此注剩各字不容在第四肋端下至太一各上下相去同身寸之一寸並足陽明脉氣所發刺可入同身寸之八分若灸者可灸五壯　新校正云按甲乙經不容刺入五分此云並入八分疑此注誤

俠齊廣三寸各三。廣謂去齊橫廣也廣三寸者各如太一之遠近也各三者謂滑肉門天樞外陵也滑肉門在太一下同身寸之一寸天樞在滑肉門下同身寸之一寸正當於齊外陵在天樞下同身寸之一寸並足陽明脉氣所發天樞刺可入同身寸之五分留七呼滑肉門外陵各刺可入同身寸之八分若灸者並可灸三壯　新校正云按甲乙經天樞在齊傍各二寸上曰滑肉門下曰外陵是三穴者去齊各二寸也今此經注云廣三寸素問甲乙經不同然甲乙經分寸與諸書同特此經爲異也

下齊二寸俠之各三。下齊二寸則外陵下同身寸之一寸大巨穴也各三者謂大巨水道歸來也大巨在外陵下同身寸之一寸足陽明脉氣所發刺可入同身寸之八分若灸者

可灸五壯水道在大巨下同身寸之三寸足陽明脉氣所發刺可入同身寸之二寸半若灸者可灸五壯歸來在水道下同身寸之二寸刺可入同身寸之八分若灸者可灸五壯也**氣街動脉各一。**氣街穴名也在歸來下鼠鼷上同身寸之一寸脉動應手足陽明脉氣所發刺可入同身寸之三分留七呼若灸者可灸三壯　新校正云詳此注與甲乙經同刺熱注及熱穴注云氣街在腹臍下横骨兩端鼠鼷上刺禁論注在腹下俠齊兩傍相去四寸鼠僕上骨空注云在毛際兩傍鼠鼷上諸注不同今備錄之**伏菟上各一。**謂髀關二穴也在膝上伏菟後交分中刺可入同身寸之六分若灸者可灸三壯**三里以下至足中指各八俞。分之所在穴空。**謂三里上廉下廉解谿衝陽陷谷内庭厲兌八穴也左右言之則十六俞也上廉足陽明與大腸合下廉足陽明與小腸合也其所在刺灸分壯與氣穴同法所謂分之所在穴空者足陽明脉自三里穴分而下行其直者循骭過跗入中指出其端則厲兌也其支者與直俱行至足跗上入中指次間故云分之所在穴空也之往也言分而各行往指間穴空處也**手太陽脉氣所發者三十六穴。目内眥各一。**謂睛明二穴也在目内眥手足太陽足陽明陰蹻陽蹻五脉之會刺可入同身寸之一分留六呼若灸者可灸三壯諸穴有云數脉會發而不於所會刺脉下言之者出從其正者也**目外各一。**謂瞳子髎二穴也在目外去眥同身寸之五分手太陽手足少陽三脉之會刺可入同身寸之三分若灸者可灸三壯顴骨下各一謂顴髎二穴也顴頄也頄面顴也在面頄骨下陷者中手太陽少陽二脉之會刺可入同身寸之三分耳郭上各一謂角孫二穴也在耳上郭表之中間上髮際之下開口有空手太陽手足少陽三脉之會刺可入同身寸之三分若灸者可灸三壯新校正云按甲乙經手太陽作手陽明耳中各一謂聽宮二穴也所在刺灸分壯與氣穴同法巨骨穴各一巨骨穴名也在肩端上行兩叉骨間陷者中手陽明蹻脉二經之會刺可入同身寸之一寸半若灸者可灸三壯新校正云按甲乙經作五壯曲掖上骨穴各一謂臑俞二穴也在肩臑後大骨下胛上廉陷者中手太陽陽維蹻脉三經之會舉臂取之刺可入同身寸之八分若灸者可灸三壯新校正云按甲乙經作手足太陽柱骨上陷者各一謂肩井二穴也在肩上陷解中缺盆上大骨前手足少陽陽維三脉之會刺可入同身寸之五分若灸者可灸三壯上天窻四寸各一謂天窻竅陰四穴也所在刺灸分壯與氣穴同法肩解各一謂秉風二穴也在肩上小髃骨後舉臂有空手太陽陽明手足少陽四脉之會舉臂取之刺可入同身寸之五分若灸者可灸三壯新校正云按甲乙經灸五壯肩解下三寸各一謂天宗二穴也在秉風後大骨下陷者中手太陽脉氣所發刺可入同身寸之五分留六呼若灸者可灸三壯肘以下至手小指本各六

俞。六俞所起於指端經言至小指本則以端爲本言上之本也下文陽明少陽同也六俞謂小海陽谷腕骨後谿前谷少澤六穴也左右言之則十二俞也其所在刺灸分壯氣穴同法　新校正云後此手太陽陽明少陽三經各言至手某指本王注以端爲本者非也詳手三陽之井穴盡出手某指之端爪甲下際此言本者是遂指爪甲之本也安得以端爲本哉

手陽明脉氣所發者二十二穴。鼻空外廉項上各二。謂迎香扶突各二穴也迎香在鼻下孔傍手足陽明二脉之會刺可入同身寸之三分扶突在曲頰下同身寸之一寸人迎後手陽明脉氣所發仰而取之刺可入同身寸之四分若灸者可灸三壯

大迎骨空各一。大迎穴名也在曲頷前同身寸之一寸三分骨陷者中動脉足陽明脉氣所發刺可入同身寸之三分留七呼若灸者可灸三壯　新校正云詳大迎穴已見前足陽明經中今又見於此王氏不注所以當如顴髎穴兩出之義

柱骨之會各一。謂天鼎二穴也在頸缺盆上直扶突氣舍後同身寸之半手陽明脉氣所發刺可入同身寸之四分若灸者可灸三壯　新校正云按甲乙經作一寸半

髃骨之會各一。謂肩髃二穴也所在刺灸分壯與氣穴同法　新校正云按髃骨氣穴注中無刺熱注水熱穴注骨空論注中有之

肘以下至手大指次指本各六俞。謂三里陽谿合谷三間二間商陽六穴也左右言之則十二俞也所在刺灸分壯與氣穴同法　新校正云按氣穴論注有曲池而無三里

曲池手陽明之合也此誤出三里而遺曲池也手少陽脈氣所發者三十二穴顴骨下各一謂顴髎二穴也所在刺灸分壯與手太陽脈同法此穴中手少陽太陽脈氣俱會於中等無優劣故重說於此下有者同眉後各一謂絲竹空二穴也在眉後陷者中手少陽脈氣所發刺可入同身寸之三分留六呼不可灸灸之不幸使人目小及盲　新校正云按甲乙經手少陽作足少陽留六呼作三呼角上各一謂懸顱二穴也此與足少陽脈中同以是二脈之會也　新校正云按足少陽脈中言角下此云角上疑此誤下完骨後各一謂天牖二穴也所在刺灸分壯與氣穴同法項中足太陽之前各一謂風池二穴也在耳後陷者中按之引於耳中手足少陽脈之會刺可入同身寸之四分若灸者可灸三壯　新校正云按甲乙經在顳顬後髮際足少陽陽維之會刺可入三分俠扶突各一謂天窻二穴也在曲頰下扶突後動脈應手陷者中手太陽脈氣所發刺可入同身寸之六分若灸者可灸三壯肩貞各一肩貞穴名也在肩曲胛下兩骨解間肩髃後陷者中手太陽脈氣所發刺可入同身寸之八分若灸者可灸三壯肩貞下三寸分間各一謂肩髎臑會消濼各二穴也其穴各在肉分間也肩髎在肩端臑上斜舉臂取之手少陽脈氣所發刺可入同身寸之七分若灸者可灸三壯臑會在臂前廉去肩端同身寸之三寸手陽明少陽二絡氣之會刺可入同身寸之五分灸

者可灸五壯消濼在肩下臂外髀掖斜肘分下行間手少陽脈之會刺可入同身寸之五分若灸者可灸三壯**肘以下至手小指次指本各六俞。**謂天井支溝陽池中渚液門關衝六穴也左右言之則十二俞也所在刺灸分壯與氣穴同法**督脈氣所發者二十八穴。**今少一穴　新校正云按會陽二穴爲二十九穴乃剩一穴非少也少當作剩**項中央二。**是謂風府瘖門二穴也悉在項中餘一穴今亡風府在項上入髮際同身寸之一寸大筋內宛宛中督脈陽維之會刺可入同身寸之四分留三呼不可妄灸灸之不幸令人瘖瘖門在項髮際宛宛中去風府同身寸之一寸督脈陽維二經之會仰頭取之刺可入同身寸之四分禁不可灸灸之令人瘖　新校正云按王氏云風府瘖門悉在項中餘一穴今亡者非謂此二十八穴中亡其一穴也王氏蓋見氣穴論大椎上兩傍各一穴亦在項之穴也今亡故云餘一穴今亡也**髮際後中八。**謂神庭上星顖會前頂百會後頂強間腦戶八穴也其正髮際之中也神庭在髮際直鼻督脈足太陽陽明脈三經之會禁不可刺若刺之令人巔疾目失睛若灸者可灸三壯上星在顱上直鼻中央入髮際同身寸之一寸陷者中容豆顖會在上星後同身寸之一寸陷者中前頂在顖會後同身寸之一寸五分骨間陷者中百會在前頂後同身寸之一寸五分頂中央旋毛中陷容指督脈足太陽之交會後頂在百會後同身寸之一寸五分強間在後頂後同身寸之一寸五分腦戶在強間後同身寸之一寸五分督脈足太陽之會不可灸此八者並督脈氣所發也上星百會強間腦戶各刺可入同身寸之三分上星留六呼腦戶留三呼餘並刺可入同身寸之四分若灸者可灸五壯　新校正云按甲乙經腦戶不可灸骨空論注去不可妄灸

面中三。謂素髎水溝齗交三穴也素髎在鼻柱上端督脈氣所發刺可入同身寸之三分水溝在鼻柱下人中直脣取之督脈手陽明之會刺可入同身寸之二分留六呼若灸者可灸三壯齗交在脣內齒上齗縫督脈任脈二經之會可逆刺之入同身寸之三分若灸者可灸三壯此三者正居面左右之中也

大椎以下至尻尾及傍十五穴。脊椎之間有大椎陶道身柱神道靈臺至陽筋縮中樞脊中懸樞命門陽關腰俞長強會陽十五俞也大椎在第一椎上陷者中三陽督脈之會陶道在項大椎節下間督脈足太陽之會俛而取之身柱在第三椎節下間俛而取之神道在第五椎節下間俛而取之靈臺在第六椎節下間俛而取之至陽在第七椎節下間俛而取之筋縮在第九椎節下間俛而取之中樞在第十椎節下間俛而取之脊中在第十一椎節下間俛而取之禁不可灸令人僂懸樞在第十三椎節下間伏而取之命門在第十四椎節下間伏而取之陽關在第十六椎節下間坐而取之腰俞在第二十一椎節下間長強在脊骶端督脈別絡少陰二脈所結會陽穴在陰尾骨兩傍凡此十五者並督脈氣所發腰俞長強各刺可入同身寸之二分　新校正云按甲乙經作二寸水穴論注作二分腰俞穴繆刺論注作二寸熱穴注作二寸刺熱注作二分諸注不同雖甲乙經作二寸疑大深與其失之深不若失之淺宜從二分之說　留七呼懸樞刺可入同身寸之三分會陽刺可入同身寸之

八分餘並刺可入同身寸之五分陶道神道各留五呼陶道身柱神道筋縮可灸五壯大椎可九壯餘並可三壯　新校正云按甲乙經無靈臺中樞陽關三穴

至骶下凡二十一節。脊椎法也。通項骨三節即二十四節

任脈之氣所發者二十八穴。今少一穴

喉中央二。謂廉泉天突二穴也廉泉在頷下結喉上舌本下陰維任脈之會刺可入同身寸之三分留三呼若灸者可灸三壯天突在頸結喉下同身寸之四寸中央宛宛中陰維任脈之會低鍼取之刺可入同身寸之一寸留七呼若灸者可灸三壯

膺中骨陷中各一。謂旋機華蓋紫宮玉堂膻中中庭六穴也旋機在天突下同身寸之一寸華蓋在旋璣下同身寸之一寸紫宮玉堂膻中中庭各相去同身寸之一寸六分陷者中並任脈氣所發仰而取之各刺可入同身寸之三分若灸者可灸五壯

鳩尾下三寸胃脘五寸胃脘以下至橫骨六寸半一。新校正云詳一字疑誤

腹脈法也。鳩尾心前穴名也其正當心蔽骨之端言其骨垂下如鳩鳥尾形故以爲名也鳩尾下有鳩尾巨闕上脘中脘建里下脘水分齊中陰交脖胦丹田關元中極曲骨十四俞也鳩尾在臆前蔽骨下同身寸之五分任脈之別不可灸刺人無蔽骨者從歧骨際下行同身寸之一寸　新校正云按甲乙經云一寸半爲鳩尾處也下次巨闕上脘中脘建里下脘水分遞相去同身寸之一寸上脘則足陽明手太陽之會中脘則手太陽少陽足陽明

三脉所生也齊中禁不可刺若刺之使人齊中惡瘍潰矢出者死不治陰交在齊下同身寸之一寸任脉陰衝之會脖胦在齊下同身寸之一寸丹田三焦募也在齊下同身寸之二寸關元小腸募也在齊下同身寸之三寸足三陰任脉之會也中極在關元下一寸足三陰之會也曲骨在横骨上中極下同身寸之一寸足厥陰之會凡此十四者並任脉氣所發建里丹田並刺可入同身寸之六分留七呼　新校正云按甲乙經作五分十呼　上脘陰交並刺可入同身寸之八分下脘水分並刺可入同身寸之一寸中脘脖胦並刺可入同身寸之一寸二分曲骨刺可入同身寸之一寸半留七呼餘並刺可入同身寸之一寸二分若灸者關元中脘各可灸七壯齊中中極曲骨各三壯餘並可五壯自鳩尾下至陰間並任脉主之腹脉法也　新校正云據此注云餘並刺入一寸一分關元在中與甲乙經及氣穴骨空注刺入二寸不同當從甲乙經之寸數

下陰別一。謂會陰一穴也自曲骨下至陰陰之下兩陰之間則此穴也是任脉別絡俠督脉者衝脉之會故曰下陰別一也刺可入同身寸之二寸留七呼若灸者可灸三壯　新校正云按甲乙經七呼作留三呼

目下各一。謂承泣二穴也在目下同身寸之七分上直瞳子陽蹻任脉足陽明三經之會刺可入同身寸之三分不可灸

下脣一謂承漿穴也在頤前下脣之下足陽明脉任脉之會開口取之刺可入同身寸之二分留五呼若灸者可灸三壯　新校正云按甲乙經作留六呼

齗交一齗交穴名也所在刺灸分壯與脉同法

衝脉氣所發者二十二穴。俠鳩

尾外各半寸至齊寸一。謂幽門通谷陰都石關商曲腎俞六穴左右則十二穴也幽門俠巨闕兩傍相去各同身寸之半寸陷者中下五穴各相去同身寸之一寸並衝脉足少陰二經之會各刺可入同身寸之一寸若灸者可灸五壯　新校正云按此云各刺入一寸按甲乙經云幽門通谷刺入五分俠齊下傍各五分至横骨寸一。腹脉法也。謂中注髓府胞門陰關下極五穴左右則十穴也中注在肓俞下同身寸之五分上直幽門下四穴各相去同身寸之一寸並衝脉足少陰二經之會各刺可入同身寸之一寸若灸者可灸五壯足少陰舌下厥陰毛中急脉各一。足少陰舌下二穴在人迎前陷中動脉前是日月本左右二也足少陰脉氣所發刺可入同身寸之四分急脉在陰髦中陰上兩傍相去同身寸之二寸半按之隱指堅然甚按則痛引上下也其左者中寒則上引少腹下引陰丸善為痛為少腹急中寒此兩脉皆厥陰之大絡通行其中故曰厥陰急脉即睾之系也可灸而不可刺病疝少腹痛即可灸　新校正云詳舌下毛中之穴甲乙經無手少陰各一。謂手少陰郄穴也在腕後同身寸之半寸手少陰郄也刺可入同身寸之三分若灸者可灸三壯左右二也陰陽蹻各一。陰蹻一謂交信穴也交信在足內踝上同身寸之二寸少陰前太陰後筋骨間陰蹻之郄刺可入同身寸之四分留五呼若灸者可灸三壯陽蹻一謂附陽穴也附陽在足外踝上同身寸之三寸太陽前少陽後筋骨間謹取之陽蹻之郄刺可入同身寸之六分留七呼若灸者可灸三壯左右四也手足諸魚際脈氣所發者凡三百六十五穴也。經之所存者多凡一十九穴此所謂氣府也然散穴俞諸經脈部分皆有之故經或不言而甲乙經經脈流注多少不同者以此

重廣補注黄帝内經素問卷第十五

皮部論 蜚扶沸切 䐃渠殞切

氣穴論 蔽必寐切 擿音摘 臑奴到切

氣府論 顖音信 譩譆上音衣下音喜 顳顬上如輒切下汝車切 [illegible]音松 頄音仇

重廣補注黃帝內經素問卷第十六

啓玄子次注林億孫奇高保衡等奉敕校正孫兆重改誤

骨空論　水熱穴論

骨空論篇第六十

新校正云按全元起本在第二卷自灸寒熱之法已下在第六卷刺齊篇末

黃帝問曰余聞風者百病之始也以鍼治之柰何始初也

岐伯對曰風從外入令人振寒汗出頭痛身重惡寒風中身形則腠理閉密陽氣內拒寒復外勝勝拒相薄榮衛失所故如是治在風府風府穴也在項上入髮際同身寸之一寸宛宛中督脉足太陽之會刺可入同身寸之四分若灸者可灸五壯新校正云按風府注氣穴論氣府論中各已注與甲乙經同此注云督脉足太陽之會可灸五壯者乃是風門熱府穴也當云督脉陽維之會留三呼不可灸乃是調其陰陽不足則補有餘則寫用鍼之道必法天常盛寫虛補此其常也大風頸項痛刺風府風府在上椎上椎謂大椎上

入髮際同身寸之一寸 大風汗出灸譩譆譩譆在背下俠脊傍三寸所厭之令病者呼譩譆譩譆應手譩譆穴也在肩髆内廉俠第六椎下兩傍各同身寸之三寸以手厭之令病人呼譩譆之聲則指下動矣足太陽脈氣所發刺可入同身寸之六分留七呼若灸者可灸五壯譩譆者因取爲名爾 從風憎風刺眉頭謂攢竹穴也在眉頭陷者中脈動應手足太陽脈氣所發刺可入同身寸之三分若灸者可灸三壯 失枕在肩上横骨間謂缺盆穴也在肩上横骨陷者中手陽明脈氣所發刺可入同身寸之二分留七呼若灸者可灸三壯刺入深令人逆息 新校正云按氣府注作足陽明此云手陽明詳二經俱發於此故王注兩言之 折使榆臂齊肘正灸脊中榆讀爲摇摇謂摇動也然失枕非獨取肩上横骨間乃當正形灸脊中也欲而驗之則使摇動其臂屈折其肘自項之下横齊肘端當其中間則其處也是曰陽關在第十六椎節下間督脈氣所發刺可入同身寸之五分若灸者可灸三壯 新校正云詳陽關穴甲乙經無 䏚絡季脇引少腹而痛脹刺譩譆䏚謂俠脊兩傍空軟處也少腹齊下也 腰痛不可以轉摇急引隂卵刺八髎與痛上八髎在腰尻分間八或爲九驗眞骨及中誥孔穴

經正有八髎無九髎也分謂腰尻筋肉分間陷下處鼠瘻寒熱，還刺寒府。寒府在附膝外解營。膝外骨間也屈伸之處寒氣喜中故名寒府也解謂骨解營謂深刺而必中其營也取膝上外者使之拜。取足心者使之跪。拜而取者使膝穴空開也跪而取之者令足心宛宛處深定也任脉者，起於中極之下。以上毛際，循腹裏，上關元，至咽喉。上頤循面入目。新校正云按難經甲乙經無上頤循面入目六字衝脉者。起於氣街，並少陰之經。新校正云按難經甲乙經作陽明俠齊上行。至胷中而散。任脉衝脉皆奇經也任脉當齊中而上行衝脉俠齊兩傍而上行然中極者謂齊下同身寸之四寸也言中極之下者言中極從少腹之內上行而外出於毛際而上非謂本起於此也關元者謂齊下同身寸之三寸也氣街者穴名也在毛際兩傍鼠鼷上同身寸之一寸也言衝脉起於氣街者亦從少腹之內與任脉並行而至於是乃循腹也何以言之鍼經曰衝脉者十二經之海與少陰之絡起於腎下出於氣街又曰衝脉任脉者皆起於胞中上循脊裏爲經絡之海其浮而外者循腹各行會於咽喉別而絡脣口血氣盛則皮膚熱血獨盛則滲灌皮膚生毫毛由此言之則任脉衝脉從少腹之內上行至中極之下氣街之內明矣 新校正云按氣街與氣府論刺熱篇水熱穴篇刺禁論等注重文雖不同處所無別備注氣府論中任脉爲病。男子內結七疝。女子帶下瘕聚。衝脉爲病。逆氣裏急。督脉爲病。脊強反折。督脉亦奇經也然任脉衝脉督脉者一源而三歧也故經或謂衝脉爲督脉也何以明之今甲乙及古經脉流注圖經以任脉循背者謂之督脉自少腹直上者謂之任脉亦謂之督脉是則以背腹陰陽別爲各目爾以任脉自胞上過帶脉貫齊而上故男子爲病內結七疝女子爲病則帶下瘕聚也以衝脉俠齊而上並少陰之經上至胷中故衝脉爲病則逆氣裏急也以督脉上循脊裏故督脉爲病則脊強反折也督脉者。起於少腹以下骨中央。女子入繫廷孔。起非初起亦猶任脉衝脉起於胞中也其實乃起於腎下至於少腹則下行於腰橫骨圍之中央也繫廷孔者謂窈漏近所謂前陰穴也以其陰廷繫屬於中故名之其孔溺孔之端也。孔則窈漏也窈漏之中其上有溺孔焉端謂陰廷在此溺孔之上端也而督脉自骨圍中央則至於是其絡循陰器合篡間繞篡後。督脉別絡自溺孔之端分而各行下循陰器乃合篡間也所謂間者謂在前陰後陰之兩間也自兩間之後已復分而行繞篡之後別繞臀至少陰。與巨陽中絡者合。少陰上股內後廉貫脊屬腎。別謂別絡分而各行之於焦也足少陰之絡者自股内後廉貫脊屬腎足太陽絡之外行者循滑樞絡股陽而下其中行者下貫臀至膕中與外行絡合故言至少陰與巨陽中絡合少陰上股内後廉貫脊屬腎也　新校正云詳各行於焦疑焦字誤與太陽起於目内眥。上額交巔。上入絡腦。還出別下項循肩髆。内俠脊抵腰中。入循膂絡腎。接繞臀而上行也其男子循莖下至篡。與女子等。其少腹直上者貫臍中央。上貫心入喉。上頤環脣。上繫兩目之下中央。自與太陽起於目内眥下至女子等並督脉之別絡也其直行者自尻上循脊裏而至於鼻人也自其少腹直上至兩目之下中央並任脉之行而云是督脉所繫由此言之則任脉衝脉督脉名異而同體也此生病從少腹上衝心而痛。不得前後。爲衝疝。尋此生病正是任脉經云爲衝疝者正明督脉以別主而異目也何者若一脉一氣而無陰陽之異主則此生病者當心背俱痛豈獨衝心而爲疝乎其女子不孕。癃痔遺溺嗌乾。亦以衝脉任脉並自少腹上至於咽喉又以督脉循陰器合篡間繞篡後別繞臀故不孕癃痔遺溺嗌乾也所以謂之任脉者女子得之以任養也故經云此病其女子不孕也所以謂之衝脉者以其氣上衝也故經云此生病從少腹上衝心而痛也所以謂之督脉者以其督領經脉之海也由此三用故一源三歧經或通呼似相謬引故下文曰

督脉生病治督脉。治在骨上甚者在齊下營。此亦正任脉之分也衝任督三脉異名同體亦明矣骨上謂腰横骨上毛際中曲骨穴也任脉足厥陰之會刺可入同身寸之一寸半若灸者可灸三壯齊下謂齊直下同身寸之一寸陰交穴任脉陰衝之會刺可入同身寸之八分若灸者可灸五壯

其上氣有音者治其喉中央在缺盆中者。中謂缺盆兩間之中天突穴在頸結喉下同身寸之四寸中央宛宛中陰維任脉之會低鍼取之刺可入同身寸之一寸留七呼若灸者可灸三壯

其病上衝喉者治其漸漸者上俠頤也。陽明之脉漸上頤而環脣故以俠頤名為漸也是謂大迎大迎在曲頷前骨同身寸之一寸三分陷中動脉足陽明脉氣所發刺可入同身寸之三分留七呼若灸者可灸三壯

蹇膝伸不屈治其楗。蹇膝謂膝痛屈伸蹇難也楗謂髀輔骨上横骨下股外之中側立摇動取之筋動應手

坐而膝痛治其機。髖骨兩傍相接處

立而暑解治其骸關。暑熱也若膝痛立而膝骨解中熱者治其骸關骸關謂膝解也一經云起而引解言膝痛起立痛引

膝骨解之中也暑引二字其義則異起立二字其意頗同膝痛及拇指治其膕。膕謂膝解之後曲脚之中委中穴背面取之脉動應手足太陽脉之所入刺可入同身寸之五分留七呼若灸者可灸三壯坐而膝痛如物隱者治其關。關在膕上當楗之後背立按之以動摇筋應手膝痛不可屈伸治其背内。謂大杼穴也所在灸刺分壯與氣穴同法連骺若折治陽明中俞髎。若膝痛不可屈伸連骺痛如折者則鍼陽明脉中俞髎也是則正取三里穴也若别治巨陽少陰滎。若痛而膝如别離者則治足太陽少陰之滎也足太陽滎通谷也在足小指外側本節前陷者中刺可入同身寸之二分留五呼若灸者可灸三壯足少陰滎然谷也在足内踝前起大骨下陷者中刺可入同身寸之三分留三呼若灸者可灸三壯淫濼脛痠不能久立治少陽之維。新校正云按甲乙經外踝上五寸乃足少陽之絡此云維者字之誤也在外上五寸。淫濼謂似酸痛而無力也三寸一云四寸中誥圖經外踝上四寸無穴五寸是光明穴也足少陽之絡刺可入同身寸之七分留十呼若灸者可灸五壯　新校正云按甲乙經云刺入六分留七呼輔骨上横骨下爲楗。俠髖爲機。膝解爲骸關。俠膝之骨爲連骸。骸下爲輔。輔上爲膕。膕上爲關。頭橫骨爲枕。由是則謂膝輔骨上腰髖骨下爲楗。楗上爲機。膝外爲骸關。楗後爲關。關下爲膕。膕下爲輔骨。輔骨上爲連骸。連骸者是骸骨相連接處也。頭上之橫骨爲枕骨 水俞五十七穴者。尻上五行。行五。伏菟上兩行。行五。左右各一行。行五。踝上各一行。行六穴。所在刺灸分壯具水熱穴論中此皆是骨空故氣穴篇內與此重言爾 髓空在腦後三分。在顱際銳骨之下。是謂風府通腦中也 一在斷基下。當頤下骨陷中有穴容豆中誥名下頤 一在項後中復骨下。謂瘖門穴也在項髮際宛宛中入系舌本督脈陽維之會仰頭取之刺可入同身寸之四分禁不可灸 一在脊骨上空在風府上。上謂腦戶穴也在枕骨上大羽後同身寸之一寸五分宛宛中督脈足太陽之會此別腦之戶不可妄灸灸之不幸令人瘖刺可入同身寸之三分留三呼 新校正云按甲乙經大羽者強間之別名氣府注云若灸者可灸五壯 脊骨下空在尻骨下空。不應主療經闕其名 新校正云按甲乙經長強在脊骶端正在尻骨下王氏云不應主療經闕其名得非誤乎 數髓空在面俠鼻。謂顴髎等穴經不一指陳其處小小者爾或骨空在口下當兩肩。謂大迎穴也所在刺灸分壯與前俠頤同法 兩髆骨空在髆中之陽。近肩髃穴經無名 臂骨空在臂陽去踝四寸兩骨空之間。在支溝上同身寸之一寸是謂通間 新校正云按甲乙經支溝上一寸名三陽絡通間豈其別名歟 股骨上空在股陽出上膝四寸。在陰市上伏菟穴下在承楗也 骭骨空在輔骨之上端。謂犢鼻穴也在膝髕下骭骨上俠解大筋中足陽明脉氣所發刺可入同身寸之六分若灸者可灸三壯耳 股際骨空在毛中動下。經闕其名 尻骨空在髀骨之後相去四寸。是謂尻骨八髎穴也 扁骨有滲理湊無髓孔易髓無空。扁骨謂尻間扁戾骨也其骨上有滲灌文理歸湊之無別髓孔也易亦也骨有孔則髓有孔骨若無孔髓亦無孔也 灸寒熱之法先灸項大椎。以年為壯數。如患人之年數 次灸橛骨。以年為壯數。尾窮謂之橛骨 視背俞陷者灸之。背胛骨際有陷處 舉臂肩上陷者灸之。肩髃穴也在肩端兩骨間手陽明蹻脉之會刺可入同身寸之六分留六呼若灸者可灸三壯也兩季脇之間灸之。京門穴腎募也在髂骨與腰中季脇本俠脊刺可入同身寸之三分留七呼若灸者可灸三壯外踝上絶骨之端灸之。陽輔穴也在足外踝上輔骨前絶骨之端如前同身寸之三分所去丘虚七寸足少陽脉之所行也刺可入同身寸之五分留七呼若灸者可灸三壯　新校正云按甲乙經云在外踝上四寸足小指次指間灸之。俠谿穴也在足小指次指歧骨間本節前陷者中足少陽脉之所流也刺可入同身寸之三分留三呼若灸者可灸三壯　新校正云按甲乙經流當作留字腨下陷脉灸之。承筋穴也在腨中央陷者中足太陽脉氣所發也禁不可刺若灸者可灸三壯　新校正云按刺腰痛篇注云腨中央如外陷者中外踝後灸之。崑崙穴也在足外踝後跟骨上陷者中細脉動應手足太陽脉之所行也刺可入同身寸之五分留十呼若灸者可灸三壯缺盆骨上切之堅痛如筋者灸之。經闕其名當隨其所有而灸之膺中陷骨間灸之。天突穴也所在灸刺分壯與前缺盆中者同法掌束骨下灸之。陽池穴也在手表腕上陷者中手少陽脉之所過也刺可入同身寸之二分留六呼若灸者可灸三壯齊下關元三寸灸之。正在齊下同身寸之三寸也足三陰任脉之會刺可入同身寸之二寸留七呼若灸者可灸七壯　新校正云按氣府注云刺可入一寸二分者非毛際動脉灸之。

以脉動應手爲處即氣街穴也膝下三寸分閒灸之。三里穴也在膝下同身寸之三寸骱骨外廉兩筋肉分閒足陽明脉之所入也刺可入同身寸之一寸留七呼若灸者可灸三壯足陽明跗上動脉灸之。衝陽穴也在足跗上同身寸之五寸骨間動脉足陽明脉之所過也刺可入同身寸之三分留十呼若灸者可灸三壯　新校正云按甲乙經及全元起本足陽明下有灸之二字并跗上動脉是二穴今王氏去灸之二字則見二穴今於注中却存灸之二字以闕疑之巔上一灸之。百會穴也在頂中央旋毛中陷容指督脉足太陽脉之交會刺可入同身寸之三分若灸者可灸五壯犬所齧之處灸之三壯即以犬傷病法灸之。犬傷而發寒熱者即以犬傷法三壯灸之凡當灸二十九處傷食灸之。傷食爲病亦發寒熱故灸　新校正云詳足陽明不別灸則有二十八處疑王氏去上文灸之二字者非不已者必視其經之過於陽者。數刺其俞而藥之。

水熱穴論篇第六十一

新校正云按全元起本在第八卷

黃帝問曰少陰何以主腎。腎何以主水。岐伯對曰腎者至陰也至陰者盛水也肺者太陰也少陰者冬脉也故其本在腎其末在肺皆積水也陰者謂寒也冬月至寒腎氣合應故云腎者至陰也水王於冬故云至陰者盛水也腎少陰脉從腎上貫肝鬲入肺中故云其本在腎其末在肺也腎氣上逆則水氣客於肺中故云皆積水也帝曰腎何以能聚水而生病岐伯曰腎者胃之關也關門不利故聚水而從其類也關者所以司出入也腎主下焦膀胱爲府主其分注關竅二陰故腎氣化則二陰通二陰閟則胃塡滿故云腎者胃之關也關閉則水積水積則氣停氣停則水生水生則氣溢氣水同類故云關閉不利聚水而從其類也靈樞經曰下焦溢爲水此之謂也上下溢於皮膚故爲胕腫胕腫者聚水而生病也上謂肺下謂腎肺腎俱溢故聚水於腹中而生病也帝曰諸水皆生於腎乎岐伯曰腎者牝藏也牝陰也亦主陰位故云牝藏地氣上者屬於腎而生水液也故曰至陰勇而勞甚則腎汗出腎汗出逢於風内不

得入於藏府外不得越於皮膚客於玄府行於皮裏傳爲胕腫本之於腎名曰風水勇而勞甚謂力房也勞勇汗出則玄府開汗出逢風則玄府復閉玄府閉已則餘汗未出內伏皮膚傳化爲水從風而水故名風水所謂玄府者汗空也汗液色玄從空而出以汗聚於裏故謂之玄府府聚也帝曰水俞五十七處者是何主也岐伯曰腎俞五十七穴積陰之所聚也水所從出入也尻上五行行五者此腎俞背部之俞凡有五行當其中者督脈氣所發次兩傍四行皆足太陽脈氣也故水病下爲胕腫大腹上爲喘呼水下居於腎則腹至足而胕腫上入於肺則喘息賁急而大呼也不得卧者標本俱病標本者肺爲標腎爲本如此者是肺腎俱水爲病也故肺爲喘呼腎爲水腫肺爲逆不得卧肺爲喘呼氣逆不得卧者以其主呼吸故也腎爲水腫者以其主水故也分爲相輸俱受者水氣之所留也分其居處以名之則是氣相輸應本其俱受病氣則皆是水所留也伏菟上各

二行行五者。此腎之街也。街謂道也腹部正俞凡有五行俠齊兩傍則腎藏足少陰脉及衝脉氣所發次兩傍則胃府足陽明脉氣所發此四行穴則伏菟之上也三陰之所交結於脚也。踝上各一行行六者。此腎脉之下行也。名曰太衝。腎脉與衝脉並下行循足合而盛大故曰太衝凡五十七穴者。皆藏之陰絡。水之所客也。經所謂五十七者然尻上五行行五則背脊當中行督脉氣所發者脊中懸樞命門腰俞長強當其處也次俠督脉兩傍足太陽脉氣所發者有大腸俞小腸俞膀胱俞中膂内俞白環俞當其處也又次外俠兩傍足太陽脉氣所發者有胃倉肓門志室胞肓秩邊當其處也伏菟上各二行行五者腹部正俞俠中行任脉兩傍衝脉足少陰之會者有中注四滿氣穴大赫横骨當其處也次俠衝脉足少陰兩傍足陽明脉氣所發者有外陵大巨水道歸來氣街當其處也踝上各一行行六者足内踝之上有足少陰陰蹻脉並循腨上行足少陰脉有太衝復溜陰谷三穴陰蹻脉有照海交信築賓三穴陰蹻既足少陰脉之别亦可通而主之兼此數之猶少一穴脊中在第十一椎節下間俛而取之刺可入同身寸之五分不可灸令人傴僂懸樞在第十三椎節下間伏而取之刺可入同身寸之三分若灸者可灸三壯命門在第十四椎節下間伏而取之刺可入同身寸之五分若灸者可灸三壯腰俞在第二十一椎節下間刺可入同身寸之二分　新校正云按甲乙經及繆刺論注并熱穴注俱云刺入二寸而刺熱注氣府注并此注作二分宜從二分之説　留七呼若灸者可灸三壯長强在脊骶端督脉别絡少陰所結刺可入同身寸之二分留七呼若灸者可灸三壯此五穴者並督脉氣所發也　新校正云詳王氏云少一穴按氣府論注十二椎節下有陽關一穴若通數陽關則不少矣　次俠督脉兩傍大腸俞在第十六椎下俠督脉兩傍去督脉各同身寸之一寸半刺可入同身寸之三分留六呼若灸者可灸三壯小腸俞在第十八椎下兩傍相去及刺灸分壯法如大腸俞膀胱俞在第十九椎下兩傍相去及刺灸分壯法如大腸俞中䏲内俞在第二十椎下兩傍相去及刺灸分壯法如大腸俞俠脊䏲肺起肉留十呼白環俞在第二十一椎下兩傍相去如大腸俞伏而取之刺可入同身寸之五分若灸者可灸三壯　新校正云按甲乙經云刺可入八分不可灸此五穴者並足太陽脉氣所發所謂腎俞者則此也又次外兩傍胃倉在第十二椎下兩傍相去各同身寸之三寸刺可入同身寸之五分若灸者可灸三壯肓門在第十三椎下兩傍相去及刺灸分壯法如胃倉志室在第十四椎下兩傍相去及刺灸分壯法如胃倉正坐取之胞肓在第十九椎下兩傍相去及刺灸分壯法如胃倉伏而取之秩邊在第二十一椎下兩傍相去及刺灸分壯法如胃倉伏而取之此五穴者並足太陽脉氣所發也次伏菟上兩行中注在齊下同身寸之五分兩傍相去任脉各同身寸之五分　新校正云按甲乙經同氣府注云俠中行方一寸文異而義同　四滿在中注下同身寸之一寸氣穴在四滿下同身寸之一寸大赫在氣穴下同身寸之一寸横骨在大赫下同身寸之一寸各横相去同身寸之一寸並衝脉足少陰之

會刺可入同身寸之一寸若灸者可灸五壯次外兩傍穴外陵在齊下同身寸之一寸　新校正云按氣府論注云外陵在天樞下一寸與此正同　兩傍去衝脉各同身寸之一寸半大巨在外陵下同身寸之一寸水道在大巨下同身寸之三寸歸來在水道下同身寸之三寸氣街在歸來下　新校正云按氣府注刺熱注熱穴注云在腹齊下橫骨兩端鼠鼷上一寸刺禁注云在腹下俠齊兩傍相去四寸鼠僕上一寸動脉應手骨空注云在毛際兩傍鼠鼷上諸注不同今備録之　鼠鼷上同身寸之一寸各橫相去同身寸之二寸此五穴者並足陽明脉氣所發水道刺可入同身寸之二寸半若灸者可灸五壯氣街刺可入同身寸之三分留七呼若灸者可灸三壯餘三穴並刺可入同身寸之八分若灸者並可五壯所謂腎之街者則此也踝上各一行行六者太鍾在足内踝後街中　新校正云按甲乙經云跟後衝中刺瘧注刺腰痛注作跟後街中動脉此云内踝後此注非　足少陰絡別走太陽者刺可入同身寸之二分留三呼若灸者可灸三壯復溜在内踝上同身寸之二寸陷者中足少陰脉之所行也刺可入同身寸之三分留三呼若灸者可灸五壯照海在内踝下刺可入同身寸之四分留六呼若灸者可灸三壯交信在内踝上同身寸之二寸少陰前太陰後筋骨間陰蹻之郄刺可入同身寸之四分留五呼若灸者可灸三壯築賓在内踝上腨分中陰維之郄刺可入同身寸之三分若灸者可灸五壯陰谷在膝下内輔骨之後大筋之下小筋之上按之應手屈膝而得之足少陰脉之所入也刺可入同身寸之四分若灸者可灸三壯所謂腎經之下行名曰太衝者則此也

帝曰。春取絡脉分肉何

也岐伯曰春者木始治肝氣始生肝氣急其風疾經脉常深其氣少不能深入故取絡脉分肉間帝曰夏取盛經分腠何也岐伯曰夏者火始治心氣始長脉瘦氣弱陽氣留溢（新校正云按別本留一作流）熱熏分腠內至於經故取盛經分腠絕膚而病去者邪居淺也（絕謂絕破令病得出也）所謂盛經者陽脉也帝曰秋取經俞何也岐伯曰秋者金始治肺將收殺（三陰已升故漸將收殺）金將勝火陽氣在合（金王火衰故云金將勝火）陰氣初勝濕氣及體（以漸於雨濕霧露故云濕氣及體）陰氣未盛未能深入故取俞以寫陰邪取合以虛陽邪陽氣始衰故取於合（新校正云按皇甫士安云是謂始秋之治變）帝曰冬取井滎何也岐伯曰冬

者。水始治。腎方閉。陽氣衰少。陰氣堅盛。巨陽伏沉。陽脉乃去。去謂下去故取井以下陰逆。取滎以實陽氣。新校正云按全元起本實作遣甲乙經千金方作通故曰。冬取井滎。春不鼽衄。新校正云按皇甫士安云是謂末冬之治變此之謂也。新校正云按此與四時刺逆從論及診要經終論義頗不同與九卷之義相通帝曰。夫子言治熱病五十九俞。余論其意。未能領別其處。願聞其處。因聞其意。岐伯曰。頭上五行行五者。以越諸陽之熱逆也。頭上五行者當中行謂上星顖會前頂百會後頂次兩傍謂五處承光通天絡却玉枕又次兩傍謂臨泣目窻正營承靈腦空也上星在顱上直鼻中央入髮際同身寸之一寸陷者中容豆刺可入同身寸之三分顖會在上星後同身寸之一寸陷者中刺可入同身寸之四分前頂在顖會後同身寸之一寸五分骨間陷者中刺如顖會法百會在前頂後同身寸之一寸五分頂中央旋毛中陷容指督脉足太陽脉之交會刺如上星法後頂在百會後同身寸之一寸五分枕骨上刺如顖會法然是五者皆督脉氣所發也上星留六呼若灸者並可灸五壯次兩傍穴五處在上星兩傍同身寸之一寸五分承光在五處後同身寸之一寸通天在承光後同身寸之一寸五分絡却在通天後同身寸之一寸五分玉枕在絡却後同身寸之七分然是五者並足太陽脉氣所發刺可入同身寸之三分五處通天各留七呼絡却留五呼玉枕留三呼若灸者可灸三壯　新校正云按甲乙經承光不灸玉枕刺入二分又刺兩傍臨泣在頭直目上入髮際同身寸之五分足太陽少陽陽維三脉之會目窻正營遞相去同身寸之一寸承靈腦空遞相去同身寸之一寸五分然是五者並足少陽陽維二脉之會腦空一穴刺可入同身寸之四分餘並可刺入同身寸之三分臨泣留七呼若灸者可灸五壯

大杼膺俞缺盆背俞此八者以寫胷中之熱也。

大杼在項第一椎下兩傍相去各同身寸之一寸半陷者中督脉別絡手足太陽三脉氣之會刺可入同身寸之三分留七呼若灸者可灸五壯　新校正云按甲乙經并氣穴注作七壯刺瘧注刺熱注作五壯　膺俞者膺中之俞也正名中府在胷中行兩傍相去同身寸之六寸雲門下一寸乳上三肋間動脉應手陷者中仰而取之手足太陰脉之會刺可入同身寸之三分留五呼若灸者可灸五壯缺盆在肩上橫骨陷者中手陽明脉氣所發刺可入同身寸之二分留七呼若灸者可灸三壯背俞即風門熱府俞也在第二椎下兩傍各同身寸之一寸三分督脉足太陽之會刺可入同身寸之五分留七呼若灸者可灸五壯今中誥孔穴圖經雖不名之既曰風門熱府即治熱之背俞也　新校正云按王氏注刺熱論云背俞未詳何處注此指名風門熱府注氣穴論以大杼爲背俞三經不同者蓋亦疑之者也

氣街三里

巨虛上下廉此八者，以寫胃中之熱也。氣街在腹齊下橫骨兩端鼠鼷上同身寸之一寸動脉應手足陽明脉氣所發刺可入同身寸之三分留七呼若灸者可灸三壯　新校正云按氣街諸注不同具前水穴注中　三里在膝下同身寸之三寸䯒外廉兩筋肉分間足陽明脉之所入也刺可入同身寸之一寸留七呼若灸者可灸三壯巨虛上廉足陽明與大腸合在三里下同身寸之三寸足陽明脉氣所發刺可入同身寸八分若灸者可灸三壯巨虛下廉足陽明與小腸合在上廉下同身寸之三寸足陽明脉氣所發刺可入同身寸之三分若灸者可灸三壯也

雲門髃骨委中髓空此八者，以寫四支之熱也。雲門在巨骨下胷中行兩傍相去同身寸之六寸動脉應手足太陰脉氣所發　新校正云按甲乙經同氣穴注作手太陰刺熱注亦作手太陰　舉臂取之刺可入同身寸之七分若灸者可灸五壯驗今中誥孔穴圖經無髃骨穴有肩髃穴在肩端兩骨間手陽明蹻脉之會刺可入同身寸之六分留六呼若灸者可灸三壯委中在足膝後屈處膕中央約文中動脉足太陽脉之所入也刺可入同身寸之五分留七呼若灸者可灸三壯按今中誥孔穴圖經云腰俞穴一名髓空在脊中第二十一椎節下主汗不出足清不仁督脉氣所發也刺可入同身寸之二寸留七呼若灸者可灸三壯　新校正云詳腰俞刺入二寸當作二分以具前水穴注中

五藏俞傍五此十者，以寫五藏之熱也。俞傍五者謂魄戶神堂魂門意舍志室五

穴俠脊兩傍各相去同身寸之三寸並足太陽脉氣所發也䰟戶在第三椎下兩傍正坐取之刺可入同身寸之五分若灸者可灸五壯神堂在第五椎下兩傍刺可入同身寸之三分若灸者可灸五壯䰟門在第九椎下兩傍正坐取之刺可入同身寸之五分若灸者可灸三壯意舍在第十一椎下兩傍正坐取之刺可入同身寸之五分若灸者可灸三壯志室在第十四椎下兩傍正坐取之刺可入同身寸之五分若灸者可灸五壯也　凡此五十九穴者。皆熱之左右也。帝曰。人傷於寒而傳爲熱。何也。岐伯曰。夫寒盛則生熱也。寒氣外凝陽氣内鬱腠理堅緻元府閉封緻則氣不宣通封則濕氣内結中外相薄寒盛熱生故人傷於寒轉而爲熱汗之而愈則外凝内鬱之理可知斯乃新病數日者也

重廣補注黄帝内經素問卷第十六

骨空論　膊音愽　楗音健　齧若結切

水熱穴論　菟音兎　閟音秘

溜力救切　䯊音奚　緻馳二切

重廣補注黃帝内經素問卷第十七

啓玄子次注林億孫奇高保衡等奉敕校正孫兆重改誤

調經論篇第六十二

新校正云按全元起本在第一卷

黃帝問曰。余聞刺法言。有餘寫之。不足補之。何謂有餘。何謂不足。岐伯對曰。有餘有五。不足亦有五。帝欲何問。帝曰。願盡聞之。岐伯曰。神有餘有不足。氣有餘有不足。血有餘有不足。形有餘有不足。志有餘有不足。凡此十者。其氣不等也。神屬心氣屬肺血屬肝形屬脾志屬腎以各有所宗故不等也帝曰。人有精氣津液。四支九竅。五藏十六部。三百六十五節。乃生百病。百病之生。皆有虛實。今夫子乃言有餘有五。不足亦有五。何以生之乎。鍼經曰兩神相搏合而成形常先身生是謂精上焦開發宣五穀味熏膚充身澤毛若霧露之溉是謂氣腠理發泄汗出湊理是謂津液之滲於空竅留而不行者爲液也十六部者謂手足二九竅九五藏五合爲十六部也三百六十五節者非謂骨節是神氣出入之處也鍼經曰所謂節之交三百六十五會皆神氣出入遊行之所非骨節也言人身所有則多所舉則少病生之數何以論之 岐伯曰。皆生於五藏也。謂五神藏也 夫心藏神。肺藏氣。肝藏血。脾藏肉。腎藏志。而此成形。言所以病皆生於五藏者何哉以內藏五神而成形也 志意通內連骨髓。而成身形五藏。志意者通言五神之大凡也骨髓者通言表裏之成化也言五神通泰骨髓化成身形既立乃五藏互相爲有矣 新校正云按甲乙經無五藏二字 五藏之道。皆出於經隧。以行血氣。血氣不和。百病乃變化而生。是故守經隧焉。隧潛道也經脈伏行而不見故謂之經隧焉血氣者人之神邪侵之則血氣不正血氣不正故變化而百病乃生矣然經脈者所以決死生處百病調虛實故守經隧焉 新校正云按甲乙經經隧作經渠義各通 帝曰。神有餘不足何如。岐伯曰。神有餘則笑不休。神不足則悲。心之藏也鍼經曰心藏脉脉舍神心氣虛則悲實則笑不休也悲一爲憂誤也　新校正云詳王注云悲一爲憂誤也按甲乙經及太素并全元起注本並作憂皇甫士安云心虛則悲悲則憂心實則笑笑則喜夫心之與肺脾之與心互相成也故喜發於心而成於肺思發於脾而成於心一過其節則二藏俱傷楊上善云　脾之憂在心變動也肺之憂在肺之志是則肺主秋憂爲正也心主於夏變而生憂也

血氣未并。五藏安定。邪客於形。洒淅起於毫毛。未入於經絡也。故命曰神之微。并謂并合也未與邪合故曰未并也洒淅寒貌也始起於毫毛尚在於小絡神之微病故命曰神之微也　新校正云按甲乙經洒淅作悽厥太素作洫泝楊上善云洫毛孔也水逆流曰泝謂邪氣入於腠理如水逆流於洫

帝曰。補寫奈何。岐伯曰。神有餘。則寫其小絡之血。出血勿之深斥。無中其大經。神氣乃平。邪入小絡故可寫其小絡之脉出其血勿深推鍼鍼深則傷肉也以邪居小絡故不欲令鍼中大經也絡血既出神氣自平斥推也小絡孫絡也鍼經曰經脉爲裏支而橫者爲絡絡之別者爲孫絡平謂平調也　新校正云詳此注引鍼經曰與三部九候論注兩引之在彼云靈樞而此曰鍼經則王氏之意指靈樞爲鍼經也按今素問注中引鍼經者多靈樞之文

但以靈樞今不全故未得盡知也

神不足者。視其虚絡。按而致之。刺而利之。無出其血。無泄其氣。以通其經。神氣乃平。

但通經脈令其和利抑按虚絡令其氣致以神不足故不欲出血及泄氣也　新校正云按甲乙經按作切利作和

帝曰。刺微奈何。

覆前初起於毫毛未入於經絡者

岐伯曰。按摩勿釋。著鍼勿斥。移氣於不足。神氣乃得復。

按摩其病處手不釋散著鍼於病處亦不推之使其人神氣内朝於鍼移其人神氣令自充足則微病自去神氣乃得復常　新校正云按甲乙經及太素云移氣於足無不字楊上善云按摩使氣至於踵也

帝曰。善。有餘不足奈何。岐伯曰。氣有餘則喘欬。上氣不足。則息利少氣。

肺之藏也肺藏氣息不利則喘鍼經曰肺氣虚則鼻息利少氣實則喘喝胷盈仰息也

血氣未并。五藏安定。皮膚微病。命曰白氣微泄。

肺合脾其色白故皮膚微病命曰白氣微泄

帝曰。補寫奈何。岐伯曰。氣有餘。則寫其經隧。無傷其經。無出其血。無泄其氣。不足。則補其經隧。無出其氣。氣謂榮氣也鍼寫若傷其經則血出而榮氣泄脫故不欲出血泄氣但寫其衛氣而已鍼補則又宜謹閉穴俞然其衛氣亦不欲泄之　新校正云按楊上善云經隧者手太陰之別從手太陰走手陽明乃是手太陰向手陽明之道欲道藏府陰陽故補寫皆從正經別走之絡寫其陰經別走之路不得傷其正經也

帝曰。刺微奈何。覆前白氣微泄者

歧伯曰。按摩勿釋。出鍼視之。曰我將深之。適人必革。精氣自伏。邪氣散亂。無所休息。氣泄腠理。真氣乃相得。亦謂按摩其病處也革皮也我將深之適人必革者謂其深而淺刺之也如是脇從則人懷懼色故精氣潛伏也以其調適於皮精氣潛伏邪無所據故亂散而無所休息發泄於腠理也邪氣既泄真氣乃與皮腠相得矣　新校正云按楊上善云革改也夫人聞樂至則身心忻悅聞痛及體情必改異忻悅則百體俱縱改革則情志必拒拒則邪氣消伏

帝曰。善。血有餘不足奈何。

歧伯曰。血有餘則怒。不足則恐。肝之藏也鍼經曰肝藏血肝氣虛則恐實則怒　新校正云按全元起本恐作悲甲乙經及太素並同

血氣未并。五藏安定。孫絡水溢。則經有留血。絡有邪盛則入於經故云孫絡水溢則經有留血

帝曰。補寫柰何。岐伯曰。血有餘。則寫其盛經。出其血。不足。則視其虛經。內鍼其脉中。久留而視。新校正云按甲乙經云久留之血至太素同脉大疾出其鍼。無令血泄。脉盛滿則血有餘故出之經氣虛則血不足故無令血泄也久留疾出是謂補之鍼解論曰徐而疾則實義與此同帝曰。刺留血柰何。岐伯曰。視其血絡。刺出其血。無令惡血得入於經。以成其疾。血絡滿者刺按出之則惡色之血不得入於經脉帝曰。善。形有餘不足柰何。岐伯曰。形有餘則腹脹涇溲不利。不足則四支不用。脾之藏也鍼經曰脾氣虛則四支不用五藏不安實則腹脹涇溲不利涇大便溲小便也　新校正云按楊上善云涇作經婦人月經也血氣未并。五藏安定。肌肉蠕動。命曰微風。邪薄肉分衛氣不通陽氣內鼓故肉蠕動　新校正云按全元起本及甲乙經蠕作溢太素作濡帝曰。補寫柰何。岐伯曰。形有餘則寫其陽經。不足則補其陽絡。並寫之經絡帝曰。刺微柰何。岐伯曰。取分肉間無中其經無傷其絡。衛氣得復。邪氣乃索。衛氣者所以温分肉而充皮膚肥腠理而司開闔故肉蠕動即取分肉間但開肉分以出其邪故無中其經無傷其絡衛氣復舊而邪氣盡索散盡也帝曰。善。志有餘不足柰何。岐伯曰。志有餘則腹脹飱泄。不足則厥。腎之藏也鍼經曰腎藏精精舍志腎氣虚則厥實則脹脹謂脹起厥謂逆行上衝也足少陰脉下行今氣不足故隨衝脉逆行而上衝也血氣未并。五藏安定。骨節有動。腎合骨故骨有邪薄則骨節鼓動或骨節之中如有物鼓動之也帝曰。補寫柰何。岐伯曰。志有餘則寫然筋血者。新校正云按甲乙經及太素云寫然筋血者出其血楊上善云然筋當是然谷下筋再詳諸處引然谷者多云然骨之前血者疑少骨之二字前字誤作筋字不足則補其復溜。然謂然谷足少陰榮也在内踝之前大骨之下陷者中血絡盛則泄之其刺可入同身寸之三分留三呼若灸者可灸三壯復溜足少陰經也在内踝上同身寸之二寸陷者中刺可入同身寸之三分留三呼若灸者可灸五壯帝曰。刺未并柰何。岐伯曰。即取之。無中其經。

邪所乃能立虚不求穴俞而直取居邪之處故去即取之新校正去按甲乙經邪所作以去其邪帝曰善余已聞虚實之形不知其何以生歧伯曰氣血以并陰陽相傾氣亂於衛血逆於經血氣離居一實一虚衛行脉外故氣亂於衛血行經内故血逆於經血氣不和故一虚一實血并於陰氣并於陽故爲驚狂氣并於陽則陽氣外盛故爲驚狂血并於陽氣并於陰乃爲炅中氣并於陰則陽氣内盛故爲熱中炅熱也血并於上氣并於下心煩惋善怒血并於下氣并於上亂而喜忘上謂鬲上下謂鬲下帝曰血并於陰氣并於陽如是血氣離居何者爲實何者爲虚歧伯曰血氣者喜温而惡寒寒則泣不能流温則消而去之泣謂如雪在水中凝住而不行去也是故氣之所并爲血虚血之所并爲氣虚氣并於血則血少故血虚血并

於氣則氣少故氣虛帝曰：人之所有者，血與氣耳。今夫子乃言血并爲虛，氣并爲虛，是無實乎？歧伯曰：有者爲實，無者爲虛。氣并於血則血无，血并於氣則氣无。故氣并則無血，血并則無氣，今血與氣相失，故爲虛焉。氣并於血則血失其氣，血并於氣則氣失其血，故曰血與氣相失。絡之與孫脉俱輸於經，血與氣并，則爲實焉。血之與氣并走於上，則爲大厥，厥則暴死，氣復反則生，不反則死。帝曰：實者何道從來？虛者何道從去？虛實之要，願聞其故。歧伯曰：夫陰與陽，皆有俞會，陽注於陰，陰滿之外，陰陽匀平，以充其形，九候若一，命曰平人。平人謂平和之人。夫邪之生也，或生於陰，或生於陽。其生於陽者，得之風雨寒暑其生於陰者。得之飲食居處。陰陽喜怒。帝曰。風雨之傷人奈何。岐伯曰。風雨之傷人也。先客於皮膚。傳入於孫脈。孫脈滿則傳入於絡脈。絡脈滿則輸於大經脈。血氣與邪并客於分腠之間。其脈堅大。故曰實。實者外堅充滿。不可按之。按之則痛。帝曰。寒濕之傷人奈何。岐伯曰。寒濕之中人也。皮膚不收。新校正云。按全元起云。不收。不仁也。甲乙經及太素云。皮膚收。無不字。肌肉堅緊。榮血泣。衛氣去。故曰虛。虛者聶辟。氣不足。按之則氣足以溫之。故快然而不痛。聶謂聶皺。辟謂辟疊也。新校正云。按甲乙經作攝辟。太素作攝辟。帝曰。善。陰之生實奈何。實謂邪氣盛也。岐伯曰。喜怒不節則陰氣上逆。上逆則下虛。下虛則陽氣走之故曰實矣新校正云按經云喜怒不節則陰氣上逆疑剩喜字帝曰陰之生虛柰何虛謂精氣奪也岐伯曰喜則氣下悲則氣消消則脉虛空因寒飲食寒氣熏滿新校正云按甲乙經作動藏則血泣氣去故曰虛矣帝曰經言陽虛則外寒陰虛則内熱陽盛則外熱陰盛則内寒余已聞之矣不知其所由然也經言謂上古經言也岐伯曰陽受氣於上焦以温皮膚分肉之間令寒氣在外則上焦不通上焦不通則寒氣獨留於外故寒慄慄謂振慄也帝曰陰虛生内熱柰何岐伯曰有所勞倦形氣衰少穀氣不盛上焦不行下脘不通新校正云按甲乙經作下焦不通胃氣熱熱氣熏胷中故内熱甚用其力致勞倦也貪役不食故穀氣不盛也帝曰陽盛生外熱

柰何岐伯曰上焦不通利則皮膚緻密腠理閉塞玄府不通新校正云按甲乙經及太素无玄府二字衞氣不得泄越故外熱外傷寒毒内薄諸陽寒外盛則皮膚收皮膚收則腠理密故衞氣稸聚无所流行矣寒氣外薄陽氣内爭積火内燔故生外熱也帝曰陰盛生内寒柰何岐伯曰厥氣上逆寒氣積於胷中而不寫不寫則温氣去寒獨留則血凝泣凝則脉不通新校正云按甲乙經作腠理不通其脉盛大以濇故中寒温氣謂陽氣也陰逆内滿則陽氣去於皮外也帝曰陰與陽并血氣以并病形以成刺之柰何岐伯曰刺此者取之經隧取血於營取氣於衞用形哉因四時多少高下營主血陰氣也衞主氣陽氣也夫行鍼之道必先知形之長短骨之廣狹循三備法通計身形以施分寸故曰用形也四時多少高下具在下篇帝曰血氣以并病形以成陰陽相傾補寫柰何岐伯

曰瀉實者氣盛乃內鍼，鍼與氣俱內，以開其門，如利其戶；鍼與氣俱出，精氣不傷，邪氣乃下，外門不閉，以出其疾；搖大其道，如利其路，是謂大瀉，必切而出，大氣乃屈。言欲開其穴而泄其氣也。切，謂急也，言急出其鍼也。鍼解論曰：疾而徐則虛者，疾出鍼而徐按之也。大氣，謂大邪氣也。屈，謂退屈也。帝曰：補虛柰何？岐伯曰：持鍼勿置，以定其意，候呼內鍼，氣出鍼入，鍼空四塞，精無從去，方實而疾出鍼，氣入鍼出，熱不得還，閉塞其門，邪氣布散，精氣乃得存，動氣候時，新校正云：按甲乙經作動無後時。近氣不失，遠氣乃來，是謂追之。言但密閉穴俞，勿令其氣散泄也。近氣，謂已至之氣。遠氣，謂未至之氣也。欲動經氣而爲補，補者皆必候水刻氣之所在而刺之，是謂得時而調之。追，言補也。鍼經曰：追而濟之，安得無實。則此謂也。帝曰：夫子言虛實者有十，生於五藏，五藏五脉耳夫十二經脉皆生其病新校正云按甲乙經云皆生百病太素同今夫子獨言五藏夫十二經脉者皆絡三百六十五節節有病必被經脉經脉之病皆有虚實何以合之岐伯曰五藏者故得六府與爲表裏經絡支節各生虚實其病所居隨而調之從其左右經氣支節而調之病在脉調之血脉者血之府脉實血實脉虚血虚由此脉病而調之血也　新校正云按全元起本及甲乙經云病在血調之脉病在血調之絡血病則絡脉易故調之於絡也病在氣調之衛衛主氣故氣病而調之衛也病在肉調之分肉候寒熱而取之病在筋調之筋適緩急而刺熨之病在骨調之骨察輕重而調之燔鍼劫刺其下及與急者調筋法也筋急則燒鍼而劫刺之病在骨焠鍼藥熨調骨法也焠鍼火鍼也病不知所痛兩蹻爲上兩蹻謂陰陽蹻脉陰蹻之脉出於照海陽蹻之脉出於申脉申脉在足外踝下陷者

中容爪甲　新校正云按刺腰痛注云在踝下五分　刺可入同身寸之三分留六呼若灸者可灸三壯照海在足内踝下刺可入同身寸之四分留六呼若灸者可灸三壯身形有痛。九候莫病則繆刺之。莫病謂無病也繆刺者刺絡脉左痛刺右右痛刺左痛在於左而右脉病者。巨刺之。巨刺者刺經脉脉左痛刺右右痛刺左必謹察其九候。鍼道備矣。

重廣補注黄帝内經素問卷第十七

調經論隧音遂飱音孫燔音煩

重廣補注黃帝内經素問卷第十八

啓玄子次注林億孫奇高保衡等奉敕校正孫兆重改誤

繆刺論　四時刺逆從論

標本病傳論

繆刺論篇第六十三

新校正云：按全元起本在第二卷

黃帝問曰：余聞繆刺，未得其意，何謂繆刺？繆刺，言所刺之穴應用如紕繆綱紀也。岐伯對曰：夫邪之客於形也，必先舍於皮毛，留而不去，入舍於孫脈，留而不去，入舍於絡脈，留而不去，入舍於經脈，内連五藏，散於腸胃，陰陽俱感，五藏乃傷，此邪之從皮毛而入，極於五藏之次也，如此則治其經焉今邪客於皮毛入舍於孫絡留而不去閉塞不通不得入於經流溢於大絡而生奇病也（病在血絡是謂奇邪　新校正云按全元起云大絡十五絡也）夫邪客大絡者左注右右注左上下左右與經相干而布於四末其氣無常處不入於經俞命曰繆刺（四末謂四支也）帝曰願聞繆刺以左取右以右取左柰何其與巨刺何以別之岐伯曰邪客於經左盛則右病右盛則左病亦有移易者（新校正云按甲乙經作病易且移）左痛未已而右脉先病如此者必巨刺之必中其經非絡脉也（先病者謂彼痛未止而此先病以承之）故絡病者其痛與經脉繆處故命曰繆刺（絡謂正經之傍支非正别也亦兼公孫飛揚等之别絡也　新校正云按王氏云非正别也按本論邪客足太陰絡令人腰痛注引從髀合陽明上絡嗌貫舌中乃太陰

之正也亦是兼脉之正安得謂之作正別也帝曰：願聞繆刺奈何？取之何如？歧伯曰：邪客於足少陰之絡，令人卒心痛暴脹，胷脇支滿，以其絡支別者並正經從腎上貫肝鬲走於心包故邪客之則病如是無積者，刺然骨之前出血，如食頃而已。然骨之前然谷穴也在足内踝前起大骨下陷者中足少陰榮也刺可入同身寸之三分留三呼若灸者可灸三壯刺此多見血令人立飢欲食不已，左取右，右取左。言痛在左取之右痛在右取之左餘如此例病新發者，取五日已。素有此病而新發先刺之五日乃盡已

邪客於手少陽之絡，令人喉痹舌卷，口乾心煩，臂外廉痛，手不及頭，以其脉循手表出臂外上肩入缺盆布膻中散絡心包其支者從膻中上出缺盆上項又心主其舌故病如是刺手中指次指爪甲上，去端如韭葉各一痏。謂關衝穴少陽之井也刺可入同身寸之一分留三呼若灸者可灸三壯左右手皆刺之故言各一痏痏瘡也　新校正云按甲乙經關衝穴出手小指次指之端今言中指者誤也壯者立已，老者有頃已，左取右，右

取左。此新病數日已。邪客於足厥陰之絡，令人卒疝暴痛。以其絡去内踝上同身寸之五寸，別走少陽；其支別者，循脛上睾結於莖，故令人卒疝暴痛。睾，陰丸也。刺足大指爪甲上與肉交者各一痏，謂大敦穴，足大指之端，去爪甲角如韭葉，厥陰之井也。刺可入同身寸之三分，留十呼，若灸者可灸三壯。男子立已，女子有頃已，左取右，右取左。邪客於足太陽之絡，令人頭項肩痛。以其經之正者，從腦出，別下項；支別者，從髆内左右別下；又其絡自足上行，循背上頭，故項頭肩痛也。新校正云：按甲乙經云：其支者，從巔入絡腦，還出別下項。王氏云經之正者，正當作支。刺足小指爪甲上與肉交者各一痏，立已。謂至陰穴，太陽之井也。刺可入同身寸之一分，留五呼，若灸者可灸三壯。新校正云：按甲乙經云：在足小指外側，去爪甲角如韭葉。不已，刺外踝下三痏，左取右，右取左，如食頃已。謂金門穴，足太陽郄也，在外踝下。刺可入同身寸之三分，若灸者可灸三壯。邪客於手陽明之絡，令人氣滿胷中，喘息而支胠，胷中熱。以其經自肩端入缺盆絡脉；其支別者，從缺盆中直

而上頸故病如是

刺手大指次指爪甲上去端如韭葉各一痏，左取右，右取左，如食頃已。

謂商陽穴，手陽明之井也。刺可入同身寸之一分，留一呼，若灸者可灸一壯。新校正云：按甲乙經云：商陽在手大指次指內側，去爪甲角如韭葉。

邪客於臂掌之間，不可得屈，刺其踝後，

新校正云：按全元起云：是人手之本節踝也。

先以指按之痛，乃刺之，以月死生爲數，月生一日一痏，二日二痏，十五日十五痏，十六日十四痏。

隨日數也。月半已前謂之生月，半以後謂之死，虧滿而異也。

邪客於足陽蹻之脉，令人目痛從內眥始，

以其脉起於足，上行至頭而屬目內眥，故病令人目痛從內眥始也。何以明之？八十一難經曰：陽蹻脉者，起於跟中，循外踝上行，入風池。鍼經曰：陰蹻脉入鼽，屬目內眥，合於太陽、陽蹻而上行。尋此則至於目內眥也。

刺外踝之下半寸所各二痏，

謂申脉穴，陽蹻之所生也。在外踝下陷者中，容爪甲，刺可入同身寸之三分，留六呼，若灸者可灸三壯。新校正云：詳血脉痛注云外踝下五分。

左刺右，右刺左，如行十里頃而已。人有所

墮墜。惡血留內。腹中滿脹。不得前後。先飲利藥。此上傷厥陰之脉。下傷少陰之絡。刺足內踝之下。然骨之前血脉出血。此少陰之絡也　新校正云詳血脉出血脉字疑是絡字刺足跗上動脉。謂衝陽穴胃之原也刺可入同身寸之三分留十呼若灸者可灸三壯主腹大不嗜食以腹脹滿故爾取之不已。刺三毛上各一痏。見血立已。左刺右。右刺左。謂大敦穴厥陰之井也善悲驚不樂。刺如右方。善悲驚不樂亦如上法刺之邪客於手陽明之絡。令人耳聾時不聞音。以其經支者從缺盆上頸貫頰又其絡支別者入耳會於宗脉故病令人耳聾時不聞聲刺手大指次指爪甲上去端如韭葉各一痏。立聞。亦同前商陽穴不已。刺中指爪甲上與肉交者。立聞。謂中衝穴手心主之井也在手中指之端去爪甲如韭葉陷者中刺可入同身寸之一分留三呼若灸者可灸三壯古經脫簡無絡可尋之恐是刺小指爪甲上與肉交者也何以言之下文去手少陰絡會於耳中也若小指之端是謂少衝手少陰之井刺可入同身寸之一分留一呼若灸者可灸一壯　新校正云按王氏云恐是小指爪甲上少衝穴按甲乙經手心主之正上循喉嚨出耳後合少陽完骨之下如是則安得不刺中衝而疑爲少衝也其不時聞者不可刺也不時聞者絡氣已絶故不可刺耳中生風者亦刺之如此數左刺右右刺左凡痺往來行無常處者在分肉間痛而刺之以月死生爲數用針者隨氣盛衰以爲痏數針過其日數則脫氣不及日數則氣不寫左刺右右刺左病已止不已復刺之如法言所以約月死生爲數者何以隨氣之盛衰也月生一日一痏二日二痏漸多之十五日十五痏十六日十四痏漸少之如是刺之則無過數無不及也邪客於足陽明之經令人鼽衂上齒寒以其脈起於鼻交頞中下循鼻外入上齒中還出侠口環脣下交承漿却循頤後下廉出大迎循頰車上耳前故病令人鼽衂上齒寒也復以其脈左右交於面部故舉經脈之病以明繆處之類故下文云　新校正云按全元起本與甲

乙經陽明之經作陽明之絡刺足中指次指爪甲上與肉交者各一痏左刺右右刺左。中當爲大亦傳寫中大之誤也據靈樞經孔穴圖經中指次指爪甲上無穴當言刺大指次指爪甲上乃厲兑穴陽明之井不當更有次指二字也厲兑者刺可入同身寸之一分留一呼若灸者可灸一壯　新校正云按甲乙經云刺足中指爪甲上無次指二字蓋以大指次指爲中指義與王注同下文云足陽明中指爪甲上亦謂此穴也厲兑在足大指次指之端去爪甲角如韭葉

邪客於足少陽之絡。令人脇痛不得息欬而汗出。以其脉支别者從目鋭眥下大迎合手少陽於頄下加頬車下頸合缺盆以下胷中貫鬲絡肝膽循脇故令人脇痛欬而汗出刺足小指次指爪甲上與肉交者各一痏。謂竅陰穴少陽之井也刺可入同身寸之一分留一呼若灸者可灸三壯　新校正云按甲乙經竅陰在足小指次指之端去爪甲角如韭葉不得息立已汗出立止欬者温衣飲食一日已。左刺右右刺左病立已不已復刺如法。

邪客於足少陰之絡令人嗌痛不可内食無故善怒氣上走賁

上。以其經支別者從肺出絡心注胷中又其正經從腎上貫肝鬲入肺中循喉嚨俠舌本故病令人嗌乾痛不可內食無故善怒氣上走賁上也賁謂氣奔也　新校正云詳王注以賁上爲氣奔者非按難經胃爲賁門楊玄操云賁鬲也是氣上走鬲上也經既云氣上走安得更以賁爲奔上之解邪　刺足下中央之脉各三痏凡六刺立已左刺右右刺左。謂勇泉穴少陰之井也在足心陷者中屈足踡指宛宛中刺可入同身寸之三分留三呼若灸者可灸三壯　嗌中腫不能內唾時不能出唾者刺然骨之前出血立已左刺右右刺左。亦足少陰之絡也以其絡並大經喉嚨故爾刺之此二十九字本錯簡在邪客手足少陰太陰足陽明之絡前今遷於此　新校正云詳王注以其絡並大經循喉嚨差互按甲乙經足少陰之絡並經上走心包少陰之經循喉嚨今王氏之注經與絡交互當以甲乙經爲正也　邪客於足太陰之絡。令人腰痛引少腹控眇。不可以仰息。足太陰之絡從髀合陽明上貫尻骨中與厥陰少陽結於下髎而循尻骨內入腹上絡嗌貫舌中故腰痛則引少腹控於眇中也眇謂季脇下之空軟處也受邪氣則絡拘急故不可以仰伸而喘息也刺腰痛篇中無息字　新校正云詳王注云足太陰之絡按甲乙經乃太陰之正非絡也王氏謂之絡者未詳其旨　刺腰尻之解兩胂之上，是腰俞。以月死生爲痏數，發鍼立已。左刺右，右刺左。腰尻骨間曰解，當中有腰俞，刺可入同身寸之二寸。新校正云：按氣府論注作二分，刺熱論注作二分，水穴篇注作二分，熱穴篇注作二寸，甲乙經作二寸。留七呼，主與經同。中誥孔穴經去左取右，右取左，穴當中不應爾也。次腰下俠尻有骨空各四，皆主腰痛。下髎主與經同，是足太陰、厥陰、少陽所結，刺可入同身寸之二寸，留十呼，若灸者可灸三壯。胂謂兩髁胂也。腰俞、髁胂，皆當取之也。新校正云：按此邪客足太陰之絡并刺法一項，已見刺腰痛篇中，彼注甚詳，此特多是腰俞三字耳。別按全元起本舊無此三字，王氏頗知腰俞無左右取之理而注之，而不知全元起本舊無。

邪客於足太陽之絡，令人拘攣背急，引脇而痛。以其經從踝內左右別下貫胂，合膕中，故病令人拘攣背急，引脇而痛。新校正云：按全元起本及甲乙經引脇而痛下更云內引心而痛。刺之從項始數脊椎俠脊，疾按之應手如痛，刺之傍三痏，立已。從項始數脊椎者，謂從大椎數之，至第二椎兩傍，各同身寸之一寸五分，內循脊兩傍，按之有痛應手，則邪客之處也。隨痛應手深淺，即而刺之。邪客在脊骨兩傍，故言刺之傍也。

邪客於足少陽之絡，令人留於樞中痛，髀不可舉。以其經出氣街繞髦際橫入髀厭中故痛令久留於髀樞後痛解不可舉也樞謂髀樞也刺樞中以毫鍼寒則久留鍼。以月死生爲數。立已。髀樞之後則環銚穴也正在髀樞後故言刺髀樞後也環銚者足少陽脉氣所發刺可入同身寸之一寸留二十呼若灸者可灸三壯毫鍼者第七鍼也新校正云按甲乙經環銚在髀樞中氣穴論云在兩髀厭分中此經云刺樞中而王氏以謂髀樞之後者誤也治諸經刺之所過者。不病則繆刺之。王言也經不病則邪在絡故繆刺之若經所過有病是則經病不當繆刺矣耳聾。刺手陽明。不已。刺其通脉出耳前者。手陽明謂前手大指次指去端如韭葉者也是謂商陽據中誥孔穴圖經手陽明脉中商陽合谷陽谿徧歷四穴並主耳聾今經所指謂前商陽不謂此合谷等穴也耳前通脉手陽明脉正當聽會之分刺入同身寸之四分若灸者可灸三壯齒齲。刺手陽明。不已。刺其脉入齒中。立已。據甲乙流注圖經手陽明脉中商陽二間三間合谷陽谿徧歷溫留七穴並主齒痛手陽明脉貫頰入下齒中足陽明脉循鼻外入上齒中也邪客於五藏之間。其病也。脉引而痛。時來時止。視其病。繆刺之於手足爪甲上。各刺其井左取右右取左視其脉。出其血間日一刺。一刺不已。五刺已。有血脉者則刺之如此數繆傳引上齒。齒脣寒痛視其手背脉血者去之。若病繆傳而引上齒齒脣寒痛者刺手背陽明絡也足陽明中指爪甲上一痏手大指次指爪甲上各一痏。立已。左取右。右取左。謂第二指厲兌穴也手大指次指謂商陽穴手陽明井也鍼經曰齒痛不惡清飲取足陽明惡清飲取手陽明　新校正云詳前文邪客足陽明刺中指次指爪甲上是誤剩次指二字當如此只言中指爪甲上乃是也

邪客於手足少陰太陰足陽明之絡。此五絡皆會於耳中。上絡左角。手少陰真心脉足少陰腎脉手太陰肺脉足太陰脾脉足陽明胃脉此五絡皆會於耳中而出絡左額角也五絡俱竭。令人身脉皆動。而形無知也。其狀若尸。或曰尸厥。言其卒冒悶而如死尸身脉猶如常人而動也然陰氣盛於上則下氣重上而邪氣逆邪氣逆則陽氣亂陽氣亂則五絡閉結而不通故其狀若尸也以是從厥而生故或曰尸厥刺其足大指內側爪甲上。去端如韭葉。謂隱白穴

足太陰之井也刺可入同身寸之一分留三呼若灸者可灸三壯後刺足心謂涌泉穴足少陰之井也刺同前取涌泉穴法後刺足中指爪甲上各一痏謂第二指足陽明之井也刺同前取厲兌穴法後刺手大指内側去端如韭葉謂少商穴手太陰之井也刺可入同身寸之一分留三呼若灸者可灸三壯後刺手心主謂中衝穴手心主之井也刺可入同身寸之一分留三呼若灸者可灸一壯　新校正云按甲乙經不刺手心主詳此五絡之數亦不及手心主而此刺之是有六絡未會王冰相隨注之不爲明辨之旨也少陰銳骨之端各一痏立已謂神門穴在掌後銳骨之端陷者中手少陰之俞也刺可入同身寸之三分留三呼若灸者可灸三壯不已以竹管吹其兩耳言使氣入耳中内助五絡令氣復通也當内管入耳以手密擫之勿令氣泄而極吹之氣蹷然從絡脉通也　新校正云按陶隱居云吹其左耳極三度復吹其右耳三度也鬄其左角之髮方一寸燔治飲以美酒一杯不能飲者灌之立已左角之髮是五絡血之餘故鬄之燔治飲之以美酒也酒者所以行藥勢又炎上而内走於心心主脉故以美酒服之凡刺之數先視其經脉切而從之審其虛實而調之不

調者經刺之。有痛而經不病者繆刺之。因視其皮部有血絡者盡取之。此繆刺之數也。

四時刺逆從論篇第六十四

新校正云按厥陰有餘至筋急目痛全元起本在第六卷春氣在經脈至篇末全元起本在第一卷

厥陰有餘病陰痹。痹謂痛也陰謂寒也有餘謂厥陰氣盛滿故陰發於外而爲寒痹　新校正云詳王氏以痹爲痛未通不足病生熱痹。陰不足則陽有餘故爲熱痹　滑則病狐疝風。濇則病少腹積氣。厥陰脈循股陰入髦中環陰器抵少腹又其絡支别者循脛上睪結於莖故爲狐疝少腹積氣也　新校正云按楊上善云狐夜不得尿日出方得人之所病與狐同故曰狐疝一曰孤疝謂三焦孤府爲疝故曰孤疝　少陰有餘病皮痹隱軫。不足病肺痹。腎水逆連於肺母故也足少陰脈從腎上貫肝鬲入肺中故有餘病皮痹隱軫不足病肺痹也　滑則病肺風疝。濇則病積溲血。以其正經入肺貫腎絡膀胱故爲肺疝及積溲血也　太陰有餘病肉痺。寒中不足病脾痺。脾主肉故如是 滑則病脾風疝。濇則病積心腹時滿。太陰之脉入腹屬脾絡胃其支別者復從胃別上鬲注心中故爲脾疝心腹時滿也 陽明有餘病脉痺身時熱不足病心痺。胃有餘則上歸於心不足則心下痺故爲是 滑則病心風疝。濇則病積時善驚。心主之脉起於胷中出屬心包下鬲歷絡三焦故爲心疝時善驚 太陽有餘病骨痺身重不足病腎痺。太陽與少陰爲表裏故有餘不足皆病歸於腎也 滑則病腎風疝。濇則病積善時巔疾。太陽之脉交於巔上入絡腦下循膂絡腎故爲腎風及巔病也 少陽有餘病筋痺脇滿。不足病肝痺。少陽與厥陰爲表裏故病歸於肝 滑則病肝風疝。濇則病積時筋急目痛。肝主筋故時筋急厥陰之脉上出額與督脉會於巔其支別者從目系下頰裏故目痛

是故春氣在經脉夏氣在孫絡。長夏氣在肌肉秋氣在皮膚。冬氣在骨髓中。帝曰余願聞其故岐伯曰春

者天氣始開，地氣始泄，凍解冰釋，水行經通，故人氣在脉。夏者經滿氣溢，入孫絡受血，皮膚充實。長夏者經絡皆盛，内溢肌中。秋者天氣始收，腠理閉塞，皮膚引急。引謂牽引，以縮急也。冬者蓋藏，血氣在中，内著骨髓，通於五藏。是故邪氣者，常隨四時之氣血而入客也，至其變化，不可爲度，然必從其經氣，辟除其邪，除其邪則亂氣不生。得氣而調，故不亂。帝曰：逆四時而生亂氣奈何？岐伯曰：春刺絡脉，血氣外溢，令人少氣。血氣溢於外則中不足，故少氣。新校正云：按自春刺絡脉至令人目不明，與診要經終論義同文異，彼注甚詳於此。彼分四時，此分五時，然此有長夏刺肌肉之分，而逐時各闕刺秋分之事，疑此肌肉之分，即彼秋皮膚之分也。春刺肌肉，血氣環逆，令人上氣。血逆氣上，故上氣。新校正云：按經闕春刺秋分。春刺筋骨。血氣內著。令人腹脹。（內著不散故脹）夏刺經脉。血氣乃竭。令人解㑊。（血氣竭少故解㑊然不可名之也解㑊謂寒不寒熱不熱壯不壯弱不弱故不可名之也）夏刺肌肉。血氣內却。令人善恐。（却閉也血氣內閉則陽氣不通故善恐）夏刺筋骨。血氣上逆。令人善怒。（血氣上逆則怒氣相應故善怒新校正云按經闕夏刺秋分）秋刺經脉。血氣上逆。令人善忘。（血氣上逆滿於肺中故善忘）秋刺絡脉。氣不外行。（新校正云按別本作血氣不行全元起本作氣不衞外太素同）令人臥不欲動。（以虛甚故　新校正云按經闕秋刺長夏分）秋刺筋骨。血氣內散。令人寒慄。（血氣內散則中氣虛故寒慄）冬刺經脉。血氣皆脫。令人目不明。（以血氣無所營故也）冬刺絡脉。內氣外泄。留為大痺。冬刺肌肉。陽氣竭絕。令人善忘。（陽氣不壯至春而竭故善忘新校正云按經闕冬刺秋分）凡此四時刺者。大逆之病。（新校正云按全元起本作六經之病）不可不從也。反之。則生亂氣相淫病焉。淫不次也。不次而行，如淩淫相洽而生病也。故刺不知四時之經，病之所生，以從爲逆，正氣內亂，與精相薄。必審九候，正氣不亂，精氣不轉。不轉謂不逆轉也。帝曰：善。刺五藏，中心一日死，其動爲噫。診要經終論曰：中心者環死。刺禁論曰：一日死，其動爲噫。中肝五日死，其動爲語。診要經終論闕而不論，刺禁論曰：中肝五日死，其動爲語。新校正云：按甲乙經語作欠。中肺三日死，其動爲欬。診要經終論曰：中肺五日死。刺禁論曰：中肺三日死，其動爲欬。中腎六日死。新校正云：按甲乙經作三日死。其動爲嚏欠。診要經終論曰：中腎七日死。刺禁論曰：中腎六日死，其動爲嚏。新校正云：按甲乙經無欠字。中脾十日死。新校正云：按甲乙經作十五日。其動爲吞。診要經終論曰：中脾五日死。刺禁論曰：中脾十日死，其動爲吞。然此三論皆歧伯之言，而死日動變不同，傳之誤也。刺傷人五藏必死，其動，則依其藏之所變候知其死也。變謂氣動變也。中心下至此並爲逆從重文也。

標本病傳論篇第六十五

新校正云：按全元起本在第二卷皮部論篇前

黃帝問曰。病有標本。刺有逆從。奈何。岐伯對曰。凡刺之方。必別陰陽。前後相應。逆從得施。標本相移。故曰。有其在標而求之於標。有其在本而求之於本。有其在本而求之於標。有其在標而求之於本。故治有取標而得者。有取本而得者。有逆取而得者。有從取而得者。得病之情，知治大體，則逆從皆可施，必中焉。故知逆與從。正行無問。知標本者。萬舉萬當。道不疑惑，識既深明，則無問於人，正行皆當。不知標本。是謂妄行。識猶褊淺，道未高深，舉且見違，故行多妄。夫陰陽逆從。標本之爲道也。小而大。言一而知百病之害。著之至也。言別陰陽，知逆順，法明著，見精微，觀其所舉則小，尋其所利則大，以斯明著，故言一而知百病之害。

少而多淺。而博。可以言一而知百也。言少可以貫多舉淺可以料大者何法之明故非聖人之道孰能至於是耶故學之者猶可以言一而知百病也博大也以淺而知深。察近而知遠。言標與本。易而勿及。雖事極深玄人非咫尺略以淺近而悉貫之然標本之道雖易可爲言而世人識見無能及者治反爲逆。治得爲從。先病而後逆者治其本。先逆而後病者治其本。先寒而後生病者治其本。先病而後生寒者治其本。先熱而後生病者治其本。先熱而後生中滿者治其標。先病而後泄者治其本。先泄而後生他病者治其本。必且調之。乃治其他病。先病而後先中滿者治其標。先中滿而後煩心者治其本。人有客氣有同氣。新校正云按全元起本同作固小大不利治其標。小大利治其本。本先病標後病必謹察之病發而有餘。本而標之。先治其本後治其標。病發而不足。標而本之。先治其標後治其本。本而標之謂有先病復有後病也以其有餘故先治其本後治其標也標而本之謂先發輕微緩者後發重大急者以其不足故先治其標後治其本也謹察間甚以意調之。間謂多也甚謂少也多謂多形證而輕易少謂少形證而重難也以意調之謂審量標本不足有餘非謂捨法而以意妄爲也間者并行。甚者獨行。先小大不利而後生病者治其本。并謂他脉共受邪氣而合病也獨爲一經受病而先異氣相參也并甚則相傳傳急則亦死夫病傳者。心病先心痛。藏真通於心故心先痛一日而欬。心火勝金傳於肺也肺在變動爲欬故爾三日脇支痛。肺金勝木傳於肝也以其脉循脇肋故如是五日閉塞不通。身痛體重。肝木勝土傳於脾也脾性安鎮木氣乘之故閉塞不通身痛體重三日不已死。以勝相伐唯弱是從五藏四傷豈其能久故爲卽死冬夜半。夏日中。謂正子午之時也或言冬夏有異非也晝夜之半事甚昭然　新校正云按靈樞經夫氣入藏病先發於心一日而之肺三日而之肝五日而之脾三日不已死冬夜半夏日中甲乙經曰病先發於心心痛一日之肺而欬五日之肝脇支痛五日之脾閉塞不通身痛體重三日不已死冬夜半夏日中詳素問言其病靈樞言其藏甲乙經及并素問靈樞二經之文而病與藏兼舉之肺病喘欬。藏眞高於肺而主息故喘欬也三日而脇支滿痛。肺傳於肝一日身重體痛。肝傳於脾五日而脹。自傳於府十日不已死冬日入夏日出。孟冬之中日入於申之八刻三分仲冬之中日入於申之七刻三分季冬之中日入於申與孟月等孟夏之中日出於寅之八刻一分仲夏之中日出於寅十刻三分季夏之中日出於寅與孟月等也肝病頭目眩脇支滿。藏眞散於肝脉內連目脇故如是三日體重身痛。肝傳於肺五日而脹。自傳於府三日腰脊少腹痛脛痠。謂胃傳於腎以其脉起於足循腨內出膕內廉上股內後廉貫脊屬腎絡膀胱故如是也腰爲腎之府故腰痛三日不已死冬日入。新校正云按甲乙經作日中夏早食。日入早晏如冬法也早食謂早於食時則卯正之時也脾病身痛體重。藏眞濡於脾而主肌肉故爾一日而脹。自傳於府二日少腹腰脊痛脛痠。胃傳於腎三日背䏚筋痛小便閉。自傳於府及之䏚也十日不已死冬人定夏晏食。人定謂申後二十五刻晏食謂寅後二十五刻腎病少腹腰脊痛䯒痠。藏眞下於腎故如是三日背䏚筋痛小便閉。自傳於府　新校正云按靈樞經云之䏚膀胱是自傳於府及之䏚也三日腹脹。膀胱傳於小腸　新校正云按甲乙經云三日上之心心脹三日兩脇支痛。府傳於藏　新校正云按靈樞經云三日之小腸三日上之心今云兩脇支痛是小腸府傳心藏而發痛也三日不巳死，冬大晨，夏晏晡。大晨謂寅後九刻大明之時也晏晡謂申後九刻向昏之時也胃病脹滿。以其脉循腹故如是五日少腹腰脊痛䯒痠。胃傳於腎三日背䏚筋痛小便閉。自傳於府及之䏚也五日身體重。膀胱水府傳於脾也　新校正云按靈樞經　及甲乙經各云五日上之心是膀胱傳心爲相勝而身體重今王氏言傳脾者誤也六日不巳死，冬夜半後，夏日昳。夜半後謂子後八刻丑正時也日昳謂午後八刻未正時也膀胱病小便閉。以其爲津液之府故爾五日少腹脹腰脊痛䯒痠。自歸於藏一日腹脹。腎復傳於小腸一日身體痛。小腸傳於脾　新校正云按靈樞經云一日上

之心是府傳於藏也甲乙經作之脾與王注同二日不已。死冬雞鳴。夏下晡。雞鳴謂早雞鳴丑正之分也下晡謂日下於晡時申之後五刻也

諸病以次是相傳如是者皆有死期不可刺。五藏相移皆如此有緩傳者有急傳者緩者或一歲二歲三歲而死其次或三月若六月而死急者一日二日三日四日或五六日而死則此類也尋此病傳之法皆五行之氣考其日數理不相應夫以五行爲紀以不勝之數傳於所勝者謂火傳於金當云一日金傳於木當云二日木傳於土當云四日土傳於水當云三日水傳於火當云五日也若以已勝之數傳於不勝者則木三日傳於土土五日傳於水水一日傳於火火二日傳於金金四日傳於水經之傳日似法三陰三陽之氣玉機真藏論曰五藏相通移皆有次不治三月若六月若三日若六日傳而當死此與同也雖爾猶當臨病詳視日數方悉是非爾

間一藏止。新校正云按甲乙經无止字及至三四藏者乃可刺也。間一藏止者謂隔過前一藏而不更傳也則謂木傳土土傳水水傳火火傳金金傳木而止皆間隔一藏也及至三四藏者皆謂至前第三第四藏也諸至三藏者皆是其已不勝之氣也至四藏者皆至已所生之父母也不勝則不能爲害於彼所生則父子無剋伐之期氣順以行故刺之可矣

重廣補注黃帝內經素問卷第十八

重廣補注黃帝內經素問卷第十九

啓玄子次注林億孫奇高保衡等奉敕校正孫兆重改誤

天元紀大論　五運行大論

六微旨大論

天元紀大論篇第六十六

黃帝問曰。天有五行御五位。以生寒暑燥濕風。人有五藏化五氣。以生喜怒思憂恐。御謂臨御化謂生化也天真之氣無所不周器象雖殊參應一也　新校正云按陰陽應象大論云喜怒悲憂恐二論不同者思者脾也四藏皆受成焉悲者勝怒也二論所以互相成也論言五運相襲而皆治之。終朞之日。周而復始。余已知之矣。願聞其與三陰三陽之候。奈何合之。論謂六節藏象論也運謂五行應天之五運各周三百六

十五日而爲紀者也故曰終朞之日周而復始也以六合五數未參同故問之也

鬼臾區稽首再拜對曰：昭乎哉問也。夫五運陰陽者。天地之道也。萬物之綱紀。變化之父母。生殺之本始。神明之府也。可不通乎。道謂化生之道綱紀謂生長化成收藏之綱紀也父母謂萬物形之先也本始謂生殺皆因而有之也夫有形稟氣而不爲五運陰陽之所攝者未之有也所以造化不極能爲萬物生化之元始者何哉以其是神明之府故也然合散不測生化無窮非神明運爲無能爾也　新校正云詳陰陽者至神明之府也與陰陽應象大論同而兩論之注頗異

故物生謂之化，物極謂之變。陰陽不測謂之神。神用無方謂之聖。所謂化變聖神之道也化施化也變散易也神無期也聖無思也氣之施化故曰生氣之散易故曰極無期稟候故曰神無思測量故曰聖由化與變故萬物無能逃五運陰陽由聖與神故衆妙無能出幽玄之理深乎妙用不可得而稱之　新校正云按六微旨大論云物之生從於化物之極由乎變變化之相薄成敗之所由也又五常政大論云氣始而生化氣散而有形氣布而蕃育氣終而象變其致一也

夫變化之爲用也。應萬化之用也在天爲玄。玄遠也天道玄遠變化無窮傳曰天道遠人道邇在

人爲道，道謂妙用之道也。經術政化，非道不成。在地爲化，化謂生化也。生萬物者地，非土氣孕育則形質不成。化生五味，金石草木，根葉華實，酸苦甘淡辛鹹，皆化氣所生，隨時而有。道生智，智通妙用，唯道所生。玄生神，玄遠幽深，故生神也。神之爲用，觸遇玄通，契物化成，無不應也。神在天爲風，風者教之始，天之使也，天之號令也。在地爲木，東方之化。在天爲熱，應火爲用。在地爲火，南方之化。在天爲濕，應土爲用。在地爲土，中央之化。在天爲燥，應金爲用。在地爲金，西方之化。在天爲寒，應水爲用。在地爲水，北方之化。神之爲用，如上五化。木爲風所生，火爲熱所熾，金爲燥所發，水爲寒所資，土爲濕所全，蓋初因而成立也。雖初因之以化成，卒因之以敗散爾，豈五行之獨有是哉。凡因所因而成立者，悉因所因而散落爾。新校正云：詳在天爲玄至此，則與陰陽應象大論及五運行大論文重，注頗異。故在天爲氣，在地成形，氣謂風熱濕燥寒，形謂木火土金水。形氣相感而化生萬物矣。此造化生成之大紀。然天地者，萬物之上下也；天覆地載，上下相臨，萬物化生，無遺略也。由是故萬物自生自長，自化自成，自盈自虛，自復自變也。夫變者何？謂生之氣極本而更始化也。孔子曰：曲成萬物而不遺。左右者陰陽之道路也。天有六氣御下，地有五行奉上。當歲者爲上，主司天；承歲者爲下，主司地；不當歲者，二氣居右，北行轉之，二氣居左，南行轉之。金木水火運，北面正之，常左爲右，右爲左，則左者南行，右者北行而反也。新校正云：詳上下左右之説，義具五運行大論中。水火者，陰陽之徵兆也。徵，信也，驗也。兆，先也。以水火之寒熱，彰信陰陽之先兆也。金木者，生成之終始也。木主發生應春，春爲生化之始；金主收斂應秋，秋爲成實之終。終始不息，其化常行，故萬物生長化成收藏自久。新校正云：按陰陽應象大論曰：天地者，萬物之上下也；陰陽者，血氣之男女也；左右者，陰陽之道路也；水火者，陰陽之徵兆也；陰陽者，萬物之能始也。與此論相出入也。氣有多少，形有盛衰，上下相召而損益彰矣。氣有多少，謂天之陰陽三等，多少不同秩也。形有盛衰，謂五運之氣有太過不及也。由是少多衰盛，天地相召，而陰陽損益昭然彰著可見也。新校正云：詳陰陽三等之義，具下文注中。

帝曰：願聞五運之主時也何如？時，四時也。鬼臾區曰：五氣運行，各終朞日，非獨主時也。一運之日，終三百六十五日四分度之一，乃易之，非主一時，當其王相囚死而爲絶法也。氣交之内，迢然而別有之也。

帝曰：請聞其所謂也。鬼臾區曰：臣積考太始天元冊文曰。天元冊所以記天眞元氣運行之紀也自神農之世鬼臾區十世祖始誦而行之此太古占候靈文洎乎伏羲之時已鐫諸王版命曰冊文太古靈文故命曰太始天元冊也　新校正云詳今世有天元玉冊或者以謂即此太始天元冊文非是太虛寥廓。肇基化元。太虛謂空玄之境眞氣之所充神明之宮府也眞氣精微無遠不至故能爲生化之本始運氣之眞元矣肇始也基本也萬物資始。五運終天。五運謂木火土金水運也終天謂一歲三百六十五日四分度之一也終始更代周而復始也言五運更統於太虛四時隨部而遷復六氣分居而異主萬物因之以化生非曰自然其誰能始故曰萬物資始易曰大哉乾元萬物資始乃統天雲行雨施品物流形孔子曰天何言哉四時行焉百物生焉此其義也布氣眞靈。揔統坤元。太虛眞氣無所不至也氣齊生有故禀氣含靈者抱眞氣以生焉揔統坤元言天元氣常司地氣化生之道也易曰至哉坤元萬物資生乃順承天也九星懸朗。七曜周旋。九星上古之時也上古世質人淳歸眞反朴九星懸朗五運齊宣中古道德稍衰標星藏曜故計星之見者七焉九星謂天蓬天内天衝天輔天禽天心天任天柱天英此蓋從標而爲始遁甲式法今猶用焉七曜謂日月五星今外蕃具以此曆爲舉動吉凶之信也周謂周天之度旋謂左循天度而行五星之行猶各有進退高下小大矣曰陰曰陽。曰柔曰剛。陰陽天道也柔剛地道也天以陽生陰長地以柔化剛成也易曰立天之道曰陰與陽立地之道曰柔與剛此之謂也幽顯既位。寒暑弛張。幽顯既位言人神各得其序寒暑弛張言陰陽不失其宜也人神各守所居無相干犯陰陽不失其序物得其宜天地之道且然人神之理亦猶也　新校正云按至真要大論云幽明何如岐伯曰兩陰交盡故曰幽兩陽合明故曰明幽明之配寒暑之異也生生化化。品物咸章。上生謂生之有情有識之類也下生謂生之無情無識之類也上化謂形容彰顯者也下化謂蔽匿形容者也有情有識彰顯形容天氣主之無情無識蔽匿形質地氣主之稟元靈氣之所化育爾易曰天地絪緼萬物化醇斯之謂歟臣斯十世。此之謂也。傳習斯文至鬼臾區十世于茲不敢失墜帝曰善何謂氣有多少。形有盛衰。鬼臾區曰。陰陽之氣各有多少。故曰三陰三陽也。由氣有多少故隨其升降分爲三別也　新校正云按至真要大論云陰陽之三也何謂岐伯曰氣有多少異用王冰云太陰爲正陰太陽爲正陽次少者爲少陰次少者爲少陽又次爲陽明又次爲厥陰形有盛衰。謂五行之治。各有太過不及也。太過有餘也不及不足也氣至不足太過迎之氣至太過不足隨之天地之氣虧盈如此故云形有盛衰也故其始也。有餘而往。不足隨之。不足而往。有餘從之。知迎知隨。氣可與期。言虧盈無常互有勝負始謂甲子歲也六微旨大論曰天氣始於甲地氣始於子子甲相合命曰歲立此之謂也則始甲子之歲三百六十五日所稟之氣當不足也次而推之終六甲也故有餘已則不足不足已則有餘亦有歲運非有餘非不足者蓋以同天地之化也若餘已復餘少已復少則天地之道變常而災害作苛疾生矣　新校正云按六微旨大論云木運臨卯火運臨午土運臨四季金運臨酉水運臨子所謂歲會氣之平也又按五常政大論云委和之紀上角與正角同上商與正商同上宮與正宮同伏明之紀上商與正商同卑監之紀上宮與正宮同上角與正角同從革之紀上商與正商同上角與正角同涸流之紀上宮與正宮同赫曦之紀上羽與正徵同堅成之紀上徵與正商同又六元正紀大論云不及而加同歲會已前諸歲並爲正歲氣之平也今王注以同天之化爲非有餘不足者非也

應天爲天符。承歲爲歲直。三合爲治。應天謂木運之歲上見厥陰火運之歲上見少陽少陰土運之歲上見太陰金運之歲上見陽明水運之歲上見太陽此五者天氣下降如合符運故曰應天爲天符也承歲謂木運之歲歲當于卯火運之歲歲當于午土運之歲歲當辰戌丑未金運之歲歲當于酉　水運之歲歲當于子此五者歲之所直故曰承歲爲歲直也三合謂火運之歲上見少陰年辰臨午土運之歲上見太陰年辰臨丑未金運之歲上見陽明年辰臨酉此三者天氣運氣與年辰俱會故云三合爲治也歲直亦曰歲位三合亦爲天符六微旨大論曰天符歲會曰太一天符謂天運與歲

俱會也　新校正云按天符歲會之詳具六微旨大論中又詳火運上少陰年辰臨午即戊午歲也土運上太陰年辰臨丑未即己丑己未歲也金運上陽明年辰臨酉即乙酉歲也

帝曰上下相召柰何鬼臾區曰寒暑燥濕風火天之陰陽也三陰三陽上奉之太陽為寒少陽為暑陽明為燥太陰為濕厥陰為風少陰為火皆其元在天故曰天之陰陽也木火土金水火地之陰陽也生長化收藏下應之木初氣也火二氣也相火三氣也土四氣也金五氣也水終氣也以其在地應天故云下應也氣在地故曰地之陰陽也　新校正云按六微旨大論曰地理之應六節氣位何如岐伯曰顯明之右君火之位退行一步相火治之復行一步土氣治之復行一步金氣治之復行一步水氣治之復行一步木氣治之此即木火土金水火地之陰陽之義也天以陽生陰長地以陽殺陰藏生長者天之道藏殺者地之道天陽主生故以陽生陰長地陰主殺故以陽殺陰藏天地雖高下不同而各有陰陽之運用也　新校正云詳此經與陰陽應象大論文重注頗異天有陰陽地亦有陰陽天有陰故能下降地有陽故能上騰是以各有陰陽也陰陽交泰故化變由之成也木火土金水火地之陰陽也生長化收藏故陽中有陰

陰中有陽。陰陽之氣極則過亢故各兼之陰陽應象大論曰寒極生熱熱極生寒又曰重陰必陽重陽必陰言氣極則變也故陽中兼陰陰中兼陽易之卦離中虛坎中實此其義象也 所以欲知天地之陰陽者，應天之氣，動而不息，故五歲而右遷；應地之氣，靜而守位，故六朞而環會。天有六氣地有五位天以六氣臨地地以五位承天蓋以天氣不加君火故也以六加五則五歲而餘一氣故遷一位若以五承六則常六歲乃備盡天元之氣故六年而環會所謂周而復始也地氣左行往而不返天氣東轉常自火運數五歲已其次氣正當君火氣之上法不加臨則右遷君火氣上以臨相火之上故曰五歲而右遷也由斯動靜上下相臨而天地萬物之情變化之機可見矣 動靜相召，上下相臨，陰陽相錯，而變由生也。天地之道變化之微其由是矣孔子曰天地設位而易行乎其中此之謂也 新校正云按五運行大論云上下相遘寒暑相臨氣相得則和不相得則病又云上者右行下者左行左右周天餘而復會

帝曰：上下周紀，其有數乎。鬼臾區曰：天以六爲節，地以五爲制。周天氣者，六朞爲一備；終地紀者，五歲爲一周。六節謂六氣之

分五制謂五位之分位應一歲氣統一年故五歲爲一周六年爲一備備謂備歷天氣周謂周行地位所以地位六而言五者天氣不臨君火故也君火以明。相火以位。君火在相火之右但立名於君位不立歲氣故天之六氣不偶其氣以行君火之政守位而奉天之命以宣行火令爾以名奉天故曰君火以名守位禀命故云相火以位五六相合而七百二十氣爲一紀。凡三十歲千四百四十氣。凡六十歲而爲一周。不及太過。斯皆見矣。歷法一氣十五日因而乘之積七百二十氣即三十年積千四百四十氣即六十年也經云有餘而往不足隨之不足而往有餘從之故六十年中不及太過斯皆見矣　新校正云按六節藏象論云五日謂之候三候謂之氣六氣謂之時四時謂之歲而各從其主治焉五運相襲而皆治之終朞之日周而復始時立氣布如環無端候亦同法故曰不知年之所加氣之盛衰虛實之所起不可爲工矣

帝曰。夫子之言。上終天氣。下畢地紀。可謂悉矣。余願聞而藏之。上以治民。下以治身。使百姓昭著。上下和親。德澤下流。子孫無憂。傳之後世。無有終時。可得聞乎。安不忘危

存不忘亡大聖之至教也求民之瘼恤民之隱大聖之深仁也鬼臾區曰至數之機迫迮以微其來可見其往可追敬之者昌慢之者亡無道行私必得天殃謂傳非其人授於情押及寄求名利者也謹奉天道請言眞要申誓戒於君王乃明言天道至眞之要旨也帝曰善言始者必會於終善言近者必知其遠數術明著應用不差故故遠近於言始終無謬是則至數極而道不惑所謂明矣願夫子推而次之令有條理簡而不匱久而不絕易用難忘爲之綱紀至數之要願盡聞之簡省要也匱乏也久遠也要樞紐也鬼臾區曰昭乎哉問明乎哉道如鼓之應桴響之應聲也桴鼓椎也響應聲也臣聞之甲己之歲土運統之乙庚之歲金運統之丙辛之歲水運統之丁壬之歲木運統之戊癸之歲

火運統之。太始天地初分之時陰陽析位之際天分五氣地列五行五行定位布政於四方五氣分流散支於十干當是黄氣横於甲巳白氣横於乙庚黑氣横於丙辛青氣横於丁壬赤氣横於戊癸故甲巳應土運乙庚應金運丙辛應水運丁壬應木運戊癸應火運大古聖人望氣以書天册賢者謹奉以紀天元下論文義備矣　新校正云詳運有太過不及平氣甲庚丙壬戊主太過乙辛丁癸巳主不及大法如此取平氣之法其説不一具如諸篇

帝曰。其於三陰三陽合之柰何。鬼臾區曰。子午之歲上見少陰。丑未之歲上見太陰。寅申之歲上見少陽。卯酉之歲上見陽明。辰戌之歲上見太陽。巳亥之歲上見厥陰。少陰所謂標也。厥陰所謂終也。標謂上首也終謂當三甲六甲之終　新校正云詳午未寅酉戌亥之歲爲正化正司化令之實子丑申卯辰巳之歲爲對化對司化令之虚此其大法也

厥陰之上。風氣主之。少陰之上。熱氣主之。太陰之上。濕氣主之。少陽之上。相火主之。陽明之上。燥氣主之。太陽之上。

寒氣主之。所謂本也，是謂六元。[三陰三陽爲標，寒暑燥濕風火爲本，故云所謂本也。天眞元氣分爲六化，以統坤元生成之用，徵其應用則六化不同，本其所生則正是眞元之一氣，故曰六元也。新校正云：按別本六元作天元也。]帝曰：光乎哉道。明乎哉論。請著之玉版。藏之金匱。署曰天元紀。

五運行大論篇第六十七

黃帝坐明堂。始正天綱。臨觀八極。考建五常。[明堂，布政宮也。八極，八方目極之所也。考，謂考校。建，謂建立也。五常，謂五氣行天地之中者也。端居正氣，以候天和。]請天師而問之曰：論言天地之動靜。神明爲之紀。陰陽之升降。寒暑彰其兆。[新校正云：詳論謂陰陽應象大論及氣交變大論文，彼云陰陽之往復，寒暑彰其兆。]余聞五運之數於夫子。夫子之所言。正五氣之各主歲爾。首甲定運。余因論之。鬼臾區曰：土主甲己。金主乙庚。水主丙辛。木主丁壬。火主戊癸。子午之上，少陰主之。丑未之上，太陰主之。寅申之上，少陽主之。卯酉之上，陽明主之。辰戌之上，太陽主之。巳亥之上，厥陰主之。不合陰陽，其故何也。

首甲謂六甲之初，則甲子年也。

岐伯曰：是明道也。此天地之陰陽也。

上古聖人仰觀天象以正陰陽。夫陰陽之道非不昭然，而人昧宗源，述其本始，則百端疑議，從是而生。黃帝恐至理真宗，便因誣廢，愍念黎庶，故啓問曰。天師知道出從真，必非謬述，故對上曰是明道也。此天地之陰陽也。陰陽法曰：甲巳合，乙庚合，丙辛合，丁壬合，戊癸合，蓋取聖人仰觀天象之義。不然則十干之位，各在一方，徵其離合，事亦寥闊。嗚呼遠哉！百姓日用而不知爾。故太上立言曰：吾言甚易知，甚易行，天下莫能知，莫能行。此其類也。新校正云：詳金主乙庚者，乙者庚之柔，庚者乙之剛，大而言之，陰與陽，小而言之，夫與婦，是剛柔之事也。餘並如此。

夫數之可數者，人中之陰陽也。然所合，數之可得者也。夫陰陽者，數之可十，推之可百，數之可千，推之可萬。天地陰陽者，不以數推，以象之謂也言智識偏淺不見原由雖所指彌遠其知彌近得其元始桴鼓非遐帝曰願聞其所始也岐伯曰昭乎哉問也臣覽太始天元冊文丹天之氣經于牛女戊分黅天之氣經于心尾己分蒼天之氣經于危室柳鬼素天之氣經于亢氐昴畢玄天之氣經于張翼婁胃所謂戊己分者奎壁角軫則天地之門戶也戊土屬乾己土屬巽遁甲經曰六戊爲天門六己爲地戶晨暮占雨以西北東南義取此雨爲土用濕氣生之故此占焉夫候之所始道之所生不可不通也帝曰善論言天地者萬物之上下左右者陰陽之道路未知其所謂也論謂天元紀及陰陽應象論也岐伯曰所謂上下者歲上下見陰陽之所在也左右者諸上見厥陰左少陰右太陽見少陰左太陰

右厥陰。見太陰。左少陽右少陰。見少陽。左陽明右太陰。見陽明。左太陽右少陽。見太陽。左厥陰右陽明。所謂面北而命其位。言其見也。面向北而言之也上南也下北也左西也右東也帝曰。何謂下。岐伯曰。厥陰在上則少陽在下。左陽明右太陰。少陰在上則陽明在下。左太陽右少陽。太陰在上則太陽在下。左厥陰右陽明。少陽在上則厥陰在下。左少陰右太陽。陽明在上則少陰在下。左太陰右厥陰。太陽在上則太陰在下。左少陽右少陰。所謂面南而命其位。言其見也。主歲者位在南故面北而言其左右在下者位在北故面南而言其左右也上天位也下地位也面南左東也右西也上下異而左右殊也上下相遘。寒暑相臨。氣相得則和。不相得則病。木火相臨金水相臨水木相臨火土相臨土金相臨爲相得也土木相臨土水相臨水火相臨火金相臨金木相臨爲不相得也上臨下爲順下臨上爲逆逆亦鬱抑而病生土臨相火君火之類者也帝曰。氣相得而病者。何也。岐伯曰。以下臨上。不當位也。六位相臨假令土臨火火臨木木臨水水臨金金臨土皆爲以下臨上不當位也父子之義子爲下父爲上以子臨父不亦逆乎帝曰。動靜何如。言天地之行左右也岐伯曰。上者右行。下者左行。左右周天。餘而復會也。上天也下地也周天謂天周地五行之位也天垂六氣地布五行天順地而左迴地承天而東轉木運之後天氣常餘餘氣不加於君火却退一步加臨相火之上是以每五歲巳退一位而右遷故曰左右周天餘而復會會遇也合也言天地之道常五歲畢則以餘氣遷加復與五行座位再相會合而爲歲法也周天謂天周地位非周天之六氣也帝曰。余聞鬼臾區曰。應地者靜。今夫子乃言下者左行。不知其所謂也。願聞何以生之乎。詰異也　新校正云按鬼臾區言應地者靜見天元紀大論中岐伯曰。天地動靜。五行遷復。雖鬼臾區其上候而已。猶不能徧明。不能徧明無求備也 夫變化之用。天垂象。地成形。七曜緯虛。五行麗地。地者。所以載生成之形類也。虛者。所以列應天之精氣也。形精之動。猶根本之與枝葉也。仰觀其象。雖遠可知也。觀五星之東轉則地體左行之理昭然可知也麗著也有形之物未有不依據物而得全者也 帝曰。地之爲下否乎。言轉不居爲下乎爲否乎 岐伯曰。地爲人之下。太虛之中者也。言人之所居可謂下矣徵其至理則是太虛之中一物爾易曰坤厚載物德合無疆此之謂也 帝曰。馮乎。言太虛無礙地體何馮而止住 岐伯曰。大氣舉之也。大氣謂造化之氣任持太虛者也所以太虛不屈地久天長者蓋由造化之氣任持之也氣化而變不任持之則太虛之器亦敗壞矣夫落葉飛空不疾而下爲其乘氣故勢不得速焉凡之有形處地之上者皆有生化之氣任持之也然器有大小不同壞有遲速之異及至氣不任持則大小之壞一也 燥以乾之。暑以蒸之。風以動之。濕以潤之。寒以堅之。火以溫之。故風寒在下。燥熱在上濕氣在中，火遊行其間，寒暑六入，故令虛而生化也。地體之中凡有六入，一曰燥，二曰暑，三曰風，四曰濕，五曰寒，六曰火。受燥故乾性生焉，受暑故蒸性生焉，受風故動性生焉，受濕故潤性生焉，受寒故堅性生焉，受火故溫性生焉，此謂天之六氣也。故燥勝則地乾，暑勝則地熱，風勝則地動，濕勝則地泥，寒勝則地裂，火勝則地固矣。六氣之用。帝曰：天地之氣，何以候之？岐伯曰：天地之氣，勝復之作，不形於診也。言平氣及勝復皆以形證觀察，不以診知也。脈法曰：天地之變，無以脈診，此之謂也。天地以氣不以位，故不當以脈知之。帝曰：間氣何如？岐伯曰：隨氣所在，期於左右。於左右尺寸四部分位承之，以知應與不應，過與不過。帝曰：期之柰何？岐伯曰：從其氣則和，違其氣則病。謂當沈不沈，當浮不浮，當濇不濇，當鉤不鉤，當弦不弦，當大不大之類也。新校正云：按至真要大論云：厥陰之至其脈弦，少陰之至其脈鉤，太陰之至其脈沈，少陽之至大而浮，陽明之至短而濇，太陰之至太而長至而和則平至而甚則病至而反則病至而不至者病未至而至者病陰陽易者危不當其位者病。見於他位也迭移其位者病。謂左見右脈右見左脈氣差錯故爾失守其位者危。已見於他鄉本宮見賊殺之氣故病危尺寸反者死。子午卯酉四歲有之反謂歲當陰在寸脈而反見於尺歲當陽在尺而脈反見於寸尺寸俱乃謂反也若尺獨然或寸獨然是不應氣非反也陰陽交者死。寅申巳亥丑未辰戌八年有之交謂歲當陰在右脈反見左歲當陽在左脈反見右左右交見是謂交若左獨然或右獨然是不應氣非交也先立其年以知其氣左右應見。然後乃可以言死生之逆順。經言歲氣備矣　新校正云詳此備六元正紀大論中帝曰。寒暑燥濕風火在人合之柰何。其於萬物何以生化。合謂中外相應生謂承化而生化謂成立衆象也岐伯曰東方生風。東者日之初風者教之始天之使也所以發號施令故生自東方也景霧山昏蒼埃際合崖谷若一巖岫之風也黃白昏埃晚空如堵獨見天垂川澤之風也加以黃黑白埃承下山澤之猛風也風生木陽升風鼓草木敷榮故曰風生木也此和氣之生化也若風氣施化則飄揚敷折其爲變極則木拔草除也運乘丁卯丁丑丁亥丁酉丁未丁巳之歲則風化不足若乘壬申壬午壬辰壬寅壬子壬戌之歲則風化有餘於萬物也　新校正云詳王注以丁壬分運之有餘不足或者以丁卯丁亥丁巳壬申壬寅五歲爲天符同天符正歲會非有餘不足爲平木運以王注爲非是不知大統也必欲細分雖除此五歲亦未爲盡下文火土金水運等並同此　**木生酸**。萬物味酸者皆始自木氣之生化也　**酸生肝**。酸味入胃生養於肝藏　**肝生筋**。酸味入肝自肝藏布化生成於筋膜也　**筋生心**。酸氣榮養筋膜畢已自筋流化入乃於心　**其在天爲玄**。玄謂玄冥也丑之終東方白寅之初天色反黒太虛皆闇在天爲玄象可見　新校正云詳在天爲玄至化生氣七句通言六氣五行生化之大法非東方獨有之也而王注玄謂丑之終寅之初天色黒則專言在東方不兼諸方此注未通　**在人爲道**。正理之道生養之政化也　**在地爲化**。化生化也有生化而後有萬物萬物無非化氣以生成者也　**化生五味**。金玉土石草木菜果根莖枝葉花殼實核無識之類皆地化生也　**道生智**。智正知也慮遠也知正則不疑於事慮遠則不涉於危以道處之理符於智靈樞經曰因慮而處物謂之智　**玄生神**。神用無方深微莫測迹見形隱物鮮能期由是則玄冥之中神明棲據隱而不見玄生神明也　**化生氣**。飛走蚑行鱗介毛倮羽五類變化內屬神機雖爲五味所該然其生稟則異故又曰化生氣也此上七句通言六氣五行生化之大法非東方獨有之也　新校正云按陰陽應象大論及天元紀大論無化生氣一句　**神在天爲**

風。鳴紊啓坼風之化也振拉摧拔風之用也歲屬厥陰在上則風化於天厥陰在下則風行於地在地爲木。長短曲直木之體也榦舉機發木之用也在體爲筋。維結束絡筋之體也繻縱卷舒筋之用也在氣爲柔。木化宣發風化所行則物體柔耎在藏爲肝。肝有二布葉一小葉如木甲拆之象也各有支絡脉遊中以宣發陽和之氣魂之宮也爲將軍之官謀慮出焉乘丁歲則肝藏及經絡先受邪而爲病也膽府同其性爲暄。暄溫也肝木之性也其德爲和。敷布和氣於萬物木之德也　新校正云按氣交變大論云其德敷和其用爲動。風搖而動無風則萬類皆靜　新校正云按木之用爲動火太過之政亦爲動蓋火木之主暴速故俱爲動其色爲蒼。有形之類乘木之化則外色皆見薄青之色今東方之地草木之上色皆蒼遇丁歲則蒼物兼白及黃色不純也其化爲榮。榮美色也四時之中物見華榮顏色鮮麗者皆木化之所生也　新校正云按氣交變大論云其化生榮其蟲毛。萬物發生如毛在皮其政爲散。發散生氣於萬物　新校正云按氣交變大論云其政舒啓詳木之政散平木之政發散木太過之政散土不及之氣散金之用散落木之災散落所以爲散之異有六而散之義惟二一謂發散之散是木之氣也二謂散落之散是金之氣所爲也其令宣發。陽和之氣舒而散也其變摧拉。摧拔成者也　新校正云按氣交變大論云其變振發其眚爲隕。隕墜也大風暴

起草泯木墜　新校正云按氣交變大論云其災散落　其味爲酸。夫物之化之變而有酸味者皆木氣之所成敗也今東方之野生味多酸

其志爲怒。怒直聲也怒所以威物　怒傷肝。凡物之用極皆自傷也怒發於肝而反傷肝藏　悲勝怒。悲發而怒止勝之信也　新校正云詳五志悲當爲憂蓋憂傷意悲傷魂故云悲勝怒也　風傷肝。亦猶風之折木也風生於木而反折之用極而罰　新校正云按陰陽應象大論云風傷筋

燥勝風。風自木生燥爲金化風餘則制之以燥肝盛則治之以涼涼清所行金之氣也　酸傷筋。酸寫肝氣寫甚則傷其氣靈樞經曰酸走筋筋病無多食酸以此爾走筋謂宣行其氣速疾也氣血肉骨同　新校正云詳注云靈樞經云乃是素問宣明五氣篇文按甲乙經以此爲素問王云靈樞經者誤也　辛勝酸。辛金味故勝木之酸酸餘則勝之以辛也

南方生熱。陽盛所生相火君火之政也太虛昏翳其若輕塵山川悉然熱之氣也大明不彰其色如丹鬱熱之氣也若行雲暴升嵸然葉積作盈作緒崖谷之熱也　熱生火。熱甚之氣火運盛明故曰熱生火火者盛陽之生化也熱氣施化則炎暑鬱燠其爲變極則燔灼銷融運乘癸酉癸未癸巳癸卯癸丑癸亥歲則熱化不足若乘戊辰戊寅戊子戊戌戊申戊午歲則熱化有餘火有君火相火故曰熱生火又云火也

火生苦。物之味苦者皆始自火之生化也甘物遇火體焦則苦苦從火化其可徵也　苦生心。苦物入胃化入於心故諸癸歲則苦化少諸戊歲則苦化多　心生血。苦味自心化已

則布化生血脉 血生脾。苦味營血已自血流化生養脾也 其在天爲熱。熱亦神化氣也暄暑鬱蒸熱之化也炎赫沸騰熱之用也歲屬少陰少陽在上則熱化於天在下則熱行於地 在地爲火。光顯炳明火之體也燔燎焦然火之用也 在體爲脉。流行血氣脉之體也壅泄虛實脉之用也絡脉同 在氣爲息。息長也 在藏爲心。心形如未敷蓮花中有九空以導引天眞之氣神之宇也爲君主之官神明出焉乘癸歲則心與經絡受邪而爲病小腸府亦然 其性爲暑。暑熱也心之氣性也 其德爲顯。明顯見象定而可取火之德也 新校正云按氣交變大論云其德彰顯 其用爲躁。火性躁動不專定也 其色爲赤。生化之物乘火化者悉表備赭丹之色今南方之地草木之上皆兼赤色乘癸歲則赤色之物兼黑及白也 其化爲茂。茂蕃盛也 新校正云按氣交變大論云其化蕃茂 其蟲羽。參差長短象火之形 其政爲明。明曜彰見無所蔽匿火之政也 新校正云按氣交變大論云其政明曜又按火之政明水之氣明水火異而明同者火之明明于外水之明明于內明雖同而實異也 其令鬱蒸。鬱盛也蒸熱也言盛熱氣如蒸也 新校正云詳注謂鬱爲盛其義未安按王冰注五常政大論云鬱謂鬱燠不舒暢也當如此解 其變炎爍。熱甚炎赫爍石流金火之極變也 新校正云按氣交變大論云其變銷爍 其眚燔焫。燔焫山川旋及屋宇火之災也 新校正云按氣交變大論云其災燔焫。其味爲苦。物之化之變而有苦味者皆火氣之所合散也今南方之野生物多苦。其志爲喜。喜悅樂也悅以和志。喜傷心。言其過也喜發於心而反傷心亦由風之折木也過則氣竭故見傷也。恐勝喜。恐至則喜樂皆泯勝喜之理目擊道存恐則水之氣也。熱傷氣。天熱則氣伏不見人熱則氣促喘急熱之傷氣理亦可徵此皆謂大熱也小熱之氣猶生諸氣也陰陽應象大論曰壯火散氣少火生氣此其義也。寒勝熱。寒勝則熱退陰盛則陽衰制熱以寒是求勝也。苦傷氣。大凡如此尒苦之傷氣以其燥也苦加以熱則傷尤甚也何以明之飲酒氣促多則喘急此其信也苦寒之物偏服歲久益火滋甚亦傷氣也暫以方治乃同少火反生氣也新校正云詳此論所傷之旨有三東方曰風傷肝酸傷筋中央曰濕傷肉甘傷脾西方曰辛傷皮毛是自傷者也南方曰熱傷氣苦傷氣北方曰寒傷血鹹傷血是傷已所勝也西方曰熱傷皮毛是被勝傷已也凡此五方所傷之例有三若太素則俱云自傷焉。鹹勝苦。酒得鹹而解物理昭然火苦之勝制以水鹹。中央生濕。中央土也高山土濕泉出地中水源山隈雲生巖谷則其象也夫性內蘊動而爲用則雨降雲騰中央生濕不遠信矣故歷候記土潤溽暑於六月謂是也。濕生土。濕氣內蘊土體乃全濕則土生乾則土死死則庶類凋喪生則萬物滋榮此濕氣之化爾濕氣施化則土宅而雲騰雨降其爲變極則驟注土崩也運乘已巳已卯已丑已亥已酉巳未之歲則濕化不足乘甲子甲戌甲申甲午甲辰甲寅之歲則濕化有餘也

土生甘。物之味甘者皆始自土之生化也 **甘生脾。**甘物入胃先入於脾故諸己歲則甘少化諸甲歲甘多化 **脾生肉。**甘味入脾自脾藏布化長生脂肉 **肉生肺。**甘氣營肉已自肉流化乃生養肺藏也 **其在天爲濕。**言神化也柔潤重澤濕之化也埃鬱雲雨濕之用也歲屬太陰在上則濕化於天太陰在下則濕化於地 **在地爲土。**敦靜安鎮聚散復形群品以生土之體也含垢匿穢靜而下民爲變化毋土之德也　新校正云詳注云靜而下民爲土之德下民之義恐字誤也 **在體爲肉。**覆裹筋骨氣發其間肉之用也腠密不時中外否閉肉之動也 **在氣爲充。**土氣施化則萬象盈 **在藏爲脾。**形象馬蹄內包胃脘象土形也經絡之氣交歸於中以營運眞靈之氣意之舍也爲倉廩之官化物出焉乘己歲則脾及經絡受邪而爲病　新校正云詳肝心肺腎四藏注各言府同獨此注不言胃府同者闕文也 **其性靜兼。**兼謂兼寒熱暄涼之氣也白虎通曰脾之爲言并也謂四氣并之也 **其德爲濡。**津濕潤澤上之德也　新校正云按氣交變大論云其德溽蒸 **其用爲化。**化謂兼諸四化并己爲五化所謂風化熱化燥化寒化周萬物而爲生長化成收藏也 **其色爲黃。**物乘土化則表見黅黃之色今中央之地草木之上皆兼黃色乘己歲則黃色之物兼蒼及黑 **其化爲盈。**盈滿也土化所及則萬物盈滿　新校正云按氣交變大論云其化豐備 **其蟲倮。**倮露皮革無毛介也 **其政爲謐。**謐靜

也土性安靜　新校正云按氣交變大論云其政安靜詳土之政謐水太過其政謐者蓋水太過而土下承之故其政亦謐 其令雲雨。濕氣布化之所成 其變動注。動反靜也地之動則土失性風搖不安注雨久下也久則埴岸復爲土矣　新校正云按氣交變大論云其變驟注 其眚淫潰。淫久雨也潰土崩潰也　新校正云按氣交變大論云其災霖潰 其味爲甘。物之化之變而有甘味者皆土化之所終始也今中原之地物味多甘淡 其志爲思。思以成務　新校正云按靈樞經曰因志而存變謂之思 思傷脾思勞於智過則傷脾 怒勝思。怒則不思忿而忘禍則勝可知矣思甚不解以怒制之調性之道也 濕傷肉。濕甚爲水水盈則腫水下去已形肉已消傷肉之驗近可知矣 風勝濕。風木氣故勝土濕濕甚則制之以風 甘傷脾。過節也　新校正云按陰陽應象大論云甘傷肉 酸勝甘。甘餘則制之以酸所以救脾氣也 西方生燥。陽氣已降陰氣復升氣爽風勁故生燥也夫嵓巖谷青埃川源蒼翠煙浮草木遠望氤氳此金氣所生燥之化也夜起白朦輕如微霧遐邇一色星月皎如此萬物陰成亦金氣所生白露之氣也太虛埃昏氣鬱黃黑視不見遠無風自行從陰之陽如雲如霧此殺氣也亦金氣所生霜之氣也山谷川澤濁昏如霧氣鬱蓬勃慘然慼然咫尺不分此殺氣將用亦金氣所生運之氣也天雨大霖和氣西起雲卷陽曜太虛廓清燥生西方義可徵也若西風大起木偃雲騰是爲燥與濕爭氣不勝也故當復雨然西風雨晴天之常氣假有東風雨止必有西風復雨因雨而乃自晴觀是之爲則氣有往復動有燥濕變化之象不同其用矣由此則天地之氣以和爲勝暴發奔驟氣所不勝則多爲復也

燥生金。氣勁風切金鳴聲遠燥生之信視聽可知此則燥化能令萬物堅定也燥之施化於物如是其爲變極則天地悽慘肅殺氣行人悉畏之草木凋落運乘乙丑乙卯乙巳乙未乙酉乙亥之歲則燥化不足乘庚子庚寅庚辰庚午庚申庚戌之歲則燥化有餘歲氣不同生化異也

金生辛。物之有辛味者皆始自金化之所成也

辛生肺。辛物入胃先入於肺故諸乙歲則辛少化諸庚歲則辛多化

肺生皮毛。辛味入肺自肺藏布化生養皮毛也

皮毛生腎。辛氣自入皮毛乃流化生氣入腎藏也

其在天爲燥。神化也霧露清勁燥之化也肅殺凋零燥之用也歲屬陽明在上則燥化於天陽明在下則燥行於地者也

在地爲金。從革堅剛金之體也鋒釰銛束金之用也　新校正云按別本銛作括

在體爲皮毛。柔韌包裹皮毛之體也滲泄津液皮毛之用也

在氣爲成。物乘金化則堅成

在藏爲肺。肺之形似人肩二布葉數小葉中有二十四空行列以分布諸藏清濁之氣主藏魄也爲相傅之官治節出焉乘乙歲則肺與經絡受邪而爲病也大腸府亦然

其性爲涼。涼清也肺之性也

其德爲清。金以清涼爲德化　新校正云按氣交變大論云其德清潔

其用爲固。固堅定也

其色爲白。物乘金化

則衣彰縞素之色今西方之野草木之上色皆兼白乘乙歲則白色之物兼赤及蒼也其化爲斂。斂收也金化流行則物體堅斂　新校正云按氣交變大論云其化緊斂詳金之化爲斂而本不及之氣亦斂者蓋木不及而金勝之故爲斂也其蟲介。介甲也外被介甲金堅之象也其政爲勁。勁前銳也　新校正云按氣交變大論云其政勁切其令霧露。涼氣化生其變肅殺。天地慘悽人所不喜則其氣也其眚蒼落。青乾而凋落其味爲辛。夫物之化之變而有辛味者皆金氣之所離合也今西方之野草木多辛其志爲憂。憂慮也思也　新校正云詳王注以憂爲思有害於義按本論思爲脾之志憂爲肺之志是憂非思明矣又靈樞經曰愁憂則閉塞而不行又云愁憂而不解則傷意若是則憂者愁也非思也憂傷肺。愁憂則氣閉塞而不行肺藏氣故憂傷肺喜勝憂。神悅則喜故喜勝憂熱傷皮毛。火有二別故此再舉熱傷之形證也火氣薄爍則物焦乾故熱氣盛則皮毛傷也寒勝熱。以陰消陽故寒勝熱　新校正云按太素作燥傷皮毛熱勝燥辛傷皮毛。過節也辛熱又甚焉苦勝辛。苦火味故勝金之辛北方生寒。陽氣伏陰氣升政布而大行故寒生也太虛澄淨黑氣浮空天色黯然高空之寒氣也若氣似散麻本末皆黑微見川澤之寒氣也太虛清白空猶雪映遐邇一色山谷之寒氣也太虛白昏火明不翳如霧雨氣遐邇肅然北望色玄凝雰夜落此水氣所生寒之化也太

虚凝陰白埃昏翳天地一色遠視不分此寒濕凝結雪之將至也地裂水氷河渠乾涸枯澤浮鹹木斂土堅是土勝水水不得自清水所生寒之用也

寒生水。寒資陰化水所由生此寒氣之生化爾寒氣施化則水冰雪霧其爲變極則水涸冰堅運乘丙寅丙子丙戌丙申丙午丙辰之歲則寒化大行乘辛未辛巳辛卯辛丑辛亥辛酉之歲則寒化少

水生鹹。物之有鹹味者皆始自水化之所成結也水澤枯涸鹵鹹乃蕃滄海味鹹鹽從水化則鹹因水産其事炳然煎水味鹹近而可見

鹹生腎。鹹物入胃先歸於腎故諸丙歲鹹物多化諸辛歲鹹物少化

腎生骨髓。鹹味入腎自腎藏布化生養骨髓也

髓生肝。鹹氣自生骨髓乃流化生氣入肝藏也

其在天爲寒。神化也凝慘冰雪寒之化也凜冽霜雹寒之用也歲屬太陽在上則寒化於天太陽在下則寒行於地

在地爲水。陰氣布化流於地中則爲水泉澄澈流衍水之體也漂蕩没溺水之用也

在體爲骨。強幹堅勁骨之體也包裹髓腦骨之用也

在氣爲堅。柔耎之物遇寒則堅寒之化也

在藏爲腎。腎藏有二形如缸豆相並而曲附於膂筋外有脂裹裹白表黑主藏精也爲作強之官伎巧出焉乘辛歲則腎藏及經絡受邪而爲病膀胱府同

其性爲凛。凛寒也腎之性也

其德爲寒。水以寒爲德化 新校正云按氣交變大論其德凄滄

其用爲本闕

其色爲黑。物稟水成則表被玄黑之色今比方之野草木之上色皆兼黑乘辛歲則黑色之物兼黄及赤也

其

化爲肅。肅靜也　新校正云按氣交變大論云其化清謐詳水之化爲肅而金之政太過者爲肅平金之政勁肅金之變肅殺者何也蓋水之化肅者肅靜也金之政肅者肅殺也文雖同而事異者也其蟲鱗鱗謂魚蛇之族類其政爲靜。水性澄澈而清靜　新校正云按氣交變大論云其政凝肅詳水之政爲靜而平土之政安靜土太過之政亦爲靜土不及之政亦爲靜定水土異而靜同者非同也水之靜清淨也土之靜安靜也其令本闕其變凝冽。寒甚故致是　新校正云按氣交變大論云其變凜冽其眚冰雹非時而有及暴過也　新校正云按氣交變大論云其災冰雪霜雹其味爲鹹。夫物之化之變而有鹹味者皆水化之所凝散也今北方川澤地多鹹鹵其志爲恐。恐以遠禍恐傷腎。恐甚動中則傷腎靈樞經曰恐懼而不解則傷精腎藏精故精傷而傷及於腎也思勝恐。思見禍機故無憂恐思一作憂非也寒傷血。明勝心也寒甚血凝故傷血也燥勝寒。寒化則水積燥用則物堅燥與寒兼故相勝也天地之化物理之常也鹹傷血。味過於鹹則咽乾引飲傷血之義斷可知矣甘勝鹹。渴飲甘泉咽乾自已甘爲土味故勝水鹹　新校正云詳自上岐伯曰至此與陰陽應象大論同小有增損而注頗異五氣更立各有所先。當其歲時氣乃先也非其位則邪。當其位則正。先立運然後知非位與當位者也帝曰病生之變何如。歧伯曰：氣相得則微，不相得則甚。木居火位火居土位土居金位金居水位水居木位木居君位如是者爲相得又木居水位水居金位金居土位土居火位火居木位如是者雖爲相得終以子僭居父母之位下陵其上猶爲小逆也木居金土位火居金水位土居水木位金居火木位水居火土位如是者爲不相得故病甚也皆先立運氣及司天之氣則氣之所在相得與不相得可知矣帝曰：主歲何如。歧伯曰：氣有餘，則制己所勝而侮所不勝；其不及，則己所不勝侮而乘之，己所勝輕而侮之。木餘則制土輕忽於金以金氣不爭故木恃其餘而欺侮也又木少金勝土反侮木以木不及故土妄凌之也四氣卒同侮謂而凌忽之也侮反受邪。或以己強盛或遇彼衰微不度卑弱妄行凌忽雖侮而求勝故終必受邪侮而受邪，寡於畏也。受邪各謂受己不勝之邪也然捨己宮觀適他鄉邦外強中乾邪盛眞弱寡於敬畏由是納邪故曰寡於畏也　新校正云按六節藏象論曰未至而至此謂太過則薄所不勝而乘所勝命曰氣淫至而不至此謂不及則所勝妄行而所生受病所不勝而薄之命曰氣迫即此之義也帝曰：善。

六微旨大論篇第六十八

黃帝問曰。嗚呼遠哉。天之道也。如迎浮雲。若視深淵。視深淵尚可測。迎浮雲莫知其極。深淵靜瀅而澄澈，故視之可測其深淺；浮雲飄泊而合散，故迎之莫詣其邊涯。言蒼天之象如淵，可視乎鱗介；運化之道猶雲，莫測其去留。六氣深微，其於運化，當知是喻矣。新校正云：詳此文與疏五過論文重。夫子數言謹奉天道。余聞而藏之。心私異之。不知其所謂也。願夫子溢志盡言其事。令終不滅。久而不絕。天之道可得聞乎。運化生成之道也。岐伯稽首再拜對曰。明乎哉問天之道也。此因天之序。盛衰之時也。帝曰。願聞天道六六之節盛衰何也。六六之節，經已答問，天師夫數其旨，故重問之。岐伯曰。上下有位。左右有紀。上下謂司天地之氣二也，餘左右四氣在歲之左右也。故少陽之右。陽明治之。陽明之右。太陽治之。太陽之右。厥陰治之。厥陰之右。少陰治之。少陰之右。太陰治之。太陰之右。少陽治之。此所謂氣之標。蓋南面而待也。標末也聖人南面而立以閱氣之至也故曰因天之序。盛衰之時。移光定位。正立而待之。此之謂也。移光謂日移光定位謂面南觀氣正立觀歲數氣之至則氣可待之也

少陽之上。火氣治之。中見厥陰。少陽南方火故上見火氣治之與厥陰合故中見厥陰也陽明之上。燥氣治之。中見太陰。陽明西方金故上燥氣治之與太陰合故氣燥之下中見大陰也太陽之上。寒氣治之。中見少陰。太陽北方水故上寒氣治之與少陰合故寒氣之下中見少陰也新校正云按六元正紀大論云太陽所至爲寒生中爲溫與此義同厥陰之上。風氣治之。中見少陽。厥陰東方木故上風氣治之與少陽合故風氣之下中見少陽也少陰之上。熱氣治之。中見太陽。少陰東南方君火故上熱氣治之與太陽合故熱氣之下中見

太陽也　新校正云按六元正紀大論云少陰所至爲熱生中爲寒與此義同太陰之上。濕氣治之。中見陽明。太陰西南方土故上濕氣治之與陽明合故濕氣之下中見陽明也所謂本也。本之下。中之見也。見之下。氣之標也。本謂元氣也氣則爲主則文言著矣　新校正云詳注云文言著矣疑誤本標不同。氣應異象。本者應之元標者病之始病生形用求之標方施其用求之本標本不同求之中見法萬全　新校正云按至眞要大論云六氣標本不同氣有從本者有標本者有不從標本者少陽太陰從本少陰太陽從本從標陽明厥陰不從標本從乎中故從本者化生於本從標本者有標本之化從中者以中氣爲化帝曰。其有至而至。有至而不至。有至而太過何也。皆謂天之六氣也初之氣起於立春前十五日餘二三四五終氣次至而分治六十日餘八十七刻半岐伯曰。至而至者和。至而不至。來氣不及也。未至而至。來氣有餘也。時至而氣至和平之應此則爲平歲也假令甲子歲氣有餘於癸亥歲未當至之期先時而至也乙丑歲氣不足於甲子歲當至之期後時而至也故曰来氣不及來氣有餘也言初氣之至期如此歲氣有餘六氣之至皆先時歲氣不及六氣之至皆後時先時後至後時先至各差十三日而應也新校正云：按金匱要畧云：有未至而至，有至而不至，有至而不去，有至而太過。冬至之後得甲子，夜半少陽起，少陰之時陽始生，天得温和。以未得甲子，天因温和，此爲未至而至也。以得甲子而天未温和，此爲至而不至。以得甲子而天寒不解，此爲至而不去。以得甲子而天温如盛夏時，此爲至而太過。此亦論氣應之一端也。

帝曰：至而不至，未至而至，如何？言太過不及歲，當至晚至早之時應也。

岐伯曰：應則順，否則逆，逆則變生，變則病。當期爲應，愆時爲否，天地之氣生化不息，无止礙也。不應有而有，應有而不有，是造化之氣失常，失常則氣變，變常則氣血紛撓而爲病也。天地變而失常，則萬物皆病。

帝曰：善。請言其應。岐伯曰：物生其應也，氣脉其應也。物之生榮有常時，脉之至有常期，有餘歲早，不及歲晚，皆依期至也。

帝曰：善。願聞地理之應六節氣位何如？岐伯曰：顯明之右，君火之位也；君火之右，退行一步，相火治之；日出謂之顯明，則卯地氣分春也。自春分後六十日有奇，斗建卯正至于巳正，君火位也。自斗建巳正至未之中，三之氣分，相火治之，所謂少陽也。君火之位，所謂少陰熱之分也，天度至此，暄淑大行，居熱之分，不行炎暑，君之德也。少陽居之爲僭逆，大熱早行，疫癘乃生；陽明居之爲温凉不時太陽居之爲寒雨間熱厥陰居之爲風濕雨生羽蟲少陰居之爲天下疵疫以其得位君令宣行故也太陰居之爲時雨火有二位故以君火爲六氣之始也相火則夏至日前後各三十日也少陽之分火之位也天度至此炎熱大行少陽居之爲熱暴至草萎河乾炎亢濕化晚布陽明居之爲涼氣間發大陽居之爲寒氣間至熱爭冰雹厥陰居之爲風熱大行雨生羽蟲少陰居之爲大暑炎亢太陰居之爲雲雨雷電退謂南面視之在位之右也一步凡六十日又八十七刻半餘氣同法

復行一步。土氣治之。雨之分也即秋分前六十日而有奇斗建未正至酉之中四之氣也天度至此雲雨大行濕蒸乃作少陽居之爲炎熱沸騰雲雨雷雹陽明居之爲清雨霧露太陽居之爲寒雨害物厥陰居之爲暴風雨摧拉雨生倮蟲少陰居之爲寒熱氣反用山澤浮雲暴雨溽蒸太陰居之爲大雨霪霔

復行一步。金氣治之。燥之分也即秋分後六十日而有奇自斗建酉正至亥之中五之氣也天度至此萬物皆燥少陽居之爲溫清更正萬物乃榮陽明居之爲大涼燥疾太陽居之爲早寒厥陰居之爲涼風大行雨生介蟲少陰居之爲秋濕熱病時行太陰居之爲時雨沈陰

復行一步。水氣治之。寒之分也即冬至日前後各三十日自斗建亥至丑之中六之氣也天度至此寒氣大行少陽居之爲冬溫蟄蟲不藏流水不冰陽明居之爲燥寒勁切太陽居之爲大寒凝冽厥陰居之爲寒風摽揚雨生鱗蟲少陰居之爲蟄蟲出見流水不冰太陰居之爲凝陰寒雪地氣濕也

復行一步。木氣治之。風之分也

即春分前六十日而有奇也自斗建丑正至卯之中初之氣也天度至此風氣乃行天地神明號令之始也天之使也少陽居之爲温疫至陽明居之爲清風霧露矇昧太陽居之爲寒風切冽霜雪水冰厥陰居之爲大風發榮雨生毛蟲少陰居之爲熱風傷人時氣流行太陰居之爲風雨凝陰不散**復行一步。君火治之。**熱之分也復春分始也自斗建卯正至巳之中二之氣也凡此六位終紀一年六六三百六十日六八四百八十刻六七四十二刻其餘半刻積而爲三約終三百六十五度也餘奇細分率之可也**相火之下。水氣承之。**熱盛水承條蔓柔弱湊潤衍溢水象可見　新校正云按六元正紀大論云少陽所至爲火生終爲蒸溽則水承之義可見又云少陽所至爲摽風燔燎霜凝亦下承之水氣也**水位之下。土氣承之。**寒甚物堅水冰流涸土象斯見承下明矣　新校正云按六元正紀大論云太陽所至爲寒雪冰雹白埃則土氣承之之義也**土位之下。風氣承之。**疾風之後時雨乃零是則濕爲風吹化而爲雨　新校正云按六元正紀大論云太陰所至爲濕生終爲注雨則土位之下風氣承之而爲雨也又云太陰所至爲雷霆驟注列風則風承之義也**風位之下。金氣承之。**風動氣清萬物皆燥金承木下其象昭然　新校正云按六元正紀大論云厥陰所至爲風生終爲肅則金承之義可見又云厥陰所至飄怒大涼亦金承之義也**金位之下。火氣承之。**鍛金生熱則火流金乘火之上理無妄也　新校正云按六元正紀大論云陽明所至爲散落溫則火乘之義也 君火之下，陰精承之。君火之位大熱不行蓋爲陰精制承其下也諸以所勝之氣乘於下者皆折其摽盛此天地造化之大體爾 新校正云按六元正紀大論云少陰所至爲熱生中爲寒則陰承之義可知又云少陰所至爲大暄寒亦其義也又按六元正紀云水發而雹雪土發而飄驟木發而毀折金發而清明火發而曛昧何氣使然曰氣有多少發有微甚微者當其氣甚者兼其下徵其下氣而見可知也所謂徵其下者即此六承氣也 帝曰：何也？岐伯曰：亢則害，承迺制，制則生化，外列盛衰，害則敗亂，生化大病。亢過極也物惡其極 帝曰：盛衰何如？岐伯曰：非其位則邪，當其位則正，邪則變甚，正則微。帝曰：何謂當位？岐伯曰：木運臨卯，火運臨午，土運臨四季，金運臨酉，水運臨子，所謂歲會，氣之平也。非太過非不及是謂平運主歲也平歲之氣物生脈應皆必合期無先後也 新校正云詳木運臨卯丁卯歲也火運臨午戊午歲也土運臨四季甲辰甲戌己丑己未歲也金運臨酉乙酉歲也水運臨子丙子歲也內戊午己丑己未乙酉又爲太一天符 帝曰：非位何如歧伯曰。歲不與會也。不與本辰相逢會也帝曰。土運之歲。上見太陰。火運之歲。上見少陽少陰。少陰少陽皆火氣金運之歲。上見陽明。木運之歲。上見厥陰。水運之歲。上見太陽。柰何。歧伯曰。天之與會也。天氣與運氣相逢會也　新校正云詳土運之歲上見太陰己丑己未也火運之歲上見少陽戊寅戊申也上見少陰戊子戊午也金運之歲上見陽明乙卯乙酉也木運之歲上見厥陰丁巳丁亥也水運之歲上見太陽丙辰丙戌內己丑己未戊午乙酉又爲太一天符按六元正紀大論云太過而同天化者三不及而同天化者亦三戊子戊午太徵上臨少陰戊寅戊申太徵上臨少陽丙辰丙戌太羽上臨太陽如是者三丁巳丁亥少角上臨厥陰乙卯乙酉少商上臨陽明己丑己未少宮上臨太陰如是者三臨者太過不及皆曰天符故天元冊曰天符。天符歲會何如。歧伯曰。太一天符之會也。是謂三合一者天會二者歲會三者運會也天元紀大論曰三合爲治此之謂也　新校正云按太一天符之詳其天元紀大論注中帝曰。其貴賤何如。歧伯曰。天符爲執法。歲位爲行令。太一天符爲貴人。執法猶相輔行令猶方伯貴人猶君主 帝曰。邪之中也柰何。岐伯曰。中執法者。其病速而危。執法官人之繩準自爲邪僻故病速而危 中行令者。其病徐而特。方伯无執法之權故無速害病但執持而巳 中貴人者。其病暴而死。義无凌犯故病則暴而死 帝曰。位之易也何如。岐伯曰。君位臣則順。臣位君則逆。逆則其病近。其害速。順則其病遠。其害微。所謂二火也。相火居君火是臣位居君位故逆也君火居相火是君居臣位君臨臣位故順也遠謂里遠近謂里近也 帝曰。善。願聞其步何如。岐伯曰。所謂步者。六十度而有奇。奇謂八十七刻又十分刻之五也 故二十四步積盈百刻而成日也。此言天度之餘也夫言周天之度者三百六十五度四分度之一也二十四步正四歲也四分度之一二十五刻也四歲氣乘積巳盈百刻故成一日度一日也 帝曰。六氣應五行之變何如。岐伯曰。位有終始。氣有初中。上下不同。求之亦異也。

位地位也氣天氣也氣與位互有差移故氣之初天用事氣之中地主之地主則氣流于地天用則氣騰於天初與中皆分天步而率刻爾初中各三十日餘四十三刻四分刻之三也帝曰求之柰何岐伯曰天氣始於甲地氣始於子子甲相合命曰歲立謹候其時氣可與期子甲相合命曰歲立則甲子歲也謹候水刻早晏則六氣悉可與期爾帝曰願聞其歲六氣始終早晏何如岐伯曰明乎哉問也甲子之歲初之氣天數始於水下一刻常起於平明寅初一刻艮中之南也新校正云按戊辰壬申丙子庚辰甲申戊子壬辰丙申庚子甲辰戊申壬子丙辰庚申歲同此所謂辰申子歲氣會同陰陽法以是爲三合終於八十七刻半子正之中夜之半也外十二刻半入二氣之初諸餘刻同入也二之氣始於八十七刻六分子中之左也終於七十五刻戌之後四刻也外二十五刻入次三氣之初率三之氣始於七十六刻亥初之一刻終於六十二刻半酉正之中也外三十七刻半差入後四之氣始於六十二刻六分酉中之北終於五十刻

未後之四刻也外五十刻差入後五之氣始於五十一刻。申初之一刻終於三十七刻半午正之中晝之半也外六十二刻半差入後六之氣始於三十七刻六分。午中之酉終於二十五刻。辰正之後四刻外七十五刻差入後所謂初六，天之數也。天地之數二十四氣乃大會而同故命此曰初六天數也乙丑歲，初之氣，天數始於二十六刻。巳初之一刻　新校正云按巳巳癸酉丁丑辛巳乙酉巳丑癸巳丁酉辛丑乙巳巳酉癸丑丁巳辛酉歲同所謂巳酉丑歲氣會同也終於一十二刻半。卯正之中二之氣始於一十二刻六分。卯中之南終於水下百刻。丑後之四刻三之氣始於一刻。又寅初之一刻終於八十七刻半。子正之中四之氣始於八十七刻六分。子中正東終於七十五刻。戌後之四刻五之氣始於七十六刻。亥初之一刻終於六十二刻半。酉正之中六之氣始於六十二刻六分。酉中之北終於五十刻。未後之四刻所謂六二，天之數也。一六爲初六二六爲六二名次也。丙寅歲。初之氣天數始於五十一刻。申初之一刻　新校正云按庚午甲戌戊寅壬午丙戌庚寅甲午戊戌壬寅丙午庚戌甲寅戊午壬戌歲同此所謂寅午戌歲氣會同　終於三十七刻半。午正之中二之氣始於三十七刻六分。午中之西終於二十五刻。辰後之四刻　三之氣始於二十六刻。巳初之一刻　終於一十二刻半。卯正之中四之氣始於一十二刻六分。卯中之南終於水下百刻。丑後之四刻　五之氣始於一刻。寅初之一刻　終於八十七刻半。子正之中六之氣始於八十七刻六分。子中之左終於七十五刻。戌後之四刻　所謂六三。天之數也。丁卯歲。初之氣天數始於七十六刻。亥初之一刻　新校正云按辛未乙亥己卯癸未丁亥辛卯乙未己亥癸卯丁未辛亥乙卯己未癸亥歲同此所謂卯未亥歲氣會同　終於六十二刻半。酉正之中二之氣始於六十二刻六分。酉中之北終於五十刻。未後之四刻　三之氣始於五十一刻。申初之二刻終於三十七刻半。午正之中四之氣始於三十七刻六分。午中之西終於二十五刻。辰後之四刻五之氣始於二十六刻巳初之一刻終於一十二刻半。卯正之中六之氣始於一十二刻六分。卯中之南終於水下百刻。丑後之四刻所謂六四天之數也。次戊辰歲初之氣復始於一刻。常如是無已周而復始。始自甲子年終於癸亥歲常以四歲爲一小周一十五周爲一大周以辰命歲則氣可與期帝曰。願聞其歲候何如。岐伯曰。悉乎哉問也。日行一周天氣始於一刻。甲子歲也日行再周天氣始於二十六刻。乙丑歲也日行三周天氣始於五十一刻。丙寅歲也日行四周天氣始於七十六刻。丁卯歲也日行五周。天氣復始於一刻。戊辰歲也餘五十五歲循環周而復始矣所謂一紀也。法以四年爲一紀循環不已餘三歲一會同故有三合也是故寅午戌歲氣會同。卯未亥歲氣會同。辰申子歲氣會同。巳酉丑歲氣會同。終而復始。陰陽法以是爲三合者緣其氣會同也不爾則各在一方義無由合帝曰。願聞其用也。岐伯曰。言天者求之本。言地者求之位。言人者求之氣交。本謂天六氣寒暑燥濕風火也三陰三陽由是生化故云本所謂六元者也位謂金木火土水君火也天地之氣上下相交人之所處者也帝曰。何謂氣交。岐伯曰。上下之位。氣交之中。人之居也。自天之下地之上則二氣交合之分也人居地上故氣交合之中人之居也是以化生變易皆在氣交之中也故曰。天樞之上。天氣主之。天樞之下。地氣主之。氣交之分。人氣從之。萬物由之。此之謂也。天樞當齊之兩傍也所謂身半矣伸臂指天則天樞正當身之半也三分折之上分應天下分應地中分應氣交天地之氣交合之際所遇寒暑燥濕風火勝復之變之化故人氣從之萬物生化悉由而合散也帝曰。何謂初中。岐伯曰。初凡三十度而有奇。

中氣同法。奇謂三十日餘四十三刻又四十分刻之三十也初中相合則六十日餘八十七刻半也以各餘四十分刻之三十故云中氣同法也帝曰。初中何也。岐伯曰。所以分天地也。以是知氣高下生人病主之也帝曰。願卒聞之。岐伯曰。初者地氣也。中者天氣也。氣之初天用事天用事則地氣上騰於太虛之內氣之中地氣主之地氣主則天氣下降於有質之中帝曰。其升降何如。岐伯曰。氣之升降。天地之更用也。升謂上升降謂下降升極則降降極則升升降不已故彰天地之更用也帝曰。願聞其用何如。岐伯曰。升已而降。降者謂天。降已而升。升者謂地。氣之初地氣升氣之中天氣降升已而降以下彰天氣之下流降已而升以上表地氣之上應天氣下降地氣上騰天地交合泰之象也易曰天地交泰是以天地之氣升降常以三十日半下上下上不已故萬物生化無有休息而各得其所也天氣下降。氣流于地。地氣上升。氣騰于天。故高下相召。升降相因。而變作矣。氣有勝復故變生也　新校正云按六元正紀大論云天地之氣盈虛何如曰天氣不足地氣隨之地氣不足天氣從之運居其中而常先也惡所不勝歸所和同隨運歸從而生其病也故上勝則天氣降而下下勝則地氣遷而上多少而差其分微者小差甚者大差甚則位易氣交易則大變生而病作矣

帝曰：善。寒濕相遘，燥熱相臨，風火相值，其有間乎。岐伯曰：氣有勝復，勝復之作，有德有化有用有變，變則邪氣居之。夫撫掌成聲沃火生沸物之交合象出其間萬類交合亦由是矣天地交合則八風鼓拆六氣交馳於其間故氣不能正者反成邪氣

帝曰：何謂邪乎。邪者不正之目也天地勝復則寒暑燥濕風火六氣互爲邪也

岐伯曰：夫物之生從於化，物之極由乎變，變化之相薄，成敗之所由也。夫氣之有生化也不見其形不知其情莫測其所起莫究其所止而萬物自生自化近成無極是謂天和見其象彰其動震烈剛暴飄泊驟卒拉堅摧殘摺拆鼓慄是謂邪氣故物之生也靜而化成其毀也躁而變革是以生從於化極由乎變變化不息則成敗之由常在生有涯分者言有終始爾　新校正云按天元紀大論云物生謂之化物極謂之變也

故氣有往復，用有遲速，四者之有，而化而變，風之來也。天地易位寒暑移方水火易處當動用時氣之遲速往復故不

常在雖不可究識意端然微甚之用而爲化爲變風所由來也人氣不勝因而感之故病生焉風匪求勝於人也

帝曰：遲速往復，風所由生，而化而變。故因盛衰之變耳，成敗倚伏遊乎中，何也？夫倚伏者禍福之萌也有禍者福之所倚也有福者禍之所伏也由是故禍福互爲倚伏物盛則衰樂極則哀是福之極故爲禍所倚否極之泰未濟之濟是禍之極故爲福所伏然吉凶成敗目擊道存不可以終自然之理故無尤也

岐伯曰：成敗倚伏生乎動。動而不已，則變作矣。動靜之理氣有常運其微也爲物之化其甚也爲物之變化流於物故物得之以生變行於物故物得之以死由是成敗倚伏生於動之微甚遲速爾豈唯氣獨有是哉人在氣中養生之道進退之用當皆然也　新校正云按至真要大論云陰陽之氣清靜則化生治動則苛疾起此之謂也

帝曰：有期乎？岐伯曰：不生不化，靜之期也。人之期可見者二也天地之期不可見也夫二可見者一曰生之終也其二曰變易與上同體然後捨小生化歸於大化以死後猶化變未已故可見者二也天地終極人壽有分長短不相及故人見之者鮮矣

帝曰：不生化乎？言亦有不生不化者乎

岐伯曰：出入廢則神機化滅，升降息則氣立孤危。出入謂喘息也

升降謂化氣也夫毛羽倮鱗介及飛走蚑行皆生氣根於身中以神爲動靜之主故曰神機也然金玉土石鎔埏草木皆生氣根於外假氣以成立主持故曰氣立也五常政大論曰根于中者命曰神機神去則機息根于外者命曰氣立氣止則化絶此之謂也故無是四者則神機與氣立者生死皆絶　新校正云按易云本乎天者親上本乎地者親下周禮大宗伯有天産地産大司徒云動物植物即此神機氣立之謂也

故非出入則無以生長壯老已。非升降則無以生長化收藏。夫自東自西自南自北者假出入息以爲化主因物以全質者陰陽升降之氣以作生源若非此道則無能致是十者也

是以升降出入無器不有。包藏生氣者皆謂生化之器觸物然矣夫竅橫者皆有出入去來之氣竅堅者皆有陰陽升降之氣往復於中何以明之則壁窓戶牖兩面伺之皆承來氣衝擊於人是則出入氣也夫陽升則井寒陰升則水煖以物投井及葉墜空中翩翩不疾皆升氣所礙也虛管溉滿捻上懸之水固不泄爲無升氣而不能降也空瓶小口頓溉不入爲氣不出而不能入也由是觀之升無所不降降無所不升無出則不入無入則不出夫群品之中皆出入升降不失常守而云非化者未之有也有識無識有情無情去出入已升降而云存者未之有也故曰升降出入無器不有

故器者生化之宇。器散則分之生化息矣。器謂天地及諸身也宇謂屋宇也以其身形包藏府藏受納神靈與天地同故皆名器也諸身

者小生化之器宇太虛者廣生化之器宇也生化之器自有小大無不散也夫小大器皆生有涯分散有遠近也 故無不出入無不升降。眞生假立形器者無不有此二者 化有小大期有近遠。近者不見遠謂遠者無涯遠者無常見近而嘆有其涯矣既近遠不同期合散殊時節即有無交競異見常乖及至分散之時則近遠同歸於一變 四者之有而貴常守四者謂出入升降也有出入升降則爲常守有出無入有入無出有升無降有降無升則非生之氣也若非胎息道成居常而生則未之有屏出入息泯升降氣而能存其生化者故貴常守 反常則災害至矣。出入升降生化之元生故不可無之反常之道則神去其室生之微絕非災害而何哉 故曰無形無患此之謂也。夫喜於遂悅於色畏於難懼於禍外惡風寒暑濕內繫飢飽愛欲皆以形無所隱故常嬰患累於人間也若便想慕滋蔓嗜慾無厭外附權門內豐情僞則動以牢網坐招燔焫欲思釋縛其可得乎是以身爲患階爾老子曰吾所以有大患者爲吾有身及吾無身吾有何患此之謂也夫身形與太虛釋然消散復未知生化之氣爲有而聚耶爲無而滅乎 帝曰善。有不生不化乎。言人有逃陰陽免生化而不生不化無始無終同太虛自然者乎 岐伯曰悉乎哉問也與道合同惟眞人也。眞人之身隱見莫測出入天地內外順道至眞以生其爲小也入於無間其爲大也過虛空界不與道如一其孰能爾乎帝曰善。

重廣補注黃帝內經素問卷第十九

天元紀大論 鐫子泉切

五運行大論 憑扶冰切 礙音艾 倮音畫 眚所景切 蓯音揔 蹔慈濫切 溽音辱 黅音今 銛音括 疢音救

六微旨大論 霪音淫 霔音注 涸胡各切 蚑音祁 埏式連切

重廣補注黃帝內經素問卷第二十

啓玄子次注林億孫奇高保衡等奉敕校正孫兆重改誤

氣交變大論　五常政大論

氣交變大論篇第六十九

新校正云：詳此論專明氣交之變，乃五運太過不及德化政令災變勝復爲病之事

黃帝問曰。五運更治。上應天朞。陰陽往復。寒暑迎隨。真邪相薄。內外分離。六經波蕩。五氣傾移。太過不及。專勝兼并。願言其始。而有常名。可得聞乎。朞三百六十五日四分日之一也專勝謂五運主歲太過也兼并謂主歲之不及也常名謂布化於太虛人身參應病之形診也　新校正云按天元紀大論云五運相襲而皆治之終朞之日周而復始又云五氣運行各終朞日太始天元冊文曰萬物資始五運終天即五運更治上應天朞之義也

岐伯稽首再拜對曰。昭乎哉問也。是明道也。此上帝所貴。先師傳之。

臣雖不敏。往聞其旨。言非己心之生知，備聞先人往古受傳之遺旨也。帝曰。余聞得其人不教。是謂失道。傳非其人。慢泄天寶。余誠菲德。未足以受至道。然而衆子哀其不終。願夫子保於無窮。流於無極。余司其事。則而行之柰何。至道者非傳之難，非知之艱，行之難。聖人愍念蒼生，同居永壽，故屈身降志，請受於天師。太上貴德，故後己先人，苟非其人，則道無虛授。黃帝欲仁慈惠遠，博愛流行，尊道下身，拯乎黎庶，乃曰余司其事，則而行之也。岐伯曰。請遂言之也。上經曰。夫道者。上知天文。下知地理。中知人事。可以長久。此之謂也。夫道者大無不包，細無不入，故天文地理人事咸通。新校正云：詳夫道者一節，與著至教論文重。帝曰。何謂也。岐伯曰。本氣位也。位天者。天文也。位地者。地理也。通於人氣之變化者。人事也。故太過者先天。不及者後天。所謂治化而人應之也。三陰三陽司天司地，以表定陰陽生化之紀，是謂位天位地也。五運居中，司人氣之變化，故曰通於人氣也。先天後天，謂生化氣之變化所主時也。太過歲化先時至，不及歲化後時至。

帝曰：五運之化，太過何如？太過，謂歲氣有餘也。新校正云：詳太過五化，具五常政大論中。

岐伯曰：歲木太過，風氣流行，脾土受邪。木餘，故土氣卑屈。民病飧泄食減，體重煩冤，腸鳴腹支滿，上應歲星。飧泄，謂食不化而下出也。脾虛，故食減體重煩冤，腸鳴腹支滿也。歲木氣太盛，歲星光明逆守，星屬分皆災也。新校正云：按藏氣法時論云：脾虛則腹滿腸鳴，飧泄食不化。

甚則忽忽善怒，眩冒巔疾。凌犯太甚，則遇於金，故自病。新校正云：按玉機真藏論云：肝脈太過，則令人喜怒，忽忽眩冒巔疾，爲肝實而然，則此病不獨木太過遇金自病，肝實亦自病也。

化氣不政，生氣獨治，雲物飛動，草木不寧，甚而搖落，反脇痛而吐甚，衝陽絕者，死不治，上應太白星。諸壬歲也。木餘土抑，故不能布政於萬物也。生氣，木氣也。太過，故獨治而生化也。風不務德，非分而動，則太虛之中雲物飛動，草木不寧。動而不止，金則勝之，故甚則草木搖落也。脇反痛，木乘土也。衝陽，胃脉也。木氣勝而土氣乃絕，故死也。金復而太白逆守屬星者危也其災之發害於東方人之內應則先害於脾後傷肝也書曰滿招損此其類也　新校正云詳此太過五化言星之例有三木與土運先言歲鎮後言勝巳之星火與金運先言熒惑太白次言勝巳之星後再言熒惑太白水運先言辰星次言鎮星後再言辰星兼見巳勝之星也　歲火太過。炎暑流行。金肺受邪。火不以德則邪害於金　民病瘧。少氣欬喘。血溢血泄注下。嗌燥耳聾。中熱肩背熱。上應熒惑星。少氣謂氣少不足以息也血泄謂血利便血也血溢謂血上出於七竅也注下謂水利也中熱謂胷心之中也背謂胷中之府肩接近之故胷心中及肩背熱也火氣太盛則熒惑光芒逆臨宿屬分皆災也　新校正云詳火盛而剋金寒熱交爭故為瘧按藏氣法時論云肺病者欬喘肺虛者少氣不能報息耳聾嗌乾　甚則胷中痛。脇支滿脇痛。膺背肩胛間痛。兩臂內痛。新校正云按藏氣法時論云心病者胷中痛脇支滿脇下痛膺背肩甲間痛兩臂內痛　身熱骨痛而為浸淫。火無德令縱熱害金水為復讎故火自病　新校正云按玉機真藏論云心脉太過則令人身熱而膚痛為浸淫此云骨痛者誤也　收氣不行。長氣獨明。雨水霜寒。今詳水字當作冰　上應辰星。金氣退避火氣獨行水氣折之故雨零冰雹及徧降霜寒而殺物也水復於火天象應之辰星逆淩乃寒災於物也占辰星者常在日之前後三十度其災發之當至南方在人之應則内先傷肺後反傷心　新校正云按五常政大論雨水霜寒作雨水霜雹

上臨少陰少陽，火燔焫，冰泉涸，物焦槁。新校正云按五常政大論云赫曦之紀上徵而收氣後又六元正紀大論云戊子戊午太徵上臨少陰戊寅戊申太徵上臨少陽臨者太過不及皆曰天符

病反譫妄狂越，欬喘息鳴，下甚血溢泄不已，太淵絶者死不治。上應熒惑星。諸戊歲也戊午戊子歲少陰上臨戊寅戊申歲少陽上臨是謂天符之歲也太淵肺脉也火勝而金絶故死火既太過又火熱上臨兩火相合故形斯候熒惑逆犯宿屬皆危　新校正云詳戊辰戊戌歲上見太陽是謂天刑運故當盛而不得盛則火化減半非太過又非不及也

歲土太過，雨濕流行，腎水受邪。土無德乃爾

民病腹痛，清厥意不樂，體重煩寃，上應鎭星。腹痛謂大腹小腹痛也清厥謂足逆冷也意不樂如有隱憂也土來刑水象應之鎭星逆犯宿屬則災　新校正云按藏氣法時論云腎病者身重腎虚者大腹小腹痛清厥意不樂

甚則肌肉萎，足痿不收，行善瘈，脚下痛，飲發中

滿食減四支不舉。脾主肌肉外應四支又其脉起於足中指之端循核骨內側斜出絡跗故病如是　新校正云按藏氣法時論云脾病者身重善飢肉痿足不收行善瘈脚下痛又玉機真藏論云脾太過則令人四支不舉變生得位。新校正云詳太過五化獨此言變生得位者舉一而四氣可知也又以土王時月難知故此詳言之也藏氣伏化氣獨治之泉涌河衍涸澤生魚風雨大至土崩潰鱗見于陸病腹滿溏泄腸鳴反下甚而太谿絕者死不治。上應歲星。諸甲歲也得位謂季月也藏水氣也化土氣也化太過故水藏伏匿而化氣獨治土勝木復故風雨大至水泉涌河渠溢乾澤生魚濕既甚矣風又鼓之故土崩潰土崩潰謂垣頹岸仆山落地入也河溢泉涌枯澤水滋鱗物豐盛故見于陸地也太谿腎脉也土勝而水絕故死木來折土天象逆臨加其宿屬正可憂也　新校正云按藏氣法時論云脾虛則腹滿腸鳴飧泄食不化也歲金太過燥氣流行肝木受邪。金暴虐乃爾民病兩脇下少腹痛目赤痛眥瘍耳無所聞。兩脇謂兩乳之下脅之下也少腹謂齊下兩傍髎骨內也目赤謂白睛色赤也痛謂滲痛也眥謂四際瞼睫之本也肅殺而甚則體重煩寃。

胷痛引背。兩脇滿且痛引少腹。上應太白星。金氣已過肅殺又甚木氣内畏感而病生金盛應天太白明大加臨宿屬心受災害　新校正云按藏氣法時論云肝病者兩脇下痛引少腹肝虛則目䀮䀮無所見耳無所聞又玉機真藏論云肝脉不及則令人胷痛引背下則兩脇胠滿也甚則喘欬逆氣。肩背痛。尻陰股膝髀腨䯒足皆病。上應熒惑星。火氣復之自生病也天象示應在熒惑逆加守宿屬則可憂也　新校正云按藏氣法時論云肺病者喘欬逆氣肩背痛汗出尻陰股膝髀腨䯒足皆痛收氣峻。生氣下。草木斂。蒼乾凋隕。病反暴痛。胠脇不可反側。新校正云詳此云反暴痛不言何所痛者按至真要大論云心脇暴痛不可反側則此乃心脇暴痛也欬逆甚而血溢。太衝絶者。死不治。上應太白星。諸庚歲也金氣峻虐木氣被刑火未來復則如是也斂謂已生枝葉斂附其身也太衝肝脉也金勝而木絶故死當是之候太白應之逆守星屬病皆危也　新校正云按庚子庚午庚寅庚申歲上見少陰少陽司天是謂天刑運金化減半故當盛而不得盛非太過又非不及也歲水太過。寒氣流行。邪害心火。水不務德暴虐乃然民病身熱煩心躁悸。陰厥上下中寒。譫妄心痛。寒氣早至。上應辰星。悸心跳動也譫亂語也妄妄見聞也天氣水盛辰星瑩明加其宿屬災乃至新校正云按陰厥在後金不及復則陰厥有注甚則腹大脛腫喘欬寑汗出憎風。新校正云按藏氣法時論云腎病者腹大脛腫喘欬身重寑汗出憎風再詳太過五化木言化氣不政生氣獨治火言收氣不行長氣獨明土言藏氣伏長氣獨治金言收氣峻生氣下水當言藏氣乃盛長氣失政令獨亡者闕文也大雨至。埃霧朦鬱。上應鎮星。水盛不已爲土所乘故彰斯候埃霧朦鬱土之氣腎之脉從足下上行入腹從腎上貫肝鬲入肺中循喉嚨故生是病腎爲陰故寑則汗出而憎風也卧寑汗出即其病也夫土氣勝折水之強故鎮星明盛昭其應也上臨太陽。雨冰雪霜不時降。濕氣變物。新校正云按五常政大論云流衍之紀上羽而長氣不化又六元正紀大論云丙辰丙戌太羽上臨太陽臨者太過不及皆曰天符病反腹滿腸鳴溏泄食不化。新校正云按藏氣法時論云脾虛則腹滿腸鳴飧泄食不化渴而妄冒。神門絶者死不治。上應熒惑辰星。諸丙歲也丙辰丙戌歲太陽上臨是謂天符之歲也寒氣太甚故雨化爲冰雪雨冰則雹也霜不時降彰其寒也土復其水則大雨霖霪濕氣內深故物皆濕變神門心脉也水勝而火絕故死水盛太甚則熒惑減曜辰星明瑩加以逆守宿屬則危亡也　新校正云詳太過五獨記火水之上臨者火臨火水臨水爲天符故也火臨水爲逆水臨木爲順火臨土爲順水臨土爲運勝天火臨金爲天刑運水臨金爲逆更不詳出也又此獨言土應熒惑辰星舉此一例餘從而可知也

帝曰：善。其不及何如。謂政化少也　新校正云詳不及五化具五常政大論中

岐伯曰：悉乎哉問也。歲木不及，燥廼大行。清冷時至加之薄寒是謂燥氣燥金氣也 生氣失應，草木晚榮。後時之謂失應也 肅殺而甚，則剛木辟著，悉萎蒼乾，上應太白星。天地淒滄日見朦昧謂雨非雨謂晴非晴人意慘然氣象凝斂是爲肅殺甚也剛勁硬也辟著謂辟著枝莖乾而不落也柔耎也蒼青也柔木之葉青色不變而乾卷也木氣不及金氣乘之太白之明光芒而照其空也 民病中清，胠脇痛，少腹痛，腸鳴溏泄。涼雨時至，上應太白星。新校正云按不及五化民病證中上應之星皆言運星失色畏星加臨宿屬爲災此獨言畏星不言運星者經文闕也當云上應太白星歲星 其穀蒼。金氣乘木肝之病也乘此氣者腸中自鳴而溏泄者即無胠脇少腹之痛疾也微者善之甚者止之過夏之氣亦自止也遇秋之氣而復有之涼雨時至謂應時而至也金土齊化故涼雨俱行火氣來復則夏雨少金

氣勝木太白臨之加其宿屬分皆災也金勝畢歲火氣不復則蒼色之穀不成實也　新校正云詳中清胠脇痛少腹痛爲金乘木肝病之狀腸鳴溏泄乃脾病之證蓋以木少脾土無畏侮反受邪之故也

上臨陽明，生氣失政，草木再榮，化氣迺急，上應太白、鎮星，其主蒼早。諸丁歲也丁卯丁酉歲陽明上臨是謂天刑之歲也金氣承天下勝於木故生氣失政草木再榮生氣失政故木華晚啓金氣抑木故秋夏始榮結實成熟以化氣急速故晚結成就也金氣勝木天應同之故太白之見光芒明盛木氣既少土氣無制故化氣生長急速木少金勝天氣應之故鎮星太白潤而明也蒼色之物又早凋落木少金乘故也　新校正云按不及五化獨紀木上臨陽明土上臨厥陰水上臨太陰不紀木上臨厥陰土上臨太陰金上臨陽明者經之旨各記其甚者也故於太過運中只言火臨火水臨水此不及運中只言木臨金土臨木水臨土故不言厥陰臨木太陰臨土陽明臨金也

復則炎暑流火，濕性燥，柔脆草木焦槁，下體再生，華實齊化，病寒熱瘡瘍痱胗癰痤，上應熒惑、太白，其穀白堅。火氣復金夏生大熱故萬物濕性時變爲燥流火爍物故柔脆草木及蔓延之類皆上乾死而下體再生若辛熱之草死不再生也小熱者死少大熱者死多火大復已土氣間至則涼雨降其酸苦甘鹹性寒之物乃再發

生新開之與先結者齊承化而成熟火復其金太白減曜熒惑上應則益光芒加其宿屬則皆災也以火反復故曰白堅之穀秀而不實白露早降。收殺氣行寒雨害物蟲食甘黄脾土受邪赤氣後化。心氣晚治上勝肺金白氣迺屈其穀不成欬而鼽上應熒惑太白星。陽明上臨金自用事故白露早降寒涼大至則收殺氣行以太陽居土濕之位寒濕相合故寒雨害物少於成實金行伐木假途於土子居母内蟲之象也故甘物黄物蟲蠹食之清氣先勝熱氣後復復已乃勝故火赤之氣後生化也赤後化謂草木赤華及赤實者皆後時而再榮秀也其五藏則心氣晚王勝於肺心勝於肺則金之白氣乃屈退也金穀稻也鼽鼻中水出也金爲火勝天象應同故太白芒減熒惑益明

歲火不及寒迺大行長政不用物榮而下凝慘而甚則陽氣不化迺折榮美上應辰星。火少水勝故寒迺大行長政不用則物容卑下火氣既少水氣洪盛天象出見辰星益明民病胷中痛脇支滿兩脇痛膺背肩胛間及兩臂内痛。新校正云詳此證與火太過甚則反病之狀同傍見藏氣法時論鬱冒朦昧心痛

暴瘖。胷腹大脇下與要背相引而痛。新校正云按藏氣法時論云心虚則胷腹大脇下與腰背相引而痛 甚則屈不能伸。髖髀如別。上應熒惑辰星。其穀丹。諸癸歲也患以其脉行於是也火氣不行寒氣禁固髖髀如别屈不得伸水行乘火故熒惑芒減丹穀不成辰星臨其宿屬之分則皆災也 復則埃鬱大雨且至。黒氣迺辱。病鶩溏腹滿。食飲不下。寒中腸鳴。泄注腹痛。暴攣痿痺。足不任身。上應鎮星辰星。玄穀不成。埃鬱雲雨土之用也復寒之氣必以濕濕氣内淫則生腹疾身重故如是也黒氣水氣也辱屈辱也鶩鴨也土復於水故鎮星明潤臨犯宿屬則民受病災矣 歲土不及。風迺大行。化氣不令。草木茂榮。飄揚而甚。秀而不實。上應歲星。木无德也木氣專行故化氣不令生氣獨擅故草木茂榮飄揚而甚是木不以德土氣薄少故物實不成不實謂粃惡也土不及木乘之故歲星之見潤而明也 民病飧泄霍亂。體重腹痛。筋骨繇復。肌肉瞤酸。善怒。藏氣舉事。蟄蟲早附。咸病寒中。上應歲星鎮星，其穀黅。諸已歲也，風客於胃，故病如是。土氣不及，水與齊化，故藏氣舉事，蟄蟲早附於陽氣之所，人皆病中寒之疾也。繇，搖也，筋骨搖動，已復常則已。繇，復也。土抑不伸，若歲星臨宿屬，則皆災也。新校正云：詳此文云筋骨繇復，王氏雖注，義不可解。按《至真要大論》云筋骨繇併，疑此復字併字之誤也。復則收政嚴峻。名木蒼凋。胸脅暴痛。下引少腹。善大息。蟲食甘黃。氣客於脾。黅穀迺減。民食少失味。蒼穀迺損。金氣復木，故名木蒼凋。金入於土，母懷子也。故甘物黃物，蟲食其中。金入土中，故氣客於脾。金氣大來，與土仇復，故黅減，實穀不成也。上應太白歲星。太白芒盛，歲減明也。一經少此六字，鈌文耳。上臨厥陰。流水不冰。蟄蟲來見。藏氣不用。白迺不復。上應歲星。民迺康。已亥、已巳歲，厥陰上臨，其歲少陽在泉，火司于地，故蟄蟲來見，流水不冰也。金不得復，故歲星之象如常，民康不病。新校正云：詳木不及上臨陽明，水不及上臨太陰，俱後言復，此先言復而後舉上臨之候者，蓋白迺不復，嫌於此年有復也。歲金不及。炎火迺行。生氣迺用。長氣專勝。庶物以茂。燥爍以行。上應熒惑星。火不務德而襲金危炎火既流則夏生大熱生氣舉用故庶物蕃茂燥爍氣至物不勝之爍勝之爍石流金涸泉焦草山澤燔燎雨乃不降炎火大盛天象應之熒惑之見而大明也民病肩背瞀重鼽嚏血便注下。收氣廼後。上應太白星。其穀堅芒。諸乙歲也瞀謂悶也受熱邪故生是病收金氣也火先勝故收氣後火氣勝金金不能盛若熒惑逆守宿屬之分皆受病　新校正云詳其穀堅芒白色可見故不云其穀白也經云上應太白以前後例相照經脫熒惑二字及詳王注言熒惑逆守之事益知經中之闕也復則寒雨暴至廼零冰雹霜雪殺物。陰厥且格。陽反上行。頭腦戶痛。延及囟頂發熱。上應辰星。新校正云詳不及之運剋我者行勝我者之子來復當來復之後勝星減曜復星明大此只言上應辰星而不言熒惑者闕文也當云上應辰星熒惑丹穀不成。民病口瘡。甚則心痛。寒氣折火則見冰雹霜雪冰雹先傷而霜雪後損皆寒氣之常也其災害廼傷於赤化也諸不及而爲勝所犯子氣復之者皆歸其方也陰厥謂寒逆也格至也亦拒也水行折火以救困金天象應之辰星明瑩赤色之穀爲霜雹損之

歲水不及。濕廼大行。長氣反用。

其化迺速。暑雨數至。上應鎮星。濕大行謂數雨也化速謂物早成也火濕齊化故暑雨數至乘水不及而土勝之鎮星之象增益光明逆凌留犯其又甚矣　民病腹滿身重。濡泄寒瘍流水。腰股痛發。膕腨股膝不便。煩冤。足痿清厥。脚下痛。甚則跗腫。藏氣不政。腎氣不衡。上應辰星。其穀秬。藏氣不能申其政令故腎氣不能内致和平衡平也辰星之應當減其明或遇鎮星臨屬宿者乃災　新校正云詳經云上應辰星注言鎮星以前後例相校此經闕鎮星二字　上臨太陰。則大寒數舉。蟄蟲早藏。地積堅冰。陽光不治。民病寒疾於下。甚則腹滿浮腫。上應鎮星。新校正云詳木不及上臨陽明上應太白鎮星此獨言鎮星而不言熒惑者文闕也蓋水不及而又上臨太陰則鎮星明盛以應土氣專盛水既益弱則熒惑無畏而明大　其主黅穀。諸辛歲也辛丑辛未歲上臨太陰太陽在泉故大寒數舉也土氣專盛故鎮星益明黅穀應天歲成也　復則大風暴發。草偃木零。生長不鮮。面色時變。筋骨併辟。肉瞤瘛，目視䀮䀮，物疎璺，肌肉胗發，氣并鬲中，痛於心腹。黄氣迺損，其穀不登。上應歲星。木復其土，故黄氣反損，而黅穀不登也。謂實不成，無以登祭器也。木氣暴復，歲星下臨，宿屬分者災。新校正云：詳此當云上應歲星、鎮星爾。帝曰：善。願聞其時也。岐伯曰：悉哉問也！木不及，春有鳴條律暢之化，則秋有霧露清涼之政；春有慘淒殘賊之勝，則夏有炎暑燔爍之復，其眚東。化，和氣也。勝，金氣也。復，火氣也。火復於金，悉因其木，故災眚之作，皆在東方。餘眚同。新校正云：按木火不及，先言春夏之化，秋冬之政者，先言木火之政化，次言勝復之變也。其藏肝，其病內舍胠脇，外在關節。東方用之主也。火不及，夏有炳明光顯之化，則冬有嚴肅霜寒之政；夏有慘淒凝冽之勝，則不時有埃昏大雨之復，其眚南。化，火德也。勝，水虐也。復，土變也。南方，火也。其藏心，其病內舍膺脅，外在經絡。南方心之主也土不及，四維有埃雲潤澤之化，則春有鳴條鼓拆之政。四維發振拉飄騰之變，則秋有肅殺霖霪之復。其眚四維。東南東北西南西北方也。維，隅也。謂日在四隅月也。新校正云：詳土不及亦先言政化，次言勝復。其藏脾。其病内舍心腹，外在肌肉四支。四維中央脾之主也金不及，夏有光顯鬱蒸之令，則冬有嚴凝整肅之應。夏有炎爍燔燎之變，則秋有冰雹霜雪之復。其眚西。其藏肺。其病内舍膺脇肩背，外在皮毛。西方肺之主也水不及，四維有湍潤埃雲之化，則不時有和風生發之應。四維發埃昏驟注之變，則不時有飄蕩振拉之復。其眚北。飄蕩振拉，大風所作。新校正云：詳金水不及先言火土之化令與應，故不當秋冬而言也。次言者，火土勝復之變也。與木火土之例不同者，互文也。其藏腎。其病內舍腰脊骨髓。外在谿谷踹膝。肉之大會爲谷，肉之小會爲谿，肉分之間，谿谷之會，以行榮衞，以會大氣夫五運之政。猶權衡也。高者抑之。下者舉之。化者應之。變者復之。此生長化成收藏之理。氣之常也。失常則天地四塞矣。失常之理，則天地四時之氣閉塞而無所運行，故動必有靜，勝必有復，乃天地陰陽之道故曰。天地之動靜。神明爲之紀。陰陽之往復。寒暑彰其兆。此之謂也。新校正云：按故曰已下與五運行大論同，上兩句又與陰陽應象大論文重，彼云陰陽之升降，寒暑彰其兆也帝曰。夫子之言五氣之變。四時之應。可謂悉矣。夫氣之動亂。觸遇而作。發無常會。卒然災合。何以期之。岐伯曰。夫氣之動變。固不常在。而德化政令災變。不同其候也。帝曰。何謂也。岐伯曰。東方生風。風生木。其德敷和。

其化生榮。其政舒啓。其令風。其變振發。其災散落。敷布也和和氣也榮滋榮也舒展也啓開也振怒也發出也散謂物飄零而散落也新校正云按五運行大論云其德爲和其化爲榮其政爲散其令宣發其變摧拉其眚爲隕義與此通南方生熱。熱生火。其德彰顯。其化蕃茂。其政明曜。其令熱。其變銷爍。其災燔焫。新校正云詳五運行大論云其德爲顯其化爲茂其政爲明其令鬱蒸其變炎爍其眚燔焫中央生濕。濕生土。其德溽蒸。其化豐備。其政安靜。其令濕。其變驟注。其災霖潰。溽濕也蒸熱也驟注急雨也霖久雨也潰爛泥也　新校正云按五運行大論云其德爲濡其化爲盈其政爲謐其令雲雨其變動注其眚淫潰西方生燥。燥生金。其德清潔。其化緊斂。其政勁切。其令燥。其變肅殺。其災蒼隕。緊縮也斂收也勁銳也切急也燥乾也肅殺謂風動草樹聲若乾也殺氣太甚則木青乾而落也　新校正云按五運行大論云其德爲清其化爲斂其政爲勁其令霧露其變肅殺其眚蒼落北方生寒。寒生水。其德淒滄。其化清謐，其政凝肅，其令寒，其變溧冽，其災冰雪霜雹。淒滄薄寒也。謐，靜也。肅，中列嚴整也。溧冽，甚寒也。冰雪霜雹，寒氣凝結所成。水復火，則非時而有也。新校正云：按《五運行大論》云：其德爲寒，其化爲肅，其政爲靜，其變凝冽，其眚冰雹。是以察其動也，有德有化，有政有令，有變有災，而物由之，而人應之也。夫德化政令，和氣也。其動靜勝復，施於萬物，皆悉生成。變與災，殺氣也。其出暴速，其動驟急，其行損傷。雖皆天地自爲動靜之用，然物有不勝其動者，且損且病且死焉。帝曰：夫子之言歲候，不及其太過，而上應五星。今夫德化政令，災眚變易，非常而有也，卒然而動，其亦爲之變乎？岐伯曰：承天而行之，故無妄動，無不應也。卒然而動者，氣之交變也，其不應焉。故曰：應常不應卒，此之謂也。德化政令，氣之常也。災眚變易，氣卒交會而有勝負者也。常，謂歲四時之氣不差晷刻者。不常，不久也。帝曰：其應柰何？岐伯曰：各從其氣化也。歲星之化以風應之熒惑之化以熱應之鎮星之化以濕應之太白之化以燥應之辰星之化以寒應之氣變則應故各從其氣化也上文言復勝皆上應之令經言應常不應卒所謂無大變易而不應然其勝復當色有枯燥潤澤之異無見小大以應之

帝曰。其行之徐疾逆順何如。岐伯曰。以道留久。逆守而小。是謂省下。以道謂順行留久謂過應留之日數也省下謂察天下人君之有德有過者也

以道而去。去而速來。曲而過之。是謂省遺過也。順行已去已去輒逆行而速委曲而經過是謂遺其過而輒省察之也行急行緩往多往少蓋謂罪之有大有小按其遺而斷之

久留而環。或離或附。是謂議災與其德也。環謂如環之遶盤迴而不去也火議罪金議殺土木水議德也

應近則小。應遠則大。近謂犯星常在遠謂犯星去久大小謂喜慶及罰罪事

芒而大倍常之一。其化甚。大常之二。其眚即也。甚謂政令大行也發謂起也即至也金火有之

小常之一。其化減。小常之二。是謂臨視省下之過與其德也。省謂省察萬國人吏侯王有德有過者也故侯王人吏安可不深思誠慎邪

德者福之。過者

伐之。有德則天降福以應之，有過者天降禍以淫之，則知禍福無門，惟人所召爾。是以象之見也。高而遠則小，下而近則大。見物之理也。故大則喜怒邇，小則禍福遠。象見高而小，既未即禍，亦未即福。象見下而大，福既不遠，禍亦未遥。但當脩德省過，以候厥終。苟未能慎禍而務求福祐，豈有是者哉。歲運太過，則運星北越。火運火星，木運木星之類也。北越，謂北而行也。運氣相得，則各行以道。無剋伐之嫌，故守常而各行於中道。故歲運太過，畏星失色而兼其毋。木失色而兼火，火失色而兼蒼，土失色而兼赤，金失色而兼黃，水失色而兼白，是謂兼其毋也。不及則色兼其所不勝。木兼白色，火兼玄色，土兼蒼色，金兼赤色，水兼黃色，是謂兼不勝也。肖者瞿瞿，莫知其妙，閔閔之當，孰者爲良。新校正云：詳肖者至爲良，與蘭靈秘典論重，彼有注。妄行無徵，示畏侯王。不識天意，心私度之，妄言災咎，卒無徵驗，適足以示畏之兆於侯王，熒惑於庶民矣。帝曰：其災應何如？岐伯曰：亦各從其化也。故時至有盛衰，淩犯有逆順，留守有多少，形見有善惡宿屬有勝負徵應有吉凶矣。五星之至相王爲用盛囚死爲衰東行凌犯爲順災輕西行凌犯爲逆災重留守日多則災深留守日少則災淺星喜潤則爲見善星怒燥憂喪則爲見惡宿屬謂所生月之屬二十八宿及十二辰相分所屬之位也命勝星不災不害不勝星爲災小重命與星相得雖災無害災者獄訟疾病之謂也雖五星凌犯之事時遇星之囚死時月雖災不成然火犯留守逆臨則有誣譖獄訟之憂金犯則有刑殺氣鬱之憂木犯則有震驚風鼓之憂土犯則有中滿下利跗腫之憂水犯則有寒氣衝稸之憂故曰徵應有吉凶也帝曰：其善惡何謂也？岐伯曰：有喜有怒，有憂有喪，有澤有燥，此象之常也，必謹察之。夫五星之見也從夜深見之人見之喜星之喜也見之畏星之怒也光色微曜乍明乍暗星之憂也光色迴然不彰不瑩不與衆同星之喪也光色圓明不盈不縮怡然瑩然星之喜也光色勃然臨人芒彩滿溢其象懍然星之怒也澤洪潤也燥乾枯也帝曰：六者高下異乎？岐伯曰：象見高下，其應一也，故人亦應之。觀象覩色則中外之應人天咸一矣帝曰：善。其德化政令之動靜損益皆何如？岐伯曰：夫德化政令災變，不能相加也。天地動靜陰陽往復以德報德以化報化政令災眚及動復亦然故曰不能相加也勝復盛衰。不能相多也。勝盛復盛勝微復微不應以盛報微以化報變故曰不能相多也往來小大。不能相過也。勝復曰數多少皆同故曰不能相過也用之升降。不能相無也。木之勝金必報火土金水皆然未有勝而無報者故氣不能相使無也各從其動而復之耳。動必有復察動以言復也易曰吉凶悔吝者生乎動此之謂歟天雖高下可度地雖廣不可量以氣動復言之其猶視其掌矣帝曰。其病生何如。岐伯曰。德化者。氣之祥。政令者。氣之章。變易者。復之紀。災眚者。傷之始。氣相勝者和。不相勝者病。重感於邪則甚也。祥善應也章程也式也復紀謂報復之綱紀也重感謂年氣已不及天氣又見尅殺之氣是爲重感重謂重累也帝曰。善。所謂精光之論。大聖之業。宣明大道。通於無窮。究於無極也。余聞之。善言天者。必應於人。善言古者。必驗於今。善言氣者。必彰於物。善言應者。同天地之化。善言化言變者。通神明之理。非夫子。孰能言至道歟。太過不及歲化無窮氣交遷變流於無極然天垂象聖人則之以知吉凶何者歲太過而星大或明瑩歲不及而星小或失色故吉凶可指而見也吉凶者何謂物稟五常之氣以生成莫不上參應之有否有宜故曰吉凶斯至矣故曰善言天者必應於人也言古之道而今必應之故曰善言古者必驗於今也化氣生成萬物皆稟故言氣應者以物明之故曰善言應者必彰於物也彰明也氣化之應如四時行萬物備故善言應者必同天地之造化也物生謂之化物極謂之變言萬物化變終始必契於神明運爲故言化變者通於神明之理聖人智周萬物無所不通故言必有發動無不應之也

迺擇良兆而藏之靈室。每旦讀之。

命曰氣交變。非齊戒不敢發。慎傳也。靈室謂靈蘭室黃帝之書府也 新校正云詳此文與六元正紀大論末同

五常政大論篇第七十

新校正云詳此篇統論五運有平氣不及太過之事次言地理有四方高下陰陽之異又言歲有不病而藏氣不應爲天氣制之而氣有所從之説仍言六氣五類相制勝而歲有胎孕不育之理而後明在泉六化五味有薄厚之異而以治法終之此篇

之大槩如此而專名五常政大論者舉其所先者言也

黃帝問曰。太虛寥廓。五運迴薄。衰盛不同。損益相從。願聞平氣何如而名。何如而紀也。岐伯對曰。昭乎哉問也。木曰敷和。敷布和氣物以生榮火曰升明。火氣高明土曰備化。廣被化氣損於羣品金曰審平。金氣清審平而定水曰靜順。水體清靜順於物也帝曰。其不及奈何。岐伯曰。木曰委和。陽和之氣委屈而少用也火曰伏明。明曜之氣屈伏不申土曰卑監。土雖卑少猶監萬物之生化也金曰從革。從順革易堅成萬物水曰涸流。水少故流注乾涸帝曰。太過何謂。岐伯曰。木曰發生。宣發生氣萬物以榮火曰赫曦。盛明也土曰敦阜。敦厚也阜高也土餘故高而厚金曰堅成。氣爽風勁堅成庶物水曰流衍。衍泮衍也溢也帝曰。三氣之紀。願聞其候。岐伯曰。悉乎哉問也。新校正云按此論與五運行大論及陰陽應象

大論金匱眞言論相通

敷和之紀。木德周行。陽舒陰布。五化宣平。自當其位不與物爭故五氣之化各布政令於四方无相干犯　新校正云按王注大過不及各紀年辰此平木運注不紀年辰者平氣之歲不可以定紀也或者欲補注云謂丁巳丁亥壬寅壬申歲者是未達也 其氣端。端直也麗也 其性隨。順於物化 其用曲直。曲直材幹皆應用也 其化生榮。木化宣行則物生榮而美 其類草木。木體堅高草形卑下然各有堅脆剛柔蔓結條屈者 其政發散。春氣發散物稟以生木之化也 其候溫和。和春之氣也 其令風。木之令行以和風 其藏肝。五藏之氣與肝同 肝其畏清。清金令也木性暄故畏清五運行大論曰木其性暄又曰燥勝風 其主目。陽升明見目與同也 其穀麻。色蒼也　新校正云按金匱眞言論云其穀麥與此不同 其果李。味酸也 其實核。中有堅核者 其應春。四時之中春化同 其蟲毛。木化宣行則毛蟲生 其畜犬。如草木之生无所避也　新校正云按金匱眞言論云其畜雞 其色蒼。木化宣行則物浮蒼翠 其養筋。酸入筋 其病裏急支滿。木氣所生　新校正云按金匱眞言論云是以知病之在筋也 其味酸。木化敷和則物酸味厚 其音角。調而直也 其物中堅。

象土中之有木也其數八。成數也升明之紀。正陽而治。德施周普。五化均衡。均等也衡平也其氣高。火炎上其性速。火性躁疾其用燔灼。灼燒也燔之與灼皆火之用其化蕃茂。長氣盛故物火其類火。五行之氣與火類同其政明曜。德合高明火之政也其候炎暑。氣之至也以是候之其令熱。熱至乃令行其藏心。心氣應之心其畏寒。寒水令也心性暑熱故畏寒、五運行大論曰心其性暑又曰寒勝熱其主舌。火以燭幽舌申明也其穀麥。色赤也　新校正云按金匱眞言論云其穀黍又藏氣法時論云麥也其果杏。味苦也其實絡。中有支絡者其應夏。四時之氣夏氣同其蟲羽。羽火象也火化宜行則羽蟲生其畜馬。健決躁速火類同　新校正云按金匱眞言論云其畜羊其色赤。色同又明其養血。其病瞤瘛。火之性動也　新校正云按金匱眞言論云是以知病之在脉也其味苦。外明氣化則物苦味純其音徵。和而美其物脉。中多支脉火之化也其數七。成數也備化之紀。氣協天休。德流四政。五化齊脩。土之德靜分助四方贊成金木水火之政土之氣厚應天休和之氣以生長收藏終而復始故五化齊脩其氣平。土之生也平而正其性順。應順群品悉化成也其用高下。田土高下皆應用也其化豐滿。豐滿萬物非土化不可也其類土。五行之化土類同其政安靜。土體厚土德靜故政化亦然其候溽蒸。溽濕也蒸熱也其令濕。濕化不絕竭則土令延長其藏脾。脾氣同脾其畏風。風木令也脾性雖四氣兼并然其所主猶畏木也五運行大論云脾其性靜兼又曰風勝濕其主口。上體包容口主受納其穀稷。色黃也　新校正云按金匱真言論作稷藏氣法時論作粳其果棗。味甘也其實肉。中有肌肉者其應長夏。長夏謂長養之夏　新校正云按王注藏氣法時論云夏爲土母土長于中以長而治故云長夏又注六節藏象論云所謂長夏者六月也土生於火長在夏中既長而王故云長夏其蟲倮。無毛羽鱗甲土形同其畜牛。成彼稼穡土之用也牛之應用其緩而和其色黃。土同也其養肉。所養者厚而靜其病否。土性擁礙　新校正云按金匱真言論云病在舌本是以知病之在肉也其味甘。備化氣豐則物味甘厚其音宮。大而重其物膚。物稟備化之氣則多肌肉其數五。生數也正土不虛加故也審平之紀。收而不爭。殺而無犯。五化宣明。

犯謂刑犯於物也收而不爭殺而無犯匪審平之德何以能爲是哉其氣潔。金氣以潔白瑩明爲事其性剛。性剛故摧缺於物

其用散落。金用則萬物散落其化堅斂。收斂堅強金之化也其類金。審平之化金類同其

政勁肅。化急速而整肅也勁鋭也其候清切。清大凉也切急也風聲也其令燥。燥乾也其藏肺。

肺氣之用同金化也肺其畏熱。熱火令也肺性凉故畏火熱五運行大論曰肺其性凉其主鼻。肺藏氣鼻通息也其

穀稻。色白也　新校正云按金匱眞言論作稻藏氣法時論作黄黍其果桃。味辛也其實殼。外有堅殼者其應

秋。四時之化秋氣同其蟲介。外被堅甲者其畜雞。性善鬬傷象金用也　新校正云按金匱眞言論云其畜馬其

色白。色同也其養皮毛。堅同也其病欬。有聲之病金之應也　新校正云按金匱眞言論云病在背是以知其

病之在皮毛也其味辛。審平化治則物辛味正其音商。和利而揚其物外堅。金化宣行則物體外堅其

數九。成數也靜順之紀。藏而勿害。治而善下。五化咸整。治化也水

之性下所以德全江海所以能爲百谷主者以其善下之也其氣明。清淨明照水氣所主其性下。歸流於下其用沃

衍。用非淨事故沫生而流溢沃沫也衍溢也 其化凝堅。藏氣布化則水物凝堅 其類水。河順之化水同類 其政流演。井泉不竭河流不息則流演之義也 其候凝肅。凝寒也肅靜也寒來之氣候 其令寒。水令宣行則寒司物化 其藏腎。腎藏之用同水化也 其畏濕。濕土氣也腎性凜故畏土濕五運行大論曰腎其性凜 其主二陰。流注應同 新校正云按金匱真言論曰北方黑色入通於腎開竅於二陰 其穀豆。色黑也 新校正云按金匱真言論及藏氣法時論同 其果栗。味鹹也 其實濡。中有津液也 其應冬。四時之化冬氣同 其蟲鱗。鱗水化生 其畜彘。善下也彘豕也 其色黑。色同也 其養骨髓。氣入也 其病厥。厥氣逆也凌上也倒行不順也 新校正云按金匱真言論云病在谿是以知病之在骨也 其味鹹。味同也 其音羽。深而和也 其物濡。水化豐洽庶物濡潤 其數六。成數也 故生而勿殺，長而勿罰，化而勿制，收而勿害，藏而勿抑，是謂平氣。生氣主歲收氣不能縱其殺長氣主歲藏氣不能縱其罰化氣主歲生氣不能縱其制收氣主歲長氣不能縱其害藏氣主歲化氣不能縱其抑夫如是者皆天氣平地氣正五化之氣不以勝剋爲用故謂曰平和氣也

委和之紀

是謂勝生。丁卯丁丑丁亥丁酉丁未丁巳之歲生氣不政，化氣迺揚。木少故生氣不政土寬故化氣迺揚長氣自平，收令迺早。火无忤犯故長氣自平木氣既少故收令迺早涼雨時降，風雲並興。涼金化也雨濕氣也風木化也雲濕氣也草木晚榮，蒼乾凋落。金氣有餘木不能勝故也 新校正云詳委和之紀木不及而金氣乘之故蒼乾凋落非金氣有餘木不能勝也蓋木不足而金勝之也物秀而實，膚肉內充。歲生雖晚成者滿實土化氣速故如是也其氣斂。收斂兼金氣故其用聚。不布散也其動緛戾拘緩。緛縮短也戾了戾也拘拘急也緩不收也其發驚駭。大屈卒伸驚駭象也其藏肝。內應肝其果棗李。棗土李木實也 新校正云詳李木實也按火土金水不及之果李當作桃 王注亦非其實核殼。核木殼金主其穀稷稻。金土穀也其味酸辛。味酸之物孰兼辛也其色白蒼。蒼色之物孰兼白也其畜犬雞。木從金畜其蟲毛介。毛從介其主霧露淒滄。金之化也其聲角商。角從商其病搖動注恐。木受邪也從金化也。木不自攻故化從金少角與判商同。少角木不及故半與商金化同

判半也　新校正云按火土金水之文判作少則此當云少角與少商同不云少商者蓋少角之運共有六年而丁巳丁亥上角與正角同丁卯丁酉上商與正商同丁未丁丑上宮與正宮同是六年者各有所同與火土金水之少運不同故不云同少商只大約而言半從商化也上角與正角同。上見厥陰與敷和歲化同謂丁亥丁巳歲上之所見者也上商與正商同。上見陽明則與平金歲化同丁卯丁酉歲上見陽明其病支廢癰腫瘡瘍。金刑木也其甘蟲。子在母中邪傷肝也。雖化悉與金同然其所傷則歸於肝木也上宮與正宮同。土蓋其木與未出等也木未出土與無木同土自用事故與正土運歲化同也上見太陰是謂上宮丁丑丁未歲上見太陰司天化之也蕭飋肅殺則炎赫沸騰。蕭飋肅殺金無德也炎赫沸騰火之復也眚於三。火爲木復故其眚在東三東方也此言金之物勝也　新校正云按六元正紀大論云災三宮也所謂復也。復報復也其主飛蠹蛆雉。飛羽蟲也蠹內生蟲也蛆蠅之生者此則物內自化爾雉鳥耗也廼爲雷霆。雷謂大聲生於太虛雲暝之中也霆謂迅雷卒如火之爆者即霹靂也伏明之紀。是謂勝長。藏氣勝長也謂癸酉癸未癸巳癸卯癸丑癸亥之歲也長氣不宣。藏氣反布。火之長氣不能施化故水之藏氣反布於時收氣自政化令迺衡。金土之義與歲氣素無干犯故金自行其政土自平其氣也寒清數舉。暑令迺薄。火氣不用故承化物生。生而不長。火令不振故承化生之物皆不長也成實而稚。遇化已老。陽不用而陰勝也若上臨癸卯癸酉歲則物實成孰苗尚稚短及遇化氣未長極而氣已老矣陽氣屈伏。蟄蟲早藏。蟄反不藏　新校正云詳癸巳癸亥之歲蟄亦不藏其氣鬱。鬱燠不舒暢其用暴。速也其動彰伏變易。彰明也伏隱也變易也謂不常其象見也其發痛。痛由心所生其藏心。歲運之氣通於心其果栗桃。栗水桃金果也其實絡濡。絡支脉也濡有汁也其穀豆稻。豆水稻金穀也其味苦鹹。苦兼鹹也其色玄丹。色丹之物熟兼玄也其畜馬彘。火從水畜其蟲羽鱗。羽從鱗其主冰雪霜寒。水之氣也其聲徵羽。徵從羽其病昏惑悲忘。火之躁動不拘常律陰冒陽火故昏惑不治心氣不足故喜悲善忘也從水化也。火弱水強故伏明之紀半從水之政化少徵與少羽同。火少故半同水化　新校正云詳少徵運六年內癸卯癸酉同正商癸巳癸亥同歲會外癸未癸丑二年少徵與少羽同故不云判羽也上商與正商同。歲上見陽明則與平金歲化同也癸卯及癸酉歲上見陽明　新校正云詳此不言上宮上角者蓋宮角於火無大尅罰故經不備云邪傷心也受病者心凝慘凓冽則暴雨霖霪凝慘凓冽水無德也暴雨霖霪土之復也眚於九九南方也　新校正云按六元正紀大論云災九宮其主驟注雷霆震驚天地氣爭而生是變氣交之內害及粢盛及傷鱗類沈霒淫雨陰淫雨濕變所生也霒音陰卑監之紀是謂減化謂化氣減少己巳己卯己丑己亥己酉己未之歲也化氣不令生政獨彰土少而木專其用長氣整雨迺愆收氣平不相干犯則平整化氣減故雨愆期風寒並興草木榮美風木也寒水也土少故寒氣得行生氣獨彰故草木敷榮而端美秀而不實成而粃也榮秀而美氣生於木化氣不滿故物實中空是以粃惡其氣散氣不安靜水且乘之從木之風故施散也其用靜定雖不能專政於時物然或舉用則終歸土德而靜定其動瘍涌分潰癰腫瘍瘡也涌嘔吐也分裂也潰爛也癰腫膿瘡也其發濡滯土性也濡濕也其藏脾主藏病其果李栗李木栗水果也其實濡核濡中有汁者核中堅者　新校正云詳前後濡實主水此濡字當作肉王注亦非其穀豆麻豆水麻木穀也其

味酸甘。（甘味之物熟兼酸也）其色蒼黄。（色黄之物外兼蒼也）其畜牛犬。（土從木畜）其蟲倮毛。（倮從毛）其主飄怒振發。（木之氣用也）其聲宫角。（宫從角）其病留滿否塞。（土氣擁礙故）從木化也。（不勝故從佗化）少宫與少角同。（土少故半從木化也　新校正云詳少宫之運六年内除己丑己未與正宫同己巳己亥與正角同外有己卯己酉二年少宫與少角同故不云判角也）上宫與正宫同。（上見太陰則與平土運生化同也己丑己未其歲見也）上角與正角同。（上見厥陰則悉是敷和之紀也己亥己巳其歲見也）其病飧泄。（風之勝也）邪傷脾也。（縱諸氣金病即自傷脾　新校正云詳此不言上商者土與金無相剋罰故經不紀之也又注云縱諸氣金病即自傷脾也金字疑誤）振拉飄揚則蒼乾散落。（振拉飄揚木無德也蒼乾散落金之復也）其眚四維。（東南西南東北西北土之位也　新校正云按六元正紀大論云災五宫）其主敗折虎狼。（虎狼猴狖豹鹿馬獐麂諸四足之獸害於粢盛及生命也）清氣迺用，生政迺辱。（金氣行則木氣屈）從革之紀，是謂折收。（火折金收之氣也謂乙丑乙亥乙酉乙未乙巳乙卯之歲也）收氣迺後，生氣迺揚。（後不及時也收氣不能以時而行則生氣自應布揚而用之也長化合德。火政迺宣。庶類以蕃。火土之氣同生化也宣行也其氣揚。順火也其用躁切。少雖後用用則切急隨火躁也其動鏗禁瞀厥。鏗欬聲也禁謂二陰禁止也瞀悶也厥謂氣上逆也其發欬喘。欬金之有聲喘肺藏氣也其藏肺。主藏病其果李杏。李木杏火果也其實殼絡。外有殼內有支絡之實也其穀麻麥。麻木麥火穀也麥色赤也其味苦辛。苦味勝辛辛兼苦也其色白丹。赤加白也其畜雞羊。金從火土之兼化　新校正云詳火畜馬土畜牛今言羊故王注云從火土之兼化爲羊也或者當去注中之土字甚非其蟲介羽。介從羽其主明曜炎爍。火之勝也其聲商徵。商從徵其病嚏欬鼽衄。金之病也從火化也。火氣來勝故屈已以從之少商與少徵同。金少故半同火化也　新校正云詳少商運六年內除乙卯乙酉同正商乙巳乙亥同正角外乙未乙丑二年爲少商同少徵故不云判徵也上商與正商同。上見陽明則與平金運生化同乙卯乙酉其歲止見也上角與正角同。上見厥陰則與平木運生化同乙巳乙亥其歲上見也　新校正云詳金土無相勝剋故經不言上宮與正宮同也邪傷肺也。有邪之勝則歸肺炎光赫烈則冰雪霜雹。炎光赫烈火無德也冰雪霜雹水之復也水復之作雹形如半珠　新校正云詳注云雹形如半珠半字疑誤眚於七。七西方也　新校正云按六元正紀大論云災七宮其主鱗伏彘鼠。突戾潛伏歲主縱之以傷赤實及羽類也歲氣早至迺生大寒。水之化也涸流之紀是謂反陽。陰氣不及反爲陽氣代之謂辛未辛巳辛卯辛酉辛亥辛丑之歲也藏令不舉。化氣迺昌。少水而土盛長氣宣布。蟄蟲不藏。太陽在泉經文背也厥陰陽明司天乃如經謂也土潤水泉減草木條茂。榮秀滿盛。長化之氣豐而厚也其氣滯。從土也其用滲泄。不能流也其動堅止。謂便寫也水少不濡則乾而堅止藏氣不能固則注下而奔速其發燥槁。陰少而陽盛故爾其藏腎。主藏病也其果棗杏。棗土杏火果也其實濡肉。濡水肉土化也其穀黍稷。黍火稷土穀也　新校正云　按本論上文麥爲火之穀今言黍者疑麥字誤爲黍也雖金匱眞言論作黍然本論作麥當從本篇之文也其味甘鹹。甘入於鹹鹹味甘美也其色黅玄。黃加黑也其畜彘牛。水從土畜其蟲鱗倮。鱗從倮其主埃鬱昏翳。土之勝也其聲羽宮。羽從宮　其病痿厥堅下。水土參并故如是　從土化也。不勝於土故從他化　少羽與少宮同。水土各半化也　新校正云詳少羽之運六年內除辛壬辛未與正宮同外辛卯辛酉辛巳辛亥四歲爲同少宮故不言判宮也　上宮與正宮同。上見太陰則與平土運生化同辛丑辛未歲上見之　新校正云詳此不言上角上商者蓋水於金木無相剋罰故也　其病癃閟。癃小便不通閟大便乾澀不利也　邪傷腎也。邪勝則歸腎　埃昏驟雨則振拉摧拔。埃昏驟雨土之虐也振拉摧拔木之復也　眚於一。一北方也諸謂方者國郡州縣境之方也　新校正云按六元正紀大論云災一宮　其主毛顯狐狢變化不藏。毛顯謂毛蟲麋鹿麞麂猫兔虎狼顯見傷於黃實兼害倮蟲之長也變化謂爲魅狐狸當之不藏謂害粢盛鼠猫兔狸狢當之所謂毛顯不藏也　故乘危而行不速而至暴虐無德災反及之。微者復微甚者復甚氣之常也。通言五行氣少而有勝復之大凡也乘彼孤危恃乎強盛不召而往專肆威刑怨禍自招又誰咎也假令木弱金氣來乘暴虐蒼卒是無德也木被金害火必讎之金受火燔則災及也夫如是者刑甚則復甚刑微則復微氣動之常固其宜也五行之理咸迭然乎　新校正云按五運不及之詳具氣交變大論中　發生之紀。是謂啓敷。物秉木氣以發生而啓陳其容質也是謂壬申壬午壬辰壬寅壬子壬戌之六歲化也敷古陳字 土疎泄。蒼氣達。生氣上發故土體疎泄木之專政故蒼氣上達達通也出也行也 陽和布化。陰氣迺隨。少陽先生發於萬物之表厥陰次隨營運於萬象之中也 生氣淳化。萬物以榮。歲木有餘金不來勝生令布化故物以舒榮 其化生。其氣美。木化宣行則物容端美 其政散。布散生榮無所不至 其令條舒。條直也理也舒啓也端直舒啓萬物隨之發生之化無非順理者也 其動掉眩巔疾。掉搖動也眩旋轉也巔上首也疾病氣也 新校正云詳王不解其動之義按後敦阜之紀其動濡積并稸 王注云動謂變動又堅成之紀其動暴折瘍疰王注云動以生病蓋謂氣既變因動以生病也則木火土金水之動義皆同也又按王注脉要精微論云巔疾上巔疾也又注奇病論云巔謂上巔則頭首也此注云巔上首也疾病氣也氣字爲衍 其德鳴靡啓坼。風氣所生 新校正云按六元正紀大論云其化鳴紊啓拆 其變振拉摧拔。振謂振怒拉謂中折摧謂仆落拔謂出本 新校正云按六元正紀大論同 其穀麻稻。木化齊金 其畜雞犬。齊雞孕也 其果李桃。李齊桃實也 其色青黃白。青加於黃白自正也 其味酸甘辛。酸入於甘辛齊化也 其象春。如春之氣布散陽和其經足厥陰少陽。厥陰肝脉，少陽膽脉。其藏肝脾。肝勝脾。其蟲毛介。木餘故毛齊介育。其物中堅外堅。中堅有核之物，等於皮殼之類也。其病怒。木餘故。太角與上商同。太過之木氣與金化齊等。新校正云：按太過五運獨太角言與上商同，餘四運並不言者，疑此文為衍。上徵則其氣逆，其病吐利。上見少陰少陽則其氣逆行，壬子壬午歲上見少陰，壬寅壬申歲上見少陽，木餘遇火，故氣不順。新校正云：按五運行大論云：氣相得而病者，以下臨上，不當位也。不云上羽者，水臨木為相得故也。不務其德，則收氣復，秋氣勁切，甚則肅殺，清氣大至，草木凋零，邪迺傷肝。恃己太過，凌犯於土，土氣屯極，金為復讎，金行殺令，故邪傷肝木也。赫曦之紀，是謂蕃茂。物遇太陽則蕃而茂，是謂戊辰戊寅戊子戊戌戊申戊午之歲也。新校正云：按或者云注中太陽當作太徵，詳木土金水之太過注俱不言角宮商羽等運，而水太過注云陰氣大行，此火太過是物遇太陽也，安得謂之太徵乎。陰氣內化，陽氣外榮。陰陽之氣得其序也。炎暑施化，物得以昌。長氣多故爾。其化長，其氣高。長化行則物容大，高氣達則物色明。其政動。革易其象，不常也。其令鳴顯。火之用而有聲火之爓而有焰象無所隱則其信也顯露也其動炎灼妄擾。妄謬也擾撓也其德暄暑鬱蒸。熱化所生長於物也　新校正云按六元正紀大論云其化暄囂鬱燠又作暄曜其變炎烈沸騰。勝復之有極於是也其穀麥豆。火齊水化也其畜羊彘。齊孕育也　新校正云按本論上文馬爲火之畜今言羊者疑馬字誤爲羊金匱眞言論及藏氣法時論俱作羊然本論作馬當從本論之文也其果杏栗。等實也其色赤白玄。赤色加白黑自正也其味苦辛鹹。辛物兼苦與鹹化齊成也其象夏。如夏氣之熱也其經手少陰太陽。少陰心脉太陽小腸脉手厥陰少陽。厥陰心包脉少陽三焦脉其藏心肺。心勝肺其蟲羽鱗。火餘故鱗羽齊化其物脉濡。脉火物濡水物水火齊也　新校正云詳脉即絡也文雖殊而義同其病笑瘧瘡瘍血流狂妄目赤。火盛故上羽與正徵同。其收齊。其病痓。上見太陽則天氣且制故太過之火反與平火運生化同也戊辰戊戌歲上見之若平火運同則五常之氣無相淩犯故金收之氣生化同等上徵而收氣後也。上見少陰少陽則其生化自政金氣不能與之齊化戊子戊午歲上見少陰戊寅戊申歲上見少陽火盛故收氣後化　新校正云按氣交變大論云歲火太過上臨少陰少陽火燔焫水泉涸物焦槁暴烈其政。藏氣廼復時見凝慘甚則雨水霜雹切寒邪傷心也。不務其德輕侮致之也新校正云按氣交變大論云雨冰霜寒與此互文也敦阜之紀是謂廣化。土餘故化氣廣被於物也是謂甲子甲戌甲申甲午甲辰甲寅之歲也厚德淸靜順長以盈。土性順用無與物爭故德厚而不躁順火之長育使萬物化氣盈滿也至陰內實物化充成至陰土精氣也夫萬物所以化成者皆以至陰之靈氣生化於中也煙埃朦鬱見於厚土。厚土山也煙埃土氣也大雨時行濕氣廼用燥政廼辟。濕氣用則燥政辟自然之理爾其化圓其氣豐化氣豐圓以其清靜故也其政靜。靜而能久故政常存其令周備。氣緩故周備其動濡積并稸。動謂變動其德柔潤重淖。靜而柔潤故厚德常存新校正云按六元正經大論云其化柔潤重澤其變震驚飄驟崩潰。震驚雷霆之作也飄驟暴風雨至也大雨暴注則山崩土潰隨水流注其穀稷麻。土木齊化其畜牛犬。齊孕育也其果棗李。土齊木化其色黅玄蒼。黃色加黑蒼自正也其味甘鹹酸。甘入於鹹酸齊化也其象長夏。六月之氣生化同其經足太陰陽明。太陰脾脈陽明胃脈其藏脾腎。脾勝腎其蟲倮毛。土餘故毛倮齊化其物肌核。肌土核木化也其病腹滿四支不舉。土性靜故病如是　新校正云詳此不云上羽上徵者徵羽不能虧盈於土故無他候也大風迅至邪傷脾也。木盛怒故土脾傷

堅成之紀。是謂收引。引斂也陽氣收陰氣用故萬物收斂謂庚午庚辰庚寅庚子庚戌庚申之歲也天氣潔地氣明。秋氣高潔金氣同陽氣隨陰治化。陽順陰而生化燥行其政物以司成。燥氣行化萬物專司其成熟無遺略也收氣繁布化洽不終。收殺氣早土之化不得終其用也　新校正云詳繁字疑誤其化成。其氣削。減削也其政肅。肅清也靜也其令銳切。氣用不屈勁而急其動暴折瘍疰。動以病生其德霧露蕭飋。燥之化也蕭飋風聲也靜為霧露用則風生　新校正云按大元正紀大論德作化其變肅殺凋零。隕墜於物其穀稻黍。金火齊化也　新校正云按本論上文麥為火之穀當言其穀稻麥其畜雞馬。齊孕育也其果桃杏。金火齊實其色白青丹。白加於青丹自

正也 其味辛酸苦。辛入酸苦齊化 其象秋。氣爽清潔如秋之化 其經手太陰陽明。太陰肺脉陽明大腸脉 其藏肺肝。肺勝肝 其蟲介羽。金餘故介羽齊育 其物殼絡。殼金絡火化也 其病喘喝胷憑仰息。金氣餘故 上徵與正商同 其生齊 其病欬。上見少陰少陽則天氣見抑故其生化與平金歲同庚子庚午歲上見少陰庚寅庚申歲上見少陽上火制金故生氣與之齊化火乘金肺故病欬 新校正云詳此不言上羽者水與金非相勝剋故也 政暴變則名木不榮柔脆焦首長氣斯救大火流炎爍且至蔓將槁邪傷肺也。變謂太甚也政太甚則生氣抑故木不榮草首焦死政暴不已則火氣發怒故火流炎爍至柔條蔓草脆之類皆乾死也火乘金氣故肺傷也 流衍之紀是謂封藏。陰氣大行則天地封藏之化也謂丙寅丙子丙戌丙申丙午丙辰之歲 寒司物化天地嚴凝。陰之氣也 藏政以布長令不揚。藏氣用則長化止故令不發揚 其化凜其氣堅。寒氣及物則堅定 其政謐。謐靜也 其令流注。水之象也 其動漂泄沃涌。沃沫也涌溢也 其德凝慘寒雰。寒之化也　新校正云按六元正紀大論作其化凝慘慄冽 其變冰雪霜雹。非時而有 其穀豆稷。水齊土化 其畜彘牛。齊孕育也 其果栗棗。水土齊實 其色黑丹黅。黑加於丹黄自正也 其味鹹苦甘。鹹入於苦甘化齊焉 其象冬。氣序凝肅似冬之化 其經足少陰太陽。少陰腎脉太陽膀胱脉也 其藏腎心。腎勝心 其蟲鱗倮。水餘故鱗倮齊育 其物濡滿。濡水滿土化也　新校正云按土不及作肉土太過作肌此作滿互相成也 其病脹。水餘也 上羽而長氣不化也。上見太陽則火不能布化以長養也丙辰丙戌之歲上見天符水運也　新校正云按氣交變大論云上臨太陽則雨冰雪霜不時降濕氣變物不云上徵者運所勝也 政過則化氣大舉而埃昏氣交大雨時降邪傷腎也。暴寒數舉是謂政過火被水凌土來仇復故天地昏翳土水氣交大雨斯降而邪傷腎也 故曰不恒其德則所勝來復。政恒其理則所勝同化。此之謂也。不恒謂恃己有餘凌犯不勝恒謂守常之化不肆威刑如是則剋己之氣歲同治化也　新校正云詳五運太過之説具氣交變大論中 帝曰天不足西北左寒而右涼。地不滿東南。右熱而左溫。其故何也。面巽言也岐伯曰。陰陽之氣。高下之理。太少之異也。高下謂地形。太少謂陰陽之氣盛衰之異。今中原地形西北方高。東南方下。西方涼。北方寒。東方溫。南方熱。氣化猶然矣東南方。陽也。陽者其精降於下。故右熱而左溫。陽精下降。故地以溫而知之於下矣。陽氣生於東而盛於南。故東方溫而南方熱。氣之多少明矣西北方。陰也。陰者其精奉於上。故左寒而右涼。陰精奉上。故地以寒而知之於上矣。陰氣生於西而盛於北。故西方涼。北方寒。君面巽而言。臣面乾而對也。　新校正云。詳天地不足陰陽之說。亦具陰陽氣象大論中是以地有高下。氣有溫涼。高者氣寒。下者氣熱。新校正云。按六元正紀大論云。至高之地。冬氣常在。至下之地。春氣常在故適寒涼者脹。之溫熱者瘡。下之則脹已。汗之則瘡已。此湊理開閉之常。太少之異耳。西北東南。言其大也。夫以氣候驗之。中原地形所居者。悉以居高則寒。處下則熱。嘗試觀之。高山多雪。平川多雨。高山多寒。平川多熱。則高下寒熱可徵見矣。中華之地。凡有高下之大者。東西南北各三分也其一者自漢蜀江南至海也二者自漢江北至平遥縣也三者自平遥北山北至蕃界北海也故南分大熱中分寒熱兼半北分大寒南北分外寒熱尤極大熱之分其寒微大寒之分其熱微然其登涉極高山頂則南面北面寒熱懸殊榮枯倍異也又東西高下之别亦三矣其一者自汧源縣西至沙州二者自開封縣西至汧源縣三者自開封縣東至滄海也故東分大温中分温凉兼半西分大凉大温之分其寒五分之二大凉之分其熱五分之二温凉分外温凉尤極變爲大暄大寒也約其大凡如此然九分之地寒極於東北熱極於西南九分之地其中有高下不同地高處則濕下處則燥此一方之中小異也若大而言之是則高下之有一也何者中原地形西高北高東下南下今百川滿湊東之滄海則東南西北高下可知一爲地形高下故寒熱不同二則陰陽之氣有少有多故表温凉之異爾今以氣候驗之乃春氣西行秋氣東行冬氣南行夏氣北行以中分校之自開封至汧源氣候正與曆候同以東行校之自開封至滄海每一百里秋氣至晚一日春氣發早一日西行校之自汧源縣西至蕃界磧石其以南向及西北東南者每四十里春氣發晚一日秋氣至早一日北向及東北西南者每一十五里春氣發晚一日秋氣至早一日南行校之川形有北向及東北西南者每五百里　新校正云按别本作十五里　陽氣行晚一日陰氣行早一日南向及東南西北川每一十五里熱氣至早一日寒氣至晚一日廣平之地則每五十里陽氣發早一日寒氣至晚一日北行校之川形有南向及東南西北者每二十五里陽氣行晚一日陰氣行早一日北向及東北西南川每一十五里寒氣至早一日熱氣至晚一日廣平之地則

每二十里熱氣行晚一日寒氣至早一日大率如此然高處峻處冬氣常在平處下處夏氣常在觀其雪零草茂則可知矣然地土固有弓形川蛇行川月形川地勢不同生殺榮枯地同而天異凡此之類有離向丙向巽向乙向震向處則春氣早至秋氣晚至早晚校十五日有丁向坤向庚向兑向辛向乾向坎向艮向處則秋氣早至春氣晚至早晚亦校二十日是所謂帶山之地也審觀向背氣候可知寒涼之地湊理開少而閉多閉多則陽氣不散故適寒涼腹必脹也濕熱之地湊理開多而閉少開多則陽發散故往温熱皮必瘡也下之則中氣不餘故脹已汗之則陽氣外泄故瘡愈**帝曰：其於壽夭何如。**言土地居人之壽夭**岐伯曰：陰精所奉其人壽，陽精所降其人夭。**陰精所奉高之地也陽精所降下之地也陰方之地陽不妄泄寒氣外持邪不數中而正氣堅守故壽延陽方之地陽氣耗散發泄無度風濕數中真氣傾竭故夭折即事驗之今中原之境西北方衆人壽東南方衆人夭其中猶各有微甚爾此壽夭之大異也方者審之乎**帝曰：善。其病也治之柰何。岐伯曰：西北之氣散而寒之，東南之氣收而温之，所謂同病異治也。**西方北方人皮膚腠理密人皆食熱故宜散宜寒東方南方人皮膚踈腠理開人皆食冷故宜收宜温散謂温浴使中外條達收謂温中不解表也今土俗皆反之依而療之則反甚矣　新校正云詳分方爲治亦具異法方宜論中**故**

曰。氣寒氣涼。治以寒涼。行水漬之。氣溫氣熱。治以溫熱。強其內守。必同其氣。可使平也。假者反之。寒方以寒，熱方以熱，溫方以溫，涼方以涼，是正法也，是同氣也。行水漬之，是湯漫漬也。平謂平調也。若西方北方有冷病，假熱方溫方以除之；東方南方有熱疾，須涼方寒方以療者，則反上正法以取之。帝曰。善。一州之氣。生化壽夭不同。其故何也。岐伯曰。高下之理。地勢使然也。崇高則陰氣治之。污下則陽氣治之。陽勝者先天。陰勝者後天。先天謂先天時也，後天謂後天時也。悉言土地生榮枯落之先後也。物既有之，人亦如然。此地理之常。生化之道也。帝曰。其有壽夭乎。岐伯曰。高者其氣壽。下者其氣夭。地之小大異也。小者小異。大者大異。大謂東南西北相遠萬里許也。小謂居所高下相近二十三十里或百里許也。地形高下懸倍不相計者，以近爲小，則十里二十里；高下平慢氣相接者，以遠爲小，則三百里二百里。地氣不同乃異也。故治病者必明天道地理陰陽更勝氣之先後人之壽夭生化之期乃可以知人之形氣矣。不明天地之氣又昧陰陽之候則以壽為夭以夭為壽雖盡上聖救生之道畢經脈藥石之妙猶未免世中之誣斥也。帝曰：善。其歲有不病而藏氣不應不用者何也？岐伯曰：天氣制之，氣有所從也。從謂從事於彼不及營於私應用之。帝曰：願卒聞之。岐伯曰：少陽司天，火氣下臨，肺氣上從，白起金用，草木眚，火見燔焫，革金且耗，大暑以行，欬嚏鼽衄鼻窒，曰瘍，寒熱胕腫。寅申之歲候也。臨謂御於下。從謂從事於上。起謂價高於市。用謂用行刑罰也。臨從起用同之。革謂皮革，亦謂革易也。金謂器屬也。耗謂費用也。火氣燔灼，故曰生瘡。瘡，身瘡也。瘍，頭瘡也。寒熱，謂先寒而後熱，則瘧疾也。肺為熱害，水且救之，水守肺中，故為胕腫。胕腫，謂腫滿按之不起。此天氣之所生也。新校正云：詳注云故曰生瘡，瘡，身瘡也，瘍，頭瘡也。今經只言曰瘍，疑經脫一瘡字。別本曰字作口。風行于地，塵沙飛揚，心痛胃脘痛，厥逆鬲不通，其主暴速厥陰在泉故風行于地風淫所勝故是病生焉少陽厥陰其化急速故病氣起發疾速而爲故云其主暴速此也氣不順而生是也新校正云詳厥陰與少陽在泉言其主暴速其發機速故不言甚則某病也陽明司天燥氣下臨肝氣上從蒼起木用而立土廼眚淒滄數至木伐草萎脇痛目赤掉振鼓慄筋痿不能久立卯酉之歲候也木用亦謂木功也淒滄大涼也此病之起天氣生焉暴熱至土廼暑陽氣鬱發小便變寒熱如瘧甚則心痛火行于稿流水不冰蟄蟲廼見少陰在泉熱監于地而爲是也病之所有地氣生焉太陽司天寒氣下臨心氣上從而火且明新校正云詳火且明三字當作火用二字丹起金廼眚寒凊時舉勝則水冰火氣高明心熱煩嗌乾善渴鼽嚏喜悲數欠熱氣妄行寒廼復霜不時降善忘甚則心痛辰戌之歲候也寒凊時舉太陽之令也火氣高明謂燔焫於物也不時謂太早及偏害不循時

令不普及於物也病之所起天氣生焉土廼潤水豐衍，寒客至，沈陰化，濕氣變物，水飲内稸，中滿不食，皮𤸷肉苛，筋脉不利，甚則胕腫，身後癰。太陰在泉，濕監于地，而爲是也。病之源始，地氣生焉。新校正云：詳身後癰當作身後難。厥陰司天，風氣下臨，脾氣上從，而土且隆，黃起，水廼眚，土用革，體重，肌肉萎，食減口爽，風行太虚，雲物摇動，目轉耳鳴。巳亥之歲候也。土隆，土用革，謂土氣有用而革易其體，亦謂土功土也。云物摇動，是謂風高。此病所生，天之氣也。火縱其暴，地廼暑，大熱消爍，赤沃下，蟄蟲數見，流水不冰，少陽在泉，火監于地，而爲是也。病之宗兆，地氣生焉。其發機速。少陽厥陰之氣，變化卒急，其爲疾病速若發機，故曰其發機速。少陰司天，熱氣下臨，肺氣上從，白起金用，草木眚，喘嘔寒熱，嚏鼽衄鼻窒，大暑流行，子午之歲候也。熱司天氣，故是病生，天氣之作也。甚則瘡瘍燔灼，金爍石流天之交也地廼燥清，淒滄數至，脇痛善太息，肅殺行，草木變。變謂變易客質也。脇痛太息，地氣生也。太陰司天，濕氣下臨，腎氣上從，黑起水變。新校正云：詳前後文，此少火廼眚三字埃冒雲雨，胷中不利，陰痿氣大衰，而不起不用。新校正云：詳不用二字當作水用當其時反腰脽痛，動轉不便也，厥逆。丑未之歲候也。水變謂甘泉變鹹也。埃，土霧也。冒，不分遠也。雲雨，土化也。脽謂臀肉也。病之有者，天氣生焉。新校正云：詳厥逆二字疑當連上文地廼藏陰，大寒且至，蟄蟲早附，心下否痛，地裂冰堅，少腹痛，時害於食，乘金則止水增，味廼鹹，行水減也。止水，井泉也。行水，河渠流注者也。止水雖長，廼變常甘美而爲鹹味也。病之有者，地氣生焉。新校正云：詳太陰司天之化，不言甚則病某，而云當其時，又云乘金則云云者，與前條互相發明也。帝曰：歲有胎孕不育，治之不全，何氣使然？岐伯曰：六氣五類，有相勝制也，同者盛之，異者衰之，此天地之道。生化之常也。故厥陰司天。毛蟲靜。羽蟲育。介蟲不成。謂乙巳丁巳巳巳辛巳癸巳乙亥丁亥巳亥辛亥癸亥之歲也。靜無聲也。亦謂靜退不先用事也。羽爲火蟲。氣同地也。火制金化。故介蟲不成。謂白色有甲之蟲少孕育也。在泉。毛蟲育。倮蟲耗。羽蟲不育。地氣制土。黃倮耗損。歲乘木運。其又甚也。羽蟲不云育。少陽自抑之。是則五寅五申歲也。凡稱不育不成。皆謂少。非悉無也。少陰司天。羽蟲靜。介蟲育。毛蟲不成。謂甲子丙子戊子庚子壬子甲午丙午戊午庚午壬午之歲也。靜謂胡越鷰百舌鳥之類也。是歲黑色毛蟲孕育少成。在泉。羽蟲育。介蟲耗不育。地氣制金。白介蟲不育。歲乘火運。斯復甚焉。是則五卯五酉歲也。新校正云。詳介蟲耗。以少陰在泉火尅金也。介蟲不育。以陽明在天自抑之也。太陰司天。倮蟲靜。鱗蟲育。羽蟲不成。謂乙丑丁丑巳丑辛丑癸丑乙未丁未巳未辛未癸未之歲也。倮蟲謂人及蝦蟇之類也。羽蟲謂青綠色者。則鸚鵡鴷鳥翠碧鳥之類。諸青綠色之有羽者也。歲乘金運。其復甚焉。在泉。倮蟲育。鱗蟲新校正云。詳此少一耗字。不成。地氣制水。黑鱗不育。歲乘土運。而又甚乎。是則五辰五戌歲也。少陽司天。羽蟲靜。毛蟲育。倮蟲不成。謂甲寅丙寅戊寅庚寅壬寅甲申丙申戊申庚申壬申之歲也倮蟲謂青緑色者也羽蟲謂黑色諸有羽翼者則越鷰百舌鳥之類是也在泉羽蟲育。介蟲耗毛蟲不育。地氣制金白介耗損歲乘火運其又甚也毛蟲不育天氣制之是則五巳五亥歲也陽明司天介蟲靜羽蟲育介蟲不成。謂乙卯丁卯巳卯辛卯癸卯乙酉丁酉巳酉辛酉癸酉歲也羽爲火蟲故蕃育也介蟲諸有赤色甲殼者也赤介不育天氣制之也在泉介蟲育毛蟲耗羽蟲不成。地氣制木黑毛蟲耗歲乘金運損復甚焉是則五子五午歲也羽蟲不就以上見少陰也太陽司天鱗蟲靜倮蟲育。謂甲辰丙辰戊辰庚辰壬辰甲戌丙戌戊戌庚戌壬戌之歲也倮蟲育地氣同也鱗蟲靜謂黃鱗不用也是歲雷霆少舉以天氣抑之也　新校正云詳此當云鱗蟲不成在泉鱗蟲耗倮蟲不育。天氣制勝黃黑鱗耗是則五丑五未歲也　新校正云詳此當爲鱗蟲育羽蟲耗倮蟲不育注中鱗字亦當作羽諸乘所不成之運則甚也。乘水之運倮蟲不成乘火之運介蟲不成乘土之運鱗蟲不成乘金之運毛蟲不成乘水之運羽蟲不成當是歲者與上文同悉少能孕育也斯並運與氣同者運乘其勝復遇天符及歲會者十孕不全一二也故氣主有所制歲立有所生。地氣制己勝。天氣制勝巳天制色地制形。天氣隨巳不勝者制之謂制其色也地氣隨巳所勝者制之謂制其形也故又曰天制色地制形焉是以天地之間五類生化互有所勝互有所化互有所生互有所制矣

五類衰盛各隨其氣之所宜也。宜則蕃息

故有胎孕不育治之不全此氣之常也。天地之間有生之物凡此五類也五謂毛羽倮鱗介也故曰毛蟲三百六十麟爲之長羽蟲三百六十鳳爲之長倮蟲三百六十人爲之長鱗蟲三百六十龍爲之長介蟲三百六十龜爲之長凡諸有形跂行飛走喘息胎息大小高下青黃赤白黑身被毛羽鱗介者通而言之皆謂之蟲矣不具是四者皆爲倮蟲凡此五物皆有胎生卵生濕生化生也因人致問言及五類也

所謂中根也。生氣之根本發自身形之中中根也非是五類則生氣根系悉因外物以成立去之則生氣絕矣

根于外者亦五。謂五味五色類也然木火土金水之形類悉假外物色藏乃能生化外物既去則生氣離絕故皆是根于外也　新校正云詳注中色藏二字當作巳成

故生化之別有五氣五味五色五類五宜也。然是二十五者根中根外悉有之五氣謂臊焦香腥腐也五味謂酸苦辛鹹甘也五色謂青黃赤白黑也五類有二矣其一者謂毛羽倮鱗介其二者謂燥濕液堅耎也夫如是等於萬物之中互有所宜

帝曰。何謂也。岐伯曰。根于

中者。命曰神機。神去則機息。根于外者。命曰氣立。氣止則化絕。諸有形之類根於中者生源繫天其所動靜皆神氣爲機發之主故其所爲也物莫之知是以神捨去則機發動用之道息矣根于外者生源繫地故其所生長化成收藏皆爲造化之氣所成立故其所出也亦物莫之知是以氣止息則生化結成之道絕滅矣其木火土金水燥濕液堅柔雖常性不易及乎外物去生氣離根化絕止則其常體性顏色皆必小變移其舊也　新校正云按六元微旨大論云出入廢則神機化滅升降息則氣立孤危故非出入則無以生長壯老已非升降則無以生長化收藏故各有制。各有勝。各有生。各有成。根中根外悉如是故曰不知年之所加。氣之同異。不足以言生化。此之謂也。新校正云按六節藏象論云不知年之所加氣之盛衰虛實之所起不可以爲工矣

帝曰。氣始而生化。氣散而有形。氣布而蕃育。氣終而象變。其致一也。始謂始發動散謂流散於物中布謂布化於結成之形終謂極於收藏之用也故始動而生化流散而有形布化而成結終極而萬象皆變也即事驗之天地之間有形之類其生也柔弱其死也堅強凡如此類皆謂變易生死之時形質是謂氣之終極　新校正云按天元紀大論云物生謂之化物極謂之變

又六微旨大論云物之生從於化物之極由乎變變化相薄成敗之所由也然而五味所資生化有薄厚成熟有少多終始不同其故何也岐伯曰地氣制之也非天不生地不長也天地雖無情於生化而生化之氣自有異同爾何者以地體之中有六入故也氣有同異故有生有化有不生有不化有少生少化有廣生廣化矣故天地之間無必生必化必不生必不化必少生少化必廣生廣化各隨其氣分所好所惡所異所同

帝曰願聞其道岐伯曰寒熱燥濕不同其化也舉寒熱燥濕四氣不同則溫清異化可知之矣

故少陽在泉寒毒不生其味辛其治苦酸其穀蒼丹巳亥歲氣化也夫毒者皆五行標盛暴烈之氣所為也今火在地中其氣正熱寒毒之物氣與地殊生死不同故生少也火制金氣故味辛者不化也少陽之氣上奉厥陰故其歲化苦與酸也六氣主歲唯此歲通和木火相承故無間氣也苦丹地氣所化酸蒼天氣所生矣餘所生化悉有上下勝剋故皆有間氣矣

陽明在泉濕毒不生其味酸其氣濕新校正云詳在泉云唯陽明與太陰在泉之歲云其氣濕其氣熱蓋以濕燥未見寒溫之氣故再云其氣也其治辛苦甘其穀丹

素。子午歲氣化也燥在地中其氣涼清故濕溫毒藥少生化也金木相制故味酸者少化也陽明之氣上奉少陰故其歲化辛與苦也辛素地氣也苦丹天氣也甘間氣也所以間金火之勝剋故兼治甘太陽在泉。熱毒不生。其味苦。其治淡鹹。其穀黅秬。丑未歲氣化也寒在地中與熱殊化故其歲物熱毒不生木勝火味故當苦也太陽之氣上奉太陰故其歲化生淡鹹也大陰土氣上生於天氣遠而高故甘之化薄而爲淡也味以淡亦屬甘甘之類也淡黅天化也鹹秬地化也黅黃也　新校正云詳注云味故當苦當作故味苦者不化傳寫誤也厥陰在泉。清毒不生。其味甘。其治酸苦。其穀蒼赤。寅申歲氣化也溫在地中與清殊性故其歲物清毒不生木勝其土故味甘少化也厥陰之氣上合少陽所合之氣既無乖忤故其治化酸與苦也酸蒼地化也苦赤天化也氣無勝剋故不間氣以甘化也其氣專。其味正。厥陰少陽在泉之歲皆氣化專一其味純正然餘歲悉上下有勝剋之氣故皆有間氣間味矣少陰在泉。寒毒不生。其味辛。其治辛苦甘。其穀白丹。卯酉歲氣化也熱在地中與寒殊化故其歲藥寒毒甚微火氣爍金故味辛少化也故少陰陽明主天主地故其所治苦與辛焉苦丹爲地氣所育辛白爲天氣所生甘間氣也所以間止剋伐也太陰在泉。燥毒不生。其味鹹。其其氣熱。其治甘鹹。其穀黅秬。辰戌歲氣化也地中有濕與燥不同故乾毒之物不生化也土制於木故味鹹少化也太陰之氣上承太陽故其歲化甘與鹹也甘黅地化也鹹秬天化也寒濕不爲大忤故間氣同而氣熱者應之化淳則鹹守。氣專則辛化而俱治。淳和也化淳謂少陽在泉之歲也火來居水而反能化育是水鹹自守不與火爭化也氣專謂厥陰在泉之氣也木居于水而復下化金不受害故辛復生化與鹹俱王也唯此兩歲上下之氣無剋伐之嫌故辛得與鹹同應王而生化也餘歲皆上下有勝剋之變故其中閒甘味兼化以緩其制抑餘苦鹹酸三味不同其生化也故天地之閒藥物辛甘者多也故曰補上下者從之。治上下者逆之。以所在寒熱盛衰而調之。上謂司天下謂在泉也司天地氣太過則逆其味以治之司天地氣不及則順其味以和之從順也故曰上取下取內取外取。以求其過。能毒者以厚藥。不勝毒者以薄藥。此之謂也。上取謂以藥制有過之氣也制而不順則吐之下取謂以迅疾之藥除下病攻之不去則下之內取謂食及以藥內之審其寒熱而調之外取謂藥熨令所病氣調適也當寒反熱以冷調之當熱反寒以溫和之上盛不已吐而脫之下盛不已下而奪之謂求得氣過之道也藥厚薄謂氣味厚薄者也新校正云按甲乙經云胃厚色黑大骨肉肥者皆、　毒其瘦而薄胃者皆不勝毒又按異法方宜論云西方之民陵居而多風水土剛强不衣而褐薦華食而脂肥故邪不能傷其形體其病生於内其治宜毒藥

氣反者病在上取之下病在下取之上病在中傍取之下取謂寒逆於下而熱攻於上不利於下氣盈於上則温下以調之上取謂寒積於下温之不去陽藏不足則補其陽也傍取謂氣并於左則藥熨其右氣并於右則熨其左以和之必隨寒熱爲適凡是七者皆病無所逃動而必中斯爲妙用矣

治熱以寒温而行之治寒以熱涼而行之治温以清冷而行之治清以温熱而行之氣性有剛柔形證有輕重方用有大小調制有寒温盛大則順氣性以取之小耎則逆氣性以伐之氣殊則主必不容力倍則攻之必勝是則謂湯飲調氣之制也　新校正云按至眞要大論云熱因寒用寒因熱用熱必代其所主而先其所因其始則同其終則異可使破積可使潰堅可使氣和可使必已者也

故消之削之吐之下之補之寫之久新同法量氣盛虚而行其法病之新久無異道也

帝曰病在中而不實不堅且聚且散奈何岐伯曰悉乎哉問也無積者求其

藏虚則補之。隨病所在命其藏以補之藥以祛之。食以隨之。食以無毒之藥隨湯丸以迫逐之使其盡也行水漬之。和其中外。可使畢已。中外通和氣無流礙則釋然消散真氣自平帝曰有毒無毒。服有約乎。岐伯曰。病有久新。方有大小。有毒無毒。固宜常制矣。大毒治病。十去其六。下品藥毒毒之大也常毒治病。十去其七。中品藥毒次於下也小毒治病。十去其八。上品藥毒毒之小也無毒治病。十去其九。上品中品下品無毒藥悉謂之平穀肉果菜。食養盡之。無使過之。傷其正也。大毒之性烈其爲傷也多少毒之性和其爲傷也少常毒之性減大毒之性一等加小毒之性一等所傷可知也故至約必止之以待來證爾然無毒之藥性雖平和久而多之則氣有偏勝則有偏絶久攻之則藏氣偏弱既弱且困不可長也故十去其九而止服至約已則以五穀五肉五果五菜隨五藏宜者食之已盡其餘病藥食兼行亦通也　新校正云按藏氣法時論云毒藥攻邪五穀爲養五果爲助五畜爲益五菜爲充不盡。行復如法。法謂前四約也餘病不盡然再行之毒之大小至約而止必無過也必先歲氣。無伐天和。歲有六氣分主有南面北面之政先知此六氣所在人脉至尺寸應之太陰所在其脉沉少陰所在其脉鉤厥陰所在其脉弦太陽所在其脉大而長陽明所在其脉短而濇少陽所在其脉大而浮如是六脉則謂天和不識不知呼爲寒熱攻寒令熱脉不變而熱疾已生制熱令寒脉如故而寒病又起欲求其適安可得乎夭枉之來率由於此無盛盛。無虛虛。而遺人天殃。不察虛實但思攻擊而盛者轉盛虛者轉虛萬端之病從兹而甚眞氣日消病勢日侵殃咎之來苦夭之興難可逃也悲夫無致邪。無失正。絶人長命。所謂代天和也攻虛謂實是則致邪不識藏之虛斯爲失正氣既失則爲死之由矣帝曰。其久病者。有氣從不康。病去而瘠。柰何。從謂順也岐伯曰。昭乎哉聖人之問也。化不可代。時不可違。化謂造化也代大匠斲猶傷其手況造化之氣人能以力代之乎夫生長收藏各應四時之化雖巧智者亦無能先時而致之明非人力所及由是觀之則物之生長收藏化必待其時也物之成敗理亂亦待其時也物既有之人亦宜然或言力必可致而能代造化違四時者妄也夫經絡以通。血氣以從。復其不足。與衆齊同。養之和之。靜以待時。謹守其氣。無使傾移其形逎彰生氣以長命曰聖王故大要曰無代化無違時必養必和待其來復此之謂也帝曰善大要上古經法也引古之要旨以明時化之不可違不可以力代也

重廣補注黃帝內經素問卷第二十

氣交變大論 槁芒老切 瞼音撿 睫音接 蠹音妬 鶩音木 璺音問 謐音蜜

五常政大論 瞤如勻切 凊妻遲切 飋音瑟 黔音令 麂音几 鏗音坑 脊音冒 拉音蠟 猯他端切 磧妻力切 鴷音列

重廣補注黄帝内經素問卷第二十一

啓玄子次注林億孫奇高保衡等奉敕校正孫兆重改誤

六元正紀大論篇第七十一　刺法論篇第七十二亡

本病論篇第七十三亡 新校正云詳此二篇亡在王注之前按病能論篇末王冰注云世本既闕第七二篇謂此二篇也而今世有素問亡篇及昭明隱旨論以謂此三篇仍託名王冰爲注辭理鄙陋无足取者舊本此篇名在六元正紀篇後列之爲後人移於此若以尚書亡篇之名皆在前篇之末則舊本爲得

六元正紀大論篇第七十一

黄帝問曰。六化六變。勝復淫治。甘苦辛鹹酸淡先後。余知之矣。夫五運之化。或從五氣。新校正云詳五氣疑作天氣則與下文相協 或逆天氣。或從天氣而逆地氣。或從地氣而逆天氣。或相得或不相得。余未能明其事。欲通天之紀，從地之理，和其運，調其化，使上下合德，無相奪倫，天地升降，不失其宜，五運宣行，勿乖其政，調之正味，從逆奈何？氣同謂之從，氣異謂之逆，勝制爲不相得，相生爲相得。司天地之氣，更淫勝復，各有主治，法則欲令平調氣性，不違忤天地之氣，以致清靜和平也。岐伯稽首再拜對曰：昭乎哉問也！此天地之綱紀，變化之淵源，非聖帝孰能窮其至理歟！臣雖不敏，請陳其道，令終不滅，久而不易。氣主循環，同於天地，太過不及，氣序常然，不言永定之制，則久而更易，去聖遼遠，何以明之。帝曰：願夫子推而次之，從其類序，分其部主，別其宗司，昭其氣數，明其正化，可得聞乎？部主，謂分六氣所部主者也。宗司，謂配五氣運行之位也。氣數，謂天地五運氣更用之正數也。正化，謂歲直氣味所宜，酸苦甘辛鹹寒溫冷熱也。岐伯曰：先立其年，以明其氣。金木水火土運行之數。寒暑燥濕風火臨御之化。則天道可見。民氣可調。陰陽卷舒。近而無惑。數之可數者。請遂言之。遂盡也帝曰。太陽之政奈何。岐伯曰。辰戌之紀也。

太陽　太角　太陰　壬辰　壬戌　其運風。其化鳴紊啓拆。新校正云。按五常政大論云。其德鳴靡啓拆其變振拉摧拔。新校正云。詳此其運其化其變從太角等運起其病眩掉目瞑。新校正云。詳此病證以運加同天地爲言

太角初正　少徵　太宮　少商　太羽終

太陽　太徵　太陰　戊辰　戊戌同正徵。新校正云。按五常政大論云。赫曦之紀上羽與正徵同其運熱。其化暄暑鬱燠。新校正云。按五常政大論燠作蒸

其變炎烈沸騰。其病熱鬱。

太徵　少宮　太商　少羽終　少角初

太陽　太宮　太陰。甲辰歲會。同天符　甲戌歲會。同天符新校正云按天元紀大論云承歲爲歲直又六微旨大論云木運臨卯火運臨午土運臨四季金運臨酉水運臨子所謂歲會氣之平也王冰云歲直亦曰歲會此甲爲太宮辰戌爲四季故曰歲會又云同天符者按本論下文云太過而加同天符是此歲一爲歲會又爲同天符也

其運陰埃新校正云詳太宮三運兩曰陰雨獨此曰陰埃埃疑作雨　其化柔潤重澤。新校正云按五常政大論澤作淖　其變震驚飄驟。其病濕下重。

太宮　少商　太羽終　太角初　少徵

太陽　太商　太陰　庚辰　庚戌　其運涼。

其化霧露蕭飋。其變肅殺凋零。其病燥背瞀胸滿。

太商 少羽終 少角初 太徵 少宫

太陽 太羽新校正云按五常政大論云上羽而長氣不化 太陰。丙辰天符。丙戌天符。新校正云按天元紀大論云應天爲天符又六微旨大論云土運之歲上見太陰火運之歲上見少陽少陰金運之歲上見陽明木運之歲上見厥陰水運之歲上見太陽曰天與之會故曰天符又本論下文云五運同行天化者命曰天符又云臨者太過不及皆曰天符 其運寒。新校正云詳太羽三運此爲上羽少陽少陰司天爲太徵而少陽司天運言寒肅此與少陰司天運言其運寒者疑此太陽司天運合太羽當言其運寒肅少陽少陰司天運當云其運寒也 其化凝慘凓冽。新校正云按五常政大論作凝慘寒雰 其變冰雪霜雹。其病大寒留於谿谷。

太羽終 太角初 少徵 太宫 少商

凡此太陽司天之政。氣化運行先天。六步之氣生長化成收藏皆先天時而應至也餘歲先天同之也 天氣肅。地氣靜。寒臨太虛。陽氣不令。水土合德上應辰星鎮星（明而大也）其穀玄黅（天地正氣之所生長化成也黅黄也）其令徐寒政大舉澤無陽燄則火發待時（寒甚則火鬱待四氣乃發暴爲炎熱也）少陽中治時雨迺涯止極雨散還於太陰雲朝北極濕化迺布（北極雨府也）澤流萬物寒敷于上雷動于下寒濕之氣持於氣交（歲氣之大體也）民病寒濕發肌肉萎足痿不收濡寫血溢（新校正云詳血溢者火發待時所爲之病也）初之氣地氣遷氣迺大温（畏火致之）草迺早榮民迺厲温病迺作身熱頭痛嘔吐肌腠瘡瘍（赤斑也是爲膚腠中瘡在皮内也）二之氣大涼反至民迺慘草迺遇寒火氣遂抑民病氣鬱中滿寒迺始（因涼而又之於寒氣故寒氣始來近人也）三之氣天政布寒氣行雨迺降民病寒反熱中癰疽注下

心熱瞀悶不治者死當寒反熱是反天常熱起於心則神之危亟不急扶救神必消亡故治者則生不治則死四之氣風濕交爭風化爲雨廼長廼化廼成民病大熱少氣肌肉萎足痿注下赤白五之氣陽復化草廼長廼化廼成民廼舒大火臨御故萬物舒榮終之氣地氣正濕令行陰凝太虛埃昏郊野民廼慘悽寒風以至反者孕廼死故歲宜苦以燥之溫之新校正云詳故歲宜苦以燥之溫之九字當在避虛邪以安其正下錯簡在此必折其鬱氣先資其化源化源謂九月迎而取之以補心火新校正云詳水將勝也先於九月迎取其化源先寫腎之源也蓋以水王十月故先於九月迎而取之瀉水所以補火也抑其運氣扶其不勝太角歲脾不勝太徵歲肺不勝太宮歲腎不勝太商歲肝不勝太羽歲心不勝歲之宜也如此然太陽司天五歲之氣通宜先助心後扶腎氣無使暴過而生其疾食歲穀以全其眞避虛邪以安其正木過則脾病生

火過則肺病生土過則腎病生金過則肝病生水過則心病生天地之氣過亦然也歲穀謂黄色黑色虛邪謂從衝後來之風也適氣同異多少制之。同寒濕者燥熱化，異寒濕者燥濕化。太宮太商太羽歲同寒濕宜治以燥熱化太角太徵歲異寒濕宜治以燥濕化也故同者多之，異者少之。多謂燥熱少謂燥濕氣用少多隨其歲也用寒遠寒，用涼遠涼，用温遠温，用熱遠熱，食宜同法。有假者反常，反是者病，所謂時也。時謂春夏秋冬及間氣所在同則遠之即雖其時若六氣臨御假寒熱温涼以除疾病者則勿遠之如太陽司天寒爲病者假熱以療則熱用不遠夏餘氣例同故曰有假反常也食同藥法爾若無假反法則爲病之媒非方制養生之道　新校正云按用寒遠寒及有假者反常等事下文備矣帝曰：善。陽明之政奈何？

岐伯曰：卯酉之紀也。

陽明　少角　少陰。清熱勝復同，同正商。清勝少角熱復清清氣故曰清熱勝復同也餘少運皆同也同正商者上見陽明上商與正商同言歲木不及也餘準此　新校正云按五常政大論云委和之紀上商與正商同丁卯歲會　丁酉。

其運風清熱。不及之運常兼勝復之氣言之風運氣也清勝氣也熱復氣也餘少運悉同

少角初正 太徵 少宮 太商 少羽終

陽明 少徵 少陰。寒雨勝復同。同正商。新校正云按伏明之紀上商與正商同 癸卯同歲會 癸酉同歲會 新校正云按本論下文云不及而加同歲會此運少徵爲不及下加少陰故云同歲會 其運熱寒雨。

少徵 太宮 少商 太羽終 太角初

陽明 少宮 少陰。風涼勝復同。己卯 己酉。其運雨風涼。

少宮 太商 少羽終 少角初 太徵

陽明 少商 少陰。熱寒勝復同。同正商。新校正云按五常政大論云從革之紀上商與正商同 乙卯天符。乙酉歲會太一天符。新校正云按天元紀大論云三合爲治又六微旨大論云天符歲會曰太一天符王冰云是謂三合一者天會二者歲會三者運會或云此歲三合曰太一天符不當更曰歲會者甚不然也乙酉本爲歲會又爲

太一天符歲會之名不可去也或云巳丑巳未戊午何以不連言歲會而單言太一天符曰舉一隅不以三隅反舉一則三者可知去之則亦太一天符不爲歲會故曰不可去也 其運涼熱寒。

少商 太羽終 太角初 少徵 太宮

陽明 少羽 少陰。雨風勝復同。辛卯少宮同。新校正云按五常政大論云五運不及除同正角正商正宮外癸丑癸未當云少徵與少羽同巳卯乙酉少宮與少角同乙丑乙未少商與少徵同辛卯辛酉辛巳辛亥少羽與少宮同合有十年今此論獨於此言少宮同者蓋以癸丑癸未丑未爲土故不更同少羽巳卯巳酉爲金故不更同少角辛巳辛亥爲太徵不更同少宮乙丑乙未下見太陽爲水故不更同少徵又除此八年外只有辛卯辛酉二年爲少羽同少宮也

辛酉 辛卯 其運寒雨風。

少羽終 少角初 太徵 太宮 太商

凡此陽明司天之政，氣化運行後天。六步之氣生長化成庶務動靜皆後天時而應餘少歲同

天氣急。地氣明。陽專其令。炎暑大行。物燥以堅。淳風迺治。風燥橫運。流於氣交。多陽少陰。雲趨雨府。濕化迺敷。雨府太陰之所在也燥極而澤。燥氣欲終則化爲雨澤是謂三氣之分也其穀白丹。天地正氣所化生也間穀命太者。命太者謂前文太角商等氣之化者間氣化生故云間穀也新校正云按玄珠云歲穀與間穀者何即在泉爲歲穀及在泉之左右間者皆爲歲穀其司天及運間而化者名間穀又別有一名間穀者是也化不及即反有所勝而生者故名間穀即邪氣之化又名並化之穀也亦名間穀與正注頗異其耗白甲品羽。白色甲蟲多品羽類有羽翼者耗散粢盛蟲鳥甲兵歲爲災以耗竭物類金火合德。上應太白熒惑。見大而明其政切。其令暴。蟄蟲迺見。流水不冰。民病欬嗌塞。寒熱發暴。振慄癃閟。清先而勁。毛蟲迺死。熱後而暴。介蟲迺殃。其發躁。勝復之作。擾而大亂。金先勝木已承害故毛蟲死火後勝金不勝故介蟲復殃勝而行殺羽者已亡復者後來強者又死非大亂氣其何謂也清熱之氣持於氣交初之氣地氣遷陰始凝氣始肅水迺冰寒雨化其病中熱脹面目浮腫善眠鼽衄嚏欠嘔小便黃赤甚則淋太陰之化新校正云詳氣肅水冰凝非太陰之化二之氣陽迺布民迺舒物迺生榮厲大至民善暴死臣位君故爾三之氣天政布涼迺行燥熱交合燥極而澤民病寒熱寒熱瘧也四之氣寒雨降病暴仆振慄譫妄少氣嗌乾引飲及爲心痛癰腫瘡瘍瘧寒之疾骨痿血便骨痿無力五之氣春令反行草迺生榮民氣和終之氣陽氣布候反溫蟄蟲來見流水不冰民迺康平其病溫君之化也故食歲穀以安其氣食間穀以去其邪歲宜以鹹以苦以辛汗之清之散之

安其運氣。無使受邪。折其鬱氣。資其化源。化源謂六月迎而取之也　新校正云按金王七月故逆於六月寫金氣　以寒熱輕重少多其制。同熱者多天化。同淸者多地化。少角少徵歲同熱用方多以天淸之化治之少宮少商少羽歲同淸用方多以地熱之化治之火在地故同淸者多地化金在天故同熱者多天化　用涼遠涼。用熱遠熱。用寒遠寒。用温遠温。食宜同法。有假者反之。此其道也。反是者。亂天地之經。擾陰陽之紀也。帝曰。善。少陽之政奈何。岐伯曰。寅申之紀也。

少陽　太角新校正云按五常政大論云上徵則其氣逆　厥陰。　壬寅同天符　壬申同天符　其運風鼓。新校正云詳風火合勢故其運風鼓少陰司天太角運亦同　其化鳴紊啓坼。新校正云按五常政大論云其德鳴靡啓坼　其變振拉摧拔。　其病掉眩支脇驚駭。

太角初正　少徵　太宮　少商　太羽終

少陽　太徵新校正云按五常政大論云上徵而收氣後　厥陰。戊寅天符。戊申天符。

其運暑。其化暄囂鬱燠。新校正云按五常政大論作暄暑鬱燠此變暑爲囂者以上臨少陽故也

其變炎烈沸騰。其病上熱鬱血溢血泄心痛。

太徵　少宮　太商　少羽終　少角初

少陽　太宮　厥陰。甲寅　甲申。其運陰雨。

其化柔潤重澤。其變震驚飄驟。其病體重胕腫痞飲。

太宮　少商　太羽終　太角初　少徵

少陽　太商　厥陰。庚寅　庚申　同正商。新校正云按五常政大論云堅成之紀上徵與正商同

其運涼。其化霧露清切。新校正云按五常政大論云霧露蕭飋又大商三運兩言蕭飋獨此言清切詳

此下如厥陰當此蕭颼其變肅殺凋零。其病肩背胷中。

太商　少羽終　少角初　太徵　少宮

少陽　太羽　厥陰。丙寅　丙申。其運寒肅。新校正云詳此運不當言寒肅以注

太陽司天太羽運中其化凝慘凓冽。新校正云按五常政大論云作凝慘寒雰

其變冰雪霜雹　其病寒浮腫。

太羽終　太角初　少徵　太宮　少商

凡此少陽司天之政。氣化運行先天。天氣正。新校正云詳少陽司天太陰司地正得天地之正又厥陰少陽司地各云得其正者以地主生榮爲言也本或作天氣止者少陽火之性用動躁云止義不通也地氣擾。風迺暴舉。木偃沙飛。炎火迺流。陰行陽化。雨迺時應。火木同德。上應熒惑歲星。見明而大　新校正云詳六氣惟少陽厥陰司天司地爲上下通和無相勝剋

故言火木同德餘氣皆有勝剋故言合德其穀丹蒼。其政嚴。其令擾。故風熱參布。雲物沸騰。太陰横流。寒廼時至。涼雨並起。民病寒中。外發瘡瘍。内爲泄滿。故聖人遇之。和而不爭。往復之作。民病寒熱瘧泄。聾瞑嘔吐。上怫腫色變。初之氣。地氣遷。風勝廼摇。寒廼去。候廼大溫。草木早榮。寒來不殺。温病廼起。其病氣怫於上。血溢目赤。欬逆頭痛。血崩。今詳崩字當作崩脇滿。膚腠中瘡。少陰之化二之氣。火反鬱。太陰分故爾白埃四起。雲趨雨府。風不勝濕。雨廼零。民廼康。其病熱鬱於上。欬逆嘔吐。瘡發於中。胷嗌不利。頭痛身熱。昏憒膿瘡。三之氣。天政布。炎暑至。少陽臨上。雨廼涯。民病熱中。聾瞑血溢。膿瘡欬嘔。鼽衄渴嚏欠喉痺目赤善暴死。四之氣涼迺至炎暑間化白露降。民氣和平。其病滿身重。五之氣陽迺去。寒迺來。雨迺降。氣門迺閉。新校正云按王注生氣通天論氣門玄府也所以發泄經脈榮衛之氣故謂之氣門剛木早凋民避寒邪君子周密。終之氣。地氣正。風迺至。萬物反生。霿霧以行。其病關閉不禁。心痛陽氣不藏而欬。抑其運氣。贊所不勝。必折其鬱氣。先取化源。化源年之前十二月迎而取之　新校正云詳王注資取化源俱注云取其意有四等太陽司天取九月陽明司天取六月是二者先取在天之氣也少陽司天取年前十二月太陰司天取九月是二者乃先時取在地之氣也少陰司天取年前十二月厥陰司天取四月義不可解按玄珠之説則不然太陽陽明之月與王注合少陽少陰俱取三月太陰取五月厥陰取年前十二月玄珠之義可解王注之月疑有誤也暴過不生。苛疾不起。苛重也　新校正云詳此不言食歲穀間穀者蓋此歲天地氣正上下通和故不言也故歲宜鹹辛宜酸。滲之泄之。漬之發之。觀氣寒溫以調其過。同風熱者多寒化。異風熱者少寒化。太角太徵歲同風熱以寒化多之太宮太商太羽歲異風熱以涼調其過也用熱遠熱。用溫遠溫。用寒遠寒。用涼遠涼。食宜同法。此其道也。有假者反之。反是者病之階也。帝曰。善。太陰之政奈何。岐伯曰。丑未之紀也。

太陰　少角　太陽　清熱勝復同　同正宮。新校正云按五常政大論云委和之紀太宮與正宮同

丁丑　丁未　其運風清熱。

少角初正　太徵　少宮　太商　少羽終

太陰　少徵　太陽。寒雨勝復同　癸丑　癸未　其運熱寒雨

少徵　太宮　少商　太羽終　太角

太陰　少宮　太陽。風清勝復同。同正宮。（新校正云：按五常政大論云卑監之紀上宮與正宮同）己丑太一天符。己未太一天符。其運雨風清。

少宮　太商　少羽終　少角初　太徵

太陰　少商　太陽。熱寒勝復同。乙丑　乙未。其運涼熱寒。

少商　太羽終　太角初　少徵　太宮

太陰　少羽　太陽。雨風勝復同。同正宮。（新校正云：按五常政大論云涸流之紀上宮與正宮同，或以此二歲爲同歲會，爲平水運，欲去同正宮三字者，非也。蓋此歲有二義，而輒去其一，甚不可也）辛丑同歲會　辛未同歲會　其運寒雨風。

少羽終　少角初　太徵　少宮　太商

凡此太陰司天之政。氣化運行後天。（萬物生長化成，皆後天時而生成也）陰專其政。陽氣退辟。大風時起。新校正云：詳此太陰之政，但以言大風時起，蓋厥陰為初氣，居木位，春氣正風迺來，故言大風時起。天氣下降。地氣上騰。原野昏霿。白埃四起。雲奔南極。寒雨數至。物成於差夏。南極，雨府也。差夏，謂立秋之後一十日也。民病寒濕。腹滿。身䐜憤。胕腫。痞逆。寒厥拘急。濕寒合德。黃黑埃昏。流行氣交。上應鎮星辰星。見而大明。其政肅。其令寂。其穀黅玄。正氣所生成也。故陰凝於上。寒積於下。寒水勝火。則為冰雹。陽光不治。殺氣迺行。黃黑昏埃，是謂殺氣，自北及西，流行於東及南也。故有餘宜高。不及宜下。有餘宜晚。不及宜早。土之利。氣之化也。民氣亦從之。間穀命其太也。以間氣之大者，言其穀也。初之氣。地氣遷。寒迺去。春氣正。風迺來。生布萬物以榮。民氣條舒。風濕相薄雨迺後民病血溢筋絡拘強關節不利身重筋痿二之氣大火正物承化民迺和其病温厲大行遠近咸若濕蒸相薄雨迺時降應順天常不愆時候謂之時雨新校正云詳此以少陰居君火之位故言大火正也三之氣天政布濕氣降地氣騰雨迺時降寒迺隨之感於寒濕則民病身重胕腫胷腹滿四之氣畏火臨溽蒸化地氣騰天氣否隔寒風曉暮蒸熱相薄草木凝煙濕化不流則白露陰布以成秋令萬物得之以成民病腠理熱血暴溢瘧心腹滿熱臚脹甚則胕腫五之氣慘令已行寒露下霜迺早降草木黄落寒氣及體君子周密民病皮腠終之氣寒大舉濕大化霜迺積

陰迺凝。水堅冰。陽光不治。感於寒則病人關節禁固。腰脽痛。寒濕推於氣交而爲疾也。必折其鬱氣而取化源。九月化源迎而取之以補益也益其歲氣。無使邪勝。食歲穀以全其真。食間穀以保其精。故歲宜以苦燥之溫之。甚者發之泄之。不發不泄。則濕氣外溢。肉潰皮拆而水血交流。必贊其陽火。令御甚寒。冬之分其用五步量氣用之也從氣異同。少多其判也。通言歲運之同異也同寒者以熱化。同濕者以燥化。少宮少商少羽歲同寒少宮歲又同濕濕過故宜燥寒過故宜熱少角少徵歲平和處之也異者少之。同者多之。用涼遠涼。用寒遠寒。用溫遠溫。用熱遠熱。食宜同法。假者反之。此其道也。反是者病也。帝曰善。少陰之政奈何。岐伯曰子午之紀也。

少陰　太角　新校正云按五常政大論云上徵則其氣逆　陽明　壬子　壬午。

其運風鼓。其化鳴紊啓拆。新校正云按五常政大論云其德鳴靡啓拆

其變振拉摧拔。其病支滿。

太角初正　少徵　太宮　少商　太羽終

少陰　太徵　新校正云按五常政大論云上徵而收氣後　陽明。戊子　天符。戊午

太一天符。其運炎暑。新校正云詳太徵運太陽司天曰熱少陽司天曰暑少陰司天曰炎暑兼司天之氣而言運也　其化暄曜鬱燠。新校正云按五常政大論作暄暑鬱燠此變暑爲曜者以上臨少陰故也

其變炎烈沸騰。其病上熱血溢。

太徵　少宮　太商　少羽終　少角初

少陰　太宮　陽明　甲子　甲午　其運陰雨。

其化柔潤時雨。新校正云：按五常政大論云柔潤重淖，又太宮三運兩作柔潤重澤，此時雨二字疑誤。

其變震驚飄驟。　其病中滿身重。

太宮　少商　太羽終　太角初　少徵

少陰　太商　陽明。庚子同天符　庚午同天符　同正商。新校正云：按五常政大論云堅成之紀，上徵與正商同。

其運涼勁。新校正云：詳此以運合在泉，故云涼勁。

其化霧露蕭飋。　其變肅殺凋零。　其病下清。

太商　少羽終　少角初　太徵　少宮

少陰　太羽　陽明　丙子歲會　丙午　其運寒。

其化凝慘凓冽。新校正云：按五常政大論作凝慘寒雰。

其變冰雪霜雹。其病寒下。

太羽終　太角初　少徵　太宮　少商

凡此少陰司天之政，氣化運行先天。地氣肅，天氣明，寒交暑。熱加燥。新校正云：詳此云寒交暑者，謂前歲終之氣少陽，今歲初之氣太陽，太陽寒交前歲少陽之暑也。熱加燥者，少陰在上而陽明在下也。雲馳雨府。濕化迺行。時雨迺降。金火合德。上應熒惑太白。見而明大。其政明。其令切。其穀丹白。水火寒熱持於氣交而爲病始也。熱病生於上。清病生於下。寒熱凌犯而爭於中。民病欬喘。血溢血泄。鼽嚏目赤眥瘍。寒厥入胃。心痛腰痛。腹大。嗌乾腫上。初之氣，地氣遷。燥將去。新校正云：按陽明在泉之前歲爲少陽，少陽者暑，暑往而陽明在地，太陽初之氣，故上文寒交暑，是暑去而寒始也。此燥字乃是暑字之誤也寒迺始蟄復藏水迺冰霜復降風迺至新校正云按王注六微旨大論云太陽居木位爲寒風切列此風迺至當作風迺列陽氣鬱民反周密關節禁固腰脽痛炎暑將起中外瘡瘍二之氣陽氣布風迺行春氣以正萬物應榮寒氣時至民迺和其病淋目瞑目赤氣鬱於上而熱三之氣天政布大火行庶類蕃鮮寒氣時至民病氣厥心痛寒熱更作欬喘目赤四之氣溽暑至大雨時行寒熱互至民病寒熱嗌乾黃癉鼽衄飲發五之氣畏火臨暑反至陽迺化萬物迺生迺長榮民迺康其病溫終之氣燥令行餘火內格腫於上欬喘甚則血溢寒氣數舉則霧霧翳病生皮腠內

舍於脇下連少腹而作寒中地將易也氣終則遷何可長也必抑其運氣資其歲勝折其鬱發先取化源先於年前十二月迎而取之無使暴過而生其病也食歲穀以全真氣食間穀以辟虚邪歲宜鹹以耎之而調其上甚則以苦發之以酸收之而安其下甚則以苦泄之適氣同異而多少之同天氣者以寒清化同地氣者以溫熱化太角太徵歲同天氣宜以寒清治之太宮太商太羽歲同地氣宜以溫熱治之化治也用熱遠熱用涼遠涼用溫遠溫用寒遠寒食宜同法有假則反此其道也反是者病作矣帝曰善厥陰之政奈何岐伯曰巳亥之紀也

厥陰　少角　少陽　清熱勝復同　同正角新校正云按五常政大論云委和之紀上

角與正角同　丁巳天符。丁亥天符。其運風清熱。

少角初正　太徵　少宮　太商　少羽終

厥陰　少徵　少陽。寒雨勝復同。癸巳同歲會　癸亥同歲會

其運熱寒雨。

少徵　太宮　少商　太羽終　太角初

厥陰　少宮　少陽。風清勝復同。同正角。新校正云：按五常政大論云：卑監之紀上

角與正角同　己巳　己亥。其運雨風清

少宮　太商　少羽終　少角初　太徵

厥陰　少商　少陽。熱寒勝復同。同正角。新校正云：按五常政大論云：從革之紀上

角與正角同　乙巳　乙亥。其運涼熱寒。

少商　太羽終　太角初　少徵　太宮

厥陰　少羽　少陽　雨風勝復同。辛巳　辛亥。其運寒雨風

少羽終　少角初　太徵　少宮　太商

凡此厥陰司天之政，氣化運行後天，諸同正歲，氣化運行同天。太過歲運化氣行先天時，不及歲化生成後天時，同正歲化生成與天二十四氣遲速同，無先後也。新校正云：詳此注云同正歲與二十四氣同，疑非。恐是與大寒日交同氣候同。天氣擾，地氣正，風生高遠，炎熱從之，雲趨雨府，濕化迺行，風火同德，上應歲星熒惑。其政撓，其令速，其穀蒼丹，間穀言太者，其耗文角品羽。風燥火熱，勝復更作，蟄蟲來見，流水不冰，熱病行於下，風病行於上，風燥勝復形於中。初之氣，寒始肅，殺氣

方至。民病寒於右之下。二之氣。寒不去。華雪水冰。殺氣施化。霜迺降。名草上焦。寒雨數至。陽復化。民病熱於中。三之氣。天政布。風迺時舉。民病泣出耳鳴掉眩。四之氣。溽暑濕熱相薄。爭於左之上。民病黃癉而為胕腫。五之氣。燥濕更勝。沉陰迺布。寒氣及體。風雨迺行。終之氣。畏火司令。陽迺大化。蟄蟲出見。流水不冰。地氣大發。草迺生。人迺舒。其病溫厲。必折其鬱氣。資其化源。化源。四月也。迎而取之。贊其運氣。無使邪勝。歲宜以辛調上。以鹹調下。畏火之氣。無妄犯之。新校正云。詳此運何以不言適氣同異少多之制者。蓋厥陰之政與少陽之政同。六氣分政。惟厥陰與少陽之政。上下無剋罰之異。治化惟一。故不再言同風熱者多寒化。異風熱者少寒化也。用溫遠溫。

用熱遠熱。用涼遠涼。用寒遠寒。食宜同法。有假反常。此之道也。反是者病。帝曰。善。夫子言可謂悉矣。然何以明其應乎。岐伯曰。昭乎哉問也。夫六氣者。行有次。止有位。故常以正月朔日平旦視之。覩其位而知其所在矣。陰之所在天應以雲陽之所在天應以清淨自然分布象見不差運有餘。其至先。運不及。其至後。先後皆寅時之先後也先則丑後後則卯初此天之道。氣之常也。天道昭然當期必應見無差失是氣之常運非有餘非不足。是謂正歲。其至當其時也。當時謂當寅之正也帝曰。勝復之氣。其常在也。災眚時至。候也柰何。岐伯曰。非氣化者。是謂災也。十二變備矣帝曰。天地之數。終始柰何。岐伯曰。悉乎哉問也。是明道也。數之始。起於上而終於下。歲半之前。天氣主之。歲半之後。地氣主之。歲半謂立秋之日也　新校正云詳初氣交司在前歲大寒日歲半當在立秋前一氣十五日不得云立秋日也上下交互。氣交主之。歲紀畢矣。交互互體也上體下體之中有二互體也故曰位明。氣月可知乎。所謂氣也。大凡一氣主六十日而有奇以立位數之位同一氣則月之節氣中氣可知也故言天地氣者以上下體言勝復者以氣交言橫運者以上下互皆以節氣準之候之災眚變復可期矣帝曰。余司其事。則而行之。不合其數何也。岐伯曰。氣用有多少。化洽有盛衰。衰盛多少。同其化也。帝曰。願聞同化何如。岐伯曰。風溫春化同。熱曛昏火夏化同。勝與復同。燥清煙露秋化同。雲雨昏暝埃長夏化同。寒氣霜雪冰冬化同。此天地五運六氣之化。更用盛衰之常也。帝曰。五運行同天化者。命曰天符。余知之矣。願聞同地化者何謂也。岐伯曰。太過而同天化者三。不及而同天化者亦三。太過而同地化者三。不及而同地化者亦三。此凡二十四歲也。（六十年中同天地之化者凡二十四歲餘悉隨已多少）帝曰。願聞其所謂也。岐伯曰。甲辰甲戌太宮下加太陰。壬寅壬申太角下加厥陰。庚子庚午太商下加陽明。如是者三。癸巳癸亥少徵下加少陽。辛丑辛未少羽下加太陽。癸卯癸酉少徵下加少陰。如是者三。戊子戊午太徵上臨少陰。戊寅戊申太徵上臨少陽。丙辰丙戌太羽上臨太陽。如是者三。丁巳丁亥少角上臨厥陰。乙卯乙酉少商上臨陽明。己丑巳未少宮上臨太陰如是者三除此二十四歲則不加不臨也帝曰加者何謂岐伯曰太過而加同天符不及而加同歲會也帝曰臨者何謂岐伯曰太過不及皆曰天符而變行有多少病形有微甚生死有早晏耳帝曰夫子言用寒遠寒用熱遠熱余未知其然也願聞何謂遠岐伯曰熱無犯熱寒無犯寒從者和逆者病不可不敬畏而遠之所謂時與六位也四時氣王之月藥及食衣寒熱溫涼同者皆宜避之差四時同犯則以水濟水以火助火病必生也帝曰溫涼何如溫涼減於寒熱可輕犯之平岐伯曰司氣以熱用熱無犯司氣以寒用寒無犯司氣以涼用涼無犯司氣以溫用溫無犯間氣同其主

無犯。異其主則小犯之。是謂四畏。必謹察之。帝曰善。其犯者何如。須犯者岐伯曰。天氣反時。則可依則。反甚爲病則可依時及勝其主則可犯。夏熱甚則可以熱犯熱寒氣不甚則不可犯之以平爲期。而不可過。氣平則止過則病生過而病生與犯同也是謂邪氣反勝者。氣動有勝是謂邪客勝於主不可不禦也六步之氣於六位中應寒反熱應熱反寒應溫反涼應涼反溫是謂六步之邪勝也差冬反溫差夏反冷差秋反熱差春反涼是謂四時之邪勝也勝則反其氣以平之故曰。無失天信。無逆氣宜。無翼其勝。無贊其復。是謂至治。天信謂至時必定翼贊皆佐之謹守天信是謂至真妙理也帝曰善。五運氣行主歲之紀。其有常數乎。岐伯曰。臣請次之。

甲子　甲午歲

上少陰火。中太宮土運。下陽明金。熱化二。新校正云詳對化從標成數正化從本生數甲子之年熱化七燥化九甲午之年熱化二燥化四雨化五。新校正云按本論正文云太過不及其數何始太過者其數成不及者其數生土常以生也甲年太宮土運太過故言雨化五五土數也燥化四。所謂正化日也。正氣化也其化上鹹寒。中苦熱。下酸熱。所謂藥食宜也。新校正云按玄珠云下苦熱又按至真要大論云熱淫所勝平以鹹寒燥淫于內治以苦溫此云下酸熱疑誤也

乙丑　乙未歲。

上太陰土。中少商金運。下太陽水。熱化寒化勝復同。所謂邪氣化日也。災七宮。新校正云詳七宮西室兌位天住司也災之方以運之當方言濕化五。新校正云詳太陰正司於未對司於丑其化皆五以生數也不以成數者土王四季不得正方又天有九宮不可至十清化四。新校正云按本論下文云不及者其數生乙年少商金運不及故言清化四四金生數也寒化六。新校正云詳乙丑寒化六乙未寒化一所謂正化日也。其化上苦熱。中酸和。下甘熱。

所謂藥食宜也。新校正云：按玄珠云上酸平下甘温，又按至真要大論云濕淫所勝，平以苦熱，寒淫于内，治以甘熱。

丙寅　丙申歲　新校正云：詳丙申之歲，申金生水，水化之令轉盛，司天相火爲病減半。

上少陽相火。中太羽水運。下厥陰木。火化二，新校正云：詳丙寅火化二，丙申火化七。寒化六。風化三，新校正云：詳丙寅風化八，丙申風化三。所謂正化日也。

其化上鹹寒。中鹹温。下辛温。所謂藥食宜也。新校正云：按玄珠云下辛涼，又按至真要大論云火淫所勝，平以鹹冷，風淫于内，治以辛涼。

丁卯歲會　丁酉歲。新校正云：詳丁年正月壬寅爲干德符，便爲平氣，勝復不至，運同正角，金不勝木，木亦不災土，又丁卯年得卯木佐之，即上陽明不能災之。

上陽明金。中少角木運。下少陰火。清化熱化勝復同。

所謂邪氣化日也。災三宮。新校正云：詳三宮東室震位，天衝司。燥化九。新校正云：詳丁

卯燥化九丁酉燥化四風化三熱化七新校正云詳丁卯熱化二丁酉熱化七所謂正化日也

其化上苦小溫中辛和下鹹寒所謂藥食宜也新校正云按至眞要大論云燥淫所勝平以苦溫熱淫于內治以鹹寒又玄珠云上苦熱也

戊辰 戊戌歲

上太陽水中太徵火運新校正云詳此上見太陽火化減半下太陰土寒化六新校正云詳戊辰寒化六戊戌寒化一熱化七濕化五所謂正化日也

其化上苦溫中甘和下甘溫所謂藥食宜也新校正云按至眞要大論云寒淫所勝平以辛熱濕淫于內治以苦熱又玄珠云上甘溫不酸平

己巳 己亥歲

上厥陰木中少宮土運新校正云詳至九月甲戌月已得甲戌方還正宮下少陽相火

風化清化勝復同。所謂邪氣化日也。災五宮新校正云按五常政大論云其眚四維又按天元玉册云中室天禽司非維宮同正宮寄位二宮坤位風化三。新校正云詳己巳風化八己亥風化三濕化五。火化七。新校正云詳己巳熱化七己亥熱化二所謂正化日也。其化上辛涼。中甘和。下鹹寒。所謂藥食宜也。新校正云按至真要大論云風淫所勝平以辛涼火淫于内治以鹹冷

庚午同天符庚子歲。同天符

上少陰火。中太商金運。新校正云詳庚午年金令減半以上見少陰君火年午亦爲火故也庚子年子是水金氣相得與庚午年又異下陽明金。熱化七。新校正云詳庚午年熱化二燥化四庚子年熱化七燥化九清化九。燥化九。所謂正化日也。其化上鹹寒。中辛温。下酸温。所謂藥食宜也。新校正云按玄珠云

下苦熱又按至眞要大論云燥淫于内治以苦熱

辛未同歲會 辛丑歲同歲會

上太陰土 中少羽水運新校正云詳此至七月丙申月水還正羽 下太陽水 雨化風化勝復同 所謂邪氣化日也 災一宮新校正云詳一宮北室坎位天玄司 雨化五 寒化一新校正云詳此以運與在泉俱水故只言寒化一寒化一者少羽之化氣也若太陽在泉之化則辛未寒化一辛五寒化六 所謂正化日也

其化上苦熱中苦和下苦熱所謂藥食宜也新校正云按玄珠云上酸和下甘温又按至眞要大論云濕淫所勝平以苦熱寒淫于内治以甘熱

壬申同天符 壬寅歲同天符

上少陽相火 中太角木運 下厥陰木 火化二新校正云詳壬申熱化七壬寅熱化二

風化八。（新校正云詳此以運與在泉俱木故只言風化八風化八乃太角之運化也若厥陰在泉之化則壬申風化三壬寅風化八）所謂正化日也。其化上鹹寒中酸和下辛涼所謂藥食宜也。

癸酉（同歲會）　癸卯歲（同歲會）

上陽明金。中少徵火運。（新校正云詳此五月遇戊午月火還正徵）下少陰火。寒化雨化勝復同。所謂邪氣化日也。災九宮。（新校正云詳九宮離位南室天英司也）燥化九。（新校正云詳癸酉燥化四癸卯燥化九）熱化二。（新校正云詳此以運與在泉俱火故只言熱化二熱化二者少徵之運化也若少陰在泉之化癸酉熱化七癸卯熱化二）所謂正化日也。其化上苦小溫中鹹溫下鹹寒所謂藥食宜也。（新校正云按玄珠云上苦熱）

甲戌（歲會同天符）　甲辰歲（歲會同天符）

上太陽水。中太宮土運。下太陰土。寒化六。（新校正云詳甲戌寒化一甲辰寒化六濕化五新校正云詳此以運與在泉俱土故只言濕化五正化日也其化上苦熱中苦溫下苦溫藥食宜也新校正云按玄珠云上甘溫下酸平又按至眞要大論云寒淫所勝平以辛熱濕淫于內治以苦熱

乙亥　乙巳歲

上厥陰木中少商金運新校正云詳乙亥年三月得庚辰月早見于德符即氣還正商火未得王而先平火不勝則水不復又亥是水得力年故火不勝也乙巳歲火來小勝巳爲火佐於勝也即於二月中氣君火時化日火來行勝不待水復遇三月庚辰月乙見庚而氣自全金還正商下少陽相火　熱化寒化勝復同邪氣化日也災七宮風化八新校正云詳乙亥風化三乙巳風化八清化四　火化二新校正云詳乙亥熱化二乙巳熱化七正化度也度謂日也其化上辛涼中酸和下鹹寒藥食宜也

丙子歲會　丙午歲

上少陰火。中太羽水運。下陽明金。熱化二。新校正云：詳丙子歲熱化七，金之災得其半，以運水太過勝於天令，天令減半。丙午熱化二，午爲火，少陰君火司天，運雖水，一水不能勝二火，故異於丙子歲。寒化六。清化四。新校正云：詳丙子燥化九，丙午燥化四。正化度也。其化上鹹寒，中鹹熱，下酸溫，藥食宜也。新校正云：按《玄珠》云：下苦熱。又按《至眞要大論》云：燥淫于内，治以酸溫。

丁丑　丁未歲

上太陰土。新校正云：詳此木運平氣，上刑天令減半。中少角木運。新校正云：詳丁年正月壬寅爲干德符，爲正角。下太陽水。清化熱化勝復同。邪氣化度也。災三宮。雨化五。風化三。寒化一。新校正云：詳丁丑寒化六，丁未寒化一。正化度也。其化上苦溫，中辛溫，下甘熱，藥食宜也。新校正云：按《玄珠》云：上酸平，下甘溫。又按《至眞要大論》云：濕淫所勝，平以苦熱；寒淫于内，治以甘熱。

戊寅　戊申歲天符　新校正云：詳戊申年與戊寅年小異，申爲金，佐於肺，肺受火刑，其氣稍實，民病得半。

上少陽相火。中太徵火運。下厥陰木。火化七。新校正云：詳天符司天與運合，故只言火化七。火化七者，太徵之運氣也。若少陽司天之氣，則戊寅火化二，戊申火化七。風化三。新校正云：詳戊寅風化八，戊申風化三。正化度也。其化上鹹寒，中甘和，下辛涼，藥食宜也。

己卯　新校正云：詳己卯金與運土相得，子臨父位爲逆。己酉歲。

上陽明金。中少宮土運。新校正云：詳復罷土氣未正，後九月甲戌月土還正宮。己酉之年木勝火微。下少陰火。風化清化勝復同。邪氣化度也。災五宮。清化九。新校正云：詳己卯燥化九，己酉燥化四。雨化五。熱化七。新校正云：詳己卯熱化二，己酉熱化七。正化度也。其化上苦小溫，中甘和，下鹹寒，藥食宜也。

庚辰　庚戌歲

上太陽水中太商金運　下太陰土

寒化一新校正云詳庚辰寒化六庚戌寒化一　清化九　雨化五　正化度也

其化上苦熱中辛溫下甘熱藥食宜也新校正云按玄珠云上甘溫下酸平又按至真要大論云寒淫所勝平以辛熱濕淫于內治以苦熱

辛巳　辛亥歲

上厥陰木中少羽水運新校正云詳辛巳年木復土罷至七月丙申月水還正羽辛亥年爲水平氣以亥爲木相佐爲正羽與辛巳年小異　下少陽相火　雨化風化勝復同

邪氣化度也　災一宮　風化三新校正云詳辛巳風化八辛亥風化三

寒化一　火化七新校正云詳辛巳熱化七辛亥熱化二　正化度也

其化上辛凉，中苦和，下鹹寒，藥食宜也。

壬午　壬子歲

上少陰火，中太角木運，下陽明金，熱化二，新校正云：詳壬午熱化二，壬子熱化七。風化八，清化四，新校正云：詳壬午燥化四，壬子燥化九。正化度也。其化上鹹寒，中酸凉，下酸温，藥食宜也。新校正云：按玄珠云下苦熱。又按至眞要大論云：燥淫于内，治以苦熱。

癸未　癸丑歲

上太陰土，中少徵火運，新校正云：詳癸未、癸丑左右二火爲間相佐，又五月戊午干德符，癸見戊而氣全，水未行勝，爲正徵。下太陽水，寒化雨化勝復同，邪氣化度也。災九宮。雨化五，火化二，寒化一，新校正云：詳癸未寒化一，癸丑寒化六。正化度也。其化上苦温，中鹹温，下甘熱，藥食宜也。新校正云：按玄珠云上酸和，下甘温。又按

至眞要大論云濕淫所勝平以苦熱寒淫于內治以甘熱

甲申　甲寅歲。

上少陽相火中太宮土運。新校正云詳甲寅之歲小異於甲申以寅木可刑土氣之平也　下厥陰木火化二。新校正云詳甲申火化七甲寅火化二　雨化五。風化八。新校正云詳甲申風化三甲寅風化八　正化度也　其化上鹹寒中鹹和下辛涼藥食宜也

乙酉太一天符　乙卯歲天符

上陽明金中少商金運。新校正云按乙酉爲正商以酉金相佐故得平氣乙卯之年二之氣君火分中火來行勝水未行復其氣以平以三月庚辰乙得庚合金運正商其氣乃平　下少陰火。熱化寒化勝復同。　邪氣化度也。災七宮。燥化四。新校正云詳乙酉燥化四乙卯燥化九　清化四。熱化二。新校正云詳乙酉熱化七乙卯熱化二　正化度也

其化上苦小溫，中苦和，下鹹寒，藥食宜也。

丙戌天符　丙辰歲天符

上太陽水，中太羽水運，下太陰土。

寒化六，新校正云：詳此以運與司天俱水運，故只言寒化六，寒化六者太羽之運化也，若太陽司天之化，則丙戌寒化一，丙辰寒化六。雨化五，正化度也。其化上苦熱，中鹹溫，下甘熱，藥食宜也。新校正云：按《玄珠》云：上甘溫，下酸平。又按《至真要大論》云：寒淫所勝，平以辛熱；濕淫于內，治以苦熱。

丁亥天符　丁巳歲天符

上厥陰木，中少角木運，新校正云：詳丁年正月壬寅，丁得壬合，爲干德符，爲正角平氣。下少陽相火，清化熱化勝復同，邪氣化度也。災三宮。風化三，新校正云：詳此運與司天俱木，故只言風化三，風化三者少角之運化也，若厥陰司天之化，則丁亥風化三，丁巳風化八。火化七，新校正云：詳丁亥熱化二，丁巳熱化七。正化度也。

其化上辛涼，中辛和，下鹹寒，藥食宜也。

戊子天符　戊午歲太一天符

上少陰火，中太徵火運，下陽明金，熱化七，新校正云：詳此運與司天俱火，故只言熱化七。熱化七者，太徵之運化也。若少陰司天之化，則戊子熱化七，戊午熱化二。清化九，新校正云：詳戊子清化九，戊午清化四。正化度也。其化上鹹寒，中甘寒，下酸溫，藥食宜也。新校正云：按玄珠云：下苦熱。又按至真要大論云：燥淫于內，治以苦溫。

己丑太一天符　己未歲太一天符

上太陰土，中少宮土運，下太陽水，新校正云：詳是歲木得初氣而來勝脾，乃病久，土至危，金乃來復，至九月甲戌月，巳得甲合土，還正宮。風化清化勝復同，邪氣化度也。災五宮。雨化五，新校正云：詳此運與司天俱土，故只言雨化五。寒化一。

新校正云：詳己丑寒化六，己未寒化一。正化度也。其化上苦熱，中甘和，下甘熱，藥食宜也。新校正云：按玄珠云上酸平。又按至眞要大論云：濕淫所勝，平以苦熱。

庚寅　庚申歲。

上少陽相火。中太商金運。新校正云：詳庚寅歲爲正商，得平氣。以上見少陽相火，下剋於金運，不能太過。庚申之歲，申金佐之，乃爲太商。下厥陰木。火化七。新校正云：詳庚寅熱化二，庚申熱化七。清化九。風化三。新校正云：詳庚寅風化八，庚申風化三。正化度也。其化上鹹寒，中辛溫，下辛涼。藥食宜也。

辛卯　辛酉歲。

上陽明金。中少羽水運。新校正云：詳此歲七月丙申，水還正羽。下少陰火。雨化風化勝復同。邪氣化度也。災一宮。清化九。新校正云：詳辛

卯燥化九辛酉燥化四寒化一熱化七新校正云詳辛卯熱化二辛酉熱化七正化度也

其化上苦小溫中苦和下鹹寒藥食宜也

壬辰　壬戌歲

上太陽水中太角木運下太陰土寒化六新校正云詳壬辰寒化六壬戌寒化一風化八雨化五正化度也其化上苦溫中酸和下甘溫藥食宜也新校正云按玄珠云上甘溫下酸平又按至真要大論云寒淫所勝平以辛熱濕淫于內治以苦熱

癸巳同歲會　癸亥同歲會

上厥陰木中少徵火運新校正云詳癸巳正徵火氣平一謂巳爲火亦名歲會二謂水未得化三謂五月戊午月癸得戊合故得平氣癸亥之歲亥爲水水得年力便來行勝至五月戊午火還正徵其氣始平下少陽相火寒化雨化勝復同邪氣化度也災九宮

風化八新校正云詳癸巳風化八癸亥風化三火化二新校正云詳此運與在泉俱火故只言火化二火化二者少徵火運之化也若少陽在泉之化則癸巳熱化七癸亥熱化二正化度也其化上辛涼中鹹和下鹹寒藥食宜也凡此定期之紀勝復正化皆有常數不可不察故知其要者一言而終不知其要流散無窮此之謂也帝曰善五運之氣亦復歲乎復報也先有勝制則後必復也岐伯曰鬱極迺發待時而作也待謂五及差分位也大溫發於辰巳大熱發於申未大涼發於戌亥大寒發於丑寅上件所勝臨之亦待間氣而發故曰待時也　新校正云詳注及字疑作氣帝曰請問其所謂也岐伯曰五常之氣太過不及其發異也歲太過其發早歲不及其發晚帝曰願卒聞之岐伯曰太過者暴不及者徐暴者為病甚徐者為病持持謂相執持也

帝曰。太過不及。其數何如。岐伯曰。太過者其數成。不及者其數生。土常以生也。數謂五常化行之數也水數一火數二木數三金數四土數五成數謂水數六火數七木數八金數九土數五也故曰土常以生也數生者各取其生數多少以占故政令德化勝復之休作日及尺寸分毫並以準之此蓋都明諸用者也

帝曰。其發也何如。岐伯曰。土鬱之發。巖谷震驚。雷殷氣交。埃昏黃黑。化爲白氣。飄驟高深。鬱謂鬱抑天氣之甚也故雖天氣亦有涯也分終則衰故雖鬱者怒發也土化不行炎亢無雨木盛過極故鬱怒發焉土性靜定至動也雷雨大作而木土相持之氣乃休解也易曰雷雨作解此之謂也土雖獨怒木尚制之故但震驚於氣交之中而聲尚不能高遠也故曰雷殷氣交氣交謂土之上盡山之高也詩云殷其雷也所謂雷雨生於山中者土既鬱抑天木制之平川土薄氣常乾燥故不能先發也山原土厚濕化豐深土厚氣深故先怒發也擊石飛空。洪水迺從。川流漫衍。田牧土駒。疾氣驟雨岸落山化大水橫流石迸勢急高山空谷擊石先飛而洪水隨至也洪大也巨川衍溢流漫平陸漂蕩瘗沒於粢盛大水去已石土危然若羣駒散牧於田野凡言土者沙石同也化氣迺敷。善爲時雨。

始生始長始化始成化土化也土被制化氣不敷否極則泰屈極則伸處怫之時化氣因之乃能敷布於庶類以時而雨滋澤草木而成也善調應時也化氣既少長氣已過故萬物始生始長始化始成言是四始者明萬物化成之晚也故民病心腹脹腸鳴而爲數後甚則心痛脇䐜嘔吐霍亂飲發注下胕腫身重脾熱之生雲奔雨府霞擁朝陽山澤埃昏其迺發也以其四氣雨府太陰之所在也埃白氣似雲而薄也埃固有微甚微者如紗縠之騰甚者如薄雲霧也甚者發近微者發遠四氣謂夏至後三十一日起盡至秋分日也雲橫天山浮游生滅怫之先兆天際雲橫山猶冠帶巖谷叢薄乍滅乍生有土之見怫兆已彰皆平明占之浮游以午前候望也金鬱之發天潔地明風清氣切大涼迺舉草樹浮煙燥氣以行霿霧數起殺氣來至草木蒼乾金迺有聲大涼次寒也舉用事也浮煙燥氣也殺氣霜氛正殺氣者以丑時至長者亦夘時辰時也其氣之來色黃赤黑雜而至也物不勝殺故草木蒼乾蒼薄青色也故民病欬逆心脇滿引少

腹善暴痛，不可反側，嗌乾，面塵色惡。（金勝而木病也）山澤焦枯，土凝霜鹵，怫迺發也，其氣五。（夏火炎亢，時雨既愆，故山澤焦枯，土上凝白鹹鹵，狀如霜也。五氣謂秋分後至立冬後十五日内也）夜零白露，林莽聲悽，怫之兆也。（夜濡白露，曉聽風悽，有是乃爲金發徵也）水鬱之發，陽氣迺辟，陰氣暴舉，大寒迺至，川澤嚴凝，寒雰結爲霜雪。（雰音紛。寒雰，白氣也，其狀如霧而不流行，墜地如霜雪，得日晞也）甚則黃黑昏翳，流行氣交，迺爲霜殺，水迺見祥。（黃黑亦濁惡氣，水氣也。祥，妖祥，亦謂泉出平地）故民病寒客心痛，腰脽痛，大關節不利，屈伸不便，善厥逆，痞堅腹滿。（陰勝陽故）陽光不治，空積沈陰，白埃昏暝，而迺發也，其氣二火前後。（陰精與水皆上承火，故其發也在君相二火之前後，亦猶辰星迎隨日也）太虛深玄，氣猶麻散，微見而隱，色黑微黃，怫之先兆也。（深玄，言高遠而黯黑也。氣似散麻薄微可見之也寅後卯時候之夏月兼辰前之時亦可候也木鬱之發。太虛埃昏。雲物以擾。大風迺至。屋發折木。木有變。屋發謂發鴟吻折木謂大樹摧拔摺落懸辛中拉也變謂土生異木奇狀也故民病胃脘當心而痛。上支兩脇。鬲咽不通。食飲不下。甚則耳鳴眩轉。目不識人。善暴僵仆。筋骨強直而不用卒倒而無所知也太虛蒼埃。天山一色。或氣濁色黃黑鬱若。橫雲不起雨。而迺發也。其氣無常。氣如塵如雲或黃黑鬱然猶在太虛之間而特異於常乃其候也長川草偃。柔葉呈陰。松吟高山。虎嘯巖岫。怫之先兆也。草偃謂無風而自低柔葉謂白楊葉也無風而葉皆背見是謂呈陰如是皆通微甚甚者發速微者發徐也山行之候則以松虎期之原行亦以麻黃為候秋冬則以梧桐蟬葉候之火鬱之發。太虛腫翳。大明不彰。腫翳謂赤氣也大明日也新校正云詳經注中腫字疑誤炎火行。大暑至。山澤燔燎。材木流津。廣厦騰煙。土浮霜鹵。止水迺減。蕃草焦黃。風行惑言。濕化迺後。太陰太陽在上寒濕流於太虛心火應天鬱抑而莫能彰顯寒濕盛巳火迺與行陽氣火光故曰澤燔燎井水減少妄作訛言雨巳愆期也濕化迺後謂陽元主時氣不爭長故先旱而後雨也故民病少氣。瘡瘍癰腫。脇腹胷背。面首四支。䐜憤臚脹。瘍疿嘔逆。瘛瘲骨痛。節迺有動。注下溫瘧。腹中暴痛。血溢流注。精液迺少。目赤心熱。甚則瞀悶懊憹。善暴死。火鬱而怒為土水相持客主皆然悉無深犯則無咎也但熱巳勝寒則為摧敵而熱從心起是神氣孤危不速救之天真將竭故死火之用速故善暴死刻終大溫。汗濡玄府。其迺發也。其氣四。刻終謂晝夜水刻之終晝時也大溫次熱也玄府汗空也汗濡玄府謂早行而身蒸熱也刻盡之時陰盛於此反無涼氣是陰不勝陽熱既巳萌故當怒發也　新校正云詳二火俱發四氣者何蓋火有二位為水發之所又大熱發於申未故火鬱之發在四氣也動復則靜。陽極反陰。濕令迺化迺成。火怒爍金陽極過亢畏火求救土中土救熱金發為飄驟繼為時雨氣迺和平故萬物由是迺生長化成壯極則反盛亦何長也華發水凝山川冰雪焰陽午澤怫之先兆也謂君火王時有寒至也故歲君火發亦待時也有怫之應而後報也皆觀其極而廼發也木發無時水隨火也應爲先兆發必後至故先有應而後發也物不可以終壯觀其壯極則怫氣作焉有鬱則發氣之常謹候其時病可與期失時反歲五氣不行生化收藏政無恒也人失其時則候無期準也帝曰水發而雹雪土發而飄驟木發而毁折金發而清明火發而曛昧何氣使然岐伯曰氣有多少發有微甚微者當其氣甚者兼其下徵其下氣而見可知也六氣之下各有承氣也則如火位之下水氣承之水位之下土氣承之土位之下木氣承之木位之下金氣承之金位之下火氣承之君位之下陰清承之各徵其下則象可見矣故發兼其下則與本氣殊異帝曰善五氣之發不當位者何也言不當其正月也岐伯曰命其差謂差四時之正月位也　新校正云按至真要大論云勝復之作動不當位或

後時而至其故何也岐伯曰夫氣之生化與其衰盛異也寒暑溫涼盛衰之用其在四維故陽之動始於溫盛於暑陰之動始於清盛於寒春夏秋冬各差其分故大要曰彼春之暖爲夏之暑彼秋之忿爲冬之怒謹按四維斥候皆歸其終可見其始可知彼論勝復之不當位此論五氣之發不當位所論勝復五發之事則異而命其差之義則同也

帝曰。差有數乎。言日數也岐伯曰。後皆三十度而有奇也。後謂四時之後也差三十日餘八十七刻半氣猶來去而甚盛也度日也四時之後今常爾　新校正云詳注云八十七刻半當作四十三刻又四十分刻之三十

帝曰。氣至而先後者何。謂未應至而至太早應至而至反太遲之類也正謂氣至在期前後岐伯曰。運太過則其至先。運不及則其至後。此候之常也。

帝曰。當時而至者何也。岐伯曰。非太過。非不及則至當時。非是者眚也。當時謂應日刻之期也非應先後至而有先後至者皆爲災眚災也

帝曰。善。氣有非時而化者何也。岐伯曰。太過者當其時。不及者歸其已勝也。冬雨春涼秋熱冬寒之類皆爲歸已勝也

帝曰。四時之氣

至有早晏高下左右。其候何如。歧伯曰。行有逆順。至有遲速。故太過者化先天。不及者化後天。氣有餘故化先氣不足故化後

帝曰。願聞其行。何謂也。歧伯曰。春氣西行。夏氣北行。秋氣東行。冬氣南行。觀萬物生長收藏如斯言故春氣始於下。秋氣始於上。夏氣始於中。冬氣始於標。春氣始於左。秋氣始於右。冬氣始於後。夏氣始於前。此四時正化之常。察物以明之可知也故至高之地。冬氣常在。至下之地。春氣常在。高山之巔盛夏氷雪汙下川澤嚴冬草生長在之義足明矣　新校正云按五常政大論云地有高下氣有温涼高者氣寒下者氣暑必謹察之。

帝曰善。天地陰陽視而可見何必思諸冥昧演法推求智極心勞而無所得邪

黃帝問曰。五運六氣之應見。六化之正。六變之紀。何如。歧伯對曰。夫六氣

正紀。有化有變。有勝有復。有用有病。不同其候。帝欲何乎。帝曰。願盡聞之。岐伯曰。請遂言之。（遂盡也）夫氣之所至也。厥陰所至爲和平。（初之氣木之化）少陰所至爲暄。（二之氣君火也）太陰所至爲埃溽。（四之氣土之化）少陽所至爲炎暑。（三之氣相火也）陽明所至爲清勁。（五之氣金之化）太陽所至爲寒雰。（終之氣水之化）時化之常也。（四時之氣正化之常候）厥陰所至爲風府。爲璺啓。（璺微裂也啓開坼也）少陰所至爲火府。爲舒榮。太陰所至爲雨府。爲員盈。（物承土化質員盈滿又雨界地綠文見如環爲員化明矣）少陽所至爲熱府。爲行出。（藏熱者出行也）陽明所至爲司殺府。爲庚蒼。（庚更也更代也易也）太陽所至爲寒府。爲歸藏。（物寒故歸藏也）司化之常也。厥陰所至爲生。爲風搖。（木之化也）少陰所至爲榮。爲形見。火之化也 太陰所至爲化爲雲雨。土之化也 少陽所至爲長爲蕃鮮。火之化也 陽明所至爲收爲霧露。金之化也 太陽所至爲藏爲周密。水之化也 氣化之常也。厥陰所至爲風生，終爲肅。風化以生則風生也，肅，靜也。新校正云：按《六微旨大論》云：風位之下，金氣承之，故厥陰爲風生而終爲肅也。少陰所至爲熱生，中爲寒。熱化以生則熱生也，陰精承上，故中爲寒也。新校正云：按《六微旨大論》云：少陰之上，熱氣治之，中見太陽，故爲熱生而中爲寒也。又云：君位之下，陰精承之，亦爲寒之義也。太陰所至爲濕生，終爲注雨。濕化以生則濕生也，太陰在上，故終爲注雨。新校正云：按《六微旨大論》云：土位之下，風氣承之。王注云：疾風之後，雨乃零，濕爲風吹，化而爲雨，故太陰爲濕生而終爲注雨也矣。少陽所至爲火生，終爲蒸溽。火化以生則火生也，陽在上，故終爲蒸溽。新校正云：按《六微旨大論》云：相火之下，水氣承之，故少陽爲火生而終爲蒸溽也矣。陽明所至爲燥生，終爲涼。燥化以生則燥生也，陰在上，故終爲涼。新校正云：詳此六氣俱先言本化，次言所反之氣，而獨陽明之化言燥生終爲涼，未見所反之氣。再尋上下文義，當云陽明所至爲涼生，終爲燥，方與諸氣之義同。

貫蓋以金位之下火氣承之故陽明爲清生而終爲燥也太陽所至爲寒生中爲溫。寒化以生則寒生也陽在內故中爲溫　新校正云按五運行大論云太陽之上寒氣治之中見少陰故爲寒生而中爲溫德化之常也。風生毛形熱生翮形濕生倮形火生羽形燥生介形寒生鱗形六化皆爲主歲及間氣所在而各化生常無替也非德化則無能化生也厥陰所至爲毛化。形之有毛者少陰所至爲羽化。有羽翼飛行之類也太陰所至爲倮化。無毛羽鱗甲之類也少陽所至爲羽化。薄明羽翼蜂蟬之類非翎羽之羽也陽明所至爲介化。有甲之類太陽所至爲鱗化。身有鱗也德化之常也。厥陰所至爲生化。溫化也少陰所至爲榮化。暄化也太陰所至爲濡化。濕化也少陽所至爲茂化。熱化也陽明所至爲堅化。涼化也太陽所至爲藏化。寒化也布政之常也。厥陰所至爲飄怒太涼。飄怒木也大涼下承之金氣也少陰所至爲大暄寒。太暄君火也寒下承之陰精也太陰所至爲雷霆驟注烈風。雷霆驟注土也烈風下承之水氣也少陽所至爲飄風燔燎霜凝。飄風旋轉風也霜凝下承之水氣也陽明所至爲散落溫。散落金也溫下承之火氣也太陽所至爲寒雪冰雹白埃。霜雪冰雹水也白埃下承之土氣也氣變之常也。變謂變常平之氣而爲甚用也用甚不已則下承之氣兼行故皆非本氣也厥陰所至爲撓動爲迎隨。風之性也少陰所至爲高明焰。爲曛。焰陽焰也曛赤黃色也太陰所至爲沈陰爲白埃爲晦暝。暗蔽不明也少陽所至爲光顯爲彤雲爲曛。光顯電也流光也明也彤赤色也少陰氣同陽明所至爲煙埃爲霜爲勁切爲悽鳴。殺氣也太陽所至爲剛固爲堅芒爲立。寒化也令行之常也。令行則庶物無違厥陰所至爲裏急。筋緩縮故急少陰所至爲瘍胗身熱。火氣生也太陰所至爲積飲否隔。土凝也少陽所至爲嚏嘔爲瘡瘍。火氣生也陽明所至爲浮虛浮虛薄腫按之復起也 太陽所至爲屈伸不利。病之常也。厥陰所至爲支痛。支柱妨也 少陰所至爲驚惑惡寒戰慄譫妄。譫亂言也今詳慄字當作慄字 太陰所至爲稸滿。少陽所至爲驚躁瞀昧暴病。陽明所至爲鼽尻陰股膝髀腨䯒足病。太陽所至爲腰痛。病之常也。厥陰所至爲緛戾。少陰所至爲悲妄衄衊。衊污血亦脂也 太陰所至爲中滿霍亂吐下。少陽所至爲喉痺耳鳴嘔涌。涌謂溢食不下也 陽明所至皴揭。身皮皴象 太陽所至爲寢汗痙。寢汗謂睡中汗發於胷嗌頸掖之間也俗誤呼爲盗汗 病之常也。厥陰所至爲脇痛嘔泄。泄謂利也 少陰所至爲語笑。太陰所至爲重胕腫。胕腫謂肉泥按之不起也 少陽所至爲暴注瞤瘛暴死。陽明所至爲鼽嚏。太陽所至爲流泄禁止，病之常也。凡此十二變者，報德以德。報化以化。報政以政。報令以令。氣高則高。氣下則下。氣後則後。氣前則前。氣中則中。氣外則外。位之常也。氣報德報化，謂天地氣也。高下前後中外，謂生病所也。手之陰陽其氣高，足之陰陽其氣下，足太陽氣在身後，足陽明氣在身前，足太陰、少陰、厥陰氣在身中，足少陽氣在身側，各隨所在言之，氣變生病象也。故風勝則動。動，不寧也。新校正云：詳風勝則動至濕勝則濡泄五句，與陰陽應象大論文重，而兩注不同。熱勝則腫。熱勝氣則爲丹熛，勝血則爲癰膿，勝骨肉則爲胕腫，按之不起。燥勝則乾。乾於外則皮膚皴拆，乾於內則精血枯涸，乾於氣及津液則肉乾而皮著於骨。寒勝則浮。浮，謂浮起，按之處見也。濕勝則濡泄，甚則水閉胕腫。濡泄，水利也。胕腫，內泥，按之陷而不起也。水閉，則逸於皮中也。隨氣所在，以言其變耳。帝曰：願聞其用也。岐伯曰：夫六氣之用，各歸不勝而爲化。用，謂施其化氣。故太陰雨化，施於太陽。太陽寒化施於少陰。新校正云詳此當云少陰少陽少陰熱化施於陽明。陽明燥化施於厥陰。厥陰風化施於太陰。各命其所在以徵之也。帝曰。自得其位何如。岐伯曰。自得其位常化也。帝曰。願聞所在也。岐伯曰。命其位而方月可知也。隨氣所在以定其方六分占之則日及地分无差矣帝曰。六位之氣盈虛何如。岐伯曰。太少異也。太者之至徐而常。少者暴而亡。力強而作不能久長故暴而无也亡無也帝曰。天地之氣盈虛何如。岐伯曰。天氣不足。地氣隨之。地氣不足。天氣從之。運居其中而常先也。運謂木火土金水各主歲者也地氣勝則歲運上升天氣勝則歲氣下降上升下降運氣常先迁降也惡所不勝。歸所同和。隨運歸從而生其病也。非其位則變生變生則病作故上勝則天氣降而下。下勝則地氣遷而上。勝謂多也上多則自降下多則自遷多少相移氣之常也　新校正云按六微旨大論云升已而降降者謂天降已而升升者謂地天氣下降氣流于地地氣上升氣騰于天故高下相召升降相因而變作矣此亦升降之義也矣　多少而差其分。多則遷降多少則遷降少多少之應有微有甚異之也　微者小差。甚者大差。甚則位易氣交易。則大變生而病作矣。大要曰。甚紀五分。微紀七分。其差可見。此之謂也。以其五分七分之所以知天地陰陽過差矣　帝曰。善。論言熱無犯熱。寒無犯寒。余欲不遠寒。不遠熱柰何。岐伯曰。悉乎哉問也。發表不遠熱。攻裏不遠寒。汗泄故用熱不遠熱下利故用寒不遠寒皆以其不住於中也如是則夏可用熱冬可用寒不發不泄而無畏忌是謂妄遠法所禁也皆謂不獲已而用之也秋冬亦同　新校正云按至眞要大論云發不遠熱无犯温涼　帝曰。不發不攻而犯寒犯熱。何如。岐伯曰。寒熱內賊。其病益甚。以水濟水以火濟火適足以更生病豈唯本病之益甚乎　帝曰。願聞無病者何如。岐伯曰。無者生之。有者甚之。無病者犯禁猶能生病，况有病者而未輕減，不亦難乎。帝曰。生者何如。岐伯曰。不遠熱則熱至。不遠寒則寒至。寒至則堅否腹滿痛急下利之病生矣。食已不飢，吐利腥穢，亦寒之疾也。熱至則身熱吐下霍亂癰疽瘡瘍瞀鬱注下。瞤瘛腫脹。嘔。鼽衄頭痛骨節變肉痛血溢血泄淋閟之病生矣。暴瘖冒昧，目不識人，躁擾狂越，妄見妄聞，罵詈驚癇，亦熱之病。帝曰。治之奈何。岐伯曰。時必順之。犯者治以勝也。春宜涼，夏宜寒，秋宜溫，冬宜熱，此時之宜，不可不順。然犯熱治以寒，犯寒治以熱，犯春宜用涼，犯秋宜用溫，是以勝也。犯熱治以鹹寒，犯寒治以甘熱，犯涼治以苦溫，犯溫治以辛涼，亦勝之道也。

黃帝問曰。婦人重身。毒之何如。岐伯曰。有故無殞。亦無殞也。故謂有大堅癥瘕，痛甚不堪，則治以破積愈癥之藥，是謂不救必迺盡死，救之蓋存其大也，雖服毒不死也。上無殞，言毋必全；亦无殞，言子亦不死也帝曰。願聞其故何謂也。岐伯曰。大積大聚。其可犯也。衰其太半而止。過者死。衰其太半不足以害生故衰太半則止其藥若過禁待盡毒氣內餘无病可攻以當毒藥毒攻不已則敗損中和故過則死　新校正云詳此婦人身重一節與上下文義不接疑他卷脫簡於此帝曰。善。鬱之甚者治之奈何。天地五行應運有鬱抑不申甚者也岐伯曰。木鬱達之。火鬱發之。土鬱奪之。金鬱泄之。水鬱折之。然調其氣。達謂吐之令其條達也發謂汗之令其疎散也奪謂下之令无擁礙也泄謂滲泄之解表利小便也折謂抑之制其衝逆也通是五法乃氣可平調後乃觀其虛盛而調理之也過者折之。以其畏也。所謂寫之。過太過也太過者以其味寫之以鹹寫腎酸寫肝辛寫肺甘寫脾苦寫心過者畏寫故謂寫爲畏也帝曰。假者何如。岐伯曰。有假其氣。則無禁也。正氣不足臨氣勝之假寒熱溫涼以資四正之氣則可以熱犯熱以寒犯寒以溫犯溫以涼犯涼也所謂主氣不足。客氣勝也。客氣謂六氣更臨之氣主氣謂五藏應四時正王春夏秋冬也帝曰。至哉聖人之道。

天地大化運行之節臨御之紀。陰陽之政。寒暑之令。非夫子孰能通之。請藏之靈蘭之室。署曰六元正紀。非齋戒不敢示。慎傳也。新校正云：詳此與氣交變大論末文同

重廣補注黄帝内經素問卷第二十一

六元正紀大論 憒音會 矇音蒙 憹奴董切 融胡華切 痙臣郢切

重廣補注黃帝內經素問卷第二十二

啓玄子次注林億孫奇高保衡等奉敕校正孫兆重改誤

至真要大論篇第七十四

黃帝問曰。五氣交合。盈虛更作。余知之矣。六氣分治。司天地者。其至何如。五行主歲歲有少多故曰盈虛更作也天元紀大論曰其始也有餘而往不足隨之不足而往有餘從之則其義也天分六氣散生太虛三之氣司天終之氣監地天地生化是爲大紀故言司天地者餘四可知矣岐伯再拜對曰。明乎哉問也。天地之大紀。人神之通應也。天地變化人神運爲中外雖殊然其通應則一也帝曰。願聞上合昭昭。下合冥冥。奈何。岐伯曰。此道之所主。工之所疑也。不知其要流散無窮帝曰。願聞其道也。岐伯曰。厥陰司天。其化以風。飛揚鼓拆和氣發生萬物榮枯皆因而化變成敗也少陰司天。

其化以熱。炎蒸鬱燠，故麻類蕃茂。太陰司天，其化以濕。雲雨潤澤，津液生成。少陽司天，其化以火。炎熾赫烈，以爍寒災。陽明司天，其化以燥。乾化以行，物無濕敗。太陽司天，其化以寒。對陽之化也。新校正云：詳注云對陽之化，陽字疑誤。以所臨藏位命其病者也。肝木位東方，心火位南方，脾土位西南方及四維，肺金位西方，腎水位北方，是五藏定位。然六氣御五運，所至氣不相得則病，相得則和，故先以六氣所臨，後言五藏之病也。帝曰：地化奈何？岐伯曰：司天同候，間氣皆然。六氣之本，自有常性，故雖位易而化治皆同。帝曰：間氣何謂？岐伯曰：司左右者，是謂間氣也。六氣分化，常以二氣司天地，爲上下吉凶勝復客主之事，歲中悔吝從而明之，餘四氣散居左右也。故陰陽應象大論曰：天地者，萬物之上下；左右者，陰陽之道路。此之謂也。帝曰：何以異之？岐伯曰：主歲者紀歲，間氣者紀步也。歲三百六十五日四分日之一，步六十日餘八十七刻半也。積步之日，而成歲也。帝曰：善。歲主奈何？岐伯曰：厥陰司天爲風化，巳亥之歲，風高氣遠，雲飛物揚風之化也。在泉爲酸化。寅申之歲木司地氣故物化從酸。司氣爲蒼化。木運之氣丁壬之歲化蒼青也。間氣爲動化。徧主六十日餘八十七刻半也　新校正云詳丑未之歲厥陰爲初之氣子午之歲爲二之氣辰戌之歲爲四之氣卯酉之歲爲五之氣。少陰司天爲熱化。子午之歲陽光熠耀暄暑流行熱之化也。在泉爲苦化。卯酉之歲火司地氣故物以苦生。不司氣化。君不主運　新校正云按天元紀大論云君入以名相火以位謂君火不主運也。居氣爲灼化。六十日餘八十七刻半也居本位君火爲居不當間之也　新校正云詳少陰不曰間氣而云居氣者蓋尊君火無所不居不當間之也王注云居本位爲居不當間之則居他位不爲居而可間也寅申之歲爲初之氣丑未之歲爲二之氣巳亥之歲爲四之氣辰戌之歲爲五之氣也。太陰司天爲濕化。丑未之歲埃鬱曚昧雲雨潤濕之化也。在泉爲甘化。辰戌之歲也土司地氣故甘化先焉。司氣爲黅化。土運之氣甲巳之歲黅黃也。間氣爲柔化。濕化行則庶物柔耎　新校正云詳太陰卯酉之歲爲初之氣寅甲之歲爲二之氣子午之歲爲四之氣巳亥之歲爲五之氣也。少陽司天爲火化。寅申之歲也炎光赫烈燔灼焦然火之化也。在泉爲苦化。巳亥之歲也火司地氣故苦化先焉。司氣爲丹化。火運之氣戊癸歲也。間氣爲明化明炳明也亦謂霞燒　新校正云詳少陽辰戌之歲爲初之氣卯酉之歲爲二之氣寅申之歲爲四之氣丑未之歲爲五之氣陽明司天爲燥化卯酉之歲清切高明霧露蕭瑟燥之化也在泉爲辛化子午之歲也金司地氣故辛化先焉司氣爲素化金運之氣乙庚歲也間氣爲清化風生高勁草木清冷清之化也　新校正云詳陽明巳亥之歲爲初之氣辰戌之歲爲二之氣寅申之歲爲四之氣丑未之歲爲五之氣太陽司天爲寒化辰戌之歲嚴肅峻整慘慄凝堅寒之化也在泉爲鹹化丑未之歲水司地氣故化從鹹司氣爲玄化水運之氣丙辛歲也間氣爲藏化陰凝而冷庶物斂容歲之化也　新校正云詳子午之歲太陽爲初之氣巳亥之歲爲二之氣卯酉之歲爲四之氣寅申之歲爲五之氣也故治病者必明六化分治五味五色所生五藏所宜迺可以言盈虛病生之緒也學不厭備習也帝曰厥陰在泉而酸化先余知之矣風化之行也何如岐伯曰風行于地所謂本也餘氣同法厥陰在泉風行于地少陰在泉熱行于地太陰在泉濕行于地少陽在泉火行于地陽明

在泉燥行于地太陽在泉寒行于地故曰餘氣同法也本謂六氣之上元氣也本乎天者天之氣也本乎地者地之氣也化於天者爲天氣化於地者爲地氣　新校正云按易曰本乎天者親上本乎地者親下此之謂也天地合氣六節分而萬物化生矣萬物居天地之間悉爲六氣所生化陰陽之用未嘗有逃生化出陰陽也故曰謹候氣宜無失病機此之謂也病機下文具矣帝曰其主病何如言采藥之歲也岐伯曰司歲備物則無遺主矣謹候司天地所主化者則其味正當其歲也故彼藥工專司歲氣所收藥物則一歲二歲其所主用無遺略也　今詳前字當作則帝曰先歲物何也岐伯曰天地之專精也專精之氣藥物肥膿又於使用當其正氣味也　新校正云詳先歲疑作司歲帝曰司氣者何如司運氣也岐伯曰司氣者主歲同然有餘不足也五運主歲者有餘不足比之歲物恐有薄有餘之歲藥專精也帝曰非司歲物何謂也岐伯曰散也非專精則散氣散氣則物不純也故質同而異等也形質雖同力用則異故不尚之氣

味有薄厚。性用有躁靜。治保有多少。力化有淺深。此之謂也。物與歲不同者何以此爾帝曰。歲主藏害何謂。岐伯曰。以所不勝命之。則其要也。木不勝金，金不勝火之類是也。帝曰。治之奈何。岐伯曰。上淫于下。所勝平之。外淫于內。所勝治之。淫謂行所不勝己者也。上淫于下，天之氣也。外淫于內，地之氣也。隨所制勝而以平治之也。制勝謂五味寒熱溫涼隨勝用之，下文備矣。新校正云：詳天氣生歲雖有淫勝，但當平調之，故不曰治而曰平也。帝曰。善。平氣何如。平謂診平和之氣。岐伯曰。謹察陰陽所在而調之。以平為期。正者正治。反者反治。知陰陽所在，則知尺寸應與不應。不知陰陽所在，則以得為失，以逆為從，故謹察之也。陰病陽不病，陽病陰不病，是為正病，則正治之，謂以寒治熱，以熱治寒也。陰位已見陽脉，陽位又見陰脉，是謂反病，則反治之，謂以寒治寒，以熱治熱也。諸方之制，咸悉不然，故曰反者反治也。帝曰。夫子言察陰陽所在而調之。論言人迎與寸口相應。若引繩小大齊等。命曰平。新校正云：詳論言至曰平，本靈樞經之文，今出甲乙經，云寸口主中，人迎主外，兩者相應，俱往俱來，若引繩小大齊等，春夏人迎微大，秋冬寸口微大者，故名曰平也。陰之所在寸口何如。陰之所在，脉沈不應，引繩齊等，其候頗乖，故問以明之。岐伯曰：視歲南北可知之矣。帝曰：願卒聞之。岐伯曰：北政之歲，少陰在泉，則寸口不應。木火金水運面北受氣，凡氣之在泉者，脉悉不見，唯其左右之氣脉可見之。在泉之氣，善則不見，惡者可見，病以氣及客主淫勝名之。在天之氣，其亦然矣。厥陰在泉，則右不應。少陰在右故。太陰在泉，則左不應。少陰在左故。南政之歲，少陰司天，則寸口不應。土運之歲，面南行令，故少陰司天，則二手寸口不應也。厥陰司天，則右不應。太陰司天，則左不應。亦左右義也。諸不應者，反其診則見矣。不應皆爲脉沈，脉沈下者，仰手而沈，覆其手則沈爲浮，細爲大也。帝曰：尺候何如。岐伯曰：北政之歲，三陰在下，則寸不應；三陰在上，則尺不應。司天曰上，在泉曰下。南政之歲，三陰在

天則寸不應。三陰在泉。則尺不應。左右同。天不應寸左右悉與寸不應義同

故曰知其要者。一言而終。不知其要。流散無窮。此之謂也。要謂知陰陽所在也知則用之不惑不知則尺寸之氣沉浮小大常三歲一差欲求其意猶遶樹問枝雖白首區區尚未知所詣況其旬月而可知乎

帝曰。善。天地之氣。內淫而病何如。岐伯曰。歲厥陰在泉。風淫所勝。則地氣不明。平野昧。草迺早秀。民病洒洒振寒。善伸數欠。心痛支滿。兩脅裏急。飲食不下。鬲咽不通。食則嘔。腹脹善噫。得後與氣。則快然如衰。身體皆重。謂甲寅丙寅戊寅庚寅壬寅甲申丙申戊申庚申壬申歲也氣不明謂天圜之際氣色昏暗風行地上故平野皆然昧謂暗也脅謂兩乳之下及胠外也伸謂以欲伸努筋骨也　新校正云按甲乙經洒洒振寒善伸數欠爲胃病食則嘔腹脹善噫得後與氣則快然如衰身體皆重爲脾病飲食不下鬲咽不通邪在胃脘也蓋厥陰在泉之歲木王而剋脾胃故病如是又按脈解云所謂食則嘔者物盛滿而上溢故嘔也所謂得後與氣則快

然如衰者十二月陰氣下衰而陽氣且出故曰得後與氣則快然如衰也

歲少陰在泉，熱淫所勝，則焰浮川澤，陰處反明。民病腹中常鳴，氣上衝胷，喘不能久立，寒熱皮膚痛，目瞑齒痛䪼腫，惡寒發熱如瘧，少腹中痛，腹大，蟄蟲不藏。謂乙卯丁卯己卯辛卯癸卯乙酉丁酉己酉辛酉癸酉歲也陰處北方也不能久立足無力也腹大謂心氣不足也金火相薄而爲是也　新校正云按甲乙經齒痛䪼腫爲大腸病腹中雷鳴氣常衝胷喘不能久立邪在大腸也蓋少陰在泉之歲火剋金故大腸病也

歲太陰在泉，草乃早榮，新校正云詳此四字疑衍濕淫所勝，則埃昏巖谷，黃反見黑，至陰之交。民病飲積，心痛，耳聾，渾渾焞焞，嗌腫喉痺，陰病血見，少腹痛腫，不得小便，病衝頭痛，目似脫，項似拔，腰似折，髀不可以回，膕如結，腨如別。謂甲辰丙辰戊辰庚辰壬辰甲戌丙戌戊戌庚戌壬戌歲也太陰爲土色見應黃於天中而反見於北方黑處也水土同見故曰至陰之

交合其氣色也衝頭痛謂腦後眉閒痛也膕謂膝後曲脚之中也腨骱後軟肉處也　新校正云按甲乙經耳聾渾渾焞焞嗌腫喉痺爲三焦病爲病衝頭痛目似脫項似拔腰似折髀不可以回膕如結腨如列爲膀胱足太陽病又少腹腫痛不得小便邪在三焦蓋太陰在泉之歲土正剋太陽故病如是也

歲少陽在泉。火淫所勝。則焰明郊野。寒熱更至。民病注泄赤白。少腹痛溺赤。甚則血便。少陰同候。謂乙巳丁巳己巳辛巳癸巳乙亥丁亥己亥辛亥癸亥歲也處寒之時熱更其氣熱氣既往寒氣後來故云更至也餘候與少陰在泉正同

歲陽明在泉。燥淫所勝。則霿霧清瞑。民病喜嘔。嘔有苦。善大息。心脅痛。不能反側。甚則嗌乾。面塵。身無膏澤。足外反熱。謂甲子丙子戊子庚子壬子甲午丙午戊午庚午壬午歲也霿霧謂霧暗不分似霧也清薄寒也言霧起霿暗不辨物形而薄寒也心脅痛謂心之傍脇中痛也面塵謂面上如有觸冒塵土之色也　新校正云按甲乙經病喜嘔嘔有苦善大息心脅痛不能反側甚則面塵身無膏澤足外反熱爲膽病嗌乾面塵爲肝病蓋陽明在泉之歲金王剋木故病如是又按脉解云少陽所謂心脅痛者言少陽盛也盛者心之所表也九月陽氣盡而陰氣盛故心脅痛所謂不可反側者陰氣

藏物也物藏則不動故不可反側也歲太陽在泉寒淫所勝則凝肅慘慄民病少腹控睾引腰脊上衝心痛血見嗌痛頷腫謂乙丑丁丑己丑辛丑癸丑乙未丁未己未辛未癸未歲也凝肅謂寒氣靄䀋凝而不動萬物靜肅其儀形也慘慄寒甚也控引也睾陰丸也頷頰車前牙之下也　新校正云按甲乙經嗌痛頷腫爲小腸病又少腹控睾引腰脊上衝心肺邪在小腸也蓋太陽在泉之歲水剋火故病如是帝曰善治之柰何

歧伯曰諸氣在泉風淫于內治以辛涼佐以苦以甘緩之以辛散之風性喜溫而惡清故治之涼是以勝氣治之也佐以苦隨其所利也木苦急則以甘緩之苦抑則以辛散之藏氣法時論曰肝苦急急食甘以緩之肝欲散急食辛以散之此之謂也食亦音飼己曰食他曰飼也大法正味如此諸爲方者不必盡用之但一佐二佐病已則止餘氣皆然熱淫于內治以鹹寒佐以甘苦以酸收之以苦發之熱性惡寒故治以寒也熱之大盛甚於表者以苦發之不盡復寒制之寒制不盡復苦發之以酸收之甚者再方微者一方可使必已時發時止亦以酸收之濕淫于內治以苦熱佐以酸淡以苦燥之以淡

泄之。濕與燥反故治以苦熱佐以酸淡也燥除濕故以苦燥其濕也淡利竅故以淡滲泄也藏氣法時論曰脾苦濕急食苦以燥之靈樞經曰淡利竅也生氣通天論曰味過於苦脾氣不濡胃氣乃厚明苦燥也　新校正云按天元正紀大論曰下太陰其化下甘溫火淫于內。治以鹹冷。佐以苦辛。以酸收之。以苦發之。火氣大行心腹心怒之所生也鹹性柔耎故以治之以酸收之大法候其須汗者以辛佐之不必要資苦味令其汗也欲柔耎者以鹹治之藏氣法時論曰心欲耎急食鹹以耎之心苦緩急食酸以收之此之謂也燥淫于內。治以苦溫。佐以甘辛。以苦下之。溫利涼性故以苦治之下謂利之使不得也　新校正云按藏氣法時論曰肺苦氣上逆急食苦以泄之用辛寫之酸補之又　按下文司天燥淫所勝佐以酸辛此云甘辛者甘字疑當作酸天元正紀大論云下酸熱與苦溫之治又異又云以酸收之而安其下甚則以苦泄之也寒淫于內。治以甘熱。佐以苦辛。以鹹寫之。以辛潤之。以苦堅之。以熱治寒是爲摧勝折其氣用令不滋繁也苦辛之佐通事行之　新校正云按藏氣法時論曰腎苦燥急食辛以潤之腎欲堅急食苦以堅之用苦補之鹹寫之舊注引此在濕淫于內之下無義今移於此矣帝曰。善。天氣之變何如。岐伯曰。厥陰司天。風淫所勝則太虛埃昏雲物以擾寒生春氣流水不冰民病胃脘當心而痛上支兩脅鬲咽不通飲食不下舌本強食則嘔冷泄腹脹溏泄瘕水閉蟄蟲不去病本于脾謂乙巳丁巳己巳辛巳癸巳乙亥丁亥己亥辛亥癸亥歲也是歲民病集於中也風自天行故木虛埃起風動飄蕩故雲物擾也埃青塵也不分遠物是爲埃昏土之爲病其善泄利若病水則小便閉而不下若大泄利則經水亦多閉絶也　新校正云按甲乙經舌本強食則嘔腹脹溏泄瘕水閉爲脾病又胃病者腹脾脹胃脘當心而痛上支兩脅鬲咽不通食飲不下蓋厥陰司天之歲木勝土故病如是也衝陽絶死不治。衝陽在足跗上動脈應手胃之氣也衝陽脈微則食飲減少絶則藥食不入亦下嗌還出也攻之不入養之不生邪氣日強眞氣内絶故其必死不可復也

少陰司天熱淫所勝怫熱至火行其政民病胷中煩熱嗌乾右胠滿皮膚痛寒熱欬喘大雨且至唾血血泄鼽衄嚏嘔溺色變甚則瘡瘍胕腫肩背臂臑及缺

盆中痛，心痛肺䐜，腹大滿，膨膨而喘欬，病本于肺。謂甲子丙子戊子庚子壬子甲午丙午戊午庚午壬午歲也。怫熱至，是火行其政乃爾。是歲民病集於右，蓋以小腸通心故也。病自肺生，故曰病本于肺也。新校正云：按甲乙經，溺色變，肩背臂臑及缺盆中痛，肺脹滿膨膨而喘欬，為肺病；鼽衄為大腸病。蓋少陰司天之歲，火剋金，故病如是。又王注民病集於右，以小腸通心，故按甲乙經小腸附脊左環，回腸附脊在環，所說不應，得非火勝剋金而大腸病歟？尺澤絕，死不治。尺澤在肘內廉大文中，動脈應手，肺之氣也。火爍於金，承天之命，金氣內絕，故必危亡。尺澤不至，肺氣已絕，榮衛之氣宣行無主，真氣內竭，生之何有哉？太陰司天，濕淫所勝，則沉陰且布，雨變枯槁，胕腫骨痛陰痹。陰痹者按之不得，腰脊頭項痛，時眩，大便難，陰氣不用，飢不欲食，欬唾則有血，心如懸，病本于腎。謂乙丑丁丑己丑辛丑癸丑乙未丁未己未辛未癸未歲也。沉，久也。腎氣受邪，水無能潤，下焦枯涸，故大便難也。新校正云：按甲乙經，飢不用食，欬唾則有血，心懸如飢狀，為腎病。又邪在腎，則骨痛陰痹。陰痹者，按之而不得，腹脹腰痛，大便難，肩背頸項強痛，時眩。蓋太陰司天之歲，土剋水，故病如是矣。太谿絕，死不治。太谿在足内踝後跟骨上動脉應手腎之氣也土邪勝水而腎氣内絶邪甚正微故方無所用矣少陽司天火淫所勝則温氣流行金政不平民病頭痛發熱惡寒而瘧熱上皮膚痛色變黄赤傳而爲水身面胕腫腹滿仰息泄注赤白瘡瘍欬唾血煩心胷中熱甚則鼽衄病本于肺謂甲寅丙寅戊寅庚寅壬寅甲申丙申戊申庚申壬申歲也火來用事則金氣受邪故曰金政不平也火炎於上金肺受邪客熱内燔水無能救故化生諸病也制火之客則已矣　新校正云按甲乙經邪在肺則皮膚痛發寒熱蓋少陽司天之歲火剋金故病如是也天府絶死不治天府在肘後彼側上掖下同身寸之三寸動脉應手肺之氣也火勝而金脉絶故死陽明司天燥淫所勝則木迺晩榮草迺晩生筋骨内變民病左胠脇痛寒清于中感而瘧大涼革候欬腹中鳴注泄鶩溏名木斂生菀于下草焦上首心脅暴痛不可反側嗌乾面塵腰

痛。丈夫㿗疝。婦人少腹痛。目昧眥。瘍瘡痤癰。蟄蟲來見。病本于肝。謂乙卯丁卯己卯辛卯癸卯乙酉丁酉己酉辛酉癸酉歲也金勝故草木晚生榮也配於人身則筋骨內應而不用也大涼之氣變易時候則人寒清發於中內感寒氣則為痎瘧也大腸居右肺氣通之今肺氣內淫肝居于左故左胠脇痛如刺割也其歲民自注泄則無淫勝之疾也大涼次寒也大涼且甚陽氣不行故木容收斂草榮悉晚生氣已升陽不布令故閉積生氣而稸於下也在人之應則少腹之內痛氣居之發疾於仲夏瘡瘍之疾猶及秋中瘡痤之類生於上癰腫之患生於下瘡色雖赤中心正白物氣之常也　新校正云按甲乙經腰痛不可以俛仰丈夫㿗疝婦人少腹腫甚則嗌乾面塵為肝病又胷滿洞泄為肝病又心脅痛不能反側目銳眥痛缺盆中腫痛腋下腫馬刀挾瘻汗出振寒瘧為膽病蓋陽明司天之歲金剋木故病如是又按脉解云厥陰所謂㿗疝婦人少腹腫者厥陰者辰也三月陽中之陰邪在中故曰㿗疝少腹腫也 太衝絕。死不治。太衝在足大指本節後二寸脉動應手肝之氣也金來伐木肝氣內絕眞不勝邪死其宜也 太陽司天。寒淫所勝。則寒氣反至。水且冰。血變于中。發為癰瘍。民病厥心痛。嘔血血泄鼽衄。善悲。時眩仆。運火炎烈。雨暴廼雹。

胷腹滿，手熱肘攣，掖衝，心澹澹大動，胷脇胃脘不安。面赤目黄，善噫嗌乾，甚則色炲，渴而欲飲，病本于心。謂甲辰丙辰戊辰庚辰壬辰甲戌丙戌戊戌庚戌壬戌歲也。太陽司天，寒氣布化，故水且冰，而血凝皮膚之間，衛氣結聚，故爲癰也。若乗火運而火熱炎烈，與水交戰，故暴雨半珠形雹也。心氣爲噫，故善噫。是歲民病集於心脅之中也。陽氣內鬱，濕氣下蒸，故心厥痛而嘔血血泄鼽衄，面赤目黄，善噫，手熱肘攣掖腫，嗌乾，甚則寒氣勝陽，水行淩火，火氣內鬱，故渴而欲飲也。病始心生，爲陰凌犯，故云病本于手心也。新校正云：按《甲乙經》手熱肘攣掖腫，甚則胷脇支滿，心澹澹大動，面赤目黄，爲手心主病。又邪在心則病心痛善悲，時眩仆。蓋太陽司天之歲，水剋火，故病如是。神門絶，死不治。神門在手之掌後鋭骨之端，動脉應手，真心氣也。水行乘火而心氣內結，神氣已亡，不死何待？善知其診，故不治也。所謂動氣知其藏也。所以診視而知死者何？以皆是藏之經脉動氣，知神藏之存云爾。帝曰：善。治之柰何？謂可攻治者。岐伯曰：司天之氣，風淫所勝，平以辛涼，佐以苦甘，以甘緩之，以酸寫之。厥陰之氣，未爲盛熱，故曰涼藥平之。夫氣之用也，積涼爲寒，積溫爲熱，以熱少之，其則溫也；以寒少之，其則涼也；以溫多之，其則熱也；以涼多之其則寒也各當其分則寒寒也溫溫也熱熱也涼涼也方書之用可不務乎故寒熱溫涼商降多少善爲方者意必精通餘氣皆然從其制也　新校正云按本論上文云上淫于下所勝平之外淫于内所勝治之故在泉曰治司天曰平也

熱淫所勝。平以鹹寒。佐以苦甘。以酸收之。熱氣已退時發動者是爲心虛氣散不斂以酸收之雖以酸收 亦兼寒助乃能殄除其源本矣熱見太甚則以苦發之汗已便涼是邪氣盡勿寒水之汗已猶熱是邪氣未盡則以酸收之已又熱則復汗之已汗復熱是藏虛也則補其心可矣法則合爾諸治熱者亦未必得再三發三治況四變而反覆者乎

濕淫所勝。平以苦熱。佐以酸辛。以苦燥之。以淡泄之。濕氣所淫皆爲腫滿但除其濕腫滿自衰因濕生病不腫不滿者亦爾治之濕氣在上以苦吐之濕氣在下以苦泄之以淡滲之則皆燥也泄謂滲泄以利水道下小便爲法然酸雖熱亦用利小便去伏水也治濕之病不下小便非其法也　新校正云按濕淫于内佐以酸淡此云酸辛者辛疑當作淡

濕上甚而熱。治以苦溫。佐以甘辛。以汗爲故而止。身半以上濕氣餘火氣復鬱鬱濕相薄則以苦溫甘辛之藥解表流汗而祛之故云以汗爲除病之故而已也

火淫所勝。平以酸冷。佐以苦甘。以酸收之。以苦發之。以酸復之。

熱淫同。同熱淫義熱亦如此法以酸復其本氣也不復其氣則淫氣空虛招其損燥淫所勝，平以苦濕，佐以酸辛，以苦下之。制燥之勝必以苦濕是以火之氣味也宜下必以苦宜補必以酸宜寫必以辛清甚生寒留而不去則以苦濕下之氣有餘則以辛寫之諸氣同　新校正云按上文燥淫于内治以苦温此云苦濕者濕當爲温文注中濕字三並當作温又按天元正紀大論亦作苦小温寒淫所勝，平以辛熱，佐以甘苦，以鹹寫之。淫散止之不可過也　新校正云按上文寒淫于内治以甘熱佐以苦辛此云平以辛熱佐以甘苦者此文爲誤又按天元正紀大論云太陽之政歲宜苦以燥之也帝曰：善。邪氣反勝，治之奈何？不能淫勝於他氣反爲不勝之氣爲邪以勝之岐伯曰：風司于地，清反勝之，治以酸温，佐以苦甘，以辛平之。厥陰在泉則風司于地謂五寅歲五申歲邪氣勝盛故先以酸寫佐以苦甘邪氣退則正氣虛故以辛補養而平之熱司于地，寒反勝之，治以甘熱，佐以苦辛，以鹹平之。少陰在泉則熱司于地謂五卯五酉之歲也先寫其邪而後平其正氣也濕司于地，熱反勝之，治以苦冷，佐以鹹甘，以苦平之。太陰在泉則濕司于地謂五辰五戌歲也補寫之義餘氣皆同火司于地寒反勝之治以甘熱佐以苦辛以鹹平之。少陽在泉則火司于地謂五巳五亥歲也燥司于地熱反勝之治以平寒佐以苦甘以酸平之以和爲利。陽明在泉則燥司于地謂五子五午歲也燥之性惡熱亦畏寒故以冷熱和平爲方制也寒司于地熱反勝之治以鹹冷佐以甘辛以苦平之。太陽在泉則寒司于地謂五丑五未歲也此六氣方治與前淫勝法殊貫云治者寫客邪之勝氣也云佐者皆所利所宜也云平者補已弱之正氣也

帝曰其司天邪勝何如岐伯曰風化於天清反勝之治以酸溫佐以甘苦。亥巳歲也熱化於天寒反勝之治以甘溫佐以苦酸辛。子午歲也濕化於天熱反勝之治以苦寒佐以苦酸丑未歲也火化於天寒反勝之治以甘熱佐以苦辛寅申歲也燥化於天熱反勝之治以辛寒佐以

苦甘。卯酉歲也寒化於天，熱反勝之，治以鹹冷，佐以苦辛。辰戌歲也

帝曰：六氣相勝柰何？先舉其用爲勝岐伯曰：厥陰之勝，耳鳴頭眩，憒憒欲吐，胃鬲如寒，大風數舉，倮蟲不滋，胠脇氣并，化而爲熱，小便黃赤，胃脘當心而痛，上支兩脇，腸鳴飧泄，少腹痛，注下赤白，甚則嘔吐，鬲咽不通。五巳五亥歲也心下齊上胃之分，胃鬲謂胃脘之上及大鬲之下，風寒氣生也。氣并謂偏著一邊。鬲咽謂食飲入而復出也。新校正云：按甲乙經胃病者，胃脘當心而痛，上支兩脇，鬲咽不通也。少陰之勝，心下熱善飢，齊下反動，氣遊三焦，炎暑至，木廼津，草廼萎，嘔逆躁煩，腹滿痛，溏泄，傳爲赤沃。五子五午歲也。沃，沫也。太陰之勝，火氣內鬱，瘡瘍於中，流散於外，病在胠脇，甚則心痛熱格，頭痛喉痺項強，獨勝則濕

氣內鬱，寒迫下焦，痛留頂，互引眉間，胃滿。雨數至，燥化廼見，少腹滿，腰脽重強，內不便，善注泄，足下溫，頭重足脛胕腫，飲發於中，胕腫於上。（五丑五未歲也。濕勝於上，則火氣內鬱；勝於中，則寒迫下焦。水溢河渠，則鱗蟲離水也。脽謂臀肉也。不便謂腰重內強直，屈伸不利也。獨勝謂不兼鬱火也。胕腫於上，謂首面也。足脛腫，是火鬱所生也。新校正云：詳注云水溢河渠則鱗蟲離水也，王作此注，於經文無所解。又按太陰之復云大雨時行，鱗見於陸，則此文於雨數至下脫少鱗見於陸四字。不然則王注無因為解也。）少陽之勝，熱客於胃，煩心心痛，目赤欲嘔，嘔酸善飢，耳痛溺赤，善驚譫妄，暴熱消爍，草萎水涸，介蟲廼屈，少腹痛，下沃赤白。（五寅五申歲也。熱暴甚，故草萎水涸，陰氣消爍。介蟲金化也，火氣大勝，故介蟲屈伏。酸，醋水也。）陽明之勝，清發於中，左胠脇痛，溏泄，內為嗌塞，外發㿗疝。大涼肅殺，華英改容，毛蟲廼殃。胷中不便，嗌塞而欬。五卯五酉歲也大涼肅殺金氣勝木故草木華英爲殺氣損削改易形容而焦其上首也毛蟲木化氣不宜金故金政大行而毛蟲死耗也肝木之氣下主於陰故大涼行而癩疝發也胷中不便謂呼吸回轉或痛或緩急而不利便也氣太盛故嗌塞而欬也嗌謂喉之下接連胷中肺兩葉之間者也

太陽之勝。凝凓且至。非時水冰。羽迺後化。痔瘧發。寒厥入胃。則内生心痛。陰中迺瘍。隱曲不利。互引陰股。筋肉拘苛。血脉凝泣。絡滿色變。或爲血泄。皮膚否腫。腹滿食減。熱反上行。頭項囟頂腦戸中痛。目如脫。寒入下焦。傳爲濡寫。五辰五戌歲也寒氣凌逼陽不勝之故非寒時而止水冰結也水氣大勝陽火不行故諸羽蟲生化而後也拘急也苛重也絡絡脉也太陽之氣標在於巔故熱反上行於頭也以其脉起於目内眥上額交巔上入絡腦還出別下項故囟頂及腦戸中痛目如欲脫也濡謂水利也　新校正云按甲乙經痔瘧頭項囟頂腦戸中痛目如脫爲太陽經病

帝曰。治之奈何。岐伯曰。厥陰之勝。治以甘清。佐以苦辛。以酸寫之。少陰之勝。

治以辛寒。佐以苦鹹。以甘寫之。太陰之勝。治以鹹熱。佐以辛甘。以苦寫之。少陽之勝。治以辛寒。佐以甘鹹。以甘寫之。陽明之勝。治以酸温。佐以辛甘。以苦泄之。太陽之勝。治以甘熱。佐以辛酸。以鹹寫之。六勝之至皆先歸其不勝已者之故不勝者當先寫之以通其道次寫所勝之氣令其退釋也治諸勝而不寫遣之則勝氣浸盛而内生諸病也　新校正云詳此爲治皆先寫其不勝而後寫其來勝獨太陽之勝治以甘熱爲異疑甘字苦之誤也若云治以苦熱則六勝之治皆一貫也

帝曰。六氣之復何如。復謂報復報其勝也凡先有勝後必有復　新校正云按玄珠云六氣分正化對化厥陰正司於亥對化於巳少陰正司於午對化於子太陰正司於未對化於丑少陽正司於寅對化於申陽明正司於酉對化於卯太陽正司於戌對化於辰正司化令之實對司化令之虛對化勝而有復正化勝而不復此注云凡先有勝後必有復似未然

岐伯曰。悉乎哉問也。厥陰之復。少腹堅滿。裏急暴痛。偃木飛沙。倮蟲不榮。厥心痛。汗發嘔吐。飲

食不入，入而復出，筋骨掉眩，清厥，甚則入脾，食痺而吐。（土裏腹脇之內也。木偃沙飛，風之大也。風爲木勝，故土不榮。氣厥，謂氣衝胷脇而凌及心也。胃受逆氣而上攻，心痛也。痛甚則汗發泄。掉，謂肉中動也。清厥，手足冷也。食痺，謂食已心下痛，陰陰然不可名也，不可忍也，吐出乃止。此爲胃氣逆而不下流也。食飲不入，入而復出，肝乘脾胃，故令爾也。）衝陽絕，死不治。（衝陽，胃脈氣也。）少陰之復，燠熱內作，煩躁鼽嚏，少腹絞痛，火見燔焫，嗌燥，分注時止，氣動於左，上行於右，欬，皮膚痛，暴瘖，心痛，鬱冒不知人，乃洒淅惡寒，振慄譫妄，寒已而熱，渴而欲飲，少氣骨痿，隔腸不便，外爲浮腫，噦噫，赤氣後化，流水不冰，熱氣大行，介蟲不復，病疿胗瘡瘍，癰疽痤痔，甚則入肺，欬而鼻淵。（火熱之氣，自小腸從齊下之左入大腸，上行至左脇，甚則上行於右而入肺，故動於左，上行於右，皮膚痛也。分注，謂大小俱下也。骨痿，言骨弱而無力也。隔腸，謂腸如隔絕而不便也冩也寒熱甚則然陽明先勝故赤氣後化流水不冰少陰之本司於地也在人之應則冬脉不凝若高山窮谷已是至高之處水亦當冰平下川流則如經矣火氣內蒸金氣外拒陽熱內鬱故爲疿胗瘡瘍胗甚亦爲瘡也熱少則外生疿胗熱多則內結癰痤小腸有熱則中外爲痔其復熱之變皆病於身後及外側也瘡瘍疿胗生於上癰疽痤痔生於下反其處者皆爲逆也**天府絶死不治**。天府肺脉氣也　新校正云按上文少陰司天熱淫所勝尺澤絶死不治少陽司天火淫所勝天府絶死不治此云少陰之復天府絶死不治下文少陽之復尺澤絶死不治文如相反者蓋尺澤天府俱手太陰脉之所發動故此互文也**太陰之復濕變延舉體重中滿食飲不化陰氣上厥胸中不便飲發於中欬喘有聲大雨時行鱗見於陸頭頂痛重而掉瘛尤甚嘔而密默唾吐清液甚則入腎竅寫無度**。濕氣內逆寒氣不行太陽上流故爲是病頭項痛重則腦中掉瘛尤甚腸胃寒濕熱無所行重灼胸府故胸中不便食飲不化嘔而密默欲靜密也喉中惡冷故唾吐冷水也寒氣易位上入肺喉則息道不利故欬喘而喉中有聲也水居平澤則魚遊於市頭項囟痛女人亦兼痛於眉間也　新校正云按上文太陰在泉頭痛項似拔又太陰司天云頭項痛此云頭頂痛頂疑當作項**太谿絶死不**

治。大谿腎脉氣也少陽之復大熱將至枯燥燔爇介蟲迺耗驚瘛欬衄心熱煩躁便數憎風厥氣上行面如浮埃目乃瞤瘛火氣內發上爲口糜嘔逆血溢血泄發而爲瘧惡寒鼓慄寒極反熱嗌絡焦槁渴引水漿色變黃赤少氣脉萎化而爲水傳爲胕腫甚則入肺欬而血泄。火氣專暴枯燥草木燔焫自生故燔爇也爇音焫火內熾故驚瘛欬衄心熱煩躁便數憎風也火炎於上則庶物失色故如塵埃浮於面而目瞤動也火爍於內則口舌糜爛嘔逆及爲血溢血泄風火相薄則爲溫瘧氣蒸熱化則爲水病傳爲胕腫胕謂皮肉俱腫按之陷下泥而不起也如是之證皆火氣所生也尺澤絕死不治。尺澤肺脉氣也陽明之復清氣大舉森木蒼乾毛蟲迺厲病生胠脇氣歸於左善太息甚則心痛否滿腹脹而泄嘔苦欬噦煩心病在鬲中頭痛甚則入肝。驚駭筋攣。（殺氣大舉木不勝之故蒼清之葉不及黃而乾燥也厲謂疵厲疾疫死也清甚於內熱鬱於外故也）太衝絶死不治。（太衝肝脉氣也）太陽之復。厥氣上行。水凝雨冰。羽蟲廼死。心胃生寒。胷膈不利。心痛否滿。頭痛善悲。時眩仆。食減。腰脽反痛。屈伸不便。地裂冰堅。陽光不治。少腹控睾。引腰脊。上衝心。唾出清水。及爲噦噫。甚則入心。善忘善悲。（雨水謂雹也寒而遇雹死亦其宜寒化於地其上復土故地體分裂水積冰堅久而不釋是陽光之氣不治寒凝之物也太陽之復與不相持上濕下寒火無所往心氣內鬱熱由是生火熱內燔故生斯病　新校正云詳注云與不相持不字疑作土）神門絶死不治。（神門真心脉氣）帝曰。善。治之柰何。（復氣倍勝故先問以治之）岐伯曰。厥陰之復。治以酸寒。佐以甘辛。以酸寫之。以甘緩之。（不太緩之夏猶不已復重於勝故治以辛寒也　新校正云按別本治以酸寒作治以辛寒也）少陰之復。治以鹹寒。佐以苦辛。

以甘寫之。以酸收之。辛苦發之。以鹹耎之。不大發汗以寒攻之持至仲秋熱内伏結而爲心熱少氣少力而不能起矣熱伏不散歸於骨矣太陰之復治以苦熱佐以酸辛。以苦寫之燥之泄之。不燥泄之久而爲身腫腹滿關節不利腨及伏兔怫滿内作膝腰脛内側胕腫病少陽之復治以鹹冷。佐以苦辛。以鹹耎之。以酸收之。辛苦發之。發不遠熱。無犯温涼。少陰同法。不發汗以奪盛陽則熱内淫於四支而爲解㑊不可名也謂熱不甚謂寒不甚謂強不甚謂弱不甚不可以名言故謂之解㑊粗醫呼爲鬼氣惡病也久久不已則骨熱髓涸齒乾乃爲骨熱病也發汗奪陽故無留熱故發汗者雖熱生病夏月及差亦用熱藥以發之當春秋時縱火熱勝亦不得以熱藥發汗汗不發而藥熱内甚助病爲瘧逆伐神靈故曰無犯温涼少陰氣熱爲瘵則同故云與少陰同法也數奪其汗則津竭涸故以酸收以鹹潤也　新校正云按天元正紀大論云發表不遠熱陽明之復。治以辛温。佐以苦甘。以苦泄之。以苦下之。以酸補之。泄謂滲泄汗及小便湯浴皆是也秋分前後則亦發之春有勝則依勝法或不已亦湯漬和其中外也怒復之後其氣皆虛故補之

以安全其氣餘復治同

太陽之復治以鹹熱佐以甘辛以苦堅之不堅則寒氣內餘冬止而復發發而復止綿歷年歲生大寒疾

治諸勝復寒者熱之熱者寒之溫者清之清者溫之散者收之抑者散之燥者潤之急者緩之堅者耎之脆者堅之衰者補之強者寫之各安其氣必清必靜則病氣衰去歸其所宗此治之大體也太陽氣寒少陰少陽氣熱厥陰氣溫陽明氣清太陰氣濕有勝復則各倍其氣以調之故可使平也宗屬也調不失理則餘之氣自歸其所屬少之氣自安其所居勝復衰已則各補養而平定之必清必靜無妄撓之則六氣循環五神安泰若運氣之寒熱治之平之亦各歸司天地氣也

帝曰善氣之上下何謂也岐伯曰身半以上其氣三矣天之分也天氣主之身半以下其氣三矣地之分也地氣主之以名命氣以氣命處而言其病半所謂天樞也

身之半正謂齊中也或以腰爲身半是以居中爲義過天中也中原之人悉如此矣當伸臂指天舒足指地以繩量之中正當齊也故又曰半所謂天樞也天樞正當齊兩傍同身寸之二寸也其氣三者假如少陰司天則上有熱中有太陽兼之三也六氣皆然司天者其氣三司地者其氣三故身半以上三氣身半以下三氣也以名言其氣以氣言其處以氣處寒熱而言其病之形證也則如足厥陰氣居足及股脛之內側上行於少腹循脅足陽明氣在足之上骭之外股之前上行腹齊之傍循胷乳上面足太陽氣起於目上額絡頭下項背過腰橫過髀樞股後下行入膕貫腨出外踝之後足小指外側足太陰氣循足及股脛之內側上行腹脇之前足少陰同之足少陽氣循脛外側上行腹脇之側循頰耳至目銳眥在首之側此足六氣之部主也手厥陰少陰太陰氣從心胷橫出循臂內側至中指小指大指之端手陽明少陽太陽氣並起手表循臂外側上肩及甲上頭此手六氣之部主也欲知病診當隨氣所在以言之當陰之分冷病歸之當陽之分熱病歸之故勝復之作先言病生寒熱者必依此物理也新校正云按六微旨大論云天樞之上天氣主之天樞之下地氣主之氣交之分人氣從之也

故上勝而下俱病者。以地名之。下勝而上俱病者。以天名之。

彼氣既勝此未能復抑鬱不暢而無所行進則困於讎嫌退則窮於怫塞故上勝至則下與俱病下勝至則上與俱病上勝下病地氣鬱也故從地鬱以名地病下勝上病天氣塞也故從天塞以名天病夫以天名者方順天氣爲制逆地氣而攻之以地名者方從天氣爲制則可

假如陽明司天少陰在泉上勝而下俱病者是怫於下而生也天氣正勝天可逆之故順天之氣方同清也少陰等司天上下勝同法　新校正云按六元正紀大論云上勝則天氣降而下下勝則地氣遷而上此之謂也

所謂勝至報氣屈伏而未發也復至則不以天地異名皆如復氣爲法也勝至未復而病生以天地異名爲式復氣以發則所生無問上勝下勝悉皆依復氣爲病寒熱之主也

帝曰勝復之動時有常乎氣有必乎岐伯曰時有常位而氣無必也雖位有常而發動有無不必定之也

帝曰願聞其道也岐伯曰初氣終三氣天氣主之勝之常也四氣盡終氣地氣主之復之常也有勝則復無勝則否帝曰善復已而勝何如岐伯曰勝至則復無常數也衰迺止耳勝微則復微故復已而又勝勝甚則復甚故復已則少有再勝者也假有勝者亦隨微甚而復之爾然勝復之道雖無常數至其衰謝則勝復皆自止也復已而勝不復則害此傷生也有勝無復是復

氣已衰衰不能復是天真之氣已傷敗甚而生意盡。帝曰：復而反病何也？岐伯曰：居非其位，不相得也。大復其勝則主勝之，故反病也。捨已宮觀適於他邦，已力已衰，主不相得，怨隨其後，唯便是求，故力極而復，主友襲之，反自病者也。所謂火燥熱也。少陽火也，陽明燥也，少陰熱也。少陰、少陽在泉，爲火居水位；陽明司天，爲金居火位。金復其勝則火主勝之，火復其勝則水主勝之。餘氣勝復則無主勝之病氣也，故又曰所謂火燥熱也。帝曰：治之何如？岐伯曰：夫氣之勝也，微者隨之，甚者制之；氣之復也，和者平之，暴者奪之。皆隨勝氣，安其屈伏，無問其數，以平爲期，此其道也。隨謂隨之，安謂順勝氣以和之也。制謂制止，平謂平調，奪謂奪其盛氣也。治此者不以數之多少，但以氣平和爲準度爾。帝曰：善。客主之勝復奈何？客謂天之六氣，主謂五行之位也。氣有宜否，故各有勝復之者。岐伯曰：客主之氣，勝而無復也。客主自有多少，以其爲勝與常勝殊。帝曰：其逆從何如？岐伯曰：主勝逆，客勝從，天之道也。客承天命部統其方主爲之下固宜祗奉天命不順而勝則天命不行故爲逆也客勝於主承天而行理之道故爲順也帝曰。其生病何如。歧伯曰。厥陰司天。客勝則耳鳴掉眩。甚則欬。主勝則胷脇痛。舌難以言。五巳五亥歲也少陰司天。客勝則鼽嚏。頸項強。肩背瞀熱。頭痛。少氣。發熱。耳聾。目瞑。甚則胕腫血溢。瘡瘍欬喘。主勝則心熱煩躁。甚則脇痛支滿。五子五午歲也太陰司天。客勝則首面胕腫。呼吸氣喘。主勝則胷腹滿。食已而瞀。五丑五未歲也少陽司天。客勝則丹胗外發。及爲丹熛。瘡瘍。嘔逆。喉痺。頭痛。嗌腫。耳聾。血溢。內爲瘈瘲。主勝則胷滿。欬。仰息。甚而有血。手熱。五寅五申歲也陽明司天。淸復內餘。則欬衄。嗌塞。心鬲中熱。欬不止而白血出者死復謂復舊居也白血謂欬出淺紅色血似肉似肺者五卯五酉歲也　新校正云詳此不言客勝主勝者以金居火位無客勝之理故不言也太陽司天客勝則胸中不利出清涕感寒則欬主勝則喉嗌中鳴五辰五戌歲也厥陰在泉客勝則大關節不利内爲痙強拘瘛外爲不便主勝則筋骨繇併腰腹時痛五寅五申歲也大關節腰膝也少陰在泉客勝則腰痛尻股膝髀腨䯒足病瞀熱以酸胕腫不能久立溲便變主勝則厥氣上行心痛發熱鬲中衆痺皆作發於胠脇魄汗不藏四逆而起五卯五酉歲也太陰在泉客勝則足痿下重便溲不時濕客下焦發而濡寫及爲腫隱曲之疾主勝則寒氣逆滿食飲不下甚則爲疝五辰五戌歲也隱曲之疾謂隱蔽委曲之處病

也少陽在泉，客勝則腰腹痛而反惡寒，甚則下白溺白；主勝則熱反上行而客於心，心痛發熱，格中而嘔。少陰同候。五巳五亥歲也

陽明在泉，客勝則清氣動下，少腹堅滿而數便寫；主勝則腰重腹痛，少腹生寒，下爲鶩溏，則寒厥於腸，上衝胷中，甚則喘不能久立。五子五午歲也。鶩，鴨也，言如鴨之後也

太陽在泉，寒復內餘，則腰尻痛，屈伸不利，股脛足膝中痛。五丑五未歲也。新校正云：詳此不言客主勝者，蓋太陽以水居水位，故不言也

帝曰：善。治之奈何？岐伯曰：高者抑之，下者舉之，有餘折之，不足補之，佐以所利，和以所宜，必安其主客，適其寒溫，同者逆之，異者從之。高者抑之，制其勝也。下者舉之，濟其弱也。有餘折之，屈其銳也。不足補之，全其氣也。雖制勝扶弱，而客主須安，一氣失所，則矛

循更作榛棘互興各伺其便不相得志内淫外併而危敗之由作矣同謂寒熱温清氣相比和者異謂水火金木土不比和者氣相得者則逆所勝之氣以治之不相得者則順所不勝氣亦治之治火勝負欲益者以其味欲寫者亦以其味勝與不勝皆折其氣也何者以其性躁動也治熱亦然帝曰治寒以熱治熱以寒氣相得者逆之不相得者從之余以知之矣其於正味何如岐伯曰木位之主其寫以酸其補以辛木位春分前六十一日初之氣也火位之主其寫以甘其補以鹹君火之位春分之後六十一日二之氣也相火之位夏至前後各三十日三之氣也二火之氣則殊然其氣用則一矣土位之主其寫以苦其補以甘土之位秋分前六十一日四之氣也金位之主其寫以辛其補以酸金之位秋分後六十一日五之氣也水位之主其寫以鹹其補以苦水之位冬至前後各三十日終之氣也厥陰之客以辛補之以酸寫之以甘緩之少陰之客以鹹補之以甘寫之以鹹收之新校正云按藏氣法時論

云心苦緩急食酸以收之心欲耎急食鹹以耎之此云以鹹收之者誤也太陰之客以甘補之以苦寫之以甘緩之少陽之客以鹹補之以甘寫之以鹹耎之陽明之客以酸補之以辛寫之以苦泄之太陽之客以苦補之以鹹寫之以苦堅之以辛潤之開發腠理致津液通氣也客之部主各六十一日居無常所隨歲遷移客勝則寫客而補主主勝則寫主而補客應隨當緩當急以治之帝曰善願聞陰陽之三也何謂岐伯曰氣有多少異用也太陰爲正陰太陽爲正陽次少者爲少陰次少者爲少陽又次爲陽明又次爲厥陰厥陰爲盡義具靈樞繫日月論中 新校正云按天元紀大論云何謂氣有多少鬼臾區曰陰陽之氣各有多少故曰三陰三陽也帝曰陽明何謂也岐伯曰兩陽合明也靈樞繫日月論曰辰者三月主左足之陽明巳者四月主右足之陽明兩陽合於前故曰陽明也帝曰厥陰何也岐伯曰兩陰交盡也靈樞繫日月論曰戌者九月主右足之厥陰亥者十月主左足之厥陰兩陰交盡故曰厥

陰也帝曰氣有多少病有盛衰新校正云按天元紀大論曰形有盛衰治有緩急方有大小願聞其約奈何岐伯曰氣有高下病有遠近證有中外治有輕重適其至所爲故也藏位有高下府氣有遠近病證有表裏藥用有輕重調其多少和其緊慢令藥氣至病所爲故勿太過與不及也大要曰君一臣二奇之制也君二臣四偶之制也君二臣三奇之制也君二臣六偶之制也奇謂古之單方偶謂古之複方也單複一制皆有小大故奇方云君一臣二君二臣三偶方云君二臣四君二臣六也病有小大氣有遠近治有輕重所宜故云之制也故曰近者奇之遠者偶之汗者不以奇下者不以偶補上治上制以緩補下治下制以急急則氣味厚緩則氣味薄適其至所此之謂也汗藥不以偶方氣不足以外發泄下藥不以奇制藥毒攻而致過治上補上方迅急則止不住而迫下治下補下方緩慢則滋道路而力又微制急方而氣味薄則力與緩等制緩方而

氣味厚則勢與急同如是爲緩不能緩急不能急厚而不厚薄而不薄則大小非制輕重無度則虛實寒熱藏府紛撓無由致理豈神靈而可望安哉病所遠。而中道氣味之者食而過之。無越其制度也。假如病在腎而心之氣味飼而冷足仍急過之不飼以氣味腎藥凌心心復益衰餘上下遠近例同是故平氣之道近而奇偶。制小其服也。遠而奇偶。制大其服也。大則數少。小則數多。多則九之。少則二之。湯丸多少凡如此也近遠謂府藏之位也心肺爲近腎肝爲遠脾胃居中三陽胞䐈膽亦有遠近身三分之上爲近下爲遠也或識見高遠權以合宜方奇而分兩偶方偶而分兩奇如是者近而偶制多數服之遠而奇制少數服之則肺服九心服七脾服五肝服三腎服二爲常制矣故曰小則數多大則數少　新校正云詳注云三陽胞䐈膽一本作三陽胞䐈膽再詳三陽無義三腸亦未爲得腸有大小并䐈腸爲三今已云胞䐈則不得去三腸三當作二奇之不去則偶之。是謂重方。偶之不去則反佐以取之。所謂寒熱溫涼反從其病也。方與其重也寧輕與其毒也寧善與其大也寧小是以奇方不去偶方主之偶方病在則反一佐以同病之氣而取之也夫熱與寒背寒與熱違微小之熱爲寒所折微小之冷爲熱所消甚大寒熱則必能與違性者爭雄能與異氣者相格聲不同不相應氣不同不相合如是則且憚而不敢攻之攻之則病氣與聲氣抗行而自爲寒熱以開閉固守矣是以聖人反其佐以同其氣令聲氣應合復令寒熱參合使其終異始同燥潤而敗堅剛必折柔脆自消爾

帝曰善病生於本余知之矣生於標者治之奈何岐伯曰病反其本得標之病治反其本得標之方言少陰太陽之二氣餘四氣標本同

帝曰善六氣之勝何以候之岐伯曰乘其至也清氣大來燥之勝也風木受邪肝病生焉流於膽也熱氣大來火之勝也金燥受邪肺病生焉流於迴腸大腸新校正云詳注云迴腸大腸按甲乙經迴腸即大腸寒氣大來水之勝也火熱受邪心病生焉流於三焦小腸濕氣大來土之勝也寒水受邪腎病生焉流於膀胱風氣大來木之勝也土濕受邪脾病生焉流於胃所謂感邪

而生病也。外有其氣而內惡之中外不喜因而遂病是謂感也乘年之虛則邪甚也。年木不足外有清邪年火不足外有寒邪年土不足外有風邪年金不足外有熱邪年水不足外有濕邪是年之虛也歲氣不足外邪湊甚失時之和。亦邪甚也。六氣臨統與位氣相剋感之而病亦隨所不勝而與內藏相應邪復甚也遇月之空。亦邪甚也。謂上弦前下弦後月輪中空也重感於邪。則病危矣。年已不足邪氣大至是一感也年已不足天氣剋之此時感邪是重感也內氣召邪天氣不袺病不危可乎有勝之氣。其必來復也。天地之氣不能相無故有勝之氣其必來復也帝曰。其脉至何如。岐伯曰。厥陰之至其脉弦。耎虛而滑端直以長是謂弦實而強則病不實而微亦病不端直長亦病不當其位亦病位不能弦亦病少陰之至其脉鈎。來盛去衰如偃帶鈎是謂鈎來不盛去反盛則病來盛去盛亦病來不盛去不盛亦病不偃帶鈎亦病不當其位亦病位不能鈎亦病太陰之至其脉沈。沈下也按之乃得下諸位脉也沈甚則病不沈亦病不當其位亦病位不能沈亦病少陽之至大而浮。浮高也大謂稍大諸位脉也大浮甚則病浮而不大亦病大而不浮亦病不大不浮亦病不當其位亦病位不能大浮亦病陽明之至短而濇。往來不利是謂濇也往來不遠是謂短也短甚則病濇甚則病不短不濇亦病不當其位亦病位不能短濇亦病太陽之至大而長。往來遠是謂長大甚則病長甚則病長而不大亦病大而不長亦病不當其位亦病位不能長大亦病至而和則平。去太甚則爲平調不弱不強是爲和也至而甚則病。弦似張弓弦滑如連珠沈而附骨浮高於皮濇而止住短如麻黍大如帽簪長如引繩皆謂至而太甚也至而反者病。應弦反濇應大反細應沈反浮應浮反沈應短濇反長滑應耎虛反強實應細反大是皆爲氣反常平之候有病乃如此見也至而不至者病。氣位已至而脉氣不應也未至而至者病。按曆占之凡得節氣當年六位之分當如南北之歲脉象改易而應之氣序未移而脉先變易是先天而至故病陰陽易者危。不應天常氣見交錯失其恒位更易見之陰位見陽脉陽位見陰脉是易位而見也二氣之亂故氣危　新校正云按六微旨大論云帝曰其有至而至有至而不至有至而太過何也歧伯曰至而至者和至而不至來氣不及也未至而至來氣有餘也帝曰至而不至未至而至何如歧伯曰應則順否則逆逆則變生變生則病帝曰請言其應歧伯曰物生其應也氣脉其應也所謂脉應即此脉應也帝曰。六氣標本所從不同奈何。歧伯曰。氣有從本者。有從標本者。有不從標本者也。帝曰。願卒聞之。岐伯曰。少陽太陰從本。少陰太陽從本從標。陽明厥陰。不從標本從乎中也。少陽之本火太陰之本濕本末同故從本也少陰之本熱其標陰太陽之本寒其標陽本末異故從本從標陽明之中太陰厥陰之中少陽本末與中不同故不從標本從乎中也從本從標從中皆以其爲化主之用也故從本者。化生於本。從標本者。有標本之化。從中者。以中氣爲化也。化謂氣化之元主也有病以元主氣用寒熱治之 新校正云按六微旨大論云少陽之上火氣治之中見陽明厥陰之上燥氣治之中見太陰太陽之上寒氣治之中見少陰厥陰之上風氣治之中見少陽少陰之上熱氣治之中見太陽太陰之上濕氣治之中見陽明所謂本也本之下中之見也見之下氣之標也本標不同氣應異象此之謂也帝曰。脉從而病反者。其診何如。岐伯曰。脉至而從。按之不鼓。諸陽皆然。言病熱而脉數按之不動乃寒盛格陽而致之非熱也帝曰。諸陰之反。其脉何如。岐伯曰。脉至而從。按之鼓甚而盛也。形證是寒按之而脉氣鼓擊於手下盛者此爲熱盛拒陰而生病非寒也是故百病之起，有生於本者，有生於標者，有生於中氣者，有取本而得者，有取標而得者，有取中氣而得者，有取標本而得者，有逆取而得者，有從取而得者。反佐取之，是爲逆取。奇偶取之，是爲從取。寒病治以寒，熱病治以熱，是爲逆取，從順也。逆，正順也；若順，逆也。寒盛格陽，治熱以熱；熱盛拒陰，治寒以寒之類，皆時謂之逆，外雖用逆，中乃順也，此逆乃正順也。若寒格陽而治以寒，熱拒寒而治以熱，外則雖順，中氣乃逆，故方若順，是逆也。故曰：知標與本，用之不殆，明知逆順，正行無問。此之謂也。不知是者，不足以言診，足以亂經。故大要曰：粗工嘻嘻，以爲可知，言熱未已，寒病復始，同氣異形，迷診亂經。此之謂也。嘻嘻，悅也。言心意怡悅，以爲知道終盡也。六氣之用，粗之與工，得其半也。厥陰之化，粗以爲寒，其乃是溫；太陽之化，粗以爲熱，其乃是寒。由此差互，用失其道，故其學問識用不達工之道半矣。夫太陽少陰各有寒化熱量，其標本應用則正反矣，何以言之？太陽本爲寒標爲熱少陰本爲熱標爲寒方之用亦如是也厥陰陽明中氣亦爾厥陰之中氣爲熱陽明之中氣爲濕此二氣亦反其類太陽少陰也然太陽與少陰有標本用與諸氣不同故曰同氣異形也夫一經之標本寒熱既殊言本當究其標論標合尋其本言氣不窮其標本論病未辨其陰陽雖同一氣而生且阻寒温之候故心迷正理治益亂經呼曰粗工允膺其稱爾夫標本之道要而博小而大可以言一而知百病之害言標與本易而勿損察本與標氣可令調明知勝復爲萬民式天之道畢矣天地變化尚可盡知況一人之診而云冥昧得經之要持法之宗爲天下師尚卑其道萬民之式豈曰大哉　新校正云按標本病傳論云有其在標而求之於標有其在本而求之於本有其在本而求之於標有其在標而求之於本故治有取標而得者有取本而得者有逆取而得者有從取而得者故知逆與從正行無問知標本者萬舉萬當不知標本是爲妄行夫陰陽逆從標本之爲道也小而大言一而知百病之害少而多淺而博可以言一而知百也以淺而知深察近而知遠言標與本易而勿及治反爲逆治得爲從先病而後逆者治其本先逆而後病者治其本先寒而後生病者治其本先熱而後生病者治其本先熱而後生中滿者治其標先病而後泄者治其本先泄而後生他病者治其本必且調之乃治其他病先病而後生中蒲者治其標先中蒲而後煩心者治其本人有客氣有同氣小

大一不利治其標小大利治其本病發而有餘本而標之先治其本後治其標病發而不足標而本之先治其標後治其本謹察間甚以意調之間者并行甚者獨行先小大不利而後生病者治其本此經論標本尤詳帝曰勝復之變早晏何如岐伯曰夫所勝者勝至已病病已慍慍而復已萌也復心之慍不遠而有夫所復者勝盡而起得位而甚勝有微甚復有少多勝和而和勝虛而虛天之常也帝曰勝復之作動不當位或後時而至其故何也言陽盛於夏陰盛於冬清盛於秋温盛於春天之常候然其勝復氣用四序不同其何由哉岐伯曰夫氣之生與其化衰盛異也寒暑温涼盛衰之用其在四維故陽之動始於温盛於暑陰之動始於清盛於寒春夏秋冬各差其分言春夏秋冬四正之氣在於四維之分也即事驗之春之温正在辰巳之月夏之暑正在午未之月秋之涼正在戌亥之月冬之寒正在寅丑之月春始於仲春夏始於仲夏秋始於仲秋冬始於仲冬

故丑之月陰結層冰於厚地未之月陽焰電掣於天垂戌之月霜清肅殺而庶物堅辰之月風扇和舒而陳柯榮秀此則氣差其分昭然而不可蔽也然陰陽之氣生發收藏與常法相會徵其氣化及在人之應則四時每差其日數與常法相違從差法乃正當之也 故大要曰：彼春之暖，為夏之暑，彼秋之忿，為冬之怒，謹按四維，斥候皆歸，其終可見，其始可知，此之謂也。言氣之少壯也陽之少為暖其壯也為暑陰之少為忿其壯也為怒此悉謂少壯之異氣證用之盛衰但立盛衰於四維之位則陰陽終始應用皆可知矣 帝曰：差有數乎？岐伯曰：又凡三十度也。度者日也 新校正云按六元正紀大論曰差有數乎曰後皆三十度而有奇也此云三十度也者此文為略 帝曰：其脉應皆何如？岐伯曰：差同正法，待時而去也。脉亦差以隨氣應也待差日足應王氣至而乃去也 脉要曰：春不沉，夏不弦，冬不濇，秋不數，是謂四塞。天地四時之氣閉塞而無所運行也 沉甚曰病，弦甚曰病，濇甚曰病，數甚曰病，但應天和氣是則為平形見太甚則為力致以力而致安能久乎故甚皆病 參見曰病。復見曰病。未去而去曰病。去而不去曰病。參謂參和諸氣來見復見謂再見已衰已死之氣也去謂王已而去者也日行之度未出於差是爲天氣未出日度過差是謂天氣已去而脉尚在既非得應故曰病也反者死。夏見沉秋見數冬見緩春見濇是謂反也犯違天命生其能久乎新校正云詳上文秋不數是謂四塞此注云秋見數是謂反蓋以脉差只在仲月差之度盡而數不去謂秋之季月而脉尚數則爲反也故曰氣之相守司也。如權衡之不得相失也。權衡秤也天地之氣寒暑相對溫清相望如持秤也高者否下者否兩者齊等無相奪倫則清靜而生化各得其分也夫陰陽之氣清靜則生化治。動則苛疾起。此之謂也。動謂變動常平之候而爲災眚也苛重也新校正云按六微旨大論云成敗倚伏生乎動動而不已則變作矣帝曰。幽明何如。岐伯曰。兩陰交盡故曰幽。兩陽合明故曰明。幽明之配。寒暑之異也。兩陰交盡於戌亥兩陽合明於辰巳靈樞繫日月論云亥十月左足之厥陰戌九月右足之厥陰此兩陰交盡故曰厥陰辰三月左足之陽明巳四月右足之陽明此兩陽合於前故曰陽明然陰交則幽陽合則明幽明之象當由是也寒暑位西南東北幽明位西北東南幽明之配寒暑之位誠斯異也　新校正云按太始天元册文去幽明既位寒暑弛張帝曰：分至何如？岐伯曰：氣至之謂至，氣分之謂分，至則氣同，分則氣異，所謂天地之正紀也。因幽明之問而形斯義也言冬夏二至是天地氣主歲至其所在也春秋二分是間氣初二四五四氣各分其政於主歲左右也故曰至則氣同分則氣異也所言二至二分之氣配者此所謂是天地氣之正紀也帝曰：夫子言春秋氣始于前，冬夏氣始于後，余已知之矣。然六氣往復，主歲不常也，其補寫奈何？以分至明六氣分位則初氣四氣始於立春立秋前各一十五日爲紀法三氣六氣始於立夏立冬後各一十五日爲紀法由是四氣前後之紀則三氣六氣之中正當二至日也故曰春秋氣始于前冬夏氣始于後也然以三百六十五日易一氣一歲已往氣則改新新氣既來舊氣復去所宜之味天地不同補寫之方應知先後故復以問之也岐伯曰：上下所主，隨其攸利，正其味，則其要也，左右同法。大要曰：少陽之主，先甘後鹹；陽明之主，先辛後酸；太陽之主，先鹹後苦。厥陰之主，先酸後辛。少陰之主，先甘後鹹。太陰之主，先苦後甘。佐以所利，資以所生，是謂得氣。主謂二主歲。得謂得其性用也。得其性用，則舒卷由人，不得性用，則動生乖忤，豈祛邪之可望乎，適足以伐天真之妙氣爾。如是先後之味，皆謂有病先寫之而後補之也。

帝曰：善。夫百病之生也，皆生於風寒暑濕燥火，以之化之變也。風寒暑濕燥火，天之六氣也。靜而順者爲化，動而變者爲變，故曰之化之變也。經言盛者寫之，虛者補之，余錫以方士，而方士用之，尚未能十全，余欲令要道必行，桴鼓相應，猶拔刺雪汗，工巧神聖，可得聞乎？鍼曰工巧，藥曰神聖。新校正云：按《難經》云：望而知之謂之神，聞而知之謂之聖，問而知之謂之工，切脉而知之謂之巧。以外知之曰聖，以內知之曰神。歧伯曰：審察病機，無失氣宜，此之謂也。得其機要，則動小而功大，用淺而功深也。

帝曰：願聞病機何如？歧伯曰：諸風掉眩，皆屬於肝。風性動，木氣同之。諸寒收引，皆屬於腎。收謂斂也，引謂急也，寒物收縮，水氣同也。諸氣膹鬱，皆屬於肺。高秋氣凉，霧氣煙集，凉至則氣熱，復甚則氣殫，徵其物象，屬可知也。膹謂膹滿，鬱謂奔迫也。氣之爲用，金氣同之。諸濕腫滿，皆屬於脾。土薄則水淺，土厚則水深，土平則乾，土高則濕，濕氣之有，土氣同之。諸熱瞀瘛，皆屬於火。火象徵。諸痛痒瘡，皆屬於心。心寂則痛微，心躁則痛甚，百端之起，皆自心生，痛痒瘡瘍生於心也。諸厥固泄，皆屬於下。下謂下焦肝腎氣也。夫守司於下，腎之氣也，門戶束要，肝之氣也，故厥固泄皆屬下也。厥謂氣逆也，固謂禁固也。諸有氣逆上行，及固不禁，出入無度，燥濕不恒，皆由下焦之主守也。諸痿喘嘔，皆屬於上。上謂上焦心肺氣也。炎熱薄爍，心之氣也，承熱分化，肺之氣也，熱鬱化上，故病屬上焦。新校正云：詳痿之爲病，似非上病，王注不解所以屬上之由，使後人疑議。今按痿論云：五藏使人痿者，因肺熱葉焦，發爲痿躄，故云屬於上也。痿又謂肺痿也。諸禁鼓慄，如喪神守，皆屬於火。熱之内作。諸痙項強，皆屬於濕。太陽傷濕。諸逆衝上，皆屬於火。炎上之性用也。諸脹腹大，皆屬於熱。熱鬱於内，肺脹所生。諸躁狂越，皆屬於火。熱盛於胃，及四末也。

諸暴強直，皆屬於風。陽內鬱而陰行於外。諸病有聲，鼓之如鼓，皆屬於熱。謂有聲也。諸病胕腫，疼酸驚駭，皆屬於火。熱氣多也。諸轉反戾，水液渾濁，皆屬於熱。反戾，筋轉也。水液，小便也。諸病水液，澄澈清冷，皆屬於寒。上下所出，及吐出溺出也。諸嘔吐酸，暴注下迫，皆屬於熱。酸，酸水及味也。故大要曰：謹守病機，各司其屬，有者求之，無者求之，盛者責之，虛者責之，必先五勝，疏其血氣，令其調達，而致和平，此之謂也。深乎聖人之言，理宜然也。有無求之，虛盛責之，言悉由也。夫如大寒而甚，熱之不熱，是無火也。熱來復去，晝見夜伏，夜發晝止，時節而動，是無火也，當助其心。又如大熱而甚，寒之不寒，是無水也。熱動復止，倏忽往來，時動時止，是無水也，當助其腎。內格嘔逆，食不得入，是有火也。病嘔而吐，食久反出，是無火也。暴速注下，食不及化，是無水也。溏泄而久，止發無恒，是無水也。故心盛則生熱，腎盛則生寒。腎虛則寒動於中，心虛則熱收於內。又熱不得寒，是無火也；寒不得熱，是無水也。夫寒之不寒，責其無水；熱之不熱，責其無火；熱之不久，責心之虛；寒之不久，責腎之少有者寫之，無者補之，虛者補之，盛者寫之，居其中間，疎者壅塞，令上下無礙，氣血通調，則寒熱自和，陰陽調達矣。是以方有治熱以寒，寒之而水食不入，攻寒以熱，熱之而昏躁以生，此則氣不疎通，壅而爲是也。紀於水火，餘氣可知。故曰有者求之，無者求之，盛者責之，虛者責之，令氣通調，妙之道也。五勝，謂五行更勝也。先以五行寒暑溫涼濕酸鹹甘辛苦相勝爲法也。

帝曰：善。五味陰陽之用何如？岐伯曰：辛甘發散爲陽，酸苦涌泄爲陰，鹹味涌泄爲陰，淡味滲泄爲陽。六者或收或散，或緩或急，或燥或潤，或耎或堅，以所利而行之，調其氣使其平也。涌，吐也。泄，利也。滲泄，小便也。言水液自迴腸泌別汁滲入膀胱之中，自胞氣化之而爲溺以泄出也。新校正云：按《藏氣法時論》云：辛散，酸收，甘緩，苦堅，鹹耎。又云：辛酸甘苦鹹，各有所利，或散或收，或緩或急，或堅或耎，四時五藏，病隨五味所宜也。

帝曰：非調氣而得者，治之奈何？有毒無毒，何先何後？願聞其道。夫病生之類，其有四焉：一者始因氣動而內有所成，二者不因氣動而外有所成，三者始因氣動而病生於內，四者不因氣動而病生於外。夫因氣動而內成者，謂積聚癥瘕，瘤氣癭起，結核癲癇之類也。外成者，謂癰腫瘡瘍，痂疥疽痔挰瘑浮腫目赤瘭胗胕腫痛癢之類也不因氣動而病生於内者謂留飲澼食飢飽勞損宿食霍亂悲恐喜怒想慕憂結之類也生於外者謂瘴氣賊魅蟲蛇蠱毒蜚尸鬼擊衝薄墜墮風寒暑濕斫射刺割棰朴之類也如是四類有獨治内而愈者有兼治内而愈者有獨治外而愈者有兼治外而愈者有先治内後治外而愈者有先治外後治内而愈者有須齊毒而攻擊者有須無毒而調引者凡此之類方法所施或重或輕或緩或急或收或散或潤或燥或耎或堅方士之用見解不同各擅己心好丹非素故復問之者也

岐伯曰。有毒無毒。所治爲主。適大小爲制也。言但能破積愈疾解急脫死則爲良方非必要言以先毒爲是後毒爲非無毒爲非有毒爲是必量病輕重大小制之者也

帝曰。請言其制。岐伯曰。君一臣二。制之小也。君一臣三佐五。制之中也。君一臣三佐九。制之大也。寒者熱之。熱者寒之。微者逆之。甚者從之。夫病之微小者猶水火也遇草而焫得水而燔可以濕伏可以水滅故逆其性氣以折之攻之病之大甚者猶龍火也得濕而焰遇水而燔不知其性以水濕折之適足以光焰詣天物窮方止矣識其性者反常之理以火逐之則燔灼自消焰光撲滅然逆之謂以寒攻熱以熱攻寒從之謂攻以寒熱雖從其性用不必皆同是以下文曰逆者正治從者反治從少從多

觀其事也此之謂平　新校正云按神農云藥有君臣佐使以相宣攝合和宜用一君二臣三佐五使又可一君二臣九佐使也堅者削之客者除之勞者溫之結者散之留者攻之燥者濡之急者緩之散者收之損者溫之逸者行之驚者平之上之下之摩之浴之薄之劫之開之發之適事爲故量病證候適事用之帝曰何謂逆從岐伯曰逆者正治從者反治從少從多觀其事也言逆者正治也從者反治也逆病氣而正治則以寒攻熱以熱攻寒雖從順病氣乃反治法也從少謂一同而二異從多謂二同而三異也言盡同者是奇制也帝曰反治何謂岐伯曰熱因寒用寒因熱用塞因塞用通因通用必伏其所主而先其所因其始則同其終則異可使破積可使潰堅可使氣和可使必已夫大寒內結稸聚疝瘕以熱攻除除寒格熱反縱反縱之則痛發尤甚攻之則熱不得前方以寒〻

前烏頭佐之以熱蜜多其藥服已便消是則張公從此而以熱因寒用也有火氣動服冷已過熱爲寒格而身冷嘔噦嗌乾口苦惡熱好寒衆議攸同咸呼爲熱冷治則甚其如之何逆其好則拒治順其心則加病若調寒熱逆冷熱必行則熱物冷服下嗌之後冷體既消熱性便發由是病氣隨愈嘔噦皆除情且不違而致大益醇酒冷飲則其類矣是則以熱因寒用也所謂惡熱者凡諸食餘氣主於生者　新校正云詳王字疑悞上見之已嘔也又病熱者寒攻不入惡其寒勝熱乃消除從其氣則熱增寒攻之則不入以豉豆諸冷藥酒漬或煴而服之酒熱氣同固無違忤酒熱既盡寒藥已行從其服食熱便隨散此則寒因熱用也或以諸冷物熱齊和之服之食之熱復圍解是亦寒因熱用也又熱食猪肉及粉葵乳以椒薑橘熱齊和之亦其類也又熱在下焦治亦然假如下氣虛乏中焦氣擁胠脇滿甚食已轉增粗工之見無能斷也欲散滿則恐虛其下補下則滿甚於中散氣則下焦轉虛補虛則中滿滋甚醫病參議言意皆同不救其虛且攻其滿藥入則減藥過依然故中滿下虛其病常在乃不知疎啓其中峻補於下少服則資壅多服則宣通由是而療中滿自除下虛斯實此則塞因塞用也又大熱內結注泄不止熱宜寒療結復須除以寒下之結散利止此則通因通用也又大熱凝內久利溏泄愈而復發綿歷歲年以熱下之寒去利止亦其類也投寒以熱涼而行之投熱以寒溫而行之始同終異斯之謂也諸如此等其徒寔繁略舉宗兆猶是反治之道斯其類也　新校正云按五常政大論云治熱以寒溫而行之治寒以熱涼而行之亦熱因寒用寒因熱用之義也

帝曰。善。氣調而得者何如。

岐伯曰。逆之。從之。逆而從之。從而逆之。踈氣令調則其道也。（逆謂逆病氣以正治從謂從病氣而反療逆其氣以正治使其從順從其病以反取令彼和調故曰逆從也不踈其氣令道路開通則氣感寒熱而爲變始生化多端也）帝曰。善。病之中外何如。岐伯曰。從內之外者調其內。從外之內者治其外。（各絕其源）從內之外而盛於外者。先調其內而後治其外。從外之內而盛於內者。先治其外而後調其內。（皆謂先除其根屬後削其枝條也）中外不相及。則治主病。（中外不相及自各一病也）帝曰。善。火熱復惡寒發熱。有如瘧狀。或一日發。或間數日發。其故何也。岐伯曰。勝復之氣會遇之時。有多少也。陰氣多而陽氣少。則其發日遠。陽氣多而陰氣少。則其發日近。此勝復相薄。盛衰之節瘧亦同法。陰陽齊等則一日之中寒熱相半陽多陰少則一日一發而但熱不寒陽少陰多則隔日發而先寒後熱雖復勝之氣若氣微則一發後六七日乃發時謂之愈而復發或頻三日發而六七日止或隔十日發而四五日止者皆由氣之多少會遇與不會遇也俗見不遠乃謂鬼神暴疾而又祈禱避匿病勢已過旋至其斃病者殞歿自謂其分致令寃魂塞於冥路夭死盈於曠野仁愛鑒茲能不傷楚習俗既久難卒釐革非復可改末如之何悲哉悲哉

帝曰。論言治寒以熱。治熱以寒。而方士不能廢繩墨而更其道也。有病熱者寒之而熱。有病寒者熱之而寒。二者皆在。新病復起。柰何治。謂治之而病不衰退反因藥寒熱而隨生寒熱病之新者也亦有止而復發者亦有藥在而除藥去而發者亦有全不息者方士若廢此繩墨則無更新之法欲依標格則病勢不除捨之則阻彼凡情治之則藥無能驗心迷意惑無由通悟不知其道何恃而爲因藥病生新舊相對欲求其愈安可柰何

岐伯曰。諸寒之而熱者取之陰。熱之而寒者取之陽。所謂求其屬也。言益火之源以消陰翳壯水之生以制陽光故曰求其屬也夫粗工褊淺學未精深以熱攻寒以寒療熱治熱未已而冷疾已生攻寒日深而熱病更起熱起而中

寒尚在寒生而外熱不除欲攻寒則懼熱不前欲療熱則思寒又止進退交戰危亟已臻豈知藏府之源有寒熱溫涼之主哉取心者不必齊以熱取腎者不必齊以寒但益心之陽寒亦通行強腎之陰熱之猶可觀斯之故或治熱以熱治寒以寒萬舉萬全孰知其意思方智極理盡辭窮嗚呼人之死者豈謂命不謂方士愚昧而殺之耶

帝曰善服寒而反熱服熱而反寒其故何也岐伯曰治其王氣是以反也物體有寒熱氣性有陰陽觸王之氣則強其用也夫肝氣溫和心氣暑熱肺氣清涼腎氣寒冽脾氣兼并之故也春以清治肝而反溫夏以冷治心而反熱秋以溫治肺而反清冬以熱治腎而反寒蓋由補益王氣太甚也補王太甚則藏之寒熱氣自多矣

帝曰不治王而然者何也岐伯曰悉乎哉問也不治五味屬也夫五味入胃各歸所喜攻酸先入肝苦先入心甘先入脾辛先入肺鹹先入腎新校正云按宣明五氣篇云五味所入酸入肝辛入肺苦入心鹹入腎甘入脾是謂五入也久而增氣物化之常也氣增而久夭之由也夫入肝爲溫入心爲熱入肺爲清入腎爲寒入脾爲至陰而四氣兼之皆爲增其味而益其氣故各從本藏之

氣用爾故久服黃連苦參而反熱者此其類也餘味皆然但人疎忽不能精候矣故曰久而增氣物化之常也氣增不已益歲年則藏氣偏勝氣有偏勝則有偏絶藏有偏絶則有暴夭者故曰氣增而久夭之由也是以正理觀化藥集商較服餌曰藥不具五味不備四氣而久服之雖且獲勝益久必致暴夭此之謂也絶粒服餌則不暴亡斯何由哉無五穀味資助故也復令食穀其亦夭焉帝曰善方制君臣何謂也岐伯曰主病之謂君佐君之謂臣應臣之謂使非上下三品之謂也上藥爲君中藥爲臣下藥爲佐使所以異善惡之名位服餌之道當從此爲法治病之道不必皆然以主病者爲君佐君者爲臣應臣之用者爲使皆所以贊成方用也帝曰三品何謂岐伯曰所以明善惡之殊貫也三品上中下品此明藥善惡不同性用也　新校正云按神農云上藥爲君主養命以應天中藥爲臣養性以應人下藥爲佐使主治病以應地也帝曰善病之中外何如前問病之中外謂調氣之法今此未盡故復問之此下對當次前求其屬也之下應古之錯簡也岐伯曰調氣之方必別陰陽定其中外各守其鄉內者內治外者外治微者調之其次平之盛

者奪之。汗者下之。寒熱溫涼，衰之以屬，隨其攸利。病者中外治有表裏在內者以內治法和之在外者以外治法和之氣微不和以調氣法調之其次大者以平氣法平之盛甚不已則奪其氣令甚衰也假如小寒之氣溫以和之大寒之氣熱以取之甚寒之氣則下奪之奪之不已則逆折之折之不盡則求其屬以衰之小熱之氣涼以和之大熱之氣寒以取之甚熱之氣則汗發之發不盡則逆制之制之不盡則求其屬以衰之故曰汗之下之寒熱溫涼衰之以屬隨其攸利攸所也謹道如法，萬舉萬全。氣血正平，長有天命。守道以行舉無不中故能驅役草石召遣神靈調御陰陽蠲除衆疾血氣保平和之候天真無耗竭之由夫如是者蓋以舒卷在心去留從意故精神內守壽命靈長帝曰善。

重廣補注黃帝內經素問卷第二十二

至真要大論 熠羊入切 焞七渾切 膨普盲切 痤徂禾切 爇如悅切 熛匹摇切 䐈之力切 脆須醉切

重廣補注黃帝內經素問卷第二十三

啟玄子次注林億孫奇高保衡等奉敕校正孫兆重改誤

著至教論　示從容論

疏五過論　徵四失論

著至教論篇第七十五

新校正云按全元起本在四時病類論篇末

黃帝坐明堂。召雷公而問之曰。子知醫之道乎。明堂布政之宮也八窻四闥上圓下方在國之南故稱明堂夫求民之瘼恤民之隱大聖之用心故召引雷公問拯濟生靈之道也 雷公對曰。誦而頗能解。解而未能別。別而未能明。明而未能彰。言所知解但得法守數而已猶未能深盡精微之妙用也 新校正云按楊上善云習道有五一誦二解三別四明五彰 足以治群僚。不足至侯王。公不敢自高其道然則布衣與血食主療亦殊矣 願得受樹天之度。四時陰陽合之。別星辰與日月光。以彰經術。後世益明。樹天之度言高遠不極四時陰陽合之言順氣序也別星辰與日月光言別學者二明大小異也　新校正云按太素別作列字上通神農著至教疑於二皇。公欲其經法明著通於神農使後世見之疑是二皇並行之教　新校正云按全元起本及太素疑作擬帝曰善。無失之。此皆陰陽表裏上下雌雄相輸應也。而道上知天文。下知地理。中知人事。可以長久。以教衆庶。亦不疑殆。醫道論篇。可傳後世。可以爲寶。以明著故雷公曰請受道。諷誦用解。誦亦諭也諷諭者所以比切近而令解也帝曰子不聞陰陽傳乎。曰不知。曰夫三陽天爲業。天爲業言三陽之氣在人身形所行居上也陰陽傳上古書名也　新校正云按太素天作太上下無常。合而病至。偏害陰陽。上下無常言氣乖通不定在上下也合而病至謂手足三陽氣相合而爲病至也陽并至則精氣微故偏損害陰陽之用也雷公曰三陽莫當。請聞其解。莫當言氣并至而不可當帝曰三陽獨至者。是三陽幷至。幷至如風雨。上爲巔疾。下爲漏病。幷至謂手三陽足三陽氣幷合而至也足太陽脉起於目内眥上額交巔上其支別者從巔至耳上角其直行者從巔入絡腦還出別下項從肩髆内夾脊抵腰中入循膂絡腎屬膀胱手太陽脉起於手循臂上行交肩上入缺盆絡心循咽下鬲抵胃屬小腸故上爲巔疾下爲漏病也漏血膿出所謂幷至如風雨者言無常準也故下文曰　新校正云按楊上善云漏病謂膀胱漏洩大小便數不禁守也外無期。内無正。不中經紀。診無上下。以書別。言三陽幷至上下無常外無色氣可期内無正經常爾所至之時皆不中經脉綱紀所病之證又復上下無常以書記銓量乃應分別爾雷公曰。臣治踈愈。說意而已。雷公言臣之所治稀得痊愈請言深意而已疑心已止也謂得說則疑心乃止帝曰。三陽者。至陽也。六陽幷合故曰至盛之陽也積幷則爲驚。病起疾風。至如礔礰。九竅皆塞。陽氣滂溢。乾嗌喉塞。積謂重也言六陽重幷洪盛莫當陽憤鬱惟盛是爲滂溢無涯故乾竅竅塞也幷於陰。則上下無常。薄爲腸澼。陰謂藏也然陽薄於藏爲病亦上下無常定之診若在下爲病便數赤白。此謂三陽直心。坐不得起。臥者便身全。三陽之病。足太陽脉循肩下至腰故坐不得起臥便身全也所以然者起則陽盛鼓故常欹得臥臥則經氣均故身安全　新校正云按甲乙經便身全作身重也且以知天下。何以別陰陽。應四時。合之五行。言知未備也雷公曰。新校正云按自此至篇末全元起本別爲一篇名方盛衰也陽言不別。陰言不理。請起受解。以爲至道。帝未許爲深知故重請也帝曰。子若受傳。不知合至道以惑師教。語子至道之要。不知其要流散無窮後世相習去聖久遠而學者各自是其法則惑亂於師氏之教旨矣病傷五藏。筋骨以消。子言不明不別。是世主學盡矣。言病之深重尚不明別然輕微者亦何開愈令得徧知耶然由是不知明世主學教之道從斯盡矣腎且絕。惋惋日暮。從容不出。人事不殷。腎藏之易知者也然腎脉且絕則心神內爍筋骨脉肉日晚酸空也暮晚也若以此之類諸藏氣俱少不出者當人事萎弱不復殷多所以爾者是則腎不足非傷損故也　新校正云按太素作腎且絕死死日暮也

示從容論篇第七十六 新校正云按全元起本在第八卷名從容別白黑

黃帝燕坐。召雷公而問之曰。汝受術誦書者。若能覽觀雜學。及於比類。通合道理。爲余言子所長。五藏六府。膽胃大小腸脾胞膀胱腦髓涕唾哭泣悲哀水所從行。此皆人之所生。治之過失。五藏別論黃帝問曰余聞方士或以髓腦爲藏或以腸胃爲藏或以爲府敢問更相反皆自謂是不知其道願聞其說歧伯曰腦髓骨脈膽女子胞此六者地氣所生也皆藏於陰而象於地故藏而不寫名曰奇恒之府夫胃大腸小腸三焦膀胱此五者天氣之所生也其氣象天寫而不藏此受五藏濁氣故名曰傳化之府是以古之治病者以爲過失也子務明之。可以十全。即不能知。爲世所怨。不能知之動傷生者故人聞議論多有怨咎之心焉

雷公曰。臣請誦脈經上下篇甚衆多矣。別異比類。猶未能以十全。又安足以明之。言臣所請誦脈經兩篇衆多別異比類猶未能以義而會見十全又何

足以心明至理乎安猶何也帝曰子別試通五藏之過六府之所不和鍼石之敗毒藥所宜湯液滋味具言其狀悉言以對請問不知過謂過失所謂不率常候而生病者也毒藥攻邪滋味充養試公之問知與不知爾　新校正云按太素別試作誠別而已

雷公曰肝虛腎虛脾虛皆令人體重煩冤當投毒藥刺灸砭石湯液或已或不已願聞其解公以帝問使言五藏之過毒藥湯液滋味故問此病也

帝曰公何年之長而問之少余眞問以自謬也言問之不相應也以問不相應故言余眞發問以自招謬誤之對也吾問子窈冥子言上下篇以對何也窈冥謂不可見者則形氣榮衛也八正神明論岐伯對黃帝曰觀其冥冥者言形氣榮衛之不形於外而工獨知之以日之寒溫月之虛盛四時氣之浮沈參伍相合而調之工常先見之然而不形於外故曰觀於冥冥焉由此帝故曰吾問子窈冥也然肝虛腎虛脾虛則上下篇之旨帝故曰子言上下篇以對何也耳夫脾虛浮似肺腎小浮似脾肝急沈散似腎

此皆工之所時亂也。然從容得之。脾虛脉浮候則似肺腎小浮上候則似脾肝急沈散候則似腎者何以然以三藏相近故脉象参差而相類也是以工惑亂之爲治之過失矣雖爾乎猶宜從容安緩審比類之而得三藏之形候矣何以取之然浮而緩曰脾浮而短曰肺小浮而滑曰心急緊而散曰肝搏沈而滑曰腎不能比類則疑亂彌甚若夫三藏土木水參居，此童子之所知，問之何也。脾合土肝合木腎合水三藏皆在鬲下居止相近也雷公曰：於此有人頭痛筋攣骨重，怯然少氣，噦噫腹滿，時驚，不嗜卧，此何藏之發也。脉浮而弦，切之石堅，不知其解，復問所以三藏者，以知其比類也。脉有浮弦石堅故云問所以三藏者以知其比類也帝曰：夫從容之謂也。言比類也夫年長則求之於府，年少則求之於經，年壯則求之於藏。年之長者甚於味年之少者勞於使年之壯者過於內過於內則耗傷精氣勞於使則經中風邪恣於求則傷於府故求之異也今子所言皆失，八風菀熟，五藏消爍，傳邪相受夫浮而弦者是腎不足也脉浮爲虚弦爲肝氣以腎氣不足故脉浮弦也沉而石者是腎氣内著也石之言堅也著謂腎氣内薄著而不行也怯然少氣者是水道不行形氣消索也腎氣不足故水道不行肺藏被衝故形氣消散索盡也欬嗽煩寃者是腎氣之逆也腎氣内著上歸於母也一人之氣病在一藏也若言三藏俱行不在法也經不然也雷公曰於此有人四支解墮喘欬血泄而愚診之以爲傷肺切脉浮大而緊愚不敢治粗工下砭石病愈多出血血止身輕此何物也帝曰子所能治知亦衆多與此病失矣以爲傷肺而不敢治是乃狂見法所失也譬以鴻飛亦冲於天鴻飛冲天偶然而得豈其羽翮之所能哉粗工下砭石亦猶是矣夫聖人之治病循法守度援物比類化之冥冥循上及下何必

守經經謂經脉非經法也今夫脉浮大虛者是脾氣之外絶去胃外歸陽明也足太陰絡支別者入絡腸胃是以脾氣外絶不至胃外歸陽明也夫二火不勝三水是以脉亂而無常也二火謂二陽藏三水謂三陰藏二陽藏者心肺也以在鬲上故三陰藏者肝脾腎也以在鬲下故然三陰之氣上勝二陽陽不勝陰故脉亂而無常也四支解墯此脾精之不行也土主四支故四支解墯脾精不化故使之然喘欬者是水氣并陽明也腎氣逆入於胃故水氣并於陽明血泄者脉急血無所行也泄謂泄出也然脉氣數急血溢於中血不入經故爲血泄以脉奔急而血溢故曰血無所行也若夫以爲傷肺者由失以狂也不引比類是知不明也言所識不明不能比類以爲傷肺猶失狂言耳夫傷肺者脾氣不守胃氣不清經氣不爲使眞藏壞決經脉傍絶五藏漏泄不衄則嘔此二者不相類也肺氣傷則脾外救故云脾氣不守肺藏損則氣不行不行則胃滿故云胃氣不清肺者主行榮衛陰陽故肺傷則經脉不能爲

之行使也真藏謂肺藏也若肺藏損壞皮膜決破經脉傍絶而不流行五藏之氣上溢而漏泄者不衄血則嘔血也何者肺主鼻胃應口也然口鼻者氣之門戶也今肺藏已損胃氣不清不上衄則血下流於胃中故不衄出則嘔出也然傷肺傷脾衄血泄血標出且異本歸亦殊故此二者不相類也譬如天之無形地之無理白與黑相去遠矣言傷肺傷脾形證懸別譬言天地之相遠如黑白之異象也是失吾過矣以子知之故不告子是猶此也言雷公子之此見病跡者是吾不告子比類之道故自謂過也明引比類從容是以名曰診輕新校正云按太素輕作經是謂至道也明引形證比量類例今從容之旨則輕微之者亦不失矣所以然者何哉以道之至妙而能尔也從容上古經篇名也何以明之陰陽類論雷公曰臣悉盡意受傳經脉頌得從容之道以合從容明古文有從容矣

疏五過論篇第七十七

新校正云按全元起本在第八卷名論過失

黃帝曰嗚呼遠哉閔閔乎若視深淵若迎浮雲視深淵尚可測迎浮雲莫知其際嗚呼遠哉歎至道之不極也閔閔乎言妙用之不窮也深淵清澄見之必

定故可測浮雲漂寓際不守常故莫知新校正云詳此文與六微旨論文重聖人之術為萬民式論裁志意必有法則循經守數按循醫事為萬民副故事有五過四德汝知之乎慎五過則敬順四時之德氣矣然德者道之用生之主故不可不敬順之也上古天真論曰所以能年皆度百歲而動作不衰者以其德全不危故也靈樞經曰天之在我者德也由此則天降德氣人賴而生主氣抱神上通於天生氣通天論曰夫自古通天者生之本此之謂也　新校正云按為萬民副楊上善云副助也雷公避席再拜曰臣年幼小蒙愚以惑不聞五過與四德比類形名虛引其經心無所對經未師受心匪生知功業微薄故卑辭也帝曰凡未診病者必問嘗貴後賤雖不中邪病從內生名曰脫營神屈故也貴之尊榮賤之屈辱心懷眷慕志結憂惶故雖不中邪而病從內生血脈虛減故曰脫營嘗富後貧名曰失精五氣留連病有所并富而從欲貧奪豐財內結憂煎外悲過物然則心從想慕神隨往計榮衞之道閉以遲留氣血不行積并為病醫工診之不在

藏府。不變軀形。診之而疑。不知病名。言病之初也病由想戀所爲故未居藏府事因情念所起故不變軀形醫不悉之故診而疑也身體日減。氣虛無精。言病之次也氣血相逼形肉消爍故身體日減陰陽應象大論曰氣歸精精食氣今氣虛不化精無所滋故也病深無氣。洒洒然時驚。言病之深也病氣深穀氣盡陽氣內薄故惡寒而驚洒洒寒貌病深者。以其外耗於衛。內奪於榮。血爲憂煎氣隨悲減故外耗於衛內奪於榮病深者何以此耗奪故爾也新校正云按太素病深者以其作病深以甚也良工所失。不知病情。此亦治之一過也。失謂失問其所始也凡欲診病者。必問飲食居處。飲食居處其有不同故問之也異法方宜論曰東方之域天地之所先生魚鹽之地海濱傍水其民食魚而嗜鹹皆安其處美其食西方者金玉之域沙石之處天地之所收引其民陵居而多風水土剛強其民不衣而褐薦其民華食而脂肥北方者天地所閉藏之域其地高陵居風寒冰列其民樂野處而乳食南方者天地所長養陽之所盛處其地下水土弱霧露之所聚其民嗜酸而食胕中央者其地平以濕天地所以生萬物也眾其民食雜而不勞由此則診病之道當先問焉故聖人雜合以法各得其所宜此之謂矣暴樂暴苦。始樂後苦。新校正云按太素作始苦皆傷精氣精氣竭絕形體毀沮喜則氣緩悲則氣消然悲哀動中者竭絕而失生故精氣竭絕形體殘毀心神沮喪矣暴怒傷陰暴喜傷陽怒則氣逆故傷陰喜則氣緩故傷陽厥氣上行滿脉去形厥氣逆也逆氣上行滿於經絡則神氣憚散去離形骸矣愚醫治之不知補寫不知病情精華日脫邪氣乃并此治之二過也不知喜怒哀樂之殊情槩爲補寫而同貫則五藏精華之氣日脫邪氣薄蝕而乃并於正眞之氣矣善爲脉者必以比類奇恒從容知之爲工而不知道此診之不足貴此治之三過也奇恒謂氣候奇異於恒常之候也從容謂分別藏氣虛實脉見高下幾相似也示從容論曰脾虛浮似肺腎小浮似脾肝急沈散似腎此皆工之所時亂然從容分別而得之矣診有三常必問貴賤封君敗傷及欲侯王貴則形樂志樂賤則形苦志苦苦樂殊貫故先問也封君敗傷降君之位封公卿也及欲侯王謂情慕尊貴而妄爲不已也　新校正云按太素欲作公故貴脫勢雖不中邪精神內傷身必敗亡憂惶煎迫怫結所爲始富後貧雖不

傷邪皮焦筋屈痿躄爲攣（以五藏氣留連病有所并而爲是也）醫不能嚴不能動神外爲柔弱亂至失常病不能移則醫事不行此治之四過也（嚴謂戒所以禁非也所以令從命也外爲柔弱言委隨而順從也然戒不足以禁非動不足以從令委隨任物乱失天常病且不移何醫之有）

凡診者必知終始有知餘緒切脉問名當合男女（終始謂氣色也脉要精微論曰知外者終而始之明知五氣色象終而復始也餘緒謂病發端之餘緒也切謂以指按脉也問名謂問病證之名也男子陽氣多而左脉大爲順女子陰氣多而右脉大爲順故宜以候常先合之也）離絶菀結憂恐喜怒五藏空虛血氣離守工不能知何術之語（離謂離間親愛絶謂絶念所懷菀謂菀積思慮結謂結固餘怨夫間親愛者魂遊絶所懷者意喪積所慮者神勞結餘怨者志苦憂愁者閉塞而不行恐懼者蕩憚而失守盛忿者迷惑而不治喜樂者憚散而不藏由是八者故五藏空虛血氣離守工不思曉又何言哉　新校正云按蕩憚而失守甲乙經作不收）

嘗富大傷斬筋絶脉身體復行令澤不息（斬筋絶脉言非分之過損也身體雖以復舊而行且令津液不爲滋息也何者精氣耗減也澤

者液也故傷敗結留薄歸陽膿積寒炅陽謂諸陽脈及六府也炅謂熱也言非分傷敗筋脈之氣血氣內結留而不去薄於陽脈則化爲膿久積腹中則外爲寒熱也粗工治之亟刺陰陽身體解散四支轉筋死日有期不知寒熱爲膿積所生以爲常熱之疾槩施其法數刺陰陽經脈氣奪病甚故身體解散而不用四支廢運而轉筋如是故知死日有期豈謂命不謂醫耶醫不能明不問所發唯言死日亦爲粗工此治之五過也言粗工一不必謂解不備學者縱備盡三世經法診不備三常療不慎五過不求餘緒不問特身亦足爲粗略之醫爾凡此五者皆受術不通人事不明也言是五者但名受術之徒未足以通悟精微之理人間之事尚猶憒然故曰聖人之治病也必知天地陰陽四時經紀五藏六府雌雄表裏刺灸砭石毒藥所主從容人事以明經道貴賤貧富各異品理問年少長勇怯之理審於分部知病本始八正九候診必副

矣。聖人之備識也如此工宜勉之治病之道。氣內爲實。循求其理。求之不得。過在表裏。工之治病必在於形氣之內求有過者是爲聖人之寶也求之不得則以藏府之氣陰陽表裏而察之　新校正云按全元起本及太素作氣內爲實楊上善云天地間氣爲外氣人身中氣爲內氣外氣裁成萬物是爲外實內氣榮衛裁生故爲內實治病能求內氣之理是治病之要也守數據治。無失俞理。能行此術。終身不殆。守數謂血氣多少及刺深淺之數也據治謂據穴俞所治之旨而用之也但守數據治而用之則不失穴俞之理矣殆者危也不知俞理。五藏菀熟。癰發六府。菀積也熟熱也五藏積熱六府受之陽熱相薄熱之所過則爲癰矣診病不審。是謂失常。謂失常經術正用之道也謹守此治。與經相明。謂前氣內循求俞會之理也上經下經。揆度陰陽。奇恒五中。決以明堂。審於終始。可以橫行。所謂上經者言氣之通天也下經者言病之變化也言此二經揆度陰陽之氣奇恒五中皆決於明堂之部分也揆度者度病之深淺也奇恒者言奇病也五中者謂五藏之氣色也夫明堂者所以視萬物別白黑審長短故曰決以明堂也審於終始者謂審察五色囚王終而復始也夫道循如是應用不窮目牛無全萬舉萬當由

斯高遠故可以橫行於世間矣

徵四失論篇第七十八

新校正云按全元起本在第八卷名方論得失明著

黃帝在明堂雷公侍坐黃帝曰夫子所通書受事衆多矣試言得失之意所以得之所以失之雷公對曰循經受業皆言十全其時有過失者請聞其事解也言循學經師受傳事業皆謂十全於人庶及乎施用正術宜行至道或得失之於世中故請聞其解說也帝曰子年少智未及邪將言以雜合耶言謂年少智未及而不得十全耶爲復且以言而雜合衆人之用耶帝疑先知而反問也夫經脈十二絡脈三百六十五此皆人之所明知工之所循用也謂循學而用也所以不十全者精神不專志意不理外內相失故時疑殆外謂色內謂脈也然精神不專於循用志意不從於條理所謂粗略揆度失常故色脈相失而

時自疑殆也

診不知陰陽逆從之理。此治之一失矣。脉要精微論曰冬至四十五日陽氣微上陰氣微下夏至四十五日陰氣微上陽氣微下陰陽有時與脉爲期又曰微妙在脉不可不察察之有紀從陰陽始由此故診不知陰陽逆從之理爲一失矣

受師不卒。妄作雜術。謬言爲道。更名自功。新校正云按太素功作巧

妄用砭石。後遺身咎。此治之二失也。不終師術惟妄是爲易古變常自功循已遺身之咎不亦宜乎故爲失二也老子曰无遺身殃是謂襲常蓋嫌其妄也

不適貧富貴賤之居。坐之薄厚。形之寒溫。不適飲食之宜。不別人之勇怯。不知比類。足以自亂。不足以自明。此治之三失也。貧賤者勞富貴者佚佚則邪不能傷易傷以勞勞則易傷以邪其於勞也則富者處貴者之半其於邪也則貧者居賤者之半例率如此然世祿之家或此殊矣夫勇者難感怯者易傷二者不同蓋以其神氣有壯弱也觀其貧賤富貴之義則坐之薄厚形之寒溫飲食之宜理可知矣不知比類用必乖衰則適足以汩亂心緒豈通明之可妄乎故爲失三也

診病不問其始。憂患飲食之失節。起居之過度。或

傷於毒。不先言此。卒持寸口。何病能中。妄言作名。爲粗所窮。此治之四失也。憂謂憂懼也。患謂患難也。飲食失節。言甚飽也。起居過度。言潰耗也。或傷於毒。謂病不可拘於藏府相乘之法而爲療也。卒持寸口。謂不先持寸口之脉和平與不和平也。然工巧備識四術。猶疑。故診不能中病之形名。言不能合經而妄作。粗略醫者尚能窮妄謬之違背。況深明者見而不謂非乎。故爲失四也。

是以世人之語者。馳千里之外。不明尺寸之論。診無人事。言工之得失毁譽。在世人之言語。皆可至千里之外。然其不明尺寸之診論。當以何事知見於人耶。

治數之道。從容之葆。治。王也。葆。平也。言診數當王之氣。皆以氣高下而爲比類之原本也。故下文曰。坐持寸口。診不中五脉。百病所起。始以自怨。遺師其咎。自不能深學道術而致診差違。始上申怨謗之詞。遺過咎於師氏者。未之有也。

是故治不能循理。棄術於市。妄治時愈。愚心自得。不能修學至理。乃衒賣於市廛。人不信之。謂乎虛謬。故云棄術於市也。然愚者百慮而一得。何自功之有耶。新校正云。按全元起本自作巧。太素作自功。

嗚呼。窈窈冥冥。孰知其道。今詳熟當作孰。

道之大者。擬於天地配於四海。汝不知道之諭受以明爲晦。嗚呼歎也窈窈冥冥言玄遠也至道玄遠誰得知之孰誰也擬於天地言高下之不可量也配於四海言深廣之不可測也然不能曉諭於道則授明道而成暗昧也晦暗也

重廣補注黄帝内經素問卷第二十三

著至教論 愐音戌 示從容論 砭方驗切 踈五過論 沮七余反

憚音但 佚音逸 葆音葆 徵四失論 徇

重廣補注黃帝内經素問卷第二十四

啓玄子次注林億孫奇高保衡等奉敕校正孫兆重改誤

陰陽類論篇第七十九 新校正云按全元起本在第八卷

孟春始至黃帝燕坐臨觀八極正八風之氣而問雷公曰陰陽之類經脉之道五中所主何藏最貴孟春始至謂立春之日也燕安也觀八極謂視八方遠際之色正八風謂候八方所至之風朝會於太一者也五中謂五藏　新校正云詳八風朝太一具天元玉冊中又按楊上善云夫天爲陽地爲陰人爲和陰無其陽衰殺無已陽無其陰生長不止生長不止則傷於陰陰傷則陰災起衰殺不已則傷於陽陽傷則陽禍生矣故須聖人在天地間和陰陽氣令萬物生也和氣之道謂先脩身爲德則陰陽氣和陰陽氣和則八節風調八節風調則八虛風止於是疵癘不起嘉祥竟集此

亦不知所以然而然也故黄帝問身之經脉貴賤依之調攝修德於身以正八風之氣

雷公對曰春甲乙青中主肝治七十二日是脉之主時臣以其藏最貴東方甲乙春氣主之自然青色内通肝也金匱真言論曰東方青色入通於肝故曰青中主肝也然五行之氣各王七十二日五積而乘之則終一歲之數三百六十日故云治七十二日也夫四時之氣以春爲始五藏之應肝藏合之公故以其藏爲最貴藏或爲道非也

帝曰却念上下經陰陽從容子所言貴最其下也從容謂安緩比類也帝念脉經上下篇陰陽比類形氣不以肝藏爲貴故謂公之所貴最其下也

雷公致齋七日旦復侍坐悟非故齋以洗心願益故坐而復請

帝曰三陽爲經二陽爲維一陽爲游部經謂經綸所以濟成務維謂維持所以繫天真游謂游行部謂身形部分也故主氣者濟成務化穀者繫天真主色者散布精微游行諸部也　新校正云按楊上善云三陽足太陽脉也從目内眥上頭分爲四道下項并正別脉上下六道以行於背與身爲經二陽足陽明脉也從鼻而起下咽分爲四道并正別脉六道上下行腹綱維於身一陽足少陽脉也起目外眥絡頭分爲四道下缺盆并正別脉六道上下生經營百節流氣三部故曰游部

此知五藏終始觀其經綸維繫游部之義則五

藏之終始可謂知矣三陽爲表二陰爲裏三陽太陽二陰少陰也少陰與太陽爲表裏故曰三陽爲表二陰爲裏一陰至絶作朔晦却具合以正其理一陰厥陰也厥猶盡也靈樞經曰亥爲左足之厥陰戌爲右足之厥陰兩陰俱盡故曰厥陰夫陰盡爲晦陰生爲朔厥陰者以陰盡爲義也徵其氣王則朔適言其氣盡則晦既見其朔又當其晦故曰一陰至絶作朔晦也然徵彼俱盡之陰合此發生之木以正應五行之理而無替循環故云却具合以正其理也　新校正云按注言陰盡爲晦陰生爲朔疑是陽生爲朔雷公曰受業未能明言未明氣候之應見帝曰所謂三陽者太陽爲經陽氣盛大故曰太陽三陽脉至手太陰弦浮而不沈決以度察以心合之陰陽之論太陰爲寸口也寸口者手太陰也脉氣之所行故脉皆至於寸口也太陽之脉洪大以長今弦浮不沈則當約以四時高下之度而斷決之察以五藏異同之候而參合之以應陰陽之論知其臧否耳所謂二陽者陽明也靈樞經曰辰爲左足之陽明巳爲右足之陽明兩陽合明故曰二陽者陽明也至手太陰弦而沈急不鼓炅至以病皆死鼓謂鼓動炅熱也陽明之脉浮大而短今弦而沈急不鼓者是陰氣勝陽木來乘土也然陰氣勝陽木來乘土而反熱病至者

是陽氣之衰敗也猶燈之焰欲滅反明故皆死也一陽者。少陽也。陽氣未大故曰少陽至手太陰。上連人迎弦急懸不絕。此少陽之病也。人迎謂結喉兩傍同身寸之一寸五分脉動應手者也弦爲少陽之脉今急懸不絕是經氣不足故曰少陽之病也懸者謂如懸物之動揺也專陰則死。專獨也言其獨有陰氣而無陽氣則死三陰者。六經之所主也。三陰者太陰也言所以諸脉皆至手太陰者何耶以是六經之主故也六經謂三陰三陽之經脉也所以至手太陰者何以肺朝百脉之氣皆交會於氣口也故下文曰交於太陰。此正發明肺朝百脉之義也經脉別論曰肺朝百脉伏鼓不浮。上空志心。脉伏鼓擊而不上浮者是心氣不足故上控引於心而爲病也志心謂小心也刺禁論曰七節之傍中有小心此之謂也　新校正云按楊上善云肺脉浮濇此爲平也今見伏鼓是腎脉也足少陰脉貫脊屬腎上入肺中從肺出絡心肺氣下入腎志上入心神也王氏謂志心爲小心義未通二陰至肺。其氣歸膀胱。外連脾胃。二陰謂足少陰腎之脉少陰之脉別行者入跟中以上至股內後廉貫脊屬腎絡膀胱其直行者從腎上貫肝鬲入肺中故上至於肺其氣歸於膀胱外連於脾胃一陰獨至。經絕氣浮不鼓。鉤而滑。若一陰獨至肺經氣內絕則氣浮不鼓於手若經不內絕則鉤而滑　新校正云按楊上善云一陰厥陰也此六脉者乍陰乍陽交屬相并繆通五藏合於陰陽或陰見陽脉陽見陰脉故云乍陰乍陽也所以然者以氣交會故爾當審比類以知陰陽也先至爲主後至爲客脉氣乍陰見陽乍陽見陰何以別之當以先至爲主後至爲客也至謂至寸口也雷公曰臣悉盡意受傳經脉須得從容之道以合從容不知陰陽不知雌雄頌今爲誦也公言臣所頌誦今從容之妙道以合上古從容而比類形名猶不知陰陽尊卑之次不知雌雄殊目之義請言其旨以明著至教陰陽雌雄相輸應也帝曰三陽爲父父所以督濟群小言高尊也二陽爲衞衞所以却禦諸邪言扶生也一陽爲紀紀所以綱紀形氣言其平也三陰爲母母所以育養諸子言滋生也二陰爲雌雌者陰之目也一陰爲獨使一陰之藏外合三焦三焦主謁導諸氣名爲使者故云獨使也二陽一陰陽明主病不勝一陰耎而動九竅皆沈一陰厥陰肝木氣也二陽陽明胃土氣也木土相薄故陽明主病也木伐其土土不勝木故云不勝一陰脉耎而動者耎爲胃氣動謂木形土木相持則胃氣不轉故九竅沈滯而不通利也三陽一陰

太陽脉勝。一陰不能止。内亂五藏。外爲驚駭。三陽足太陽之氣故曰太陽勝也木生火今盛陽燔木木復受之陽氣洪盛内爲狂熱故内亂五藏也肝主驚駭故外形驚駭之狀也

二陰二陽病在肺。少陰脉沉。勝肺傷脾。外傷四支。二陰謂手少陰心之脉也二陽亦胃脉也心胃合病邪上下并故内傷脾外勝肺也所以然者胃爲脾府心火勝金故爾脾主四支故脾傷則外傷於四支矣少陰脉謂手掌後同身寸之五分當小指神門之脉也新校正云詳此二陽乃手陽明大腸肺之府也少陰心火勝金之府故云病在肺王氏以二陽爲胃義未甚通況又以見胃病腎之説此乃是心病肺也又全元起本及甲乙經太素等並云二陰一陽

二陰二陽皆交至。病在腎。罵詈妄行。巔疾爲狂。二陰爲腎水之藏也二陽爲胃土之府也土氣刑水故交至而病在腎也以水腎不勝故胃盛而顛爲狂

二陰一陽病出於腎。陰氣客遊於心。脘下空竅堤閉塞不通。四支別離。一陽謂手少陽三焦心主火之府也水上干火故火病出於腎陰氣客遊於心也何者腎之脉從腎上貫肝鬲入肺中其支別者從肺中出絡心注胷中故如是也然空竅陰客上遊胃不能制胃不能制是土氣衰故脘下空竅皆不通也言堤者謂如堤堰不容泄漏胃脉循足心脉絡

手故四支如別離而不用也　新校正云　按王氏云胃脈循足按此二陰一陽病出於腎胃當作腎

一陰一陽代絕。此陰氣至心。上下無常。出入不知。喉咽乾燥。病在土脾。一陰厥陰脈一陽少陽脈並木之氣也代絕者動而中止也以其代絕故為病也木氣生火故病生而陰氣至心也夫肝膽之氣上至頭首下至腰足中主腹脇故病發上下無常處也若受納不知其味竅寫不知其度而喉咽乾燥者喉嚨之後屬咽為膽之使故病則咽喉乾燥雖病在脾土之中蓋由肝膽之所為爾

二陽三陰。至陰皆在。陰不過陽。陽氣不能止陰。陰陽並絕。浮為血瘕。沈為膿胕。二陽陽明三陰手太陰至陰脾也故曰至陰皆在也然陰氣不能過越於陽陽氣不能制心今陰陽相薄故脈並絕斷而不相連續也脈浮為陽氣薄陰故為血瘕脈沈為陰氣薄陽故為膿聚而胕爛也

陰陽皆壯。下至陰陽。若陰陽皆壯而相薄不已者漸下至於陰陽之內為大病矣陰陽者男子為陽道女子為陰器者以其能盛受故而　也

上合昭昭。下合冥冥。昭昭謂陽明之上冥冥謂至陰之內幽暗之所也

診決死生之期。遂合歲首。謂下短期之旨

雷公曰。請問短期。黃帝不應。欲其復問而寶之也

雷公復問。黃帝曰。在經論中。上古經之中也　新校正云按全元起本自雷公已下別爲一篇名四時病類

雷公曰。請聞短期。黃帝曰。冬三月之病。病合於陽者。病合於陽謂前陰合陽而爲病者也雖正月脉有死徵陽已發生至王不死故出春三月而至夏初也至春正月脉有死徵。皆歸出春。冬三月之病。在理已盡。草與柳葉皆殺。裏謂二陰腎之氣也然腎病而正月脉有死徵者以枯草盡青柳葉生出而皆死也理裏也已以也古用同春陰陽皆絕。期在孟春。立春之後而脉陰陽皆懸絕者期死不出正月　新校正云太素無春字春三月之病。曰陽殺。陽病不謂傷寒温熱之病謂非時病熱脉洪盛數也然春三月中陽氣尚少未當全盛而反病熱脉應夏氣者經云脉不再見夏脉當洪數無陽外應故必死於夏至也以死於夏至陽氣殺物之時故云陽殺也陰陽皆絕。期在草乾。若不陽病但陰陽之脉皆懸絕者死在於霜降草乾之時也夏三月之病。至陰不過十日。謂熱病也脾熱病則五藏危土成數十故不過十日也陰陽交。期在濂水。評熱病論曰温病而汗出輒復熱而脉躁疾不爲汗衰狂言不能食者病名曰陰陽交六月病暑陰陽復交二氣

相持故乃死於立秋之候也　新校正云按全元起本云溓水者七月也建申水生於申陰陽逆也楊上善云溓廉檢反水靜也七月水生時也　秋三月之病，三陽俱起，不治自已。秋陽氣衰陰氣漸出陽不勝陰故自已也　陰陽交合者，立不能坐，坐不能起。以氣不由其正用故爾　三陽獨至，期在石水。有陽無陰故云獨至也著至教論曰三陽獨至者是三陽并至由此則但有陽而無陰也石水者謂冬月水冰如石之時故云石水也火墓於戌冬陽氣微故石水而死也　新校正云詳石水之解本全元起之說王氏取之　二陰獨至，期在盛水。亦所謂并至而無陽也盛水謂雨雪皆解爲水之時則止謂正月中氣也　新校正云按全元起本二陰作三陰

方盛衰論篇第八十

新校正云按全元起本在第八卷

雷公請問：氣之多少，何者爲逆？何者爲從？黃帝荅曰：陽從左，陰從右。陽氣之多少皆從左陰氣之多少皆從右從者爲順反者爲逆陰陽應象大論曰左右者陰陽之道路也　老從上，少從下。老者穀衰故從上爲順少者欲甚故從下爲順　是以春夏歸陽爲生，歸秋

冬爲死。歸秋冬謂反歸陰也歸陰則順殺伐之氣故也反之則歸秋冬爲生。反之謂秋冬秋冬則歸陰爲生也是以氣多少逆皆爲厥。陽氣之多少反從右陰氣之多少反從左是爲不順故曰氣少多逆也如是從左從右之不順者皆爲厥厥謂氣逆故曰皆爲厥也問曰有餘者厥耶。言少之不順者爲逆有餘者則成厥逆之病乎荅曰。一上不下。寒厥到膝。少者秋冬死。老者秋冬生。一經之氣厥逆上而陽氣不下者何以别之寒厥到膝是也四支者諸陽之本當溫而反寒上故曰寒厥也秋冬謂歸陰歸陰則從右發生其病也少者以陽氣用事故秋冬死老者以陰氣用事故秋冬生　新校正云按楊上善云虛者厥也陽氣一上於頭不下於足足脛虛故寒厥至膝氣上不下頭痛巔疾。巔謂身之上巔疾則頭首之疾也求陽不得。求陰不審。五部隔無徵。若居曠野。若伏空室。緜緜乎屬不滿日。謂之陽乃脉似陰盛謂之陰又脉似陽盛故曰求陽不得求陰不審也五部謂五藏之部隔謂隔遠无徵无徵猶无可信驗也然求陽不得其熱求陰不審是寒五藏部分又隔遠而无可信驗故曰求陽不得求陰不審五部隔无徵也夫如是者乃從氣久逆所作非由陰陽寒熱之氣所爲也若居曠野言心神散越若伏空室謂志意沈潛散越以氣逆而痛甚未止沉潛以痛定而復恐再來也緜緜乎謂動息微也身雖緜緜乎且存然其心所屬望將不得終其盡日也故曰緜緜乎屬不滿日也　新校正云按太素云若伏空室爲陰陽之有此五字疑此脫漏

是以少氣之厥，令人妄夢，其極至迷。氣之少有厥逆則令人妄爲夢寐其厥之盛極則令人夢至迷亂

三陽絶，三陰微，是爲少氣。三陽之脉懸絶三陰之診細微是爲少氣之候也　新校正云按太素云至陽絶陰是爲少氣

是以肺氣虚則使人夢見白物，見人斬血藉藉。白物是象金之色也斬者金之用也藉藉夢死狀也得其時則夢見兵戰。得時謂秋三月也金爲兵革故夢見兵戰也

腎氣虚則使人夢見舟船溺人。舟船溺人皆水之用腎象水故夢形之得其時則夢伏水中，若有畏恐。冬三月也

肝氣虚則夢見菌香生草。菌香草生草木之類也肝合草木故夢見之　新校正云按全元起本云菌香是桂得其時則夢伏樹下不敢起。春三月也

心氣虚則夢救火陽物。心合火故夢之陽物亦火之類得其時則夢燔灼。夏三月也

脾氣虚則夢飲

食不足。脾納水穀故夢飲食不足得其時則夢築垣蓋屋。得其時謂辰戌丑未之月各王十八日築垣蓋屋皆土之用也此皆五藏氣虛陽氣有餘隂氣不足。府者陽氣藏者隂氣合之五診。調之隂陽。以在經脉。靈樞經備有調隂陽合五診故引之曰以在經脉也經脉則靈樞之篇目也診有十度。度人脉度藏度肉度筋度俞度。度各有其二故二五爲十度也隂陽氣盡。人病自具。診備盖隂陽虛盛之理則人病自具知之脉動無常散隂頗陽。脉脫不具。診無常行。診必上下。度民君卿。脉動無常數者是隂散而陽頗調理也若脉診脫略而不具備者無以常行之診也察候之則當度量民及君卿三者調養之殊異爾何者憂樂苦分不同其秩故也受師不卒。使術不明。不察逆從。是爲妄行。持雌失雄。棄隂附陽。不知并合。診故不明。皆謂學不該備傳之後世。反論自章。章露也以不明而授與人反古之迹自然章露也至隂虛。天氣絕。至陽盛。地氣不足。至陰虛天氣絕而不降至陽盛地氣微而不升是所謂不交通也至謂至盛也陰陽並交。至人之所行。交謂交通也唯至人乃能調理使行也陰陽並交者。陽氣先至。陰氣後至。陰陽之氣並行而交通於一處者則當陽氣先至陰氣後至何者陽速而陰遲也靈樞經曰所謂交通者並行一數也由此則二氣亦交會於一處也是以聖人持診之道。先後陰陽而持之。奇恒之勢乃六十首。診合微之事。追陰陽之變。章五中之情。其中之論。取虛實之要。定五度之事。知此乃足以診。奇恒勢六十首今世不傳是以切陰不得陽。診消亡。得陽不得陰。守學不湛。知左不知右。知右不知左。知上不知下。知先不知後。故治不久。知醜知善。知病知不病。知高知下。知坐知起。知行知止。用之有紀。診道乃具。萬世不殆。聖人持診之明誡也起所有餘。知所不足。寳命全形論曰内外相得無以形先言起已身之有餘則當知病人之不足也度事上下。脉事因格。度事上下之宜脉事因而至於微妙矣格至也是以形弱氣虛死。中外俱不足也形氣有餘脉氣不足死。藏衰故脉不足也脉氣有餘形氣不足生。藏盛故脉氣有餘是以診有大方。坐起有常。坐起有常則息力調適故診之方法必先用之出入有行。以轉神明。言所以貴坐起有常者何以出入行運皆神明隨轉也必清必淨。上觀下觀。司八正邪。別五中部。按脉動靜。上觀謂氣色下觀謂形氣也八正謂八節之正候五中謂五藏之部分然後按寸尺之動靜而定死生矣循尺滑濇寒温之意。視其大小。合之病能。逆從以得。復知病名。診可十全。不失人情。故診之。或視息視意。故不失條理。數息之長短候脉之至數故胗之法或視喘息也知息合脉病處必知聖人察候條理斯皆合也道甚明察。故能長久。不知此道。失經絕

理已言妄期此謂失道。（謂失精微至妙之道也）

解精微論篇第八十一（新校正云按全元起本在第八卷名方論解）

黃帝在明堂雷公請曰臣授業傳之行教以經論從容形法陰陽刺灸湯藥所滋行治有賢不肖未必能十全。（言所自授用可十全然傳所教習未能必爾也賢謂心明智遠不肖謂擁造不法）若先言悲哀喜怒燥濕寒暑陰陽婦女請問其所以然者卑賤富貴人之形體所從群下通使臨事以適道術謹聞命矣（皆以先聞聖旨猶未究其意端）請問有毚愚仆漏之問不在經者欲聞其狀。（言不智狡見頓問多也漏脫漏也謂經有所未解者也毚狡也愚不智見也仆猶頓也猶不漸也　新校正云按全元起本仆作朴）帝曰大矣。（人之所大要也）公請問哭泣而淚不出者若出而少涕其故何也。言何藏之所為而致是乎 帝曰。在經有也。靈樞經有悲哀涕泣之義 復問不知水所從生。涕所從出也。復問謂重問也欲知水涕所生之由也 帝曰。若問此者無益於治也。工之所知。道之所生也。言涕水者皆道氣之所生問之何也 夫心者。五藏之專精也。專任也言五藏精氣任心之所使以為神明之府是故能焉 目者。其竅也。神內守明外鑒故目其竅也 華色者。其榮也。華色其神明之外飾 是以人有德也則氣和於目。有亡。憂知於色。德者道之用人之生也老子曰道生之德畜之氣者生之主神之舍也天布德地化氣故人因之以生也氣和則神安神安則外鑒明矣氣不和則神不守神不守則外榮滅矣故曰人有德也氣和於目有亡也憂知於色也　新校正云按太素德作得 是以悲哀則泣下。泣下水所由生。水宗者。積水也。新校正云按甲乙經水宗作衆精 積水者。至陰也。至陰者。腎之精也。宗精之水。所以不出者。是精持之也。輔之裹之。故水不行也。夫水之精爲志，火之精爲神。水火相感，神志俱悲，是以目之水生也。目爲上液之道，故水火相感，神志俱悲，水液上行，方生於目。故諺言曰：心悲名曰志悲。志與心精，共湊於目也。水火相感，故曰心悲名曰志悲。神志俱升，故志與心神共奔湊於目。是以俱悲則神氣傳於心精，上不傳於志，而志獨悲，故泣出也。泣涕者，腦也，腦者陰也。五藏別論以腦爲地氣所生，皆藏於陰而象於地，故言腦者陰陽上鑠也，鑠則消也。新校正云：按全元起本及甲乙經、太素陰作陽。髓者，骨之充也。充滿也。言髓填於骨，充而滿也。故腦滲爲涕。鼻竅通腦，故腦滲爲涕，流於鼻中矣。志者，骨之主也，是以水流而涕從之者，其行類也。類謂同類。夫涕之與泣者，譬如人之兄弟，急則俱死，生則俱生。同源，故生死俱。新校正云：按太素生則俱生作出則俱亡。其志以早悲，是以涕泣俱出而橫行也。行恐當爲流。夫人涕泣俱出而相從者。所屬之類也。所屬謂於腦也何者上文云涕泣者腦也雷公曰。大矣。請問人哭泣而淚不出者。若出而少涕。不從之何也。怪其所屬同而行出異也帝曰。夫泣不出者。哭不悲也。不泣者。神不慈也。神不慈則志不悲。陰陽相持。泣安能獨來。泣不出者謂淚也不泣者泣謂哭也水之精爲志火之精爲神水爲陰火爲陽故曰陰陽相持安能獨來也夫志悲者惋。惋則沖陰。沖陰則志去目。志去則神不守精。精神去目。涕泣出也。惋謂內爍也沖猶升也神志相感泣由是生故內爍則陽氣升於陰也陰腦也去目謂陰陽不守目也志去於目故神亦浮游夫志去目則光無內照神失守則精不外明故曰精神去目涕泣出也且子獨不誦不念夫經言乎。厥則目無所見。夫人厥則陽氣幷於上。陰氣幷於下。幷謂各幷於本位也陽幷於上。則火獨光也。陰幷於下。則足寒，足寒則脹也。夫一水不勝五火，故目眥盲。眥視也。一水，目也。五火，謂五藏之厥陽也。新校正云：按甲乙經無盲字。是以衝風，泣下而不止。夫風之中目也，陽氣內守於精，是火氣燔目，故見風則泣下也。風迫陽伏不發，故內燔也。有以比之，夫火疾風生乃能雨，此之類也。故陽并則火獨光盛於上，不明於下，是故目者陽之所生，系於藏，故陰陽和則精明也。陽厥則光不上，陰厥則足冷而脹也。言一水不可勝五火者，是手足之陽爲五火，下一陰者，肝之氣也。衝風泣下而不止者，言風之中於目也，是陽氣內守於精，故陽氣盛而火氣燔於目，風與熱交，故泣下。是故火疾而風生乃能雨，以陽火之熱而風生於泣，以此譬之類也。新校正云：按甲乙經無火字。太素云：天之疾風乃能雨，無生字。

重廣補注黃帝內經素問卷第二十四

釋音

陰陽類論 溓音廉 方盛衰論 菌祛倫切 解精微論 毚士衘切

湊麁勾切

明脩職郎直 聖濟殿太醫院御醫上海顧定芳校

家大人未供奉內藥院時見從德少喜醫方術爲語曰世無長桑君指授不得飲上池水盡見人五藏必從黃帝之脈書五色診候始知逆順陰陽按奇絡活人不然者雖聖儒無所從精也今世所傳內經素問即黃帝之脈書廣衍于秦越人陽慶淳于意諸長老其文遂似漢人語而旨意所從來遠矣客歲以試事北上問視之暇遂以宋刻善本見授曰廣其傳非細事也汝圖之從德竊惟吳儒者王光菴賓嘗學內經素問于戴原禮可一

年所即治病輒驗晚歲以其學授盧啓東韓叔
陽後被薦
文皇帝召對稱旨俱留御藥院供
御一日入見
便殿上語次偶及白溝之勝為識長蛇陣耳啓
東以天命對是不但慷慨敢言抑學術之正見
于天人之際亦微矣秦太醫令所謂上醫醫國
殆如此耶故吳中多上醫寔出原禮為上古自
來之正派以從授是書也家大人仰副
今上仁壽天下之意甚切亟欲廣其佳本公暇校讐

顧從德識

至忘寢食予小子敢遂飜刻以見承訓之私云

嘉靖庚戌秋八月既望武陵顧從德謹識

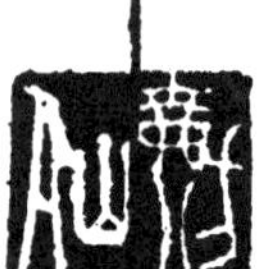

勘誤表

頁	行	字	誤	正
二九六	五	一一	則	絀急則
三三七	八	二	閏	潤
六〇一	一〇	末二—一	鹹其	鹹
六九四	一	九	衝	腫

检